개정 5판

OPTOMETRIC GOODS

안경재료학

공저자 장윤아
주저자 성풍주

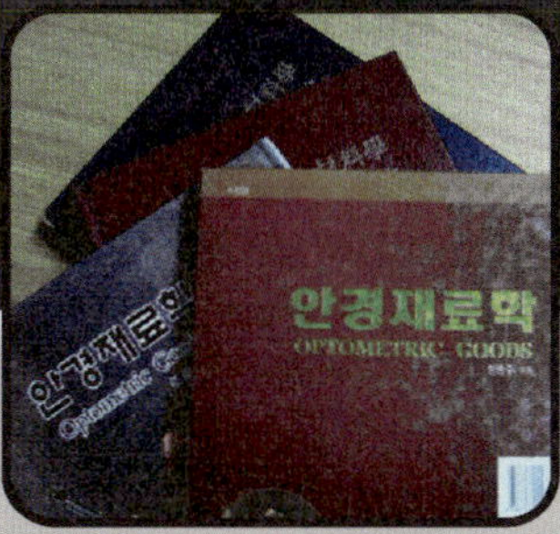

도서출판 대학서림

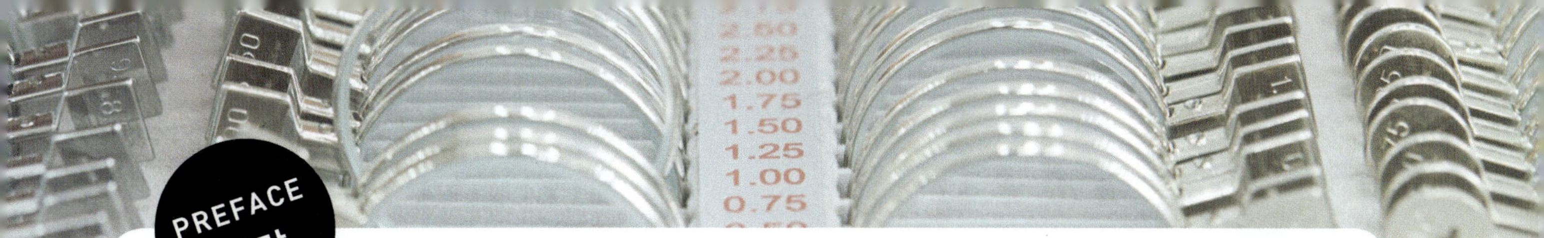

PREFACE

머리말

개정 5판

지은이 이제 칠십 중반이다.
판권장을 열어보니 초판 발행 날짜가 –1986년 4월 25일–.

그때그때 시의에 맞게 개정5판으로 고쳐가며 34년이란 긴 세월을 보냈다는 것 아닌가!

되돌아보니 사십 대 중반의 나이에 안경 학문에 대한 일반 인식이 전혀 없었던 이 땅에 안경광학眼鏡光學, 곧 OPTPMRETRY로 이름한 이 책이 고맙게도 여러 대학에서 교재로 쓰이고, 외람되지만 안경사 국가면허 제도를 만드는 데 도움이 되었다고 자부한다.

우리 모두 살아가면서 처음 맺은 인연이 길게 길게 이어지기 바라지만 인연이란 맺어졌다가도 끊어지고, 만났다가 헤어지는 게 인간사가 아니겠는가? 더구나 출판사와 저자의 관계는 더욱 그럴 것인바, 초판부터 30년 가까이 출판에 성심으로 임했던 대학서림과 약 4년 동안의 공백이 있었다.

세월이 지나며 곰곰 생각하니 첫 인연을 이어가는 게 아름답고, 깔끔하다고 여겨 다시 대학서림에 출판해주십사 부탁했다.

본문 내용은 4년 전 손본 이후 특별히 교정, 삽입할 내용은 없어 좀 격에 맞지 않는 넋두리 같은 머리말이 되었으나 이 책과 함께한 적지 않은 안경원 현장의 안경사, 또 고맙게 교재로 사용하는 안경광학과 교수님과 학생분들에게 저간의 사연을 전하는 인사로서 좋지 않을까 생각했습니다.

끝으로 대학서림 윤진영 대표님, 영업부 장한용님, 편집부 직원 여러분의 노고에 감사드립니다. 잘 부탁드립니다.

2022년 1월 30일
지은이 | 성풍주

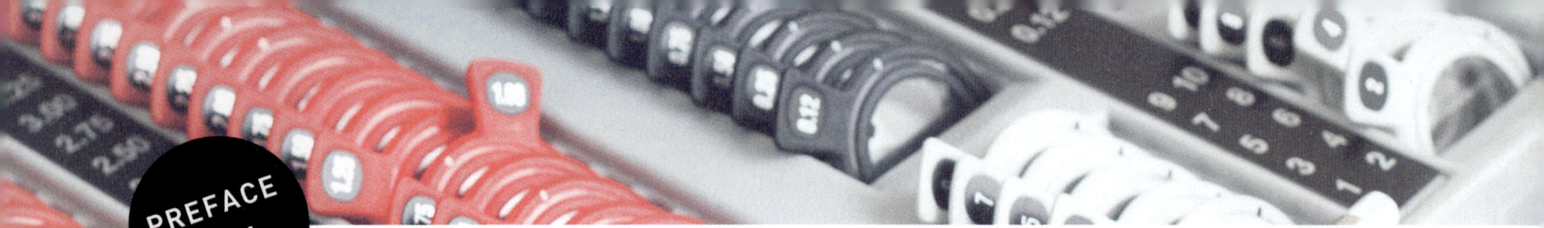

PREFACE 머리말

저자, 공저자 개정 4판

개정 3판을 펴낸 지 9년이 지나면서 그동안 '안경재료학'을 쓰고 거기다 교재로 사용 강의한 사람으로서 적지 않은 부담감을 느꼈다.

렌즈와 테는 안경사들이 매일 안경원 현장에서 손님에게 권하고 판매할 안경을 만드는 상품, 즉 기본 재료이다. 요즈음은 거의 1년 단위로, 아니 그보다 더 짧은 간격으로 신상품이 발매되고 있고 신상품에는 당연히 새로운 기능이 부가되는 것으로 '기능상품'으로 불리는 제품이 있다.

학교 현장에서의 교재는 렌즈 및 테의 소재, 물성 그리고 부분 명칭 및 치수 등 물리 화학적 성질과 제품으로서 상품성 같은 기본적이고 공통적인 부분을 다룰 수밖에 없다. 그래서 처음에는 그저 간단히 '상품지식'이라 하여 개론의 한 부분으로 포함했던 것이고 3년제로 확장되면서 '안경재료학'으로 이름은 바꾸었으나 여전히 옵토메트리개론(구 안경학개론)과 합쳐 한 권으로 편집했다.

학교에서 강의 시간이 적었던 '안경재료학'이 안경원 현장에서는 가장 우선되는 과목이 되었고 당연히 국가 자격시험 과목이 되었다. 오랫동안 학교 강단 위주로 생활을 한 저자에겐 아무래도 시의성 있는 자료와 지식을 가질 수가 없었기 때문에 부담감을 느낄 수밖에 없다.

그러던 중 업계지에 실린 신기능 렌즈에 관한 글을 접하게 되면서 부담감을 덜어 줄 참으로 귀한 인연을 만났다. 장 윤아 선생님이다. 공저자의 경력을 보면 안경사 취득 후 오로지 안경원과 업계 교육팀 등 현장 근무에 일관하며 현장 위주로 따끈따끈한 산지식을 체득하였으니 어찌 좋은 인연이 아니겠는가!

이런 사연으로 이번에 안경렌즈 분야의 신기능 제품을 개정하고, 개론과 합본했던 것을 분책하여 독립시켰다. 물론 처음이라 완전하지 않다는 것을 알고 있다. 그러나 앞으로도 계속 신기능 상품은 나올 것이어서 수정과 개정을 통해 업그레이드해갈 것이다.

개정판으로 새롭게 인연을 맺고 출간을 위해 애써 준 현문사의 유 해영 대표님과 정찬무, 어 남진 두 전무님, 특별히 편집부의 홍은주 차장님과 박기태 부장님께 감사드립니다. 모쪼록 이 책이 우리 안경사들에게 도움이 되기를 바랍니다.

2017년 12월 24일
성풍주 씀

이렇게 훌륭한 교재를 만드는 일에 함께할 수 있도록 기회를 주신 성 풍주 교수님께 감사의 말씀 드립니다.
완성되는 동안 따뜻한 지도와 조언을 아끼지 않으셨으며 교수님의 변함없는 안경에 대한 열정에 자극을 받았습니다.

공동저자 장윤아 씀

개정 3판

첫 번째로 크게 고쳐 펴내고 7년 가까운 시간을 훌쩍 넘겼다.

그 후 시기 중간중간에 오타와 탈자 및 약간의 새 내용 삽입과 용어의 변경 등을 한 것을 차치하면 이번에 새롭게 대대적으로 작업한 것이 두 번째가 되는 셈이다.

생각해보면 참으로 많은 세월이 흘렀다.

7년 전과 비교하면 요즈음 안경렌즈와 콘택트렌즈에서 안경테까지 소재는 물론, 디자인 등의 상품적 기능이 엄청나게 변하고 발전되었다. 안경렌즈를 보면 여러 종류의 고기능의 플라스틱 렌즈가 수요 대부분을 차지하고 있고 종래의 전통적인 광학유리는 거의 없다고 하여도 지나치지 않을 정도이다. 그것은 전통적 광학유리보다 플라스틱 렌즈가 흠이 잘 지거나, 굴절률이 작아 렌즈 두께가 두꺼워 지는 것을 경질 피막을 입히는 표면처리와 고굴절률 소재를 사용 개선했다.

안경테를 살피면 금속 테의 재료는 니켈티탄 합금 또는 순 티탄 소재가 주종을 이루고 있고 플라스틱은 아세테이트가 대부분이다. 또, 안경테는 본래의 기능인 렌즈의 광학적 기능을 제대로 발휘할 수 있게 고정하는 것을 넘어 상품적인 기능인 가볍고 편하게 쓸 수 있는 것을 추구하면서 보다 멋스러운 디자인의 제품이 쏟아져 나오고 있다.

2판 머리말과 제조공정을 소개하는 본문에서도 언급한 아주 당연한 얘기지만 안경사가 지녀야 할 필수기술과 소명은 '안경처방기술(Optometry)'과 '조제 및 가공(Opticianary)'이고 업무의 핵심도 이것에 국한된다. 안경 관련 제품의 구체적 제조 내용은 안경사의 업무 영역이 아니다.

안경사는 처방 결과에 따라 손님 개개인에게 가장 적합한 안경테와 렌즈를 택하는데 어느 메이커의 어느 제품, 어느 디자인이 좋을 것인가를 아는 정도의 상품지식이면 족하다. 초판에서 이 과목을 '안경개론'으로 이름한 교재에 '상품지식'이라는 장(Chapter)에 묶어 넣었던 것도 그러한 이유에서다.

그러함에도 불구하고 적지 않은 볼륨의 제조내용을 실은 것은 안경재료학이라고 '學'자를 붙여 독립시키고 국가시험과목에도 독립된 과목으로 넣다 보니 보다 현학적인 분위기가 풍겨야 했고, 안경렌즈나 안경테를 제조하는 것이 주된 임무가 아니라 하더라도 끊임없이 개발되는 신상품의 특성을 바로 알고 손님에게 가장 적합한 제품을 선택하게 하는 안목을 높이기 위하여 제조법과 공정을 알아두는 것이 그리 비생산적인 교육이 아니라고 생각하였기 때문이다.

이번 개정판에서는 위와 같은 점에 유의하면서

첫째, 신제품. 최근 제품을 우선으로 하여 렌즈 및 테의 특성에 대하여 설명하고 배치하였다.

둘째, 제품정보를 주로 여러 메이커의 최신 제품 카탈로그에서 얻고, 현장감을 살리기 위하여 신제품의 사진과 자료를 컬러로 많이 실었다.

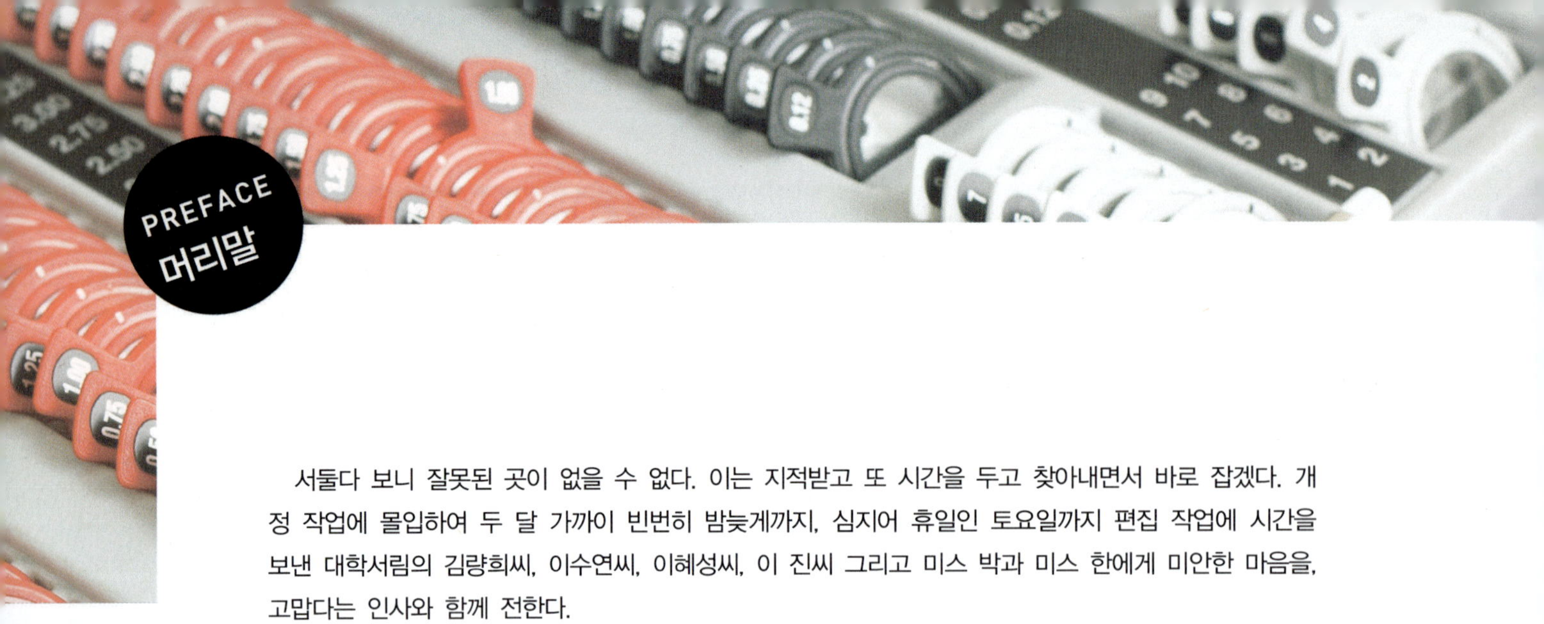

PREFACE 머리말

서둘다 보니 잘못된 곳이 없을 수 없다. 이는 지적받고 또 시간을 두고 찾아내면서 바로 잡겠다. 개정 작업에 몰입하여 두 달 가까이 빈번히 밤늦게까지, 심지어 휴일인 토요일까지 편집 작업에 시간을 보낸 대학서림의 김량희씨, 이수연씨, 이혜성씨, 이 진씨 그리고 미스 박과 미스 한에게 미안한 마음을, 고맙다는 인사와 함께 전한다.

윤진영 회장님!
감사합니다. ^!^

2008년 2. 24
성 풍 주

개정 2판

안경사가 알아야 할 전문지식은 눈과 렌즈에 대한 광학적, 해부생리학적 지식이 바탕이 되고, 그 전문기술은 '안경처방 검사기술(Optometry)'과 '조제 및 가공 기술(Opticianary)'일 것이라는 데에는 이론이 없다.

그러나 안경원의 판매 일선에서 안경과 콘택트렌즈가 필요한 소비자에게는 이러한 무형의 소프트웨어(Software)적 전문지식과 기술에 앞서 눈에 보이는 하드웨어(hardware), 즉 테, 렌즈의 좋고 나쁨에 더욱 신경을 곤두세우게 되는데 이는 아주 당연한 것이 아닐까? 왜냐하면, 안경 및 콘택트렌즈의 처방(Prescription)이 소비자 한 사람, 한사람의 직업과 안경 및 콘택트렌즈의 사용 목적에 따라 모두 달라야 하는 것처럼 한 사람에 딱 맞는 최적의 상품(Goods), 즉 안경렌즈, 콘택트렌즈 그리고 테는 하나만 있기 때문이다.

안경 처방서검사와 조제 및 가공 기술이 중요한 만큼 안경사가 최적의 테와 렌즈 그리고 콘택트렌즈를 선정하는 것도 이에 못지않게 중요하다.

따라서 안경사는 안경을 만드는 주재료인 테와 렌즈 그리고 콘택트렌즈 상품의 특성을 잘 알고 있어야 한다. 이것들은 원래 안경을 만드는 부품으로서 재료에 불과한 것이다. 그러나 실제 안경원에서는 독립된 상품으로 구실하고 있다. 본시 상품이란 이윤 창출을 위해서 소비자의 욕구에 부응하려고 신기술을 이용하여 더욱 나은 신제품이 계속해서 나오고 있는 것으로 최첨단 상품지식의 포괄적 내용을 완전히 교재로 엮는 것은 불가능하다.

다양한 첨단 상품들을 모두 섭렵하지 못하나 기본적인 내용을 알면 새로운 제품에 접했을 때 회사의 상품설명서만으로 충분히 그 특성과 장단점을 파악할 수 있다.

이러한 맥락에서 지난 것과 요즈음의 제품을 주로 하여 대표적 상품의 기본특성 그리고 그 장단점 등을 열거하였다. 안경사의 업무는 물론 렌즈 및 테의 제조에 있지 않는 것을 잘 알면서도 렌즈와 테의 제조법 및 제조공정을 간략하게 소개한 것은 상품의 좋고 나쁨을 구별할 식견을 키우기 위해서다.

이 안경재료학은 졸저 안경학개론의 한 장(Chapter)에 불과했던 것인데 저시력자용 안경, 콘택트렌즈 등을 첨가하고 되도록 신제품에 비중을 두어 설명하다 보니 볼륨이 커졌다.

또, 국가시험에서도 안경재료학은 엄연히 독립된 과목이 되다 보니 한 교재로 해도 좋다고 생각했다.

끝으로 주된 참고 서적이 된 일본 기꾸찌 안경전문학교의 신 교재 '眼鏡 フレーム'와 '眼鏡 レンズ'를 보내주시고 인용을 허락하도록 주선해준 아포크(APOC, Asia & Pacipic Optometric Council)의 의장이고 동교 옵토메트리(Optometry) 담당 교수이신 '세끼 신지(關 眞司)' 교수께 진심으로 감사의 말씀을 드린다. 그 외 참고 했던 문헌은 일일이 사전 양해를 구하지 못한 결례를 참고 문헌에 밝혀 양해에 가름하고자 했다.

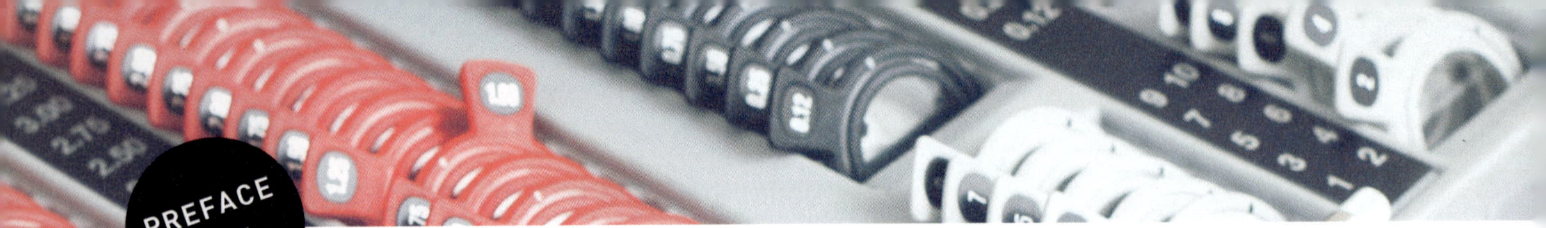

PREFACE 머리말

아무튼 이 교재로 조금이라도 안경사 교육에 도움이 된다고 채택하시 분들께는 애정어린 질책과 잘못된 곳의 지적을 바라마지 않는다.

1999년 2월 15일
펴낸이 성풍주 씀

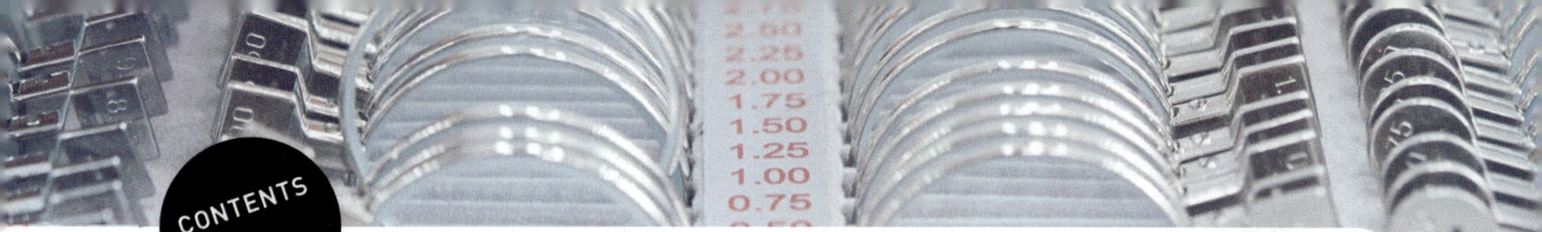

CONTENTS 차례

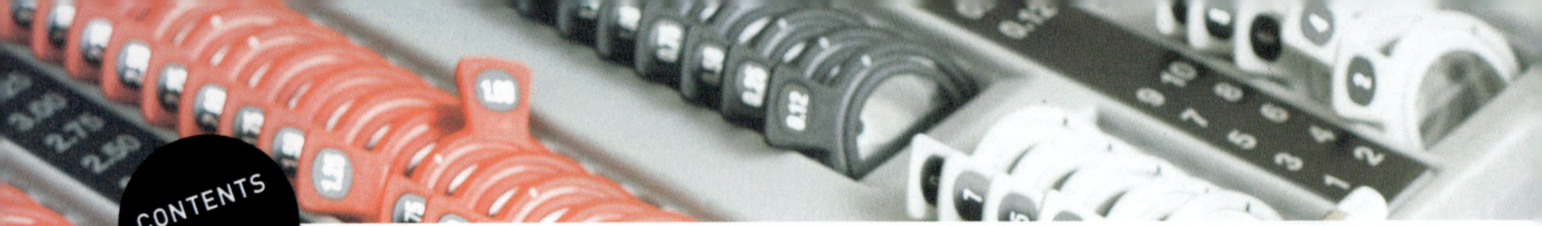

CONTENTS
차례

CHAPTER 07 안경테(Sptectacle Frame)

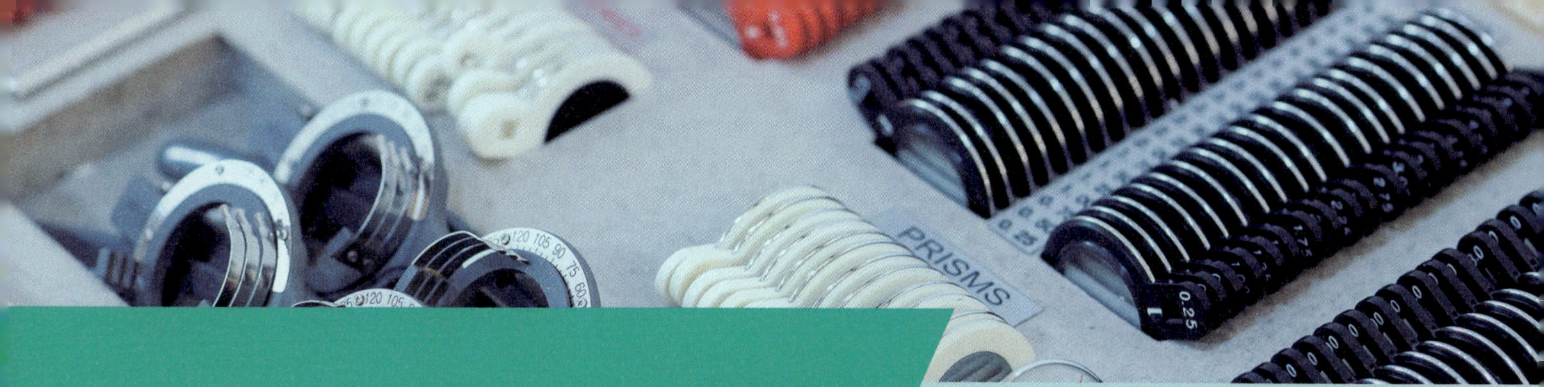

CHAPTER

01

안경을 구성하는 상품

안경재료학
OPTOMETRIC GOODS

01 안경렌즈와 안경테의 조건

안경사가 안경처방의 지시대로 안경을 조제 가공하거나 콘택트렌즈를 피팅하는데 필요한 상품은 첫째가 **안경렌즈**(Spectacle Lens)와 **콘택트렌즈**(Contact Lens)이고 다음이 안경렌즈를 얼굴의 알맞은 위치에 고정시키는 **안경테**(Spectacle Frame)이다. 안경렌즈와 테는 안경을 사용하기 시작하였다고 유추되는 13세기 무렵부터 제조 방법과 재료가 끊임없이 발전 개선되어 왔다. 안경사가 정확한 처방검사를 하고, 그 처방대로 안경을 조제 가공하고, 콘택트렌즈를 피팅하여 광학적으로는 좋게 교정하였다고 해도 안경을 쓰거나 콘택트렌즈를 착용하는 것은 여간 귀찮고 거역스러운 일이 아니다. 그것은 안경과 콘택트렌즈를 사용하지 않을 때와 비교하면 명백하게 알 수 있는 것이다. 안경은 그 무게로 인하여 안면부의 코부위와 귓바퀴를 누르고 있는 것이 거역스러움의 주된 원인이고, 안경렌즈는 시야변화와 물체가 변형되어 보이는 것, 콘택트렌즈는 각결막에 밀착되는 연유로 이물감과 답답함이 생기는 것이다. 이러한 불편을 덜기 위해서 렌즈와 테라는 안경을 만드는 주된 소재는 아래의 두 가지 면에서 그 상품개발이 진전되어 왔고 앞으로도 그러한 방향으로 연구개발 될 것이다.

첫째, 광학적 조건에서 렌즈는 **광학적 성능**이 좋을 것
둘째, 상품적 조건에서 렌즈와 테는 **가볍고 모양**이 좋을 것
이다.

첫째 조건인 광학적으로 성능이 좋을 것은 안경이 가진 본래적이고 원칙적 기능인 것이다. 둘째 조건인 가볍고 외관이 좋아야 하는 것은 소비자가 보기에 멋있게 보이면 선택하게 되고, 써봐서 가볍다면 더욱 선호하게 될 상품적 조건이다. 광학적 성능을 결정짓는 것은 대부분 안경렌즈와 콘택트렌즈이고, 상품적으로 가볍고 패션기능을 좌우하는 것은 일부분은 안경렌즈, 대부분은 안경테에 달려 있다.

광학적으로 좋은 안경을 결정하는 것은 안경렌즈라고 했다. 이는 다음 장의 안경렌즈에서 구체적이고 자세하게 설명하기로 하겠지만 그 내용은 나안으로 보는 그대로 보이게끔 하는 렌즈가 광학적으로 최상의 안경렌즈 그리고 콘택트렌즈가 되는 것이다. 정상적 나안의 상태와 같게 보이게 하는 것이 광학적으로 가장 좋은 것이다. 그리고 상품적인 조건은 안경렌즈와 안경테의 재질이 가벼우면서도 단단하고 디자인이 좋아야 한다. 안경렌즈가 가벼우려면 재질의 비중이 작고 부피가 적어야 한다. 비중이 작은 렌즈 소재의 개발 순으로 열거하면 수정에서 유리로, 유리에서 플라스틱, 즉 **합성수지**(Plastics, Synthetic Resin)로 바뀌어져 왔다. 부피를 줄이는, 즉 렌즈의 두께를 얇게 하는 것으로는 보통 굴절률(Refractive Index)의 소재에서 중굴절률로, 다시 **고굴절률**(High Refractive Index)로 발전되어 왔다. 안경테는 플라스틱에서는 비중이 가벼운 합성수지로 금속 소재에서는 가벼운 티탄(Titan) 등의 저비중 소재로 바뀌어져 왔다.

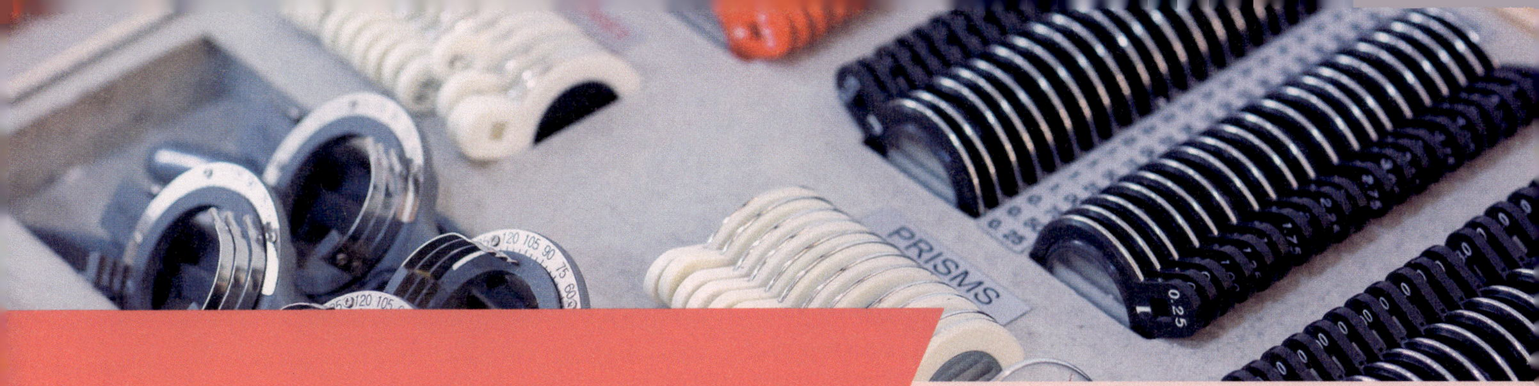

CHAPTER

02

안경렌즈 소재

안경재료학
OPTOMETRIC GOODS

01 안경렌즈 소재의 조건

안경렌즈의 소재는 오랫동안 주된 자리를 지켜 왔던 **광학유리**(Optic Glass)와 요즈음의 주된 소재인 **광학용 인공합성수지**(Synthetic Resin), 즉 **광학용 플라스틱**(Plastics)이 있다. 안경렌즈의 소재로서 요구되는 내용을 물리적, 화학적인 재질 조건과 **안경광학적 조건** 그리고 만들기에 적합한 제조 조건 등으로 정리하면 아래와 같다.

먼저 **안경광학적 조건은**

① 광학적으로 **균질성**(Homogeneousness)을 가진 투명한 소재일 것
부분적으로 내부 왜곡이 없고 밀도가 균일하고 굴절률과 아베수(Abbe's Number), 곧 광학정수가 전체적으로 같은 값을 가져야 한다.

② **굴절률**(Refractive Index)과 **아베수**(Abbe's Number)의 값이 되도록 클 것
굴절률이 크면 두께를 줄일 수 있고, 아베수가 크면 색수차가 적어진다. 시판되고 있는 안경렌즈 소재의 굴절률은 1.5~1.8 사이이고, 아베수는 30~60, 비중은 1.3~3.7 정도이다.

③ 표면의 빛 반사율이 작고 투명도가 높을 것
투명도가 높고 반사율이 작으면 그만큼 밝고 맑게 보인다. 이 조건을 만족시키는 방법은 반사광선 억제박막처리이다. 표면에 반사광선 억제박막처리를 하지 않으면 렌즈에 수직으로 입사하는 광선의 투과율이 91%에서 93% 사이이고, 표면에 **반사억제박막처리**(A.R.Coating)를 하였을 때는 98%에서 99%에 이르고 있다.

④ 선명상을 만드는 설계로 제작될 것
굴절력을 정하는 렌즈 앞, 뒤의 면굴절력의 설계가 **비점수차**와 **코마수차**를 주로 한 모든 수차가 최소로 된 설계로 되어 있어야 한다.

둘째로 **재질 조건은**

① 맥리와 기포 그리고 흠이 없을 것

② 내풍해성(耐風解性)이 좋아서 렌즈표면에 광학적, 화학적 변화가 없을 것

③ 적당한 경도를 가질 것. 너무 연하여 표면에 흠이 잘 생기거나, 너무 딱딱해서 렌즈 자르기와 가장자리 갈기가 어려워서는 안 된다.

④ **비중**은 되도록 작은 것이어야 한다.

⑤ 열팽창계수가 되도록 작아야 한다.

마지막으로 보다 좋은 렌즈로 하기 위한 **제조 조건은**

① 투명도가 높아 많은 빛에너지를 투과시킬 것

② 표면의 정밀도가 좋을 것

③ 되도록 시야가 넓어야 한다.

위와 같은 조건을 만족하면서 **가볍고, 두께가 얇으며, 쉽게 깨어지지 않으며** 그리고 **쉽게 색을 넣을 수 있는 고급화된 소재의 개발**이 계속되고 있다. 특히 상품으로서 안경의 기본조건은 가벼워야 하기 때문에 안경렌즈 소재의 **굴절률(n), 아베수(ν), 비중(ρ)**은 중요한 역할을 하게 된다. 위 세 가지를 **렌즈의 3요소**라고 한다. 요즈음 시판되는 안경렌즈는 거의가 플라스틱렌즈이고 굴절률 n_e가 1.6 이상의 고굴절률 소재이다. 안경렌즈의 굴절률과 아베수 그리고 비중의 렌즈 3요소는 표 2-1, 2에 유리렌즈와 플라스틱렌즈의 비교를 표 2-3에 실었다.

▼ 표 2-1 2015년 시판 플라스틱 안경렌즈 3요소

굴절률 분류	소재명	수지 계열	굴절률[n_e]	아베수[ν_e]	비중[ρ]
초고굴절률 렌즈 $n_e \geqq 1.65$	MR-176	에폭시루피드	1.76	30	1.49
	MR-174	에폭시루피드	1.74	33	1.46
	IU-30	에폭시루피드	1.74	33	1.46
	IU-20	에폭시루피드	1.70	36	1.41
	MR-10	티오우레탄	1.67	32	1.35
	MR-7	티오우레탄	1.67	32	1.35
고굴절률 렌즈 $1.58 \leqq n_e < 1.65$	MR-8	티오우레탄	1.60	42	1.30
	MR-6	티오우레탄	1.60	36	1.32
	TS-26(광경화)	폴리에스텔메타아크릴레이트	1.60	32	1.37
	Panlite(열가소)	폴리카보네이트	1.59	31	1.20
중굴절률 렌즈 $1.55 \leqq n_e < 1.58$	K-23	우레탄메타아크릴레이트	1.56	41	1.17
	MCR-50	에폭시메타아크릴레이트	1.56	40	1.19
	HIRI	디아릴카보네이트	1.56	37	1.23
	NK-55	디아릴부틸레이트	1.55	40	1.27
저굴절률 렌즈 $n_e < 1.55$	TRIVEX	우레탄	1.53	43	1.11
	MCR-10	우레탄메타아크릴레이트	1.51	58	1.12
	K-55	메타아크릴레이트	1.51	47	0.99
	CR-39/RAV7	아릴디그리콜카보네이트	1.50	58	1.32
	CR-607	ADC(디아릴카보네이트)	1.50	60	1.27
	(열가소)	PMMA	1.49	58	1.18

▼ **표 2-2** 유리 안경렌즈 3요소

굴절률 분류	유리재료	굴절률[n_e]	아베수[ν_e]	비중[ρ]
초고굴절률 렌즈 $n_e \geqq 1.80$	플린트(Flint)	1.900	28.0	3.77
		1.892	31.0	3.97
		1.835	31.5	3.59
		1.806	32.8	3.47
		1.800	35.0	3.50
고굴절률 렌즈 $1.70 \leqq n_e < 1.80$	플린트(Flint)	1.702	40.2	2.99
		1.701	43.0	3.16
중굴절률 렌즈 $1.55 \leqq n_e < 1.70$		1.605	40.8	2.57
		1.600	42.5	2.58
저굴절률 렌즈 $n_e < 1.55$	크라운(Crown)	1.525	59.0	2.54

▼ **표 2-3** 유리렌즈와 플라스틱렌즈의 비교

특성	내용
무게	모든 플라스틱렌즈 재료는 유리보다 훨씬 가볍다. CR-39는 비중 1.31로 플라스틱 재료 중에서 무거운 편에 속하나, 유리 중에 가벼운 편에 속하는 크라운 유리의(비중 2.51) 절반 정도다.
충격저항성	충격저항성에 있어서는 폴리카보네이트는 단연 가장 높은 재료이다. 이러한 높은 충격저항성으로 격렬한 스포츠를 하는 사람, 산업현장 근무자, 혹은 군, 경찰들이 이 소재로 만든 안경렌즈를 사용하고 있다. 일반 CR-39는 크라운 유리에 비하면 충격저항성이 높지만, 화학적으로 강화처리된 유리와 비교하면 별로 차이가 없다.
자외선흡수	투명한 유리는 자외선 A를 잘 흡수하지 못하지만, 착색을 하지 않은 CR-39는 자외선 A의 약 90%를 흡수하며, 폴리카보네이트는 거의 100%를 흡수한다.
착색 용이성	플라스틱렌즈의 착색은 단순하고 경제적인 반면, 유리렌즈는 렌즈의 표면에 얇은 금속산화물층을 증착하여 착색하는 방식으로 크고 비싼 장비를 필요로 하며, 경우에 따라 고르지 않은 착색이 되는 경우도 있다.
김서림	유리재질은 김이 잘 서리고 느리게 제거되는 반면, 플라스틱은 김이 더 느리게 서리고 더 빨리 제거된다(유리에 비해 60% 정도 향상). 따라서 차가운 곳에서 따뜻한 곳으로 들어가는 경우 플라스틱렌즈가 효과적일 수 있다.
긁힘 저항성	유리렌즈의 표면이 플라스틱렌즈에 비해 긁힘 저항성이 좋다.
렌즈의 굵기	유리의 굴절률이 CR-39보다 크므로 같은 도수일 경우에 렌즈가 얇아지게 된다.

※ 이 자료는 2014년 (사)대한안경인협회가 출간한 한국안경사대관에서 발췌했다.

02 플라스틱(Plastics)과 안경렌즈

제 2차 세계대전 후에 그릇, 용기, 기계부품, 건축재료 등 다방면에 걸쳐 사용된 이른바 **플라스틱(Plastics)**, 즉 **인공합성수지(Synthetic Resin)**의 이용은 우리 생활에 엄청난 변혁을 가져왔다. 당연히 플라스틱은 광학렌즈 재료로도 이용되어 종래 광학렌즈 재료의 주종을 이루고 있던 광학유리는 그 자리를 플라스틱에 넘겨주어야 했다. 먼저 선글라스(Sun Glass)와 패션글라스(Fashion Glass)에 플라스틱이 패션적 용도로 널리 이용되었다. 플라스틱렌즈는 지금까지 쓰여 왔던 유리렌즈에 비하여 가볍고, 잘 깨지지 않고, 그 위에 자유롭게 색을 넣을 수 있어 널리 사용되었다. 그 후 여러 광학 플라스틱 소재의 연구개발에 박차를 가하여 보다 좋은 소재가 개발되고, 성형제작기술도 하루가 다르게 발달되어 광학유리 렌즈는 점점 그 자취를 감추어가고 있다. 수지(Resin)라는 것은 송진과 같은 나무의 진으로 천연수지를 말하던 것이다. 1909년 벨기에의 화학자인 베이클랜드(Leo Handrik Baekland)가 플라스틱 공업의 이정표가 된 **베이클라이트(Baeklite)**를 발명하였다. 베이클라이트가 천연수지와 그 성질이 많이 닮아 있어 **합성수지(Synthetic Resin)** 또는 인공수지라고 불렀다. 합성수지는 대부분 어느 형상으로든 성형하기 쉬운 성질, 즉 **가소성(Plasticity, 可塑性)**을 가지기 때문에 이 합성수지를 가소성을 가지는 뜻인 **플라스틱(Plastics)**으로 부르게 되었다. 가소성이란 물체에 힘을 가하면 힘을 가한 방향으로 형태의 변형이 생기고 더 이상 힘을 가하지 않으면 원래의 형태로 환원되지 않고 변형된 채로 있는 성질을 말한다. 대부분의 합성수지는 이와 같은 가소성을 가지고 있고 일부 그렇지 못한 수지도 가소제를 첨가하면 가소성을 가진다.

그러니까 플라스틱이란 가소성이 있고, 어떠한 형태로도 성형할 수 있는 고분자 유기화합물을 말한다. 수지에는 열에 대한 반응이 어떠한가에 따라 **열가소성수지(Thermoplastic Resin)**와 **열경화성수지(Thermosetting Resin)**로 나눈다.

(1) 열가소성수지(Thermoplastic Resin)

셀룰로이드(Celluloid) 등 열가소성수지는 상온에서는 단단한 형태로 있다가 열을 가하면 선상으로 연결된 분자구조가 열팽창으로 움직이기 쉽게 되어 말랑말랑하게 연화되므로 손쉽게 변형시킬 수 있다. 또, 이를 냉각시키면 변형된 형태로 굳어진다. 여기에 다시 열을 가하면 또다시 연화되는 가역적이고 반복성을 가지는 고분자 유기화합물이다. 열가소성수지는 단량체(Monomer)들이 그림 2-1에서처럼 부가중합 또는 공중합에 의해 결합된 선상의 고분자 화합물이다. 대표적 광학용 열가소성 수지로는 **폴리메틸메타아크릴(Polymethylmethacrylate Resin, P.M.M.A.)**, **폴리카보네이트(Polycarbornate Resin P.C.)**, **폴리스티렌(Polystyrene, P.S.)** 등이 있다. 1차원적인 긴 사슬모양의 약한 결합이므로 열을 가하면 연한 상태로 되는 것이다.

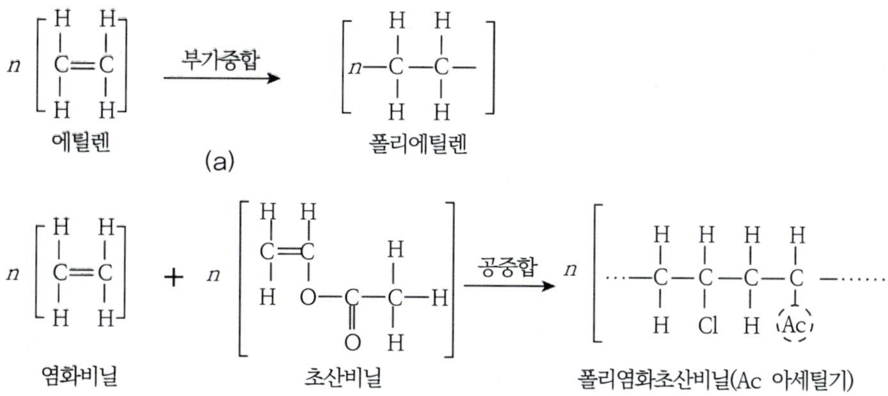

그림 2-1 열가소성수지(폴리에틸렌 등)의 사슬 결합

(2) 열경화성수지(Thermosetting Resin)

열경화성을 가진 수지는 베이클라이트(Baeklite) 등과 같이 처음에는 액체 또는 말랑말랑한 상태이지만 열을 가하면 화학적 변화를 일으켜 굳어진다. **단량체(Monomer)**의 구조는 3개 방향에 결합손을 가지고 있어 열을 가하면 그림 2-2에서 처럼 축합중합결합을 하여 3차원적인 망상의 화합물 형태로 된다. 따라서 열을 가하면 가할수록 아직 결합하지 않은 부분이 계속해서 결합되어 단단하게 굳어지게 된다. 냉각한다고 해서 다시 말랑말랑하게 연화되지 않는 비가역성 수지이다. 여기에 속하는 대표적 수지로는 속칭 **CR렌즈로 불리는** A.D.C.(Allyldiglicolcarbonate)와 페놀(Phenol) 및 에폭시(Epoxy) 수지가 있다. 최근의 제품으로는 세계 최고의 레벨로 고굴절률 수지의 시장을 선도하는 일본 미쓰이화학(三井化学)의 MR(Mitsui Resin) 시리즈 수지가 있다(표 2-1).

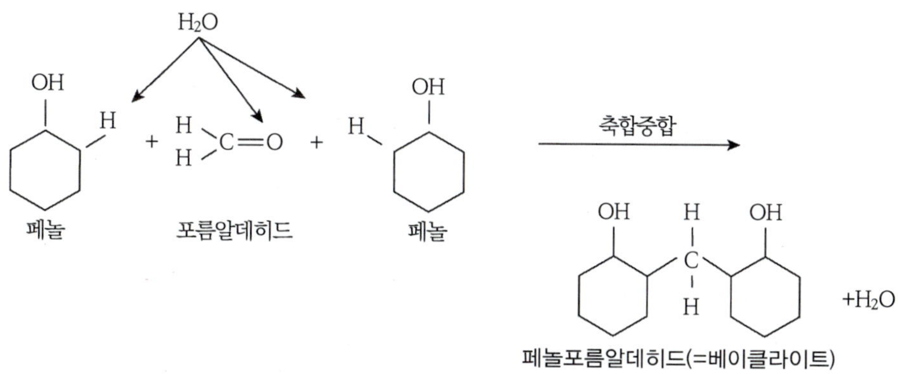

그림 2-2 열경화성수지(베이클라이트)의 망상결합

03 안경렌즈용 광학플라스틱

(1) 플라스틱렌즈의 종류와 그 성질

대표적인 안경렌즈용 광학플라스틱은 미국의 유리제조사인 피츠버그 플레이트 글라스(Pittzburgh Plate Glass Co., P.P.G)사의 콜롬비아(Columbia) 연구소가 1942년에 개발하였다. 화학식 이름은 **아릴디글리콜카보네이트(Allyldiglicolcarbonate)**이고 화학구조식은 그림 2-3과 같다.

이 렌즈는 화학식의 머릿자를 따서 간단히 **A.D.C.렌즈**라고 부른다. P.P.G.사가 이 광학용(주로 안경렌즈) 합성수지의 상품명을 **CR-39(Columbia Resin-39)**로 명명하게 되자 A.D.C.라는 이름보다는 CR-39라는 이름이 전 세계적으로 퍼져 사용되고 있다. 주로 비정시 교정용과 노안보정용으로 쓰이는 **열경화성수지**이다. 100℃의 열에도 견딜 수 있다. 제조과정에서 자외선(UV) 차단목적의 첨가제를 넣게 되는데 부수적 효과로 자외선에 장시간 노출되면 노란색으로 변하는 것을 방지한다. 앞에서 설명한 대로 일본의 MR-6, 8, 10, 174 시리즈가 개발되면서 CR-39는 시장점유율이 많이 줄었다. **MR계**의 고굴절률렌즈는 폴리티오우레탄(Polythiourethane) 소재로 만든 열경화성수지이다. 두께가 얇고 외관상 심미감이 있어 소비자의 선호도가 높다. 또한 렌즈의 강도가 높아 속칭 무테라 불리는 포인트테(Point Frame) 조제가공에 좋다. 단점은 비중이 커서 무게 경감효과는 많지 않으며 ν_e 31~42의 낮은 아베수로 CR-39에 비해 색수차가 많다.

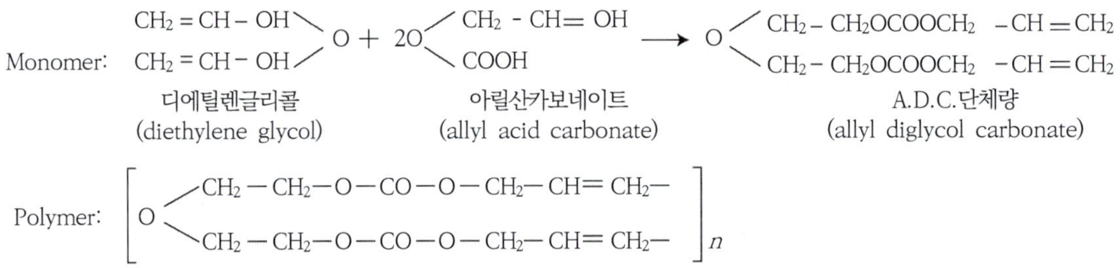

그림 2-3 A.D.C.렌즈(CR-39)의 모노머와 폴리머

두 번째로는 **폴리메틸메타크릴레이트(Polymethylmethacrylate, P.M.M.A.)**로 뒤에서 설명할 하드콘택트렌즈의 주된 소재이고 그 외 선글라스, 패션안경 등에 많이 쓰인다. **아크릴**이라고 부르기도 하는 **열가소성수지**다. 구조식은 다음과 같다.

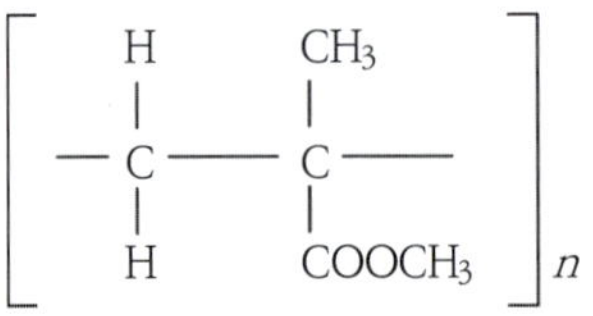

그림 2-4 폴리메틸메타아크릴레이트(P.M.M.A.)

세 번째로는 요즈음 **포인트테**(Point Frame, 판매현장에서는 무테라고 부른다.)와 **나일롤테**(Nyrol Frame, 판매현장에서는 반무테라고 부른다)에 많이 사용되는 1957년경에 개발된 강도가 큰 것이 주 특징인 **폴리카보네이트(Polycarbonate, P.C.)**가 있다.

구조식은 다음과 같다.

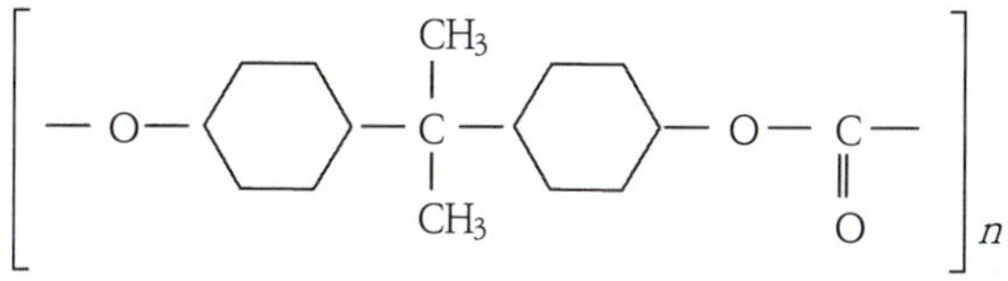

그림 2-5 폴리카보네이트(P.C.)

무테 및 반무테용 렌즈, 보호안경, 고글(Goggle) 등에 쓰이며 **열가소성수지**이다.

마지막으로 1938년에 생산되기 시작한 폴리스티렌(Polystyrene, P.S.)이 있다. 이 수지는 위의 3개 수지와 비교하면 안경렌즈로는 많이 사용되고 있지 않으며 열가소성수지이다.

다음 표 2-4에서 안경 또는 콘택트렌즈용 플라스틱 소재들의 광학정수와 빛 투과율을 보면 알 수 있듯이 먼저 굴절률은 P.S.렌즈가 제일 크고, 다음이 P.C.렌즈, 그리고 A.D.C.렌즈에 뒤이어 P.M.M.A.렌즈의 순이다. 다음은 아베수인데 안경렌즈 소재로 제일 좋은 값을 가지는 것은 A.D.C.렌즈이고, 색분산이 제일 큰 것은 P.S.렌즈이다. 빛투과율 역시 A.D.C.렌즈가 제일 높고 P.S.렌즈가 제일 낮다.

▼ **표 2-4** 여러 플라스틱렌즈 소재의 광학적 성질

광학성능 \ 소재	MR-176	A.D.C. (CR-39)	P.M.M.A (아크릴)	P.C. (폴리카보네이트)	P.S. (폴리스티렌)	크라운 유리 (참고)
굴절률(ne)	1.76	1.5	1.493	1.59	1.595	1.525
아베수(νe)	30	58	56.7	30	28.2	58.0
빛 투과율	85~90%	89~92%	92%	85~91%	84~90%	92%

광학유리에 비하면 A.D.C.렌즈, 즉 CR-39렌즈는 아베수와 빛투과율은 손색이 없는데 굴절률이 약간 떨어진다. 이 점을 극복하기 위하여 **알릴에스터(Allyl Ester)**, **폴리이소시아네이트(Polyisocyanate)**, **폴리디올(Polythiol)** 등 굴절률이 높은 여러 물질과 중합시켜 아베수를 떨어뜨리고 굴절률을 높힌 신소재 고굴절률 플라스틱렌즈를 합성하고 있다.

앞서 설명한 MR(Mitsui Resin) 시리즈로 알려진 미쓰이(Mitsui Chemicals, Inc)사의 고굴절 렌즈는 폴리티오우레탄계(polythiourethane)의 소재로 만들어진 것으로 CR-39와 같은 열경화성수지이다. 이 재질의 특징은 높은 아베수, 저비중, 높은 내충격성과 굴절률을 가지는 것이 특징이다. MR 시리즈는 굴절률 1.6의 MR-6가 처음 나온 이후, 같은 굴절률로써 높은 아베수와 약간 적은 비중을

가진 MR-8이 출시되었으며, 굴절률 1.67을 가진 MR-7은 현재 MR-10으로 대체되고 있다. MR-7의 특징은 염색성이 우수하다는 점이고, MR-10의 특징은 내구성이 뛰어나다는 점이다. 가장 최근에는 굴절률 1.74인 EPOXY수지계열의 MR-176이 출시되었다.

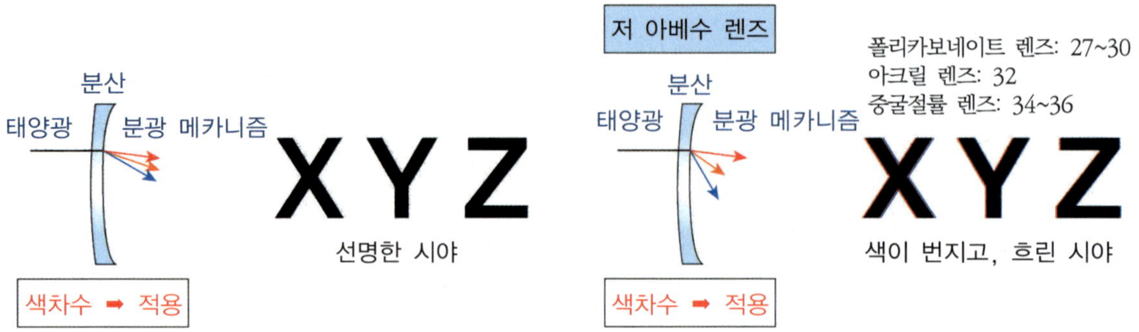

그림 2-6 MR-8과 저아베수 렌즈의 색수차 비교

표 2-5는 광학 플라스틱의 물리적, 기계적 성질이다. 이 표를 살펴보면 광학유리렌즈와 비교할 때 큰 특징은 비중이 작아 **가볍다**는 것이다. 크라운 광학유리의 비중이 2.40인데 A.D.C.는 1.32, P.C.는 1.20, P.M.M.A.는 1.19로 광학유리보다 약 절반 정도가 가볍다.

또 하나는 광학유리에 비해서 쉽게 깨지지 않는다는 점, 곧 내충격성이 아주 강하다는 것을 표 2-5에서 읽을 수 있다. 미국의 연방식품의약국(Food and Drug Adminstration, F.D.A.)은 1972년 안경렌즈의 안전기준을 법으로 제정했다. 이 법에서 쉽게 깨지지 않을 조건으로 내충격강도가 0.2J(주울) 미만이어서는 안되는 것으로 했다. 이는 당시 안경렌즈 소재의 주종을 이루었던 광학유리를 대상으로 한 것으로 A.D.C.렌즈의 내충격강도가 0.35J(주울)로 합격선을 훨씬 뛰어 넘고, 10.3J(주울)인 P.C.렌즈는 어지간한 금속보다도 강하다.

▼ **표 2-5** 여러 플라스틱렌즈 소재의 물성

소재종류 / 물성	A.D.C. (CR-39)	P.M.M.A (아크릴)	P.C. (폴리카보네이트)	크라운 광학유리 (참고)
비중	1.32	1.19	1.20	2.40
내마모성	4H	2H	B	9H
내충격강도(주울J)	0.35(Joul)	0.41(Joul)	10.3(Joul)	-
연화온도	210℃	118℃	153℃	-

*내마모성은 연필심으로 긁어 흠이 나지 않는 흑연심의 한계 정도로 표기
*Vicat 열연화온도(무게 1kg)

충격강도가 강하면 렌즈의 중심두께를 얇게 할 수 있고 렌즈의 앞뒷면을 성형가공하는데 유리하게 된다. 안경렌즈는 외부에 노출되어 있어 다른 물체와 부딪쳐 흠이 나기 쉽고 또 자주 안경닦기 수건으로 표면을 닦아야 하므로 표면경도에서 내마모성(=내찰상성)이 일정한 값 이상을 가져야 한다. 이 성질은 플라스틱소재가 유리소재보다 열등하다. 이 단점을 해소시키기 위하여 표면에만 아주 얇은 경화피막을 입힌다. 이른바 **하드코팅(Hard Coating)**처리를 하는 것이다. 이러한 내마모성을 개선하는 하드코팅 방법으로 실리콘(Silicon)계의 딱딱한 물질을 표면에 입히는 **디핑(Dipping)**처리와 코발트 60(Co60)방사선을 이용한 단단한 피막만들기 등이 있다. 안경렌즈는 대부분 디핑(Dipping)으로 하드코팅을 한다. 표 2-5에서 알 수 있는 것 같이 안경렌즈용 플라스틱렌즈에서 내마모성은 CR-39, 즉 A.D.C.렌즈가 가장 좋고 P.C.렌즈가 제일 못하다. 깎아내는 절삭성, 자르는 절단성 그리고 접착가공성 등의 가공면에서는 광학유리보다 훨씬 좋다. 다만, 렌즈 제조를 할 때 유리렌즈의 주된 가공방법인 연마가공을 하는데 있어서는 연마성이 광학유리보다 떨어진다. 플라스틱렌즈에서 열과 약품에 견디는 내열성과 내약품성에서는 A.D.C.렌즈가 가장 우수하고 P.M.M.A.가 제일 약하다.

(2) 제조법

열경화성수지인 MR 시리즈 렌즈와 A.D.C.렌즈, 즉 CR-39렌즈의 소재는 상온에서 액체상태에 있다. 따라서 쇠붙이를 녹여서 원하는 형상의 거푸집에 넣고 냉각시켜 주물성형가공하는 주조법과 유사한 **주형법(주형중합법, 注型重合法)**으로 렌즈를 만들게 된다.

렌즈 성형의 거푸집에 해당하는 **몰드(Mold)**, 즉 표본틀 렌즈는 경도가 높고 쉽게 깨지지 않으며 팽창계수가 낮은 파이렉스(Pyrex)와 같은 유리를 정밀하게 연마한 다음 화학강화시켜 만든다. 몰드(Mold)는 그림 2-7의 (b)에서와 같이 윗틀은 렌즈의 (-)면을 창출하는 것으로 볼록면을 지정된 곡률반경의 구면 또는 토릭면으로 정밀하고 정확하게 연마한 것이고, 아랫틀은 렌즈의 (+)면을 창출하는 것으로 틀의 오목면을 이용하게 된다. 안경렌즈 설계요소는 앞, 뒷면의 **곡률반경(Radius of Curvature)**, **렌즈지름(Diameter)**, **중심두께(Thickness)**이다. 이 가운데 곡률반경과 렌즈지름은 몰드렌즈가 결정하게 되고 중심두께는 위아래의 몰드렌즈를 잇는 이음매인 개스킷(Gasket)으로 결정하게 된다. 개스킷에 액체상태의 단량체(Monomer)를 화학제(Chemical) 또는 광개시제(Photoinitiator)의 경화 촉매제와 함께 주입하여 장시간 열을 가한다. 열을 받은 단량체들은 중합반응을 일으켜 중합체, 즉 폴리머(Polymer)로 된다. 개스킷의 재질은 액체상태에 있는 단량체가 중합반응이 일어나 딱딱하게 굳어질 때 몰드(Mold) 안에서 수축되어지는 것을 감안해서 이 중합수축을 보완할 수 있게 유연성이 있는 플라스틱 소재로 되어 있다. 이 과정까지의 주조중합법을 **캐스팅(Casting)**이라고 한다.

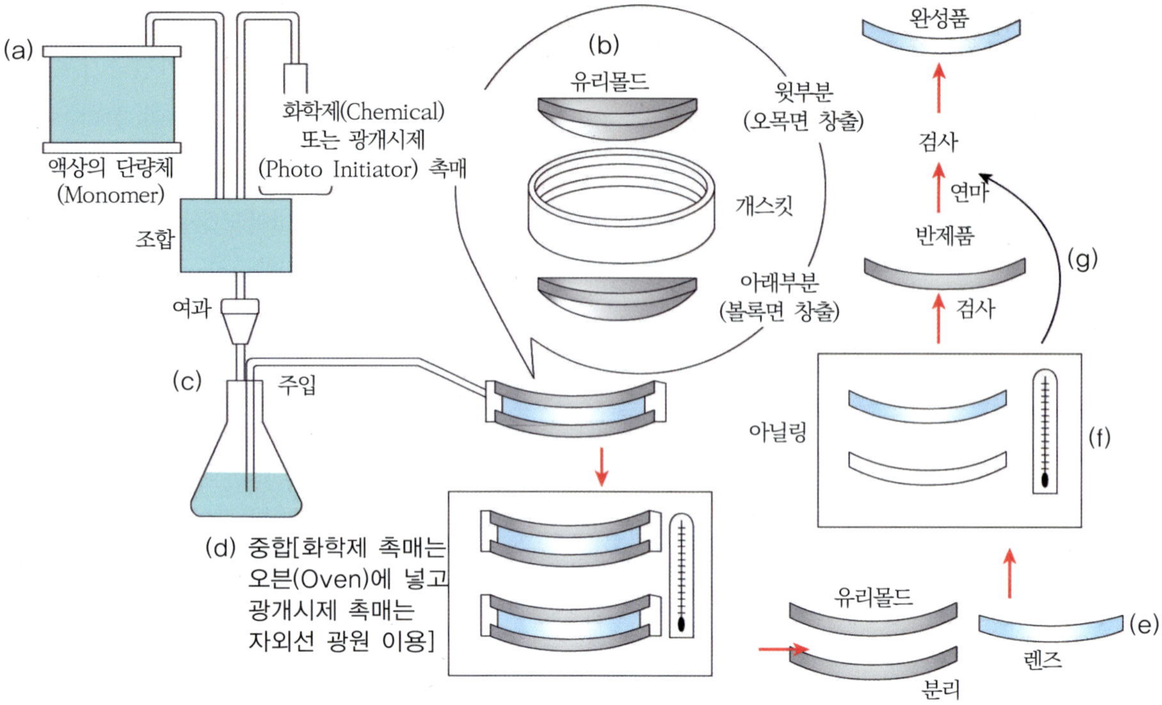

그림 2-7 CR-39, MR 등 열경화성렌즈의 주형중합

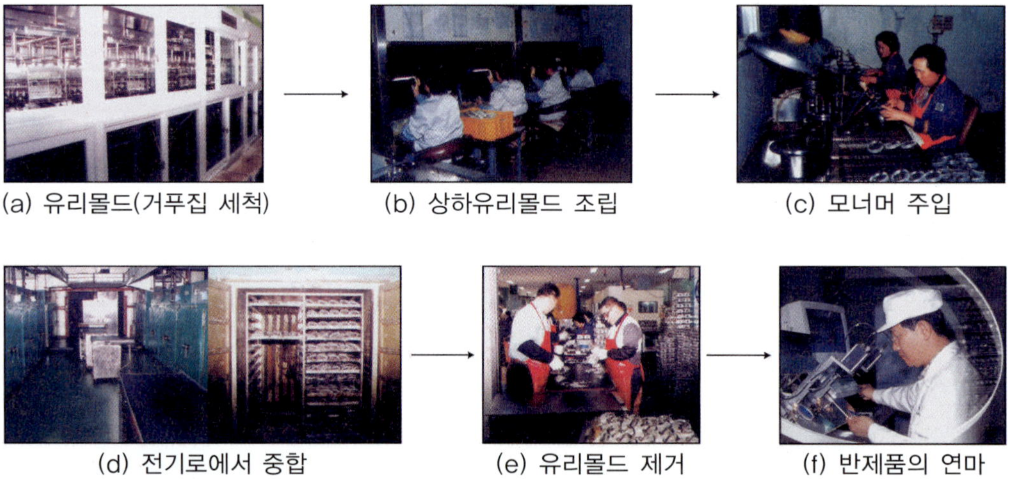

(a) 유리몰드(거푸집 세척) (b) 상하유리몰드 조립 (c) 모너머 주입

(d) 전기로에서 중합 (e) 유리몰드 제거 (f) 반제품의 연마

그림 2-8 열경화성 플라스틱렌즈의 몰드중합 제조 공정(자료: 진렌즈)

개스킷(Gasket)의 역할은 액체상태의 CR-39의 모노머가 몰드 밖으로 새나가지 않도록 하고 밖으로부터 공기 또는 이물질이 몰드 안으로 들어가는 것을 막으며 내부에 주입된 모노머가 급격한 온도 변화를 받지 않도록 하는 것 등이다. 몰드에 모노머를 주입한 후에 광개시제(Photoinitiator) 촉매는 자외선 광원으로, 화학제(Chemical) 촉매는 전기로에 넣어 열을 가하여 중합을 시키게 되는데, 낮은 온도에서 출발하여 서서히 온도를 높히면서 약 10시간에서 20시간의 중합시간이 걸린다. 전기로에서 중합이 끝나서 딱딱한 렌즈로 변한 후에 거푸집, 즉 몰드를 해체하여 꺼낸 다음은 내부의 왜곡을 없애기 위해 또다시 가열하는 풀림, 즉 아닐링(Annealing)을 행한다. 주문형 렌즈는 이 **주형법**으로 (+)면

만 완성시켜 놓은 반제품(Semifinished Lens)을 만든 다음, (-)면은 주문이 들어올 때마다 유리렌즈와 같이 **연삭가공법**인 연마를 해서 만든다.

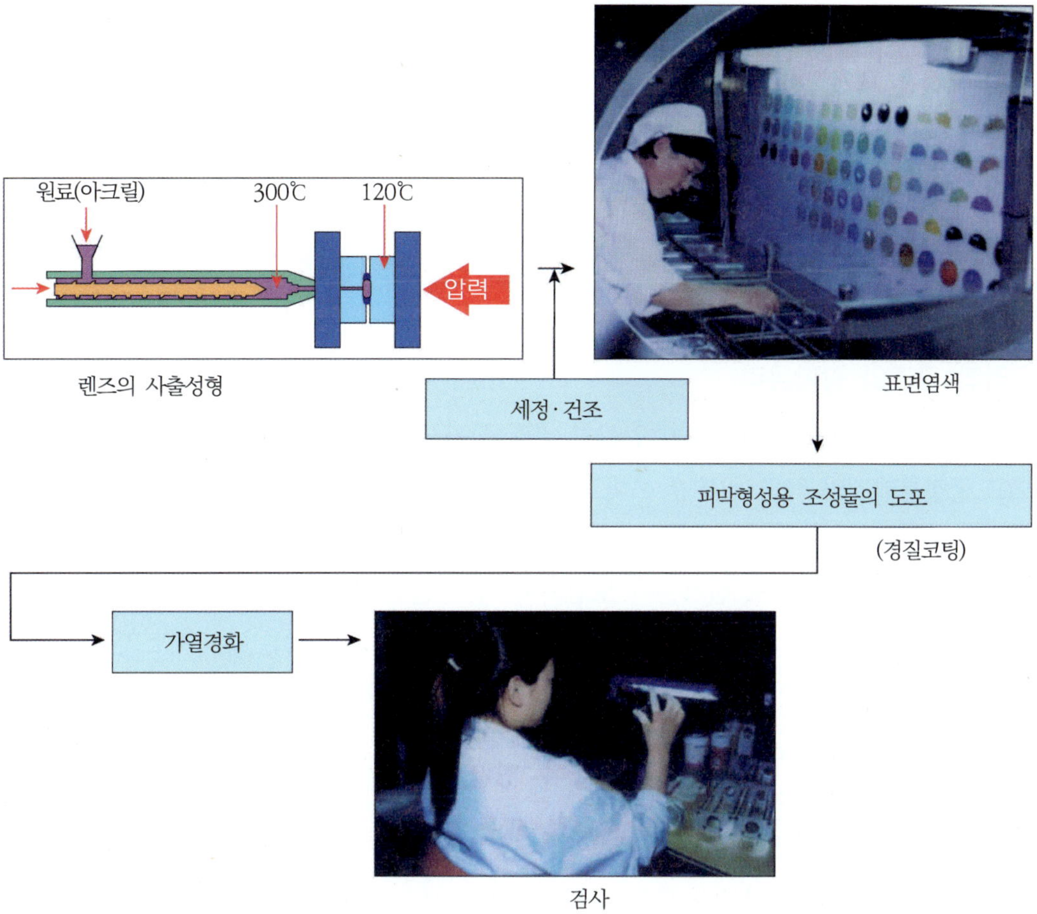

그림 2-9 P.M.M.A.렌즈의 사출성형법의 공정

P.C.와 P.M.M.A.렌즈는 상온에서 펠릿(Pellet)형상의 고체 상태로 있는 열가소성수지 소재를 원통의 실린더에서 열을 가하여 용융시켜 좁은 노즐(Nozzle)을 통하여 폐쇄되어 있는 렌즈로 된 거푸집에 사출한 다음, 냉각시켜 딱딱하게 만드는 **사출성형법**으로 만든다. 성형된 제품은 세척, 건조시킨다. 컬러렌즈일 경우는 표면염색을 한 다음 피막형성물질을 도포한다. 여기에 다시 열을 가해서 경화시킨다.

플라스틱소재 렌즈는 광학유리소재에 비하여 **가볍고, 쉽게 깨지지 않으며, 염색이 쉽고**, 성형가공으로 생산할 수 있어 매우 **경제적**이다. 표면경도가 광학유리보다 낮아 쉽게 흠이 진다는 것과 굴절률이 작아 두께가 두꺼워지는 단점이 개선되면서 광학용 플라스틱은 안경렌즈의 주된 소재로 자리잡고 있다. 각 플라스틱렌즈 소재의 특징을 다시 정리하면, MR 시리즈와 A.D.C.(CR-39)렌즈는 열경화성이어서 주형법으로 대량으로 정확한 제품을 만들 수 있고, 광학유리와 같이 연마법으로도 구면 또는 비구면을 창출할 수 있다. P.C.소재는 내충격성이 아주 좋아 거의 파손되지 않는다. P.M.M.A.는 광학유리 이상으로 투명성이 좋다.

특히 폴리우레탄(Polyuretherne)계열의 MR 시리즈 플라스틱이 A.D.C.보다 광학성이 좋아 최근의 안경렌즈 소재로 각광 받고 있다. 또 이 계열의 렌즈 소재로 미국의 P.P.G.에서 공급하고 있는 브랜드 명 트라이벡스렌즈(Trivex® Lens)가 있다. **열경화성수지**이고 내충격성이 좋아 중심두께 1*mm*까지도 설계할 수 있다. 굴절률 1.535, 아베수 42~44, 비중은 1.11g/cm^3이다. 투명도와 염색성은 A.D.C. 또는 P.C.렌즈 보다 낮다.

04 안경렌즈용 광학유리

(1) 유리의 구조와 광학유리

광학 플라스틱 소재에 비하여 깨지기 쉽고 비중이 커서 무거운 까닭으로 지금은 굴절률 n_e 1.8 이상의 초고굴절률렌즈의 극히 일부만 쓰이고 안경렌즈의 재료로는 거의 쓰여지지 않고 있다. 그러나 광학유리가 렌즈의 소재로 사용된 역사가 오래 되었고 일부 초고굴절률 안경렌즈에는 사용되고 있으며 앞으로는 유리소재 제조도 신기술이 도입되어 다시 안경렌즈에 사용될 가능성이 없는 것도 아니다. 더군다나 열경화성 광학플라스틱 제조에 기본이 되는 몰드(Mold)는 유리재료의 연마품이다. 따라서 유리렌즈에 대해서 알아 둘 필요가 있어 실었다.

일반적으로 유리(Glass)는 딱딱하니까 고체라고 생각하기 쉽지만 역학적으로 고체이지, 물리화학적으로는 과냉각된 액체로 취급한다. 결정체와 같이 구성원자가 규칙 바른 공간격자를 만들어 배열된 구조가 아니다. 융점이 일정하지 않고 열을 가하면 말랑말랑한 상태를 거쳐 액체가 되는 열가소성을 가지는 무정형 물질로 비결정물질 또는 유리질이라고 부른다.

차카리아젠(W.H.Zachariasen)은 1932년 유리가 결정질과 비슷한 내부의 공간격자의 그물 구조를 이루고는 있으나 결정질과 다른 것은 그림 2-10의 (a)와 같이 그물구조가 규칙적 배열이 아닌 점이 유리의 특성을 가지게 되는 것이라는 설을 제기하였다.

불규칙한 배열로 인한 비대칭성을 갖게 되므로 구조적으로 방향성이 없어 유리의 광학적 등방성을 갖게 된다. 또, 원자와 원자를 잇는 그물 구조의 불규칙성은 모든 방향의 결합력이 다르다는 것을 뜻한다. 따라서 열을 가하면 약한 결합부터 끊어져 말랑말랑한 연화상태를 거쳐 액화되는 열가소성을 가지는 것이다.

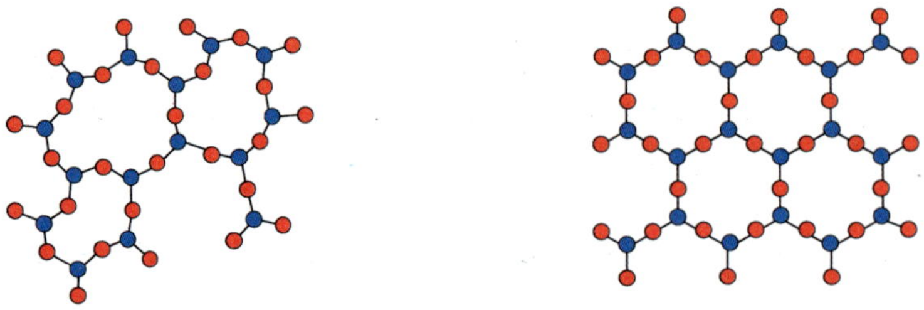

(a) 유리(Glass) (b) 석영

그림 2-10 비결정정질인 유리와 결정질인 석영의 구조(● 규소원자, ●산소원자)

실용적으로 유리는 창, 병, 거울 등의 생활용구에 이용되는 일반유리와 안경렌즈, 프리즘과 현미경, 카메라 등의 광학기기에 사용되는 **광학유리**(Optical Glass)로 나눈다. 광학유리는 일반유리보다 투명도가 높고, 내부의 균일성이 좋아 일정한 광학정수, n_e(또는 n_d)값과 ν_e(또는 ν_d)값이 표시된 고급유리라고 생각하면 크게 틀리지 않는다.

광학유리렌즈의 설계에서 수차 등의 이론은 독일의 예나(Jena)의 **아베**(Ernst Abbe, 1840~1905)의 공헌이 크고, 광학유리의 제조는 독일 예나(Jena)의 **차이스**(Carl Zeiss)와 **쇼트**(Otto Schott)가 유명한데, 1884년 쇼트는 아베가 요구하는 광학유리 약 280종류를 계속해서 생산하게 된다.

이들 광학유리는 특수성분을 넣거나 그 배합비율을 달리하거나 또는 용융시간을 다르게 하거나, 냉각하는 방법을 바꾸거나 하여 광학정수, 즉 굴절률 n_e(또는 n_d)와 아베수, ν_e(또는 ν_d)의 값을 바꾼 것이다. 이러한 광학유리를 **신종글라스**(New Glass)라고 했다.

(2) 유리의 성분

일반유리의 주성분은 정선된 모래의 주된 재료인 **규사**(硅砂, SIlica, **화학식**: SiO_2)이다. 주성분 규사에 탄산소다(화학식: Na_2CO_3)와 석회석(화학식: $CaCO_3$) 등을 넣었다. 이들을 용해로에 넣어 1,400℃ 정도의 온도로 가열, 용융시켜 반응을 시키면 규산나트륨(화학식: Na_2SiO_3) 또는 규산칼슘(화학식: $CaSiO_3$)이 생성되면서 아래 화학식에서처럼 이 규산염들이 규사와 결합하여 점성이 큰 단단한 액체가 된다. 이를 냉각시킨 **고용체**(Solid Solution)가 유리인 것이다.

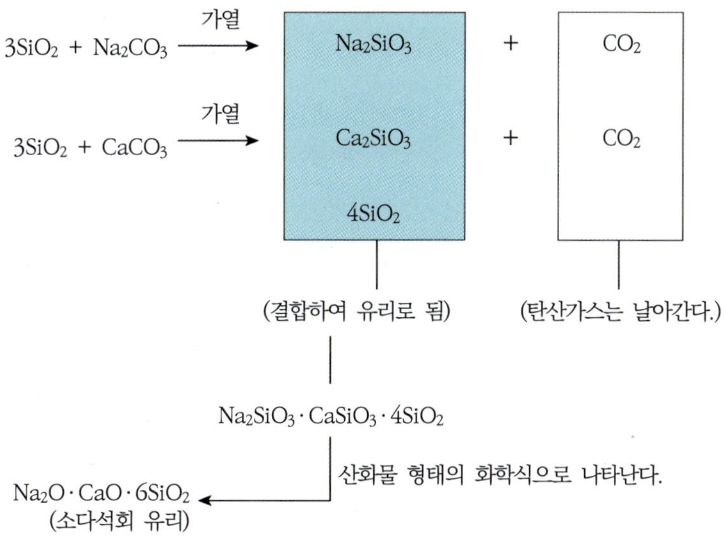

그림 2-11

안경유리렌즈의 전통적인 성분은 위 소다석회유리 중탄산소다, Na_2CO_3의 일부를 탄산칼리(화학식: K_2CO_3) 성분으로 바꾼 것으로, $K_2O \cdot CaO \cdot 6SiO_2$의 조성식을 가진 **칼리석회유리**이다. 또, 석회석 $CaCo_3$의 일부를 산화납(화학식: PbO)으로 바꿔 글라스화 시키면 굴절률과 분산이 커지는 **납유리**(Flint Glass)가 된다. 이 납유리의 주된 조성식은 $K_2O \cdot PbO \cdot 6SiO_2$이다.

유리의 화학성분 조성식을 보면, Na, K, Ca, Ba 등 알칼리 금속(Alkali Metal) 또는 알칼리 금속류의 산화물인 Na_2O, K_2O, CaO 등과 그 외 금속산화물인 PbO, TiO_2, ZnO, BaO, Al_2O_3 등이 있다. 이 성분들은 결정 구조를 가진 알칼리성 물질로 이들 스스로는 글라스화 되지 못한다. 이들은 광학정수를 변화시키거나 화학적, 물리적 물성을 변화시키는 보조물질로 작용한다. 이 보조물질을 **수식 산화물**이라고도 한다.

이에 비하여 주성분인 무수규산, 즉 규사 SiO_2는 비결정질의 무정형으로 산성이다. 이는 스스로 글라스화 될 수 있는 것이다. 이러한 주된 산성의 산화물을 **글라스 형성물질**이라고 한다. 글라스 형성물질에는 SiO_2 이외에 무수붕산(화학식: B_2O_3), 이산화게르마늄(화학식: GeO_2), 산화인(화학식: P_2O_3, P_2O_5) 등이 있다.

(3) 크라운글라스와 플린트글라스

약 12년 전까지도 안경렌즈 소재의 주류를 이루었던 광학유리를 광학정수인 굴절률과 아베수(Abbe's Number)에 의해 **크라운글라스**(Crown glass or Kron-Glass)와 **플린트글라스**(Flint glass)로 나누었다.

크라운글라스는 굴절률이 작고 아베수 ν_d가 55 이상으로 크며, 플린트글라스는 굴절률이 크고 아베수는 ν_d = 50 이하로 작다. 색수차를 작게 하기 위해서 안경렌즈에서는 아베수가 큰 크라운글라스를 주로 사용하였다. 그러나 일부 **고굴절률 렌즈**(High Index Lens), **다초점 렌즈**(Multlfocal Lens)의 근용부는 플린트글라스를 사용하기도 하였다.

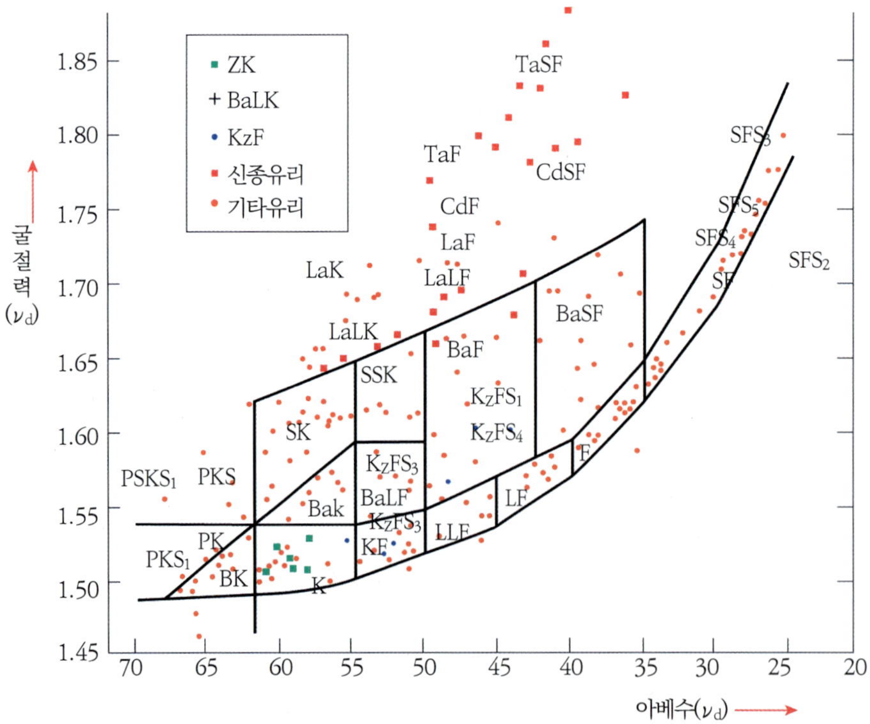

그림 2-12 광학유리 분류 일람도

아베수, ν_e가 50~55 사이의 광학유리는 굴절률 n_d가 1.60 이상이면 크라운글라스로 1.60 미만이면 플린트글라스로 분류한다. 신종 광학유리를 굴절률과 아베수로 분류해서 그림 2-12의 그래프에 실었다. 이 중 안경렌즈 제조에 사용되는 것은 극히 일부이다. 그림 2-12에서 기호는 다음과 같은 약자이다.

K는 독일어 Kron의 머릿자로 크라운글라스이고, F는 독일어 Flint의 머리글자로 플린트글라스이다. 또, L자는 독일어 Leicht의 머릿자로 가볍다는 뜻으로 굴절률이 작은 것을, 이에 비해 S는 독일어 Schwer의 머릿자로 무겁다는 뜻으로 굴절률이 큰 것을 의미한다. LL와 SS는 특히 가볍고 무겁다는 뜻으로 굴절률이 아주 작거나 큰 소재이다.

아베수로 분류하면

FK ………… 불소 크라운(Flour-Kron)-아베수(ν_d)가 68보다 적다.
BK ………… 붕소 크라운(Boron-Kron)-아베수(ν_d)가 82~62이다.
K ………… 일반 크라운(Kron)-아베수(ν_d)가 62~55이다.
ZK ………… 경바리움 크라운(Barium Leicht-Kron)-아베수(ν_d)가 62~55이다.
LF ………… 경플린트(Leicht Flint)-아베수(ν_d)가 45~40이다.
F ………… 플린트(Flint)-아베수(ν_d)가 40~50이다.
SF ………… 중플린트(Schwer Flint)-아베수(ν_d)가 35보다 적다.

굴절률에 의한 분류는

PK ………… 인산크라운(Phosphate Kron)-굴절률(n_d)이 1.49~1.54이다.
PSK ……… 중인산크라운(Phosphate Schwer Kron)-굴절률(n_d)이 1.54보다 크다.
BaK ……… 바륨크라운(Barium Kron)-굴절률(n_d)이 1.54~1.60이다.
SK ………… 중크라운(Schwer Kron)-굴절률(n_d)이 1.54보다 크다.
SSK ……… 특중크라운(Doppel Schwer Kron)-굴절률(n_d)이 1.60보다 크다.
BaLF ……… 경바륨플린트(Barium Leicht Flint)-굴절률(n_d)이 1.55보다 크다.
BaF ………… 바륨플린트(Barium Flint)-굴절률(n_d)이 1.56보다 크다.
BaSF ……… 중바륨플린트(Barium Schwer Flint)-굴절률(n_d)이 1.585보다 크다.

굴절률이 크면 비중이 커져 무거워지고 아베수는 작아지는 것이 자연계의 물질의 성질이다. 그러나 안경렌즈 소재로서는 플라스틱과 유리렌즈 모두 **아베수도 크고 굴절률도 큰** 소재가 이상적이다.

크라운글라스의 소재로 된 렌즈는 굴절률이 작으므로 굴절률이 큰 플린트글라스 소재로 된 렌즈와 같은 굴절력의 렌즈를 만들려면, 보다 큰 구면곡률이 필요하게 되어 오목렌즈는 가장자리가, 볼록렌즈는 중심두께가 두껍게 된다. 그러나 아베수는 크기 때문에 색수차는 적게 되어 주시물체 둘레에 색이 섞여 보이는 현상은 적다. 플린트글라스는 크라운글라스와 반대 성질의 광학정수를 가지고 있어 같은 굴절력의 렌즈를 제작할 때 크라운글라스로 만들었을 때보다 두께를 얇게 할 수 있으나 색분산이 크다. 그림 2-13에 반지름이 30*mm*의 무편심 오목렌즈일 때 가장자리 두께가 굴절률에 따라 변하는 것을 나타냈다.

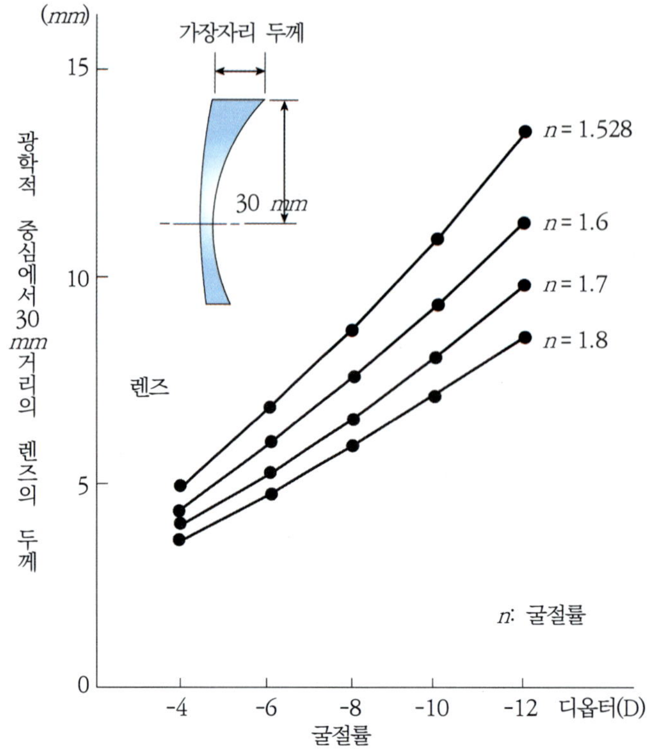

그림 2-13 굴절률(n_e)과 렌즈 두께 변화

그림 2-14에 나타낸 바와 같이 굴절률과 비중은 비례적 상관관계가 있어 굴절률이 크면 비중도 크다.

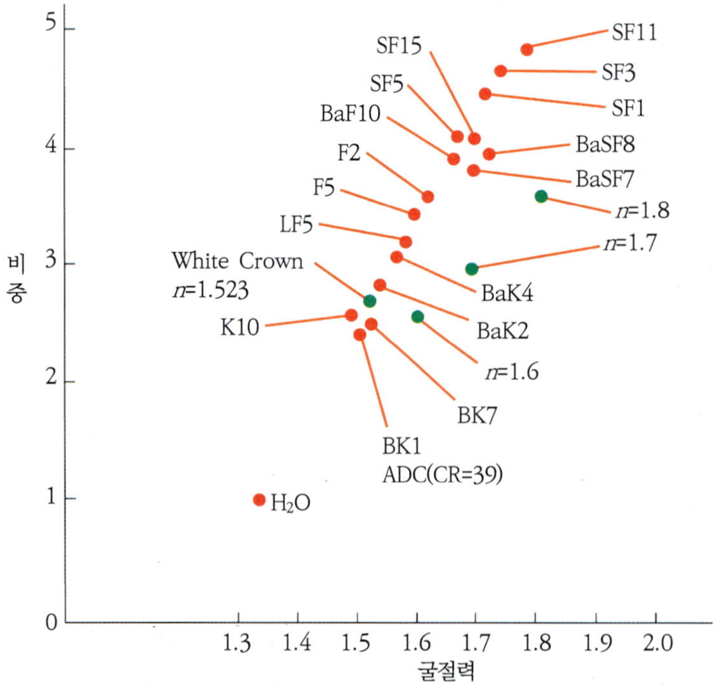

그림 2-14 굴절률(n_d)과 비중의 관계

고굴절률 소재를 사용한 렌즈는 중심두께 또는 가장자리 두께는 얇게 되어 부피가 줄어들지만 무게는 비중이 크기 때문에 줄어든 부피에 비례하여 가벼워지지 않는다. 따라서 굴절력이 약한 렌즈이거나 렌즈삽입부의 크기가 작은 테에서는 고굴절률 렌즈를 사용해도 무게 경감효과를 볼 수 없다.

같은 부피로 조제된 안경렌즈에서 일반크라운 유리소재보다 가볍게 되는 고굴절률 소재의 최소 비중을 그림 2-13에 실었다. 20세기 초에 앞에서 든 아베(Abbe)와 쇼트(Schott)에 의해서 플린트글라스에 산화바리움(BaO)을 첨가하여 굴절률은 크게 하면서도 아베수 역시 산화납(PbO)유리보다 크게 하는 획기적인 신종 글라스를 만들었다.

현재 시판되고 있는 고굴절률 소재의 안경 렌즈는 비중이 가벼운 티탄(Titanium, Ti)금속을 안경렌즈소재와 함께 용융시켜 넣어 굴절률은 높이고, 비중은 낮춘다.

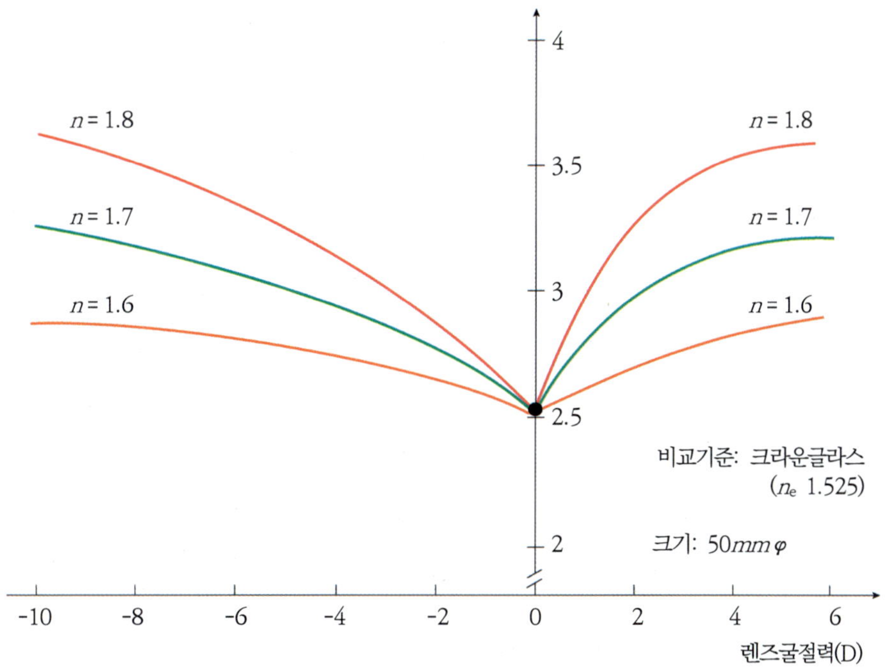

그림 2-15 무게 경감효과를 보기 위한 고굴절률렌즈의 최소비중 그래프

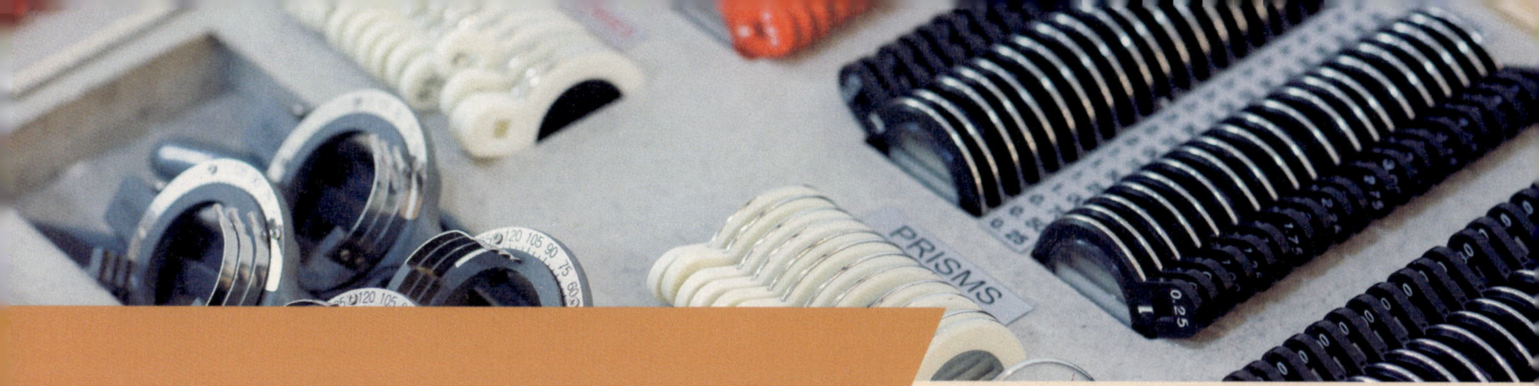

CHAPTER

03

안경렌즈의 종류

01 기능에 따른 분류

안경렌즈는 용도에 따라 크게 세 가지로 나눌 수 있다. 첫째가 안경원에서 안경사가 가장 많이 다루어야 하는 **기능교정 및 보정용 렌즈**가 있다. 둘째는 **안보호용 렌즈**가 있고 마지막으로 특별한 목적으로 사용되는 **특수 기능용 렌즈**가 있다.

시기능교정 및 보정용 렌즈를 다시 세분하여 나누면 근시(Myopia), 원시(Hyperopia) 그리고 각종 난시(Astigmatism) 등 굴절이상안인 비정시(Ametropia)를 교정하는 목적으로 사용되는 **비정시교정용** 원용렌즈가 그 중 제일 많고, 다음으로 노안(Presbyopia) 보정용 근용안경을 위한 **조절기능 보정용 렌즈**가 있으며 끝으로 사위(Heterophoria)보정과 사시(Heterotropia) 훈련 목적으로 쓰이는 **안위이상 보정용 렌즈**가 있다. 안보호용 렌즈와 특수 기능용 렌즈를 세분한 것은 표 3-1을 참조하기 바란다.

정리하면 안경렌즈는 눈의 굴절이상과 안위이상의 교정 및 보정과 조절기능의 보완 및 유해광선으로부터 눈의 보호 그리고 약시의 시기능 훈련의 목적으로 주로 쓰이는 광학적 기능과 미용 및 패션, 사격, 등산, 스키 등의 부차적 용도의 기능이 있다. 그러나 부차적 기능 가운데 미용 및 패션성은 안경 마케팅의 핵심요소가 된다.

▼ 표 3-1 기능에 따른 안경렌즈의 종류

대분류	소분류	내용
시기능 교정 및 보정용 렌즈	비정시 교정용 렌즈	근시, 원시 및 난시 교정용 렌즈
	조절기능 보정용 렌즈	근용, 작업용 렌즈
	안위이상 보정용 렌즈	사위 및 사시 보정용 프리즘 렌즈
안보호용 렌즈	유해광선 제거 렌즈	자외선 억제 렌즈(U.V.렌즈), 적외선 차단 렌즈(I.R.렌즈)
	차광, 눈부심 막음	컬러렌즈, 방현(防眩) 렌즈, 선글라스
	명시용 렌즈	휠터(Filter) 렌즈
특수기능용 렌즈	약시치료용 렌즈	차폐 또는 가림(Occuluder) 렌즈
	약시용 렌즈	망원렌즈, 현미경 렌즈
	심한 사위·사시용 렌즈	프레넬(Fresnel) 렌즈

02 시기능교정 및 보정용 렌즈의 분류

안경사가 가장 많이 취급하는 시기능 교정 및 보정용 렌즈를 좀 더 구체적으로 나누어 보면 표 3-2와 같다. 이 표를 좀더 정확하게 이해하기 위해서는 다음 용어를 알 필요가 있다. 표 3-2의 세분란과 처방표시란에 나타난 여러 용어와 기호는 관련 과목을 참조하기 바란다.

(1) 단초점렌즈(Single Vision Lens)

한 장의 렌즈에 하나의 굴절력을 가진 **구면렌즈**(Spherical Lens)를 말한다. 원시, 근시를 교정하는 볼록, 오목구면렌즈로 용도는 원용렌즈로 쓰이거나, 노안을 보정하는 근용렌즈로 사용되며 광학중심점 이외 부분의 프리즘 굴절력을 이용하여 사위교정용 **프리즘렌즈**로도 사용된다.

(2) 다초점렌즈(Multifocal Lens)

한 장의 렌즈에 서로 다른 굴절력이 2개 이상 있는 렌즈로 원시, 근시 그리고 각종 난시를 교정하는 원용으로 쓰이는 동시에 노안을 보정하는 목적의 근용으로, 중간거리를 명시하기 위한 중간거리용으로 쓰인다. 한 렌즈에 굴절력이 둘이 있으면 **이중초점렌즈**(Bifocal Lens), 셋이 있으면 **삼중초점렌즈**(Trifocal Lens), 연속적으로 변하는 다수의 굴절력을 지닌 다초점 렌즈를 **누진굴절력렌즈**(Progressive Addition Lens)라고 한다.

(3) 토릭렌즈(Toric Lens)

렌즈 각 **경선**(Meridian)의 굴절력이 서로 다른 **비구면렌즈**(Aspheric Lens)의 하나로 난시교정용 렌즈이다. 정확하게는 한 면이 **토릭면**(Toric Surface)을 가진 렌즈를 말한다. **실린더렌즈**(Cylinder Lens)도 토릭렌즈의 범주에 포함된다.

▼ 표 3-2 시기능교정 및 보정용 안경렌즈 분류

광학적형태	소분류	세분	처방표시예
단초점렌즈 (Single Vision Lens)	구면렌즈 (Spherical Lens)	(+)렌즈 [원시교정과 노안보정]	S+1.00D
		(-)렌즈 [근시교정과 드물게 노안보정]	S+1.00D
비구면렌즈 (Aspheric Lens)	토릭렌즈 (Toric Lens)	단성 (+)토릭렌즈 [원시성 단성난시교정용]	C+1.00D
		단성 (-)토릭렌즈 [근시성 단성난시교정용]	C-1.00D
		복성 (+)토릭렌즈 [원시성 복성난시교정용]	S+1.00D ( ) C+1.00D

▼ 표 3-2 시기능교정 및 보정용 안경렌즈 분류 (계속)

광학적형태	소분류	세분	처방표시예
비구면렌즈 (Aspheric Lens)	토릭렌즈 (Toric Lens)	복성 (-)토릭렌즈 [근시성 복성난시교정용]	S-1.00D ( ) C-1.00D
		혼합성 토릭렌즈 [혼합난시교정용]	S+0.50D ( ) C-1.00D
다초점렌즈 (Multifocal Lens)	이중초점렌즈 (Bifocal Lens)	원근양용렌즈	S+1.00D Add 2.00D
	삼중초점렌즈 (Trifocal Lens)	원·중간·근거리 동시보정렌즈	S+1.00D Add 3.00D
	누진굴절력렌즈 (Progressive Addition Lens)	시야내 모든 거리 보정렌즈	S+1.00D Add 3.00D
프리즘렌즈 (Prism Lens)		사위·사시용렌즈	1△

03 신기능 포함 성품에 따른 분류

수요자는 안경렌즈의 기본적 기능인 시기능교정 및 보정의 목적 이외에 보다 편하고, 상품적으로 좋은 렌즈를 원하게 된다. 상품으로서 좋은 렌즈는 패션기능이 가미된 컬러렌즈와 다초점렌즈 등 부가기능을 가지면서 되도록 **가볍고, 얇고, 반사줄기가 보이지 않는** 렌즈를 말하는 것이다. 새로운 특성을 가진 렌즈는 다양하게 연구개발 되어 만들어지고, 계속 신제품이 시장에 나오고 있다. 안경사는 개개인의 수요자에게 알맞은 안경을 만들기 위해서는 끊임없이 신제품에 대한 지식과 정보를 몸에 익혀야 한다.

(1) 컬러렌즈(Color Lens)

현미경, 망원경 등 광학기기에는 색깔이 없는 투명한 렌즈를 많이 쓰고 있지만 안경렌즈는 색깔이 있는 렌즈를 적지 않게 사용한다. 이를 **컬러렌즈(Color Lens)**라 하며 다음과 같이 나누기도 한다. 첫째, 색깔의 짙고 연한 정도, 즉 멸광률에 따라, 멸광률 10% 이하의 농도가 낮은 엷은 색조를 띤 렌즈를 **소프트컬러렌즈(Soft Color Lens)**라고 한다. 색깔의 종류는 핑크계, 갈색계, 파란색 계통과 회색계통이 많다. 둘째로 멸광률 20% 이상 비교적 색이 짙은 렌즈를 **컬러렌즈(Color Lens)**라고 한다. 이 컬러렌즈 가운데 **선글라스(Sunglass)**용으로는 멸광률 50% 이상이 되어야 하며 갈색, 녹색, 그리고 회색 계통이 많다.

사용목적으로 나누면 첫째 **선글라스렌즈(Sunglass Lens)**로 강한 햇빛을 약하게 하는 멸광용으로 눈의 보호와 미용적인 목적으로 쓰인다. 둘째로 **소프트컬러렌즈**(Soft Color Lens)로 안정피로(Asthenopia)를 더는 목적으로 쓰인다고는 하나 미용적인 목적이 더 크다.

셋째는 **패션글라스용 렌즈**(Fashion Glasses Lens)로 여러 색조의 렌즈를 이용하여 패션의 기능을 높이는 목적으로 쓰이는데 선글라스와 소프트컬러렌즈가 이 기능을 함께하고 있다.

끝으로 **스포츠용 렌즈**(Sports Glass)로 사격용 안경, 스키용 고글(Goggle) 등과 같이 콘트라스트(Contrast)를 좋게 하거나 헤이즈(Haze: 눈이 부셔서 물체가 흐려 보임)를 없애는 목적으로 쓰인다.

가) 컬러렌즈(Color Lens)와 분광투과율곡선

자연광 중에서 가시광선은 색감으로, 자외선과 적외선은 열감(熱感)으로 느껴진다. 눈에 과도한 양의 빛이 닿을 때 부작용은 일과성 시력저하, 조직상해, 심하면 기능장애를 일으키기도 한다. 이러한 과도한 빛에너지가 눈에 일시에 들어오는 것을 막기 위해 컬러렌즈(Color Lens)를 사용하게 되고, 또 자외선을 흡수하여 눈에 이르지 못하게도 한다. 가시광선 중 일정부분의 파장들을 흡수하면 그만큼 전체 빛에너지는 줄어들고 렌즈의 색깔은 투과된 파장들의 혼합색을 띠게 된다. 불투명체의 색은 빛이 물체에서 반사한 스펙트럼의 혼합색으로, 투명체의 색은 투과한 스펙트럼의 혼합색으로 보인다.

예를 들어, 사과가 빨갛게 보이는 것은 사과껍질에서 빨간색 파장은 잘 반사하지만 노랑 색감을 주는 파장 이하의 짧은 파장은 거의 흡수하기 때문이다. 또, 갈색의 선글라스용 안경렌즈는 청록색감을 주는 파장 보다 짧은 파장은 흡수하고, 녹색 파장보다 긴 노랑, 빨강 등의 색감을 주는 긴 파장을 투과시켜 이 파장들이 눈에 들어오면 갈색으로 지각되어지는 것이다. **분광투과율곡선**(Spectral Transmission Curves)이란 선글라스 렌즈 등과 같은 투명체에서 자외선, 가시광선, 적외선의 각 파장별 투과율을 그래프로 그린 것을 말하며, 렌즈가 빛을 어느 정도 투과시키는가를 알아보는, 분광투과율계[그림 3-1 (a)]를 통해 얻게 되는 자료이다.

가시광선의 색이 다른 것은 파장이 달라서 생기는 것으로 파장에 따라 나누는 것을 "분광"이라고 말한다. 분광투과율계(T사)는 분광된 빛의 (280~780*nm* 파장에서 5*nm* 단위) 투과율을 측정할 수 있다. 실제로 자외선·가시광선 그리고 적외선까지를 분광하여 투과율을 나타내는 것이 분광투과율 곡선이다. 이 그래프의 가로 축은 파장(*nm*)을, 세로 축은 투과율을 의미하며 투과율은 0%~100%로 표시된다.

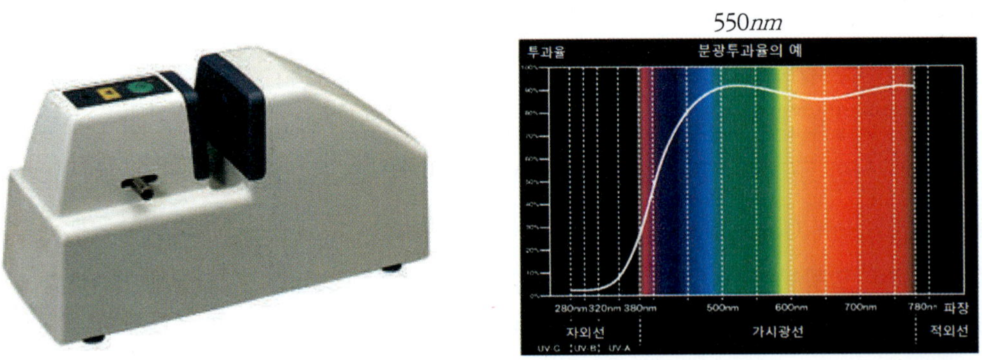

(a) (b)

그림 3-1 분광투과율계와 분석된 분광투과율 곡선

그래프 안의 백색 곡선이 파장의 투과율이 된다. 파장의 빛을 모두 투과 시킬 때에는 100%가 되고, 투과율이 10%일 때에는 그 파장의 빛은 렌즈에서 90% 차단되어 10%만 투과된다는 뜻이다. 그림 3-1 (b)에서 파장의 550*nm* 부근의 투과율은 약 90%로 녹색 파장 광선을 약 10% 차단한다.

이 곡선을 보면 컬러렌즈의 대략적 색조, 코팅렌즈의 투과율, 적외선과 자외선의 차단 유무 또는 투과율, 가시광선의 멸광효과, 주시물체의 색조변화, 휠터렌즈의 콘트라스트, 그리고 방현효과의 내용을 알 수 있어 렌즈제품에는 반드시 밝혀야 한다. 그림 3-2는 우리 눈의 투광체들의 분광투과율 곡선이다. 가시광선은 모두 잘 투과시키고, 자외선은 각막과 특히 수정체에서 흡수되어 망막에 이르지 못하며, 근적외선은 방수에서 약간 흡수되고 원적외선은 전안부에서 흡수된다.

컬러렌즈에서 많이 쓰이는 색조는 회색(Gray 또는 Smoke), 갈색(Brown), 녹색(Green), 파랑(Blue), 노랑(Yellow) 그리고 핑크계(Rose-Pink)이다.

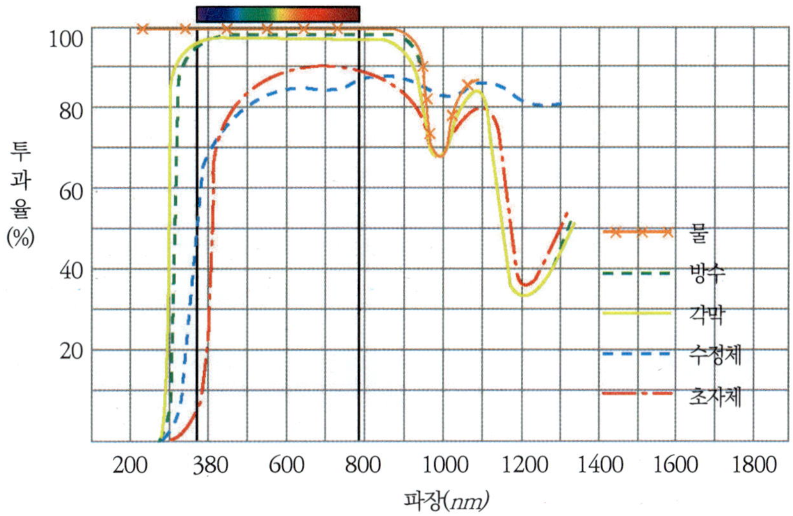

그림 3-2 안광학계 조직별 분광투과율곡선

1) 회색 컬러렌즈(Gray or Smoke Tinted Lens)

그림 3-3은 멸광률로 표시된 농도별 회색렌즈들의 분광투과율곡선이다. 이 렌즈는 가시광선의 전 파장을 같은 정도로 흡수하므로 무채색인 회색빛을 띠게 되고, 따라서 물체의 서로 다른 색조를 구분하는데 자연스러운 비교가 가능하다. 패션적 측면에서는 회색은 모든 색깔의 의복, 머리색, 피부색에도 잘 어울린다. 시원하고 자연스러운 시야로 장시간 사용에 적합하다. 이 회색계통의 렌즈는 은색의 메탈안경테(Metal Frame)에 어울리고, 플라스틱안경테(Plastic Frame)는 블루계통의 차가운 색과 잘 조화된다.

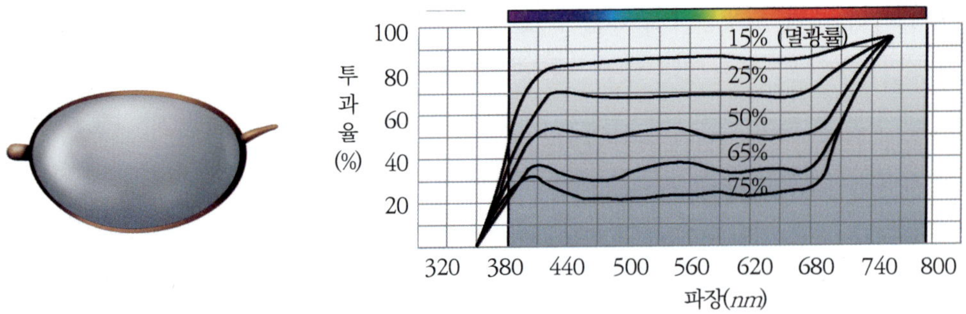

그림 3-3 회색 컬러렌즈의 분광투과율곡선

2) 갈색 컬러렌즈(Brown or Amber Tinted Lens)

그림 3-4의 분광투과율곡선에서 남보라 및 파랑의 청색광 단파장이 흡수되고 노랑, 빨강 등 긴 파장 일수록 많이 투과하게 되어 갈색계의 혼합색으로 보인다.

흐린 날 하늘배경의 원거리 경치거나 엷은 안개가 끼인 설경에서 갈색렌즈가 짧은 파장을 흡수하므로 콘트라스트(Contrast)를 높혀주는 효과가 있다. 미용적으로는 동양인의 갈색 피부와 잘 조화되고 눈자위가 부드럽고 따뜻하게 보인다. 등산 등 아웃도어 활동에 적합하다. 노란색깔의 메탈테(Metal frame), 노랑, 자주색계통의 플라스틱테(Plastic Frame)와 잘 어울린다.

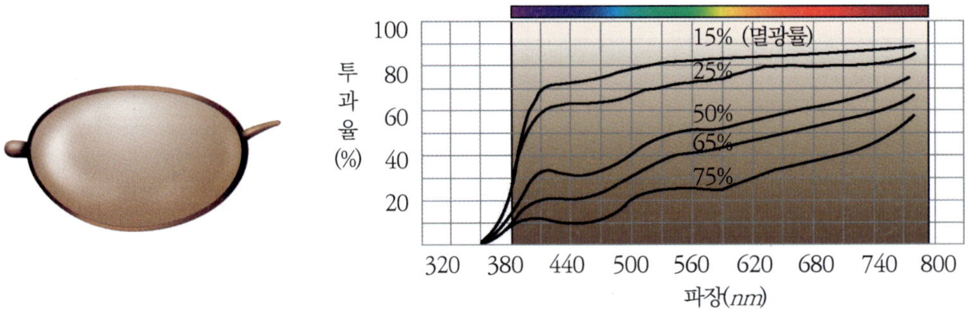

그림 3-4 갈색 컬러렌즈의 분광투과율곡선

3) 파란색 컬러렌즈(Blue Tinted Lens)

그림 3-5에서와 같이 파란색 파장을 중심으로 한 단파장을 주로 투과시키고 빨강계통의 장파장을 잘 흡수하게 되어 파란색을 띠게 된다. 백열등으로 조명된 공간에서는 이 파란색 렌즈를 쓰고 보면 색순응하기가 쉽다. 미용적으로 파란색은 시원스럽고 경쾌한 인상을 주는 반면 차가운 감이 있다.

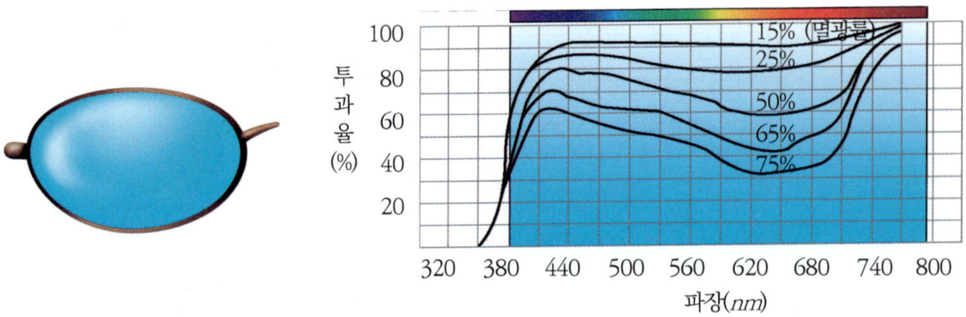

그림 3-5 파란색 컬러렌즈의 분광투과율곡선

4) 녹색 컬러렌즈(Green Tinted Lens)

그림 3-6에서와 같이 가시광선의 양끝 부분에 있는 파란색 파장과 빨간색 파장을 흡수하므로 색수차가 경감되어 안정피로를 덜어주고 자연스러운 색조에 가까운 시야를 얻을 수 있다. 미용적으로는 배색이 어려운 색깔이다. 농도를 잘못 택하여 옅으면 눈자위가 강조되어 보여서 병적으로 보일 수 있다.

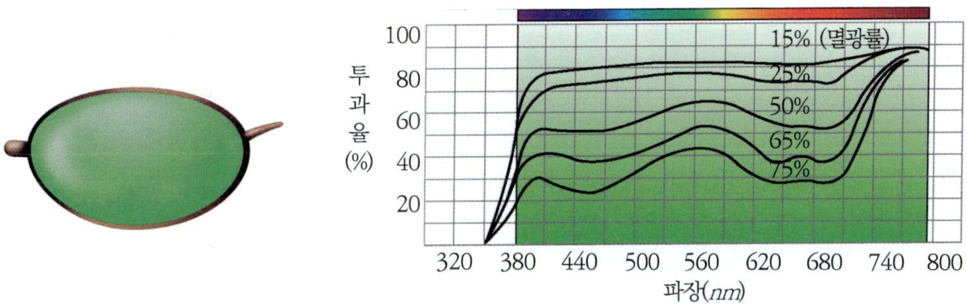

그림 3-6 녹색 컬러렌즈의 분광투과율곡선

5) 노란색 컬러렌즈(Yellow Tinted Lens)

그림 3-7에서와 같이 남보라, 파랑 색감의 청색광 단파장을 가장 많이 흡수하므로 원거리 경치를 보는데 콘트라스트를 높여서 사격용, 스키용 그리고 안개 낀 길에서의 드라이브용으로 적합하다. 생리적 자극을 가하는 원색 계통의 색조이므로 오랜 시간 사용해서 안 된다. 따라서 일상용으로는 적합하지 않다. 또, 노란색 파장의 시감도투과율이 가장 강하므로 농도를 진하게 하여도 눈부심을 막는 효과는 기대하는 만큼 없다.

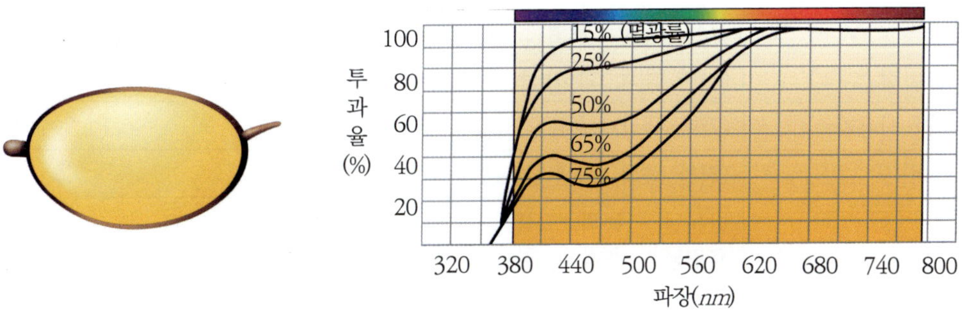

그림 3-7 노란색 컬러렌즈의 분광투과율곡선

6) 분홍색 컬러렌즈(Pink Tinted Lens)

그림 3-8에서와 같이 파장 530나노미터(*nm*) 근처의 투과율이 가장 적어 나머지 투과 파장들의 혼합색광은 분홍색을 띠게 된다. 이 컬러렌즈는 순전히 미용적인 목적으로 사용되는 것으로 눈언저리를 예쁘게 보이게 하는 효과가 있다. 노란색과 마찬가지로 원색에 가까운 분홍색은 농도가 진하면 생리적 자극이 심하게 가해지고 그에 따라 눈이 피로하기 쉽다.

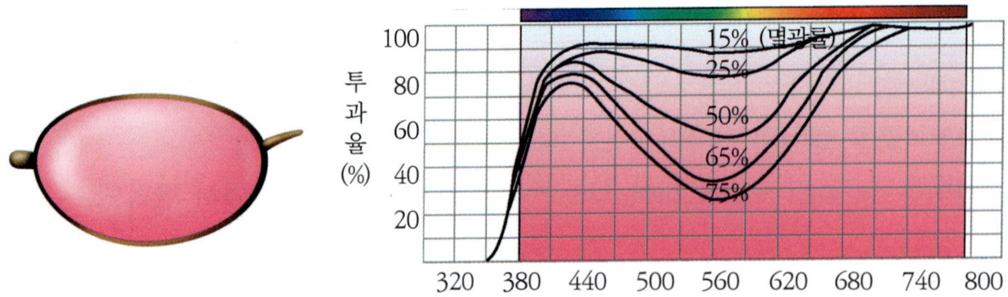

그림 3-8 분홍색 컬러렌즈의 분광투과율곡선

컬러 선택은 각자의 개인적인 취향과 유행에 따라 다르기 때문에 사용목적에 따라서 어느 색깔이 좋은가 하는 객관적인 기준은 없다. 다음 표 3-3에 일반적인 목적별 렌즈의 색깔을 실었다.

▼ **표 3-3** 사용목적에 적합한 렌즈 색깔

사용목적	권장색깔 및 표면처리
보트타기/항해	(진한 녹색, 회색 또는 밤색) + Mirror코팅
테니스	실내경기용 - 호박색, 골드, 노란색 실외경기용 - 그린 또는 회색
스키/스노모빌	(진한 녹색, 회색, 밤색) + Mirror코팅과 자외선코팅
라켓볼	(호박색, 골드, 노란색) + A.R.코팅
사냥	흐린날 - (골드, 노란색) + A.R.코팅 개인날 - 녹색, 회색
야구/축구(야외경기)	중간 농도의 녹색, 회색 또는 밤색
낚시	편광렌즈, 진한 녹색, 회색, 밤색
야간운전	무색 + A.R.코팅
여름철 해변 바캉스	(진한 녹색, 회색) + 자외선·적외선코팅
컴퓨터 장시간 사용자	(약한 색상) + A.R.코팅
비행사	(진한 녹색, 회색 Gradient) + 자외선코팅
골프	밝은날 - 녹색, 회색 흐린날 - 호박색, 골드, 노란색
실내종사자 (머리 위에 밝은 조명)	약간 혹은 중 정도의 Gradient Tint, 장밋빛, 밤색, 호두나무색
바느질/자수	(약한 장미색, 밤색, 호두나무색) + A.R.코팅

나) 컬러렌즈의 상품 이름

안경렌즈 색조 및 농도 표시는 회사에 따라 달리 이름 붙이고 있다. 현재 국내에서 가장 널리 사용되는 색상은 일본의 옵티칼 컬러 협회(Optical color Association)에서 제공하는 안경 업계 통일 렌즈 색상인 「아리아떼(arriate)」이다. 다음 그림 3-9에서 Sky Gray Full Color의 SKGY15F의 뜻은 SKG는 하늘 빛을 띤 회색의 색조를, 15는 투과율의 반대인 멸광률로 농도를, F는 렌즈 전체가 동일

색조와 농도라는 것을 나타낸다.

그림에 대표적인 컬러렌즈의 이름과 농도 이미지를 실었다. 전체 렌즈 색농도가 같은 것을 **풀컬러렌즈**(Full Color Lens)라고 하고, 아래로 내려갈수록 농도가 옅은 것을 **그레디언트 컬러렌즈**(Gradient Color Lens) 또는 **하프 컬러렌즈**(Half Color Lens)라고 부르고 있다.

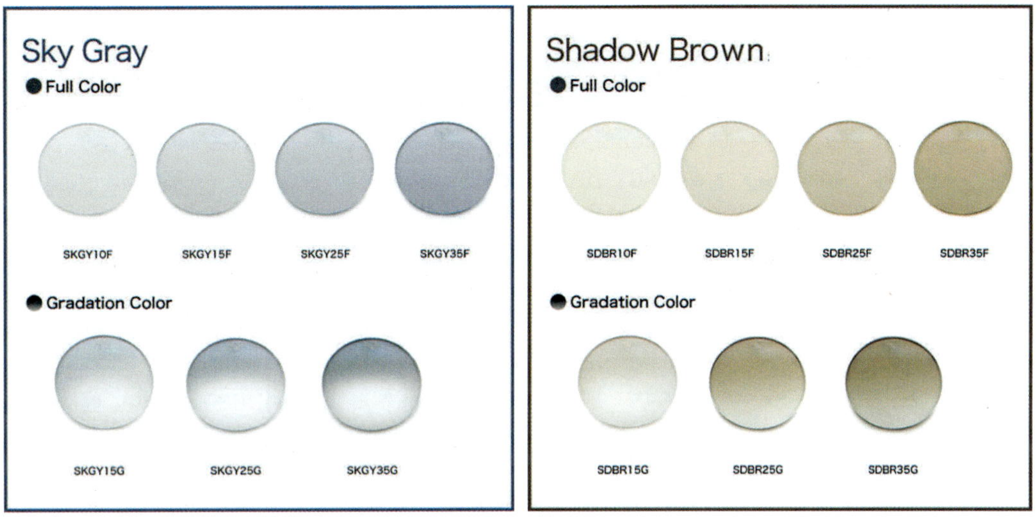

(a) 일본옵티컬협회

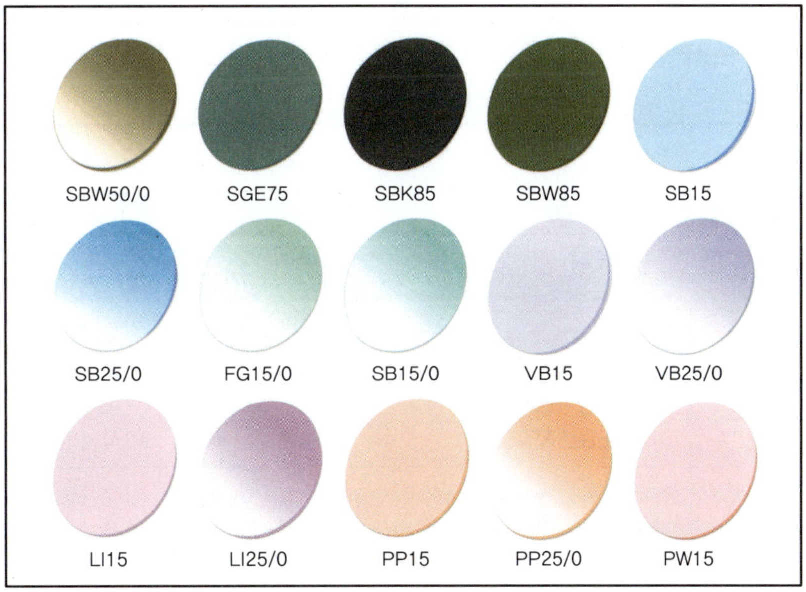

(b) 한국 H사

그림 3-9 시판되고 있는 컬러렌즈의 상품 이름 예

세계적으로 알려진 대표적 회사의 상표의 예를 표 3-4, 5에 참고삼아 실었다. 표에서 'Brown'은 갈색계의 색조를 나타내고 그 뒤의 숫자 25, 50, 65, 75 등의 숫자는 농도를 나타내는 것으로 전체 입사 빛에너지에 대한 투과된 빛에너지의 비율인 명광률의 백분비이다. 미국이나 유럽계의 메이커들은 상표

에 숫자(1, 2, 3) 또는 알파벳(A, B, C)을 붙여 숫자는 많을수록, 알파벳은 뒷 문자일수록 진한 농도를 뜻하기도 한다. 예전에는 굴절률 1.74에서 최대 농도가 20% 미만이었으나, 최근에는 85%까지 착색이 가능해졌다. 단, 농도가 25%를 넘는 컬러렌즈의 경우 광량 부족으로 시력저하가 발생하여 위험하므로 야간 운전이나 터널, 지하 주차장 진입 등에 적정하지 않으므로 판매 시 주의가 필요하다.

▼ 표 3-4 컬러렌즈 상표의 예

색조	상품명	회사
갈색계 (Amber 또는 Brown) ※약어로 Am 또는 Br로 표시	Amber 25, Amber 50, Amber 65 Apolux Brown 25 Apolux Brown 50, 75 Soplux S_2 Umbral Punktal 35 Uropal ET Masterpiece Brown 15, 25 T60	일본 HOYA 일본 Nikon 일본 Nikon 일본 Nikon 독일 Carl Zeiss 독일 Carl Zeiss 미국 A.O. 미국 Bausch & Lomb
회색계 (Gray 또는 Smoke) ※약어로 Gr, Sm로도 표시	Gray 35, 50 Apolux Smoke 25, 30 Masterpiece Gray 25	일본 HOYA 일본 Nikon 미국 A.O.
녹색계(Green), Gn으로 표시	#3	미국 Bausch & Lomb
회색(Smoke), Sm으로 표시 노란색(Yellow)	G31 KAL(선글라스 색조)	미국 Bausch & Lomb 미국 Bausch & Lomb

▼ 표 3-5 소프트 컬러렌즈 상표의 예

색조	상품명	회사
파란색계 (Blue 또는 Bl)	Neo 65 Soplux S_1 SMC Sky blue Orthogon 65 Sky	일본 HOYA 일본 Nikon 일본 Pentax Carl Zeiss 미국 Bausch & Lomb
분홍색계 (Rose-pink)	Rose Soplux S_3 SMC Rose ET Masterpiece Cruxite, A_1 SL	일본 HOYA 일본 Nikon 일본 Pentax Carl Zeiss 미국 A.O. 미국 Bausch & Lomb
갈색계 (Amber 또는 Brown)	Amber 15(multicoat) A.O. Master piece Brown - 12 Soplux S_2 SMC Uropal ET	일본 HOYA 미국 A.O. 일본 Nikon 독일 Carl Zeiss
녹색계(Green), Gn	SMC Young Green	Pentax Carl Zeiss

다) 렌즈의 컬러 생성법

플라스틱 안경렌즈와 광학유리 안경렌즈에 색을 넣는 방법은 여러 가지가 있다. 먼저 플라스틱 렌즈에 주로 쓰이는 **염색착색법**은 원색 계통의 분홍(Pink), 파랑(Blue), 노랑(Yellow)과 혼합색 계통의 갈색(Brown), 회색(Gray), 녹색(Green)의 염색제를 넣은 염색액을 가열한 다음 여기에 렌즈를 넣는다. 염색액 안에서 염색할 렌즈의 온도를 80℃~90℃ 사이로 하면 플라스틱 렌즈의 분자간 간격이 넓어져 염색제 분자가 침투하게 된다(표면으로부터 최장 0.3mm의 깊이). 다음, 염색액으로부터 렌즈를 꺼내어 온도를 내리면 렌즈의 분자간 간격이 좁혀지고 이에 따라서 염색제는 렌즈 분자 사이에 고정된다. 그 결과로 렌즈는 염색제의 색깔을 띠게 되는 것이다. 렌즈의 색조와 농도는 염색조건인 온도, 염색 시간, 염색제의 배합에 따라 다르게 된다. 혼합색을 만들 때는 수채화 등과 같이 **감법 혼합**의 삼원색인 '마젠타(자주), 노랑, 시안(청록)'의 원색을 여러 혼합비율로 섞어 넣으면 여러 색깔을 띠게 된다. 염색착색법으로 된 컬러렌즈는 염색층이 얕으므로 표면에 흠이 생기면 색의 불균형이 나타난다. 판매 시 특히 주의할 것은 쓰고 있던 컬러렌즈 중 한쪽 렌즈만 교환할 때는 색조 맞추기가 곤란하므로 좌우 렌즈 모두를 교환하여야 한다.

둘째는 광학유리와 플라스틱 렌즈 모두에 적용되는 **진공증착착색법**이다. 진공상태에서 착색물질을 렌즈 표면에 아주 얇은 두께로 증착시키는 것으로 이른바 **컬러 코팅(Color coating)**을 행하는 것이다. 이 방법은 중심부와 가장자리의 두께 차가 큰 굴절력을 가진 렌즈에서 모든 부분의 색 농도를 균일하게 유지하는 방법으로 가장 좋은 착색 방법이다.

셋째는 **융착착색법**으로 주로 유리 렌즈에서 사용된다. 얇은 색유리를 무색 투명렌즈에 접합시키는 것으로 색 농도의 불균형은 없고 표면 흠에 의한 색의 변화도 없으나 두꺼워지는 결점이 있어 많이 사용되지 않는다.

넷째는 **침투착색법**으로 착색물질을 진공 증착시킨 다음 유리 렌즈 내로 침투시키는 방법으로 컬러 코팅막이 벗겨질 우려가 있는 진공증착법 보다 안정성이 있으나 경제적이지 못하다는 단점이 있다.

마지막으로 오래전부터 컬러 유리 렌즈에 사용했던 **용융착색법**이 있다. 이 방법은 광학유리 소재에 착색물질을 함께 용융시키는 것으로 굴절력이 큰 도수용 렌즈에서는 색 농도의 차이가 나서 지금은 거의 택하지 않는 방법이다.

표 3-6에 컬러렌즈 착색법의 모식도와 장단점을 실었다. 유리 렌즈의 착색법인 용융착색법과 진공증착법에서 착색물질(Colorant)은 주로 여러 금속의 산화물이다. 대표적인 것으로는 불순물로서도 존재하는 산화철이다. 철은 이온의 배위 상태에 따라 여러 가지 색을 띨 수 있는데 산화제일철(F_2O)의 Fe^{++}이온은 파란색을, 산화제이철(Fe_2O_3)의 Fe^{+++}이온은 배위 상태에 따라 보라, 파랑, 황록색을 띠게 된다. 코발트와 함께 혼재하면 회색을, 크롬(Cr)은 3가 이온인 Cr^{+++}로 녹색을, 망간(Mn)은 칼리납유리 성분 가운데서는 연한 자주색을 띠고, 소다유리 성분에서는 진한 자주색을 띠며 그리고 칼리유리 성분에서는 적자색을 나타낸다. 구리(Cu)는 Cu^{++}이온으로 파랑 또는 녹청색으로, Cu°은 콜로이드(Colloid) 상태로 적색을, 프라세오디뮴(Praseodymium, 화학기호 Pr)은 시원한 느낌을 주는 녹색

을, 유황(S)은 카드뮴(Cd)과 황화소다와 황화철 그리고 탄소와 같이 혼재하면 황금색과 연한 황색을, 카드뮴(Cd)은 황화카드뮴(CdS)의 형태로 노란색을 띤다.

▼ 표 3-6 컬러렌즈의 착색법

	그림	상품예	메이커
염색착색법	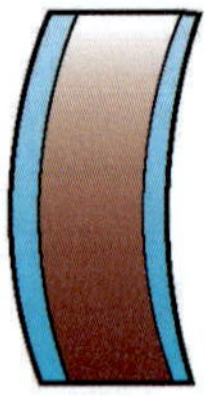	모든 플라스틱렌즈	
진공증착법	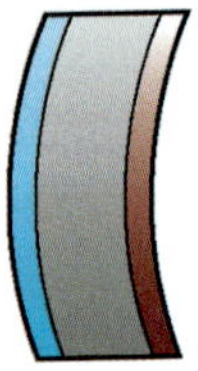	Amber(Br) Apolux(Br)	HOYA NIKON
융착착색법	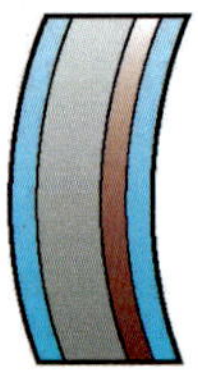	Umbral 65	Carl Zeiss
침투착색법	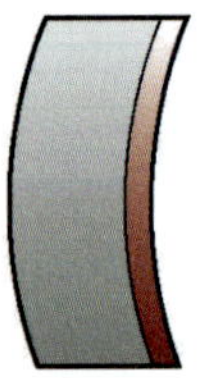	Soplux S3(Clear Coat)	NIKON
용융착색법	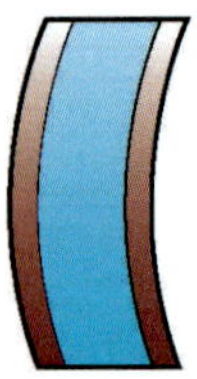	Neo U1 Soflux S_1, S_2 SKY BLUE UROPAL #3, G31	HOYA NIKON PENTAX Carl Zeiss Baush & Lomb

(2) 차광렌즈

1) 색파장 선택 CTC(Color to Comfort)

다양한 근거리 판독 물의 발달로 더욱 강하고 선명한 대비를 한 매체에 유년기부터 장시간 노출되어 있다. 이러한 선명하고 컬러풀한 3D의 입체물은 시각 생리학적으로 보면 시각에 부담을 주어 피로감을 누적시켜 학습능률 저하, 심하게는 난독증을 일으킬 수 있다. 색상을 가장 먼저 인식하는 것은 시각이며, 편안한 색상이라는 것은 시각적으로 자극이 적은 색상을 의미한다. 이는 개인마다 시각적으로 편안한 색상이 다르다는 의미가 되며, 컬러가 시지각에 미치는 데 대한 다양한 연구 발표가 나와 있다. 외국에서는 컬러를 테라피의 한 분야인 색채 치료(Color Therapy)로 사용하고 있다. 시각 부담을 더는 렌즈 개발은 미국의 엘렌 렌즈, 영국의 시각스트레스 완화 처방 등 여러 가지로 나와 있다. 기본 원리는 각 개인에게 가장 편안한 색파장을 찾아서 그 파장의 투과 비중을 높이는 옅은 컬러렌즈를 처방하는 것이다.

검사시스템은 첫 단계로 컴퓨터 소프트웨어를 이용하여 편안한 색파장을 찾아주고, 두 번째 단계로 프로그램을 통하여 얻은 RGB 빛의 조화를 시스템에서 구현하여, 실제 파장 불빛으로 체험하도록 이뤄져 있다. 그리고 마지막 단계로 시스템상의 체험을 통하여 얻은 편안한 색파장의 RGB 조화를 눈에 제공할 수 있는 컬러렌즈를 처방하는 것이다.

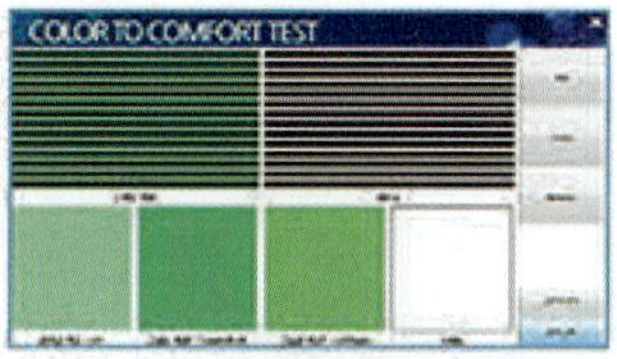

(a) 컴퓨터 프로그램 구동

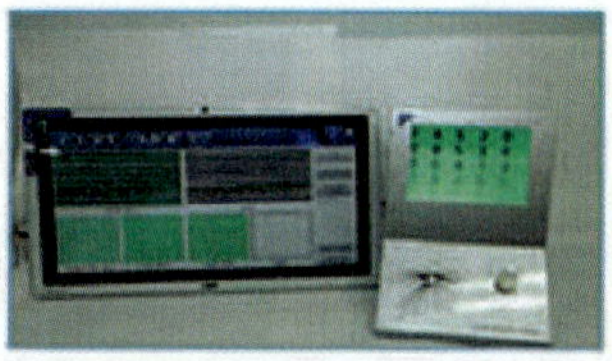

(b) 시스템에 의한 검사

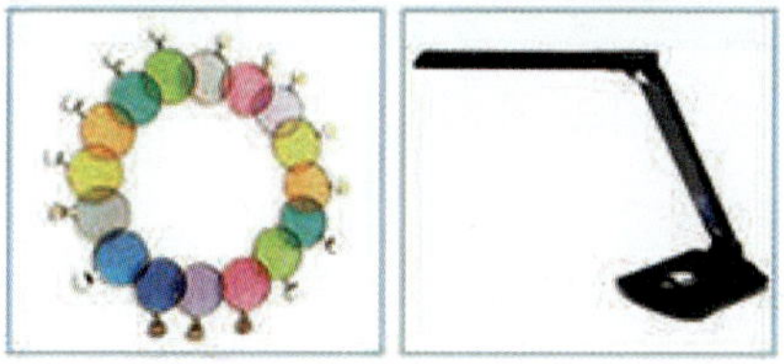

(c) 색파장 렌즈 처방

그림 3-10 색파장 선택렌즈 처방시스템

그림 3-11의 국내 안경원에 보급되어있는 색파장 선택 렌즈 처방 기기의 검사 방법은 다음과 같다. 기기의 윗부분(Color Doctor)은 시각적으로 편한 색상을 찾아주는 시스템이다. 손님이 글씨를 주시할 때 편하게 느껴지는 색상과 농도를 다이얼로 조정하여 선택할 수 있다. 주요 렌즈 회사의 컬러 렌즈의 색조를 디지털화 하여 실제 렌즈를 착용했을 때의 느낌을 체험할 수 있어 손님이 시지각적으로 편안함의 차이를 인식할 수 있다. **난독증**처럼 굴절이상 혹은 양안시 문제가 없음에도 불구하고 시지각적 불편함을 호소하거나, 광량이 매우 밝은 작업 환경에서 근무하거나 그리고, 빛에 민감한 손님에게

체험을 통해 컬러렌즈의 필요성을 느끼게 할 수 있다.

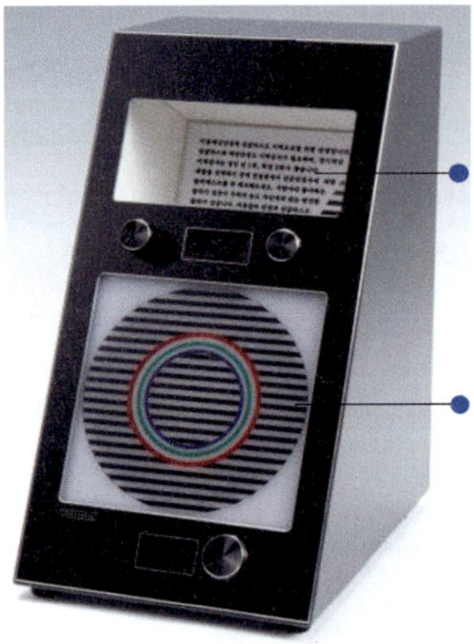

그림 3-11 색파장 선택렌즈 처방 기기

윗 부분 'Color Doctor'의 검사 순서는 아래와 같다.

① 제품의 전원을 켜고 표시창의 왼쪽 버튼을 누른다.

② 표시창 오른쪽 다이얼을 돌려 눈에 편안한 색상을 찾는다.

③ 업체별 견본 컬러에서 눈에 편안한 색상의 렌즈를 찾는다.

④ 표시창 왼쪽 다이얼을 돌려 밝기 조정을 통해 손님의 눈에 편안한 농도를 선택한다.

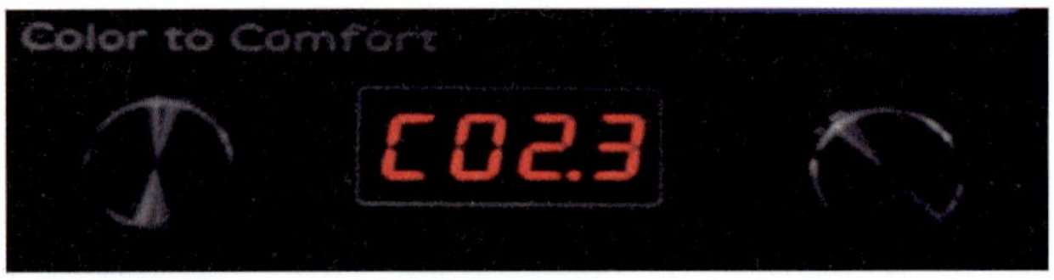

그림 3-12 측정 기기의 표시창 - 결정된 컬러코드

기기의 아랫 부분 Sunglass Doctor는 선글라스 선택 시 사용하며, 렌즈의 색상 및 농도에 따라 태양광으로 인한 눈부심 감소 효과를 체험해 볼 수 있다. 선글라스의 필요성에 대한 인식이 부족하거나, 선글라스의 색상에 고민을 하는 손님들이 체험을 통해 본인에게 편안한 색상을 찾을 수 있도록 도와줄 수 있다.

'Sunglass Doctor' 테스트의 검사 방법은 아래와 같다.

① 전원을 켜면 표시창에 '0'이 표시된다.

② 손님에게 중앙에 있는 원 안의 선들을 보게 한다.

③ 표시창 오른쪽 다이얼을 돌려, 중앙에 있는 빨간 원 안에 검은 선들이 퍼지면서 흐릿하게 보인다고 하면 다이얼 동작을 멈춘다.

④ 멈춰진 상태에서 아래 그림 3-13과 같이 플리퍼(Fliper)나 선글라스를 착용하여 손님이 편안한 색상을 찾을 수 있도록 한다.

⑤ 중앙에 RED, GREEN, BLUE 원들의 컬러가 선명한지 확인한다.

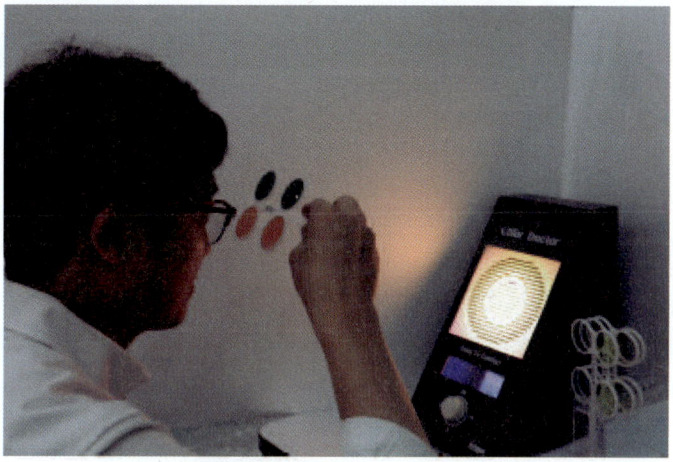

그림 3-13 검사하는 모습

참고로 조도에 따른 빛의 민감도(저항성)은 다음과 같다. 조도 0~30 럭스(lx)에서는 아주 낮고, 30~50 럭스(lx)에서 약간 낮고, 50~70 럭스(lx)에서 보통이며, 70(lx) 이상에서는 민감도가 높다.

지금까지는 온라인 및 백화점에서 손님 마음에 드는 색상의 선글라스나 컬러렌즈를 임의로 사용하는 판매가 주를 이루고 있다. 하지만, 색이 들어간 안경이 불편하다는 손님이나 선글라스 또는 **감광렌즈**, 속칭 변색렌즈를 구매하고자 하는 손님에게 색상 선정은 중요하다. 또한 안질환이 있는 손님이나 굴절교정 수술을 받은 손님은 빛에 매우 민감하여 색파장 선택으로 눈의 보호가 필요하다.

색파장 선택렌즈가 눈의 피로 경감 및 시각적 편안함에 영향을 미칠 수 있으므로 올바른 컬러 선택은 시각적 편안함을 향상 시킬 수 있다. 손님 스스로 체험을 통한 판매가 이루어지므로 만족도가 높아 클레임이 적으며, 안경사가 색상렌즈의 처방 전문가라는 인식을 동시에 제공할 수 있다.

2) 신기능 차광렌즈

차광안경이란 눈부심의 요인이 되는 400~550nm 이하의 단파장, 즉 자외선과 청색 광선을 효과적으로 차단하고 그 이외의 빛이 최대한 많이 투과될 수 있도록 만든 특수 컬러 필터 렌즈를 의미한다.

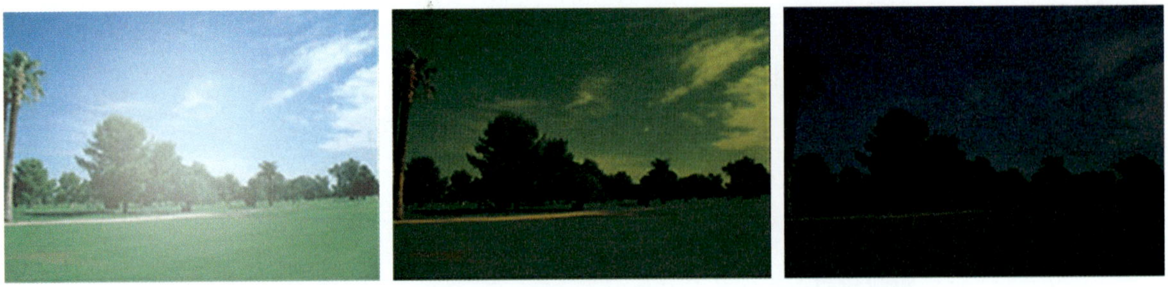

(a) 눈부심 상태　　(b) 차광안경 착용 시　　(c) 선글라스 착용 시

그림 3-14 눈부심 상태와 차광안경 착용 시, 회색 선글라스 착용 시의 시야 이미지

똑같이 컬러가 들어가지만, 아래의 그림과 같이 일반 선글라스(주황색 선)는 눈부심을 유발하는 단파장(380~500*nm*)과 눈에서 대비감도를 느끼기 위해 꼭 필요한 빛인 장파장(500~780*nm*)을 약 90% 차단하는 반면, 차광렌즈 중 효과가 가장 강력한 RO 색상(일본 T사 - 검은색 선)의 경우 청색광 근처의 550*nm*까지는 100% 차단하고 그 이상의 파장은 훨씬 더 많이 투과시켜 대비감도가 높아지는 것을 알 수 있다.

차광렌즈는 그림 3-14 (a)와 같이 눈부심 때문에 하얗게 안개 낀 것처럼 보이는 상태에서 단파장을 효과적으로 제거하므로 시야를 선명하게 만들어 콘트라스트(대비감도)를 높힌다. 따라서 같은 색, 같은 농도의 선글라스에 비해 그림 3-14 (b)와 같이 보다 밝고 강한 콘트라스트를 확보할 수 있다.

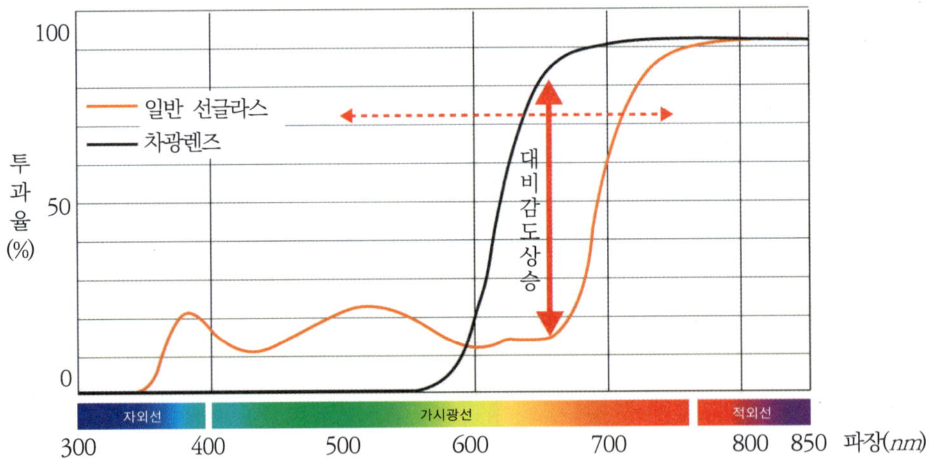

그림 3-15 자연스러운 색감을 느끼게 하는 차광렌즈 효과
(선글라스 대비 중간파장 빛을 많이 투과)

일본에서는 차광안경이 시각의 저하 또는 결손을 보조하기 위하여 사용하는 기구인 「시각 보조 도구」 중 광학적 보조 도구에 해당한다. 노동후생성에서 검증을 받아 시각장애자 수첩을 가지고 있고 안과 의사의 처방이 있는 경우 의료보험을 적용 받을 수 있는 안경렌즈이다. 차광안경은 초기에는 망막색소변성증에 따른 눈부심을 느끼는 환자에게 눈부심 완화를 목적으로 만들어졌지만 현재는 망막색소변성증 뿐만 아니라 백내장 수술 전후, 녹내장, 당뇨병성 망막증 등의 눈의 질환은 물론, 질환이 없

어도 눈부심을 느끼는 모든 손님에게 권유할 수 있는 상품이다. 렌즈 제조 회사에 따라 다양한 색상과 농도가 존재한다.

일본의 T사가 26가지 색상(굴절률 1.50, 1.60), H사가 21가지 색상(굴절률 1.50, 1.60), N사 3가지 색상(굴절률 1.50)을 제공한다. 현재 한국에서 판매되고 있는 렌즈는 그림 3-16의 T사의 차광렌즈인 CCP 시리즈이다.

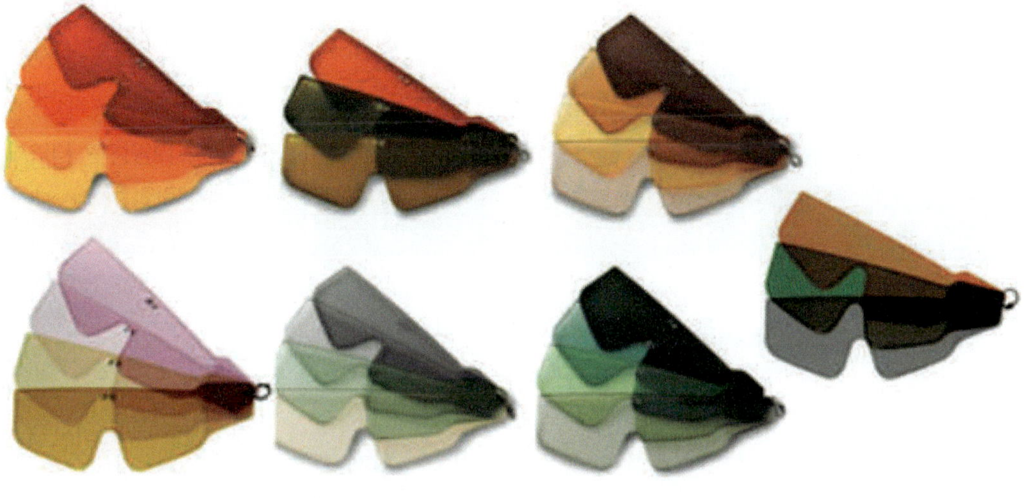

그림 3-16 T사의 차광렌즈 체험 KIT

색상 선택의 경우, 손님의 기호에 따라 고르는 것이 아니라 체험 KIT를 사용하여 브라운, 옐로우, 그린 중에서 손님이 실제 착용했을 때 눈이 편안하고 대비감도가 좋다고 느끼는 색상의 계열을 먼저 선택한다. 그리고 실외에서 사용할지, 실내에서 사용할지에 따라 농도를 결정한다. 밖으로 나가 나무 잎사귀를 보게 하거나, 횡단보도의 줄무늬를 봤을 때 어떤 색상이 더 또렷하게 보이는지 등을 비교해 보게 한다. 실내에서 사용할 목적이라면 컴퓨터 모니터나 LED 또는 할로겐등을 보게 하여 체험하도록 하는 것이 좋다.

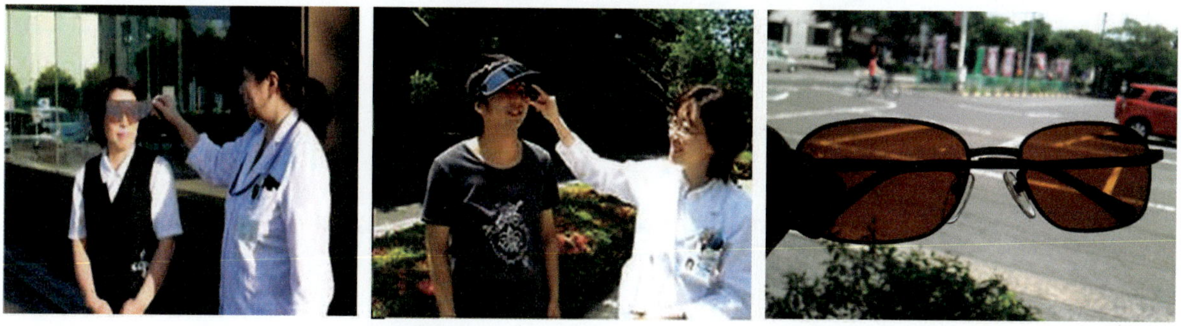

그림 3-17 브라운 차광렌즈 체험 검사

500nm 이하의 빛을 100% 차단하는 색상의 경우 눈부심 완화에 적극적인 도움을 주지만, 파란색을 100% 차단함에 따라 자동차 운전 시 초록색 신호등이 꺼진 것처럼 보이게 되는 등 색조 변화가 생길 수 있어 사전 주의가 필요하다. 단, 개인차이가 존재하여 신호등의 초록 색상을 인식하는 경우도 있으므로 체험을 통해 확인하는 것이 중요하다.

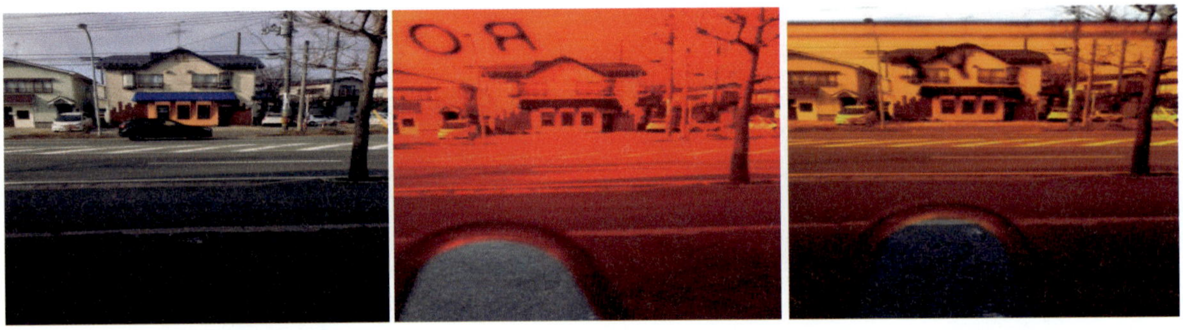

(a) 그린 (b) 적색 (c) 노란색

그림 3-18 차광렌즈 색상에 따른 파란색의 인식 차이

차광렌즈 효과에 대한 다양한 논문들이 보고되고 있으며, 일본 안과협회 홈페이지에서도 일반 손님들에게 선글라스보다 차광렌즈가 좋다고 홍보하고 있다. 실제로 안질환이 있는 환자나 어린이들의 경우 다양한 방법으로 차광렌즈를 사용할 수 있도록 하고 있으며, 그림 3-19와 시력 교정용 안경 위에 사용하는 오버글라스 타입의 차광렌즈도 널리 판매되고 있다. 초고령화 사회에 따른 안질환 및 시력저하 손님의 증가가 예상되므로 차광렌즈의 다양한 활용이 필요하다.

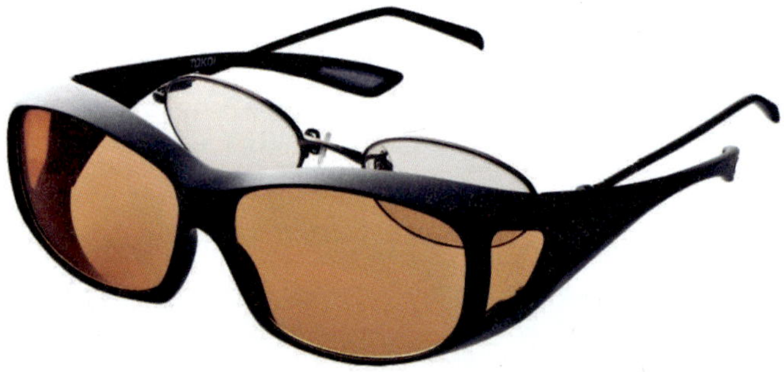

그림 3-19 오버글라스 타입의 차광렌즈(일본 T사 제품)

3) 신기능 청색광 차단렌즈 - 청광렌즈(Blue Light Protect Lens)

가) 상품화된 배경

가시광선 중 단파장일수록 진동수가 많아 에너지의 강도가 크다. 특히 400nm보다 길고 480nm 이하의 청색광 파장범위 중 420nm~450nm 전후의 파장의 에너지가 돌출적으로 크다(그림 3-70). 이로 인해 눈에 나쁜 영향을 끼칠 수 있다는 우려로 자외선(UV) 차단 안경렌즈가 보급되기 시작한

1913년경부터 청색광차단렌즈 개발 계획이 있었다. 그러나 그 당시는 일상의 조명환경이 태양광선이나 형광등이 주여서 우리 눈에 직접 입사하는 청색광 조명기기가 많지 않아 상품화까지는 이르지 못했다.

그러나 에너지 효율화로 노벨상까지 받게 한 청색광을 강하게 내는 발광다이오드, 즉 LED(Light-Emitting Diode)를 광원으로 사용하는 TV, 컴퓨터, 노트북 그리고 특히 스마트폰의 사용이 일상화되면서 눈 건강을 고려해서 상품화 하게 된다. 빛의 삼원색 중 청색 파장비중을 높혀 선명하게 하면 위 기기들의 화면이 밝아진다. 지금은 저비용 고효율로 형광등을 비롯 LED 전등조명기기가 재래 조명기기들을 밀어내고 있다.

최근 IT(정보기술)화가 급속하게 진행되면서 직장에서는 VDT(Visual Display Terminals)증후군, 즉 근골격계 질환에서 눈의 피로와 연계된 어깨, 목, 허리 등의 통증은 주로 이 청색광에 의한 것으로 추측한다. 2014년 일본의 니콘에실로사의 개발 연구 자료에 따르면 컴퓨터, 스마트폰 사용자 78%가 작업 스트레스가 있었고 그 가운데 92%는 눈피로와 통증을 느낀다고 한다.

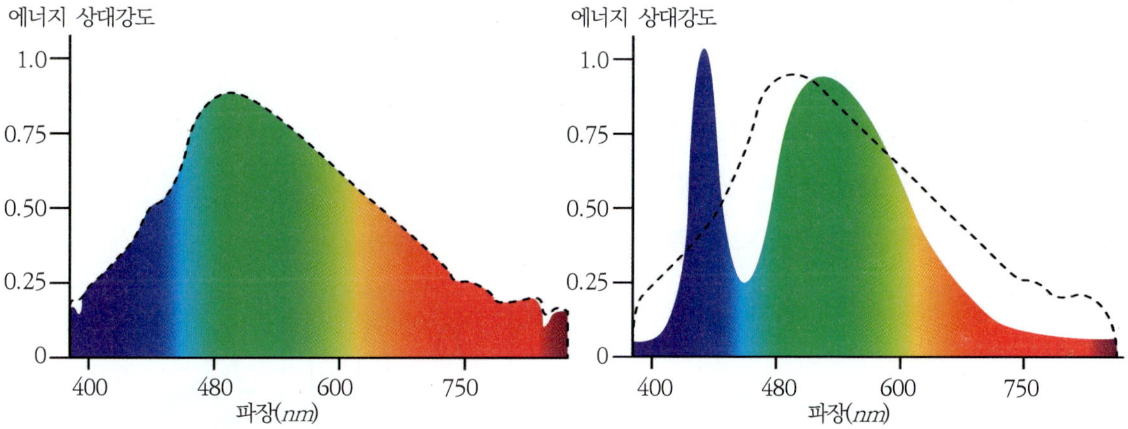

(a) 낮의 태양광 (b) 발광다이오드(LED) 조명

그림 3-20 햇빛과 LED의 파장별 에너지 분포

나) 청색광의 구체적 문제점

청색광(블루라이트)이란 파장이 400~480nm의 빛을 지칭하며 사람의 눈으로 보는 것이 가능한 빛 즉 가시광선 중에서도 자외선에 가까운 파장 빛으로 가시광선 중에 가장 파장이 짧은 편의 단파장으로 강한 에너지를 가진다.

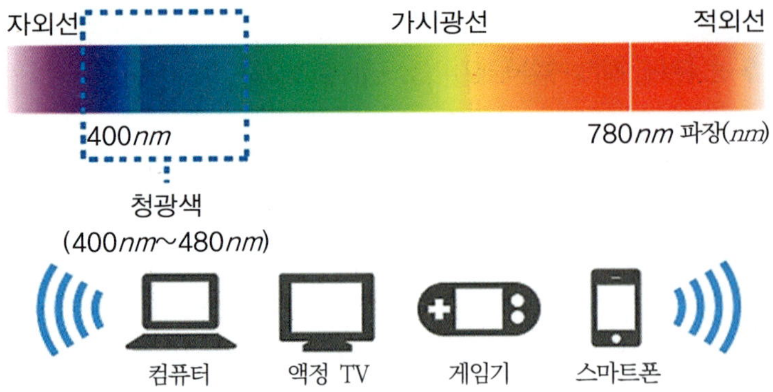

그림 3-21 청색광 영역과 청색광을 내는 일상 가전 제품

청색광의 문제점은 첫째로 에너지가 강하다는 것이다. 450*nm* 근처의 청색광의 돌출적인 강한 에너지가 만약 망막에 이르면 산화장애를 일으키는 첫 번째 요인이 된다. 연구자에 따라 파장길이 440*nm*와 420*nm*가 가장 강하다는 연구 결과도 있다. 수정체에서 이 청색광의 멸광률은 2~30%로 작으므로 망막에 이르는 경우는 극히 적다. 그러나 강한 청색광 광원을 직시하면 망막에 이를 수 있다. TV, 컴퓨터, 노트북 그리고 스마트폰은 산란광이므로 망막에 미치지는 않을 것이다. 상품개발 논리는 청색광을 차단하면 청색광 광원을 직시한다 해도 망막세포의 산화장애는 없다는 것이 포인트이다.

둘째로 산란이 크다는 것이다. 파장이 짧을수록 에너지는 그림 3-22의 (b)와 같이 크고 대기 중의 미립자 등에 부딪히기 쉬워 산란이 크다(하늘이 파랗게 보이는 이유). 그러므로 물체가 흐려 보일 우려가 있다. 따라서 청색광을 차단하면 청색광 산란이 줄어 물체의 가장자리가 확실하게 보인다.

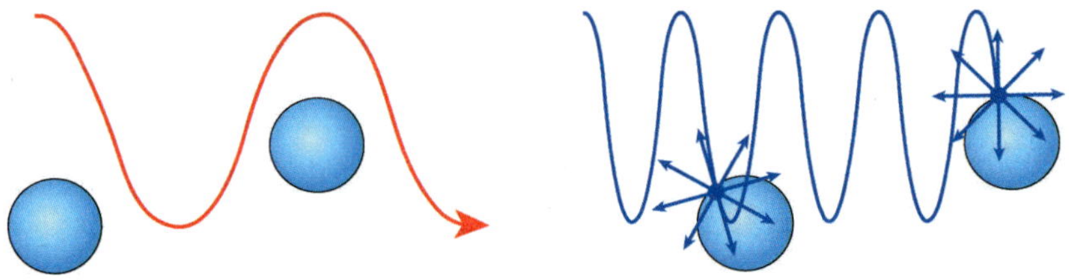

(a) 적색의 장파장은 산란 적음 (b) 청색의 단파장은 산란 많음

그림 3-22 장파장과 단파장의 산란 형태

셋째로 색수차가 줄어든다. '청색광과 적색광'의 상의 차이가 색수차인데 청색광을 차단하면 참조기준 파장인 '록황색과 적색광'의 상 차이로 색수차가 줄어들어 선명도를 높힌다.

약 20년 전과 비교하여 저에너지화의 LED가 보급되면서 일상생활에서 청색광에 노출되는 시간과 그 양이 증가하고 있다. 블루라이트 방출량은 각 기기에 따라 다르며 컴퓨터뿐만 아니라 현대인의 필수 아이템이 된 스마트폰에서 나오는 블루라이트에도 주의가 필요하다. 청색광의 영향을 생각할 때 주의해야 하는 것이 광원으로부터의 거리이기 때문이다.

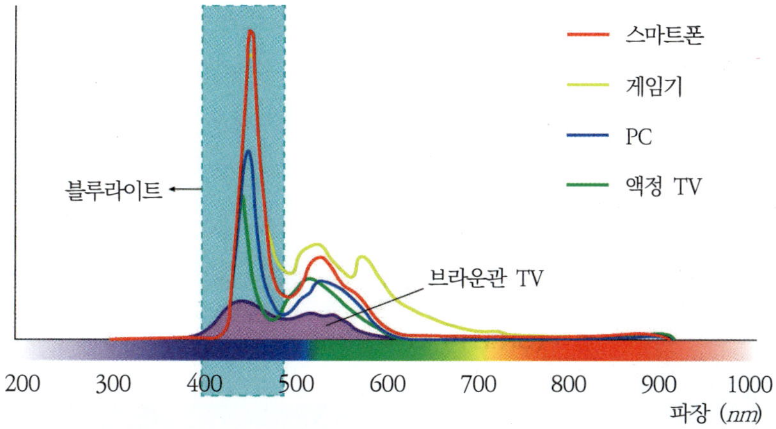

그림 3-23 각 디지털 기기의 블루라이트 발생량 비교

거리가 가까워지면 그 영향이 훨씬 커지게 된다. 구체적으로 영향의 크기는 거리의 제곱에 반비례한다고 알려져 있다. 예를 들어, 20*cm*와 2*m*를 비교하면 20*cm*에서는 2*m*의 경우에 100배에 가까운 큰 영향을 받게 된다. TV를 볼 때는 일반적으로 1*m* 이상 떨어지므로 영향이 적지만, 얼굴에서부터 약 20*cm* 거리에서 사용하는 스마트폰이나 40~50*cm* 거리에서 사용하는 노트북에서는 청색광의 영향이 보다 커진다. 스마트폰을 사용할 때 블루라이트 차단 안경을 사용하면 수면시간이 길어진다는 보고도 있다.

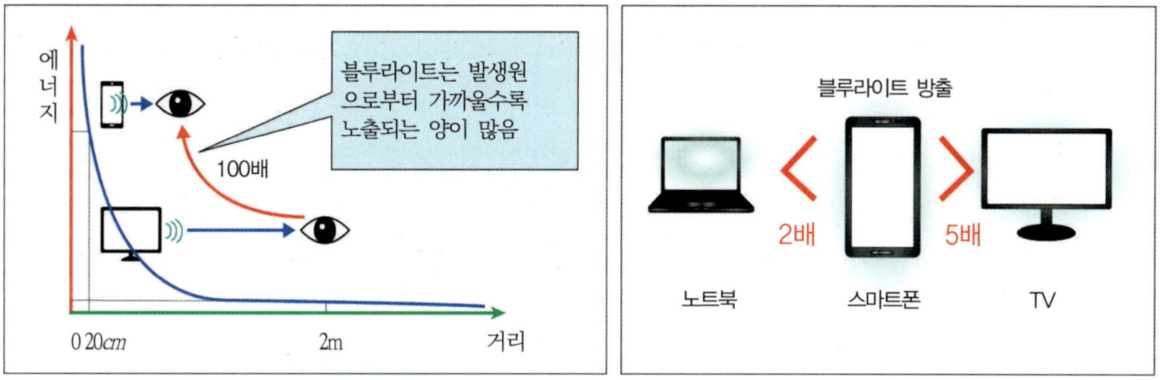

(a) 일본 연구 (b) 국내 미디어 보고

그림 3-24 광원으로부터 거리에 따른 노출량

다) 제작방법

빛을 발하는 모니터 화면의 자극으로부터 눈을 보호하기 위해서는 눈부신 청색광(Blue light, 단파장)을 차단하는 기능이 중요하다. 청색광을 차단하는 방법은 크게 두 가지로 나눌 수 있다. 첫째 코팅 방식이다. 자외선 차단렌즈로는 막을 수 없는 청색광을 렌즈 표면에서 반사시키는 AR코팅, 즉 반사광선억제막 방법이다. 투명렌즈에 청색광 근처 파장 이외 광선을 반사억제하여 청색광만을 반사시켜 눈에 들어오는 청색광을 줄여주는 방법으로 **반사타입** 청광렌즈라고 한다. 이 방법은 400~495*nm* 사이 청색파장 중 메이커에 따라 LED 조명에서 에너지가 가장 세다고 인지하는 420*nm* 또는 450*nm* 청색파장을 10% 정도 차단한다. 10% 이상이면 시물체가 청색의 보색인 황색으로 보여 위화감이 생겨 일상

용으로는 부적합하다. 특징으로는 코팅의 반사색이 일반 안경렌즈는 청록색인데 비해 반사타입 청광렌즈는 파란색이며, 자체의 색상은 약간 노랗게 보일 수 있다. 렌즈에 색상이 없이 거의 투명하고 따라서 손님이 부담 없이 사용하기 쉬우며, 안경을 썼을 때 렌즈를 통해 보이는 사물의 색조 변화가 적다.

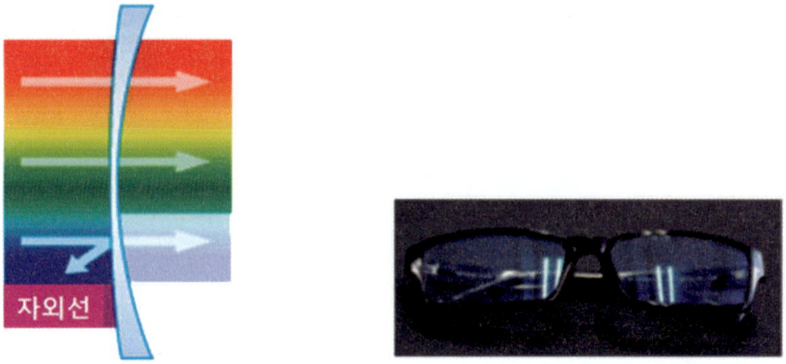

(a) 청색광 차단　　(b) 반사색은 파란색

그림 3-25 반사타잎 코팅렌즈와 반사색

둘째 염료방식이다. **염료방식**은 렌즈에 색상을 넣어 청색광을 줄여주는 착색 타입으로 코팅방식에 비해 블루라이트 차단 효과가 강력하다. 하지만, 렌즈에 색이 들어가므로 보이는 사물의 색조가 약간 달라 보일 수 있다. 색상 종류와 농도는 렌즈 회사에 따라 약간의 차이가 있으며 농도범위는 10~50% 정도 이다. 농도가 진해질수록 효과는 좋지만 색조 변화가 심해지므로 컴퓨터 그래픽이나 예민하게 색을 구별해야 하는 직업을 가진 손님에게는 사전 설명이 필요하다. 샘플을 준비하여 손님이 체험을 통해 비교해보고 선택할 수 있도록 하는 것이 효과적이다. 선글라스로 브라운계통의 컬러렌즈는 청색계를 흡수하므로 청색광 차단렌즈가 된다. 차단율은 25%에서 선글라스에 이르면 75%까지다.

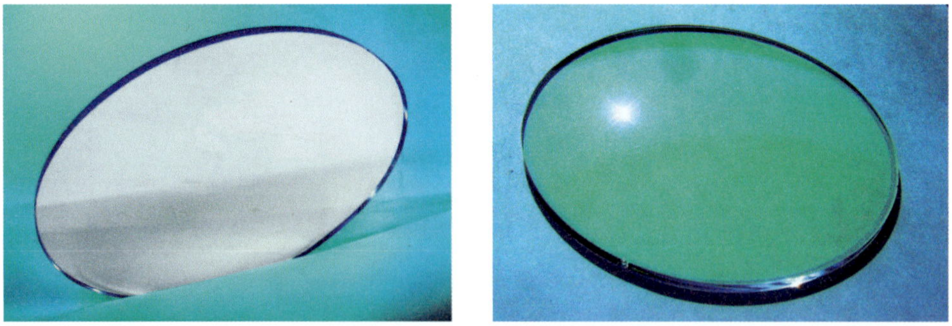

(a) 청색광 반사색　　(b) 옅은 노랑의 내부 투과광색

그림 3-26 청색광차단렌즈의 청색파장 반사색과 옅은 노란빛의 렌즈색

라) 분광투과율(멸광률) 곡선에 따른 각 렌즈의 성능 비교

그림 3-27의 (a), (b) 그래프를 보면, 빨간 곡선은 무색의 일반적인 자외선 차단 렌즈이고, 파란 곡

선은 코팅 방식의 블루라이트 차단렌즈의 분광투과율(명광률)이다.

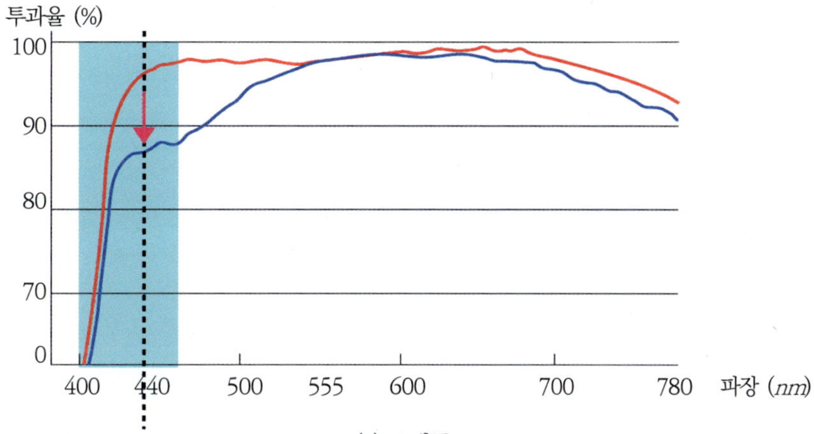

(a) A제품

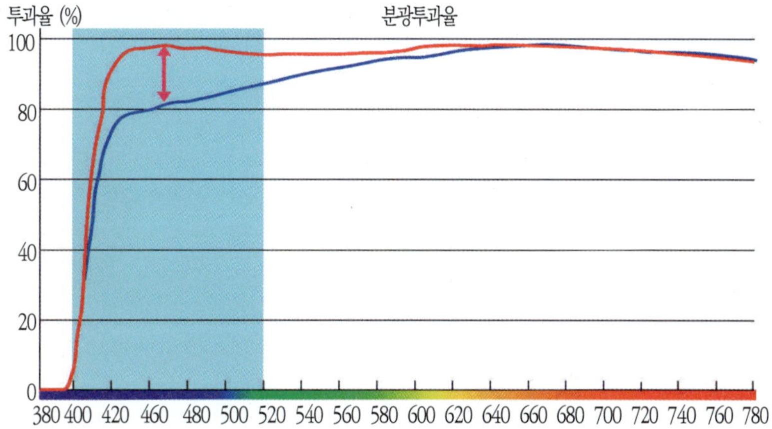

(b) B제품

그림 3-27 일반 렌즈(—선)와 코팅방식의 블루라이트 차단렌즈(—선)의 분광투과률

일반 렌즈는 청색광을 다른 가시광선과 비슷하게 투과시키고 있지만, 블루라이트 차단렌즈는 블루라이트 영역(파장 400~500*nm*)의 명광률이 적다는 것을 알 수 있다. 그러므로 블루라이트 차단렌즈는 눈부심의 원인인 블루라이트를 줄여주어 컴퓨터 작업이나 디지털 기기를 사용할 때 눈의 피로나 부담을 줄일 수 있다. 렌즈 회사마다 차이는 있지만 코팅 방식의 경우 400*nm*~500*nm*를 기준으로 블루라이트 차단율을 30% 전후로 하고 있다.

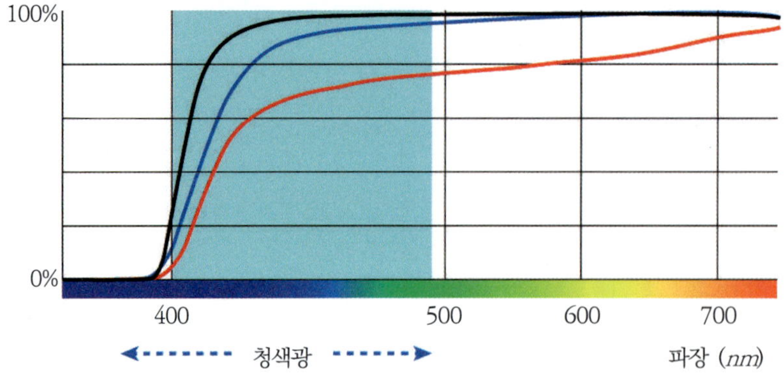

그림 3-28 블루라이트 차단 안경의 분광멸광률(일본 J 안경원)

그림 3-28의 그래프는 일본에서 가장 먼저 블루라이트 안경을 소개한 일본의 J 안경원에서 일반 렌즈(—선)와 블루라이트 차단의 반사방식(—선), 염료방식(—선)을 각각 비교한 분광투과율(멸광률) 곡선이다. 코팅방식에 비해 염료방식이 효과가 더 좋다는 것을 알 수 있다.

그림 3-29에 타입별 최대 농도의 멸광률과 색조를 실었다.

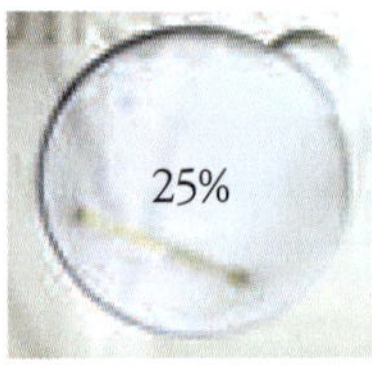

(a) 반사타입

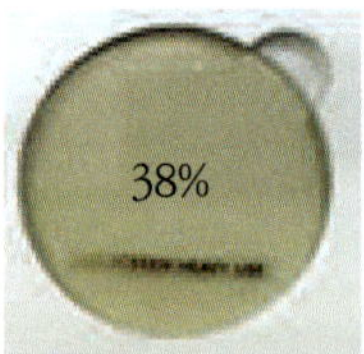

(b) 착색타입 1

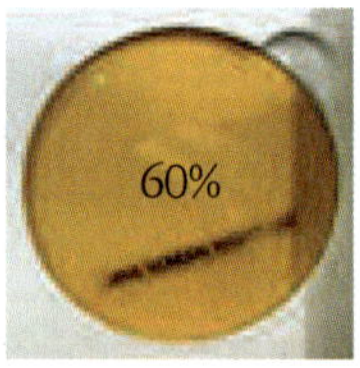

(c) 착색타입 2

그림 3-29 멸광률과 색조 및 농도

하지만, 앞서 말한 것처럼 염료방식의 경우 효과가 큰 만큼 색조 변화가 클 수 있으므로 손님에게 주의점에 대한 설명이 반드시 필요하다.

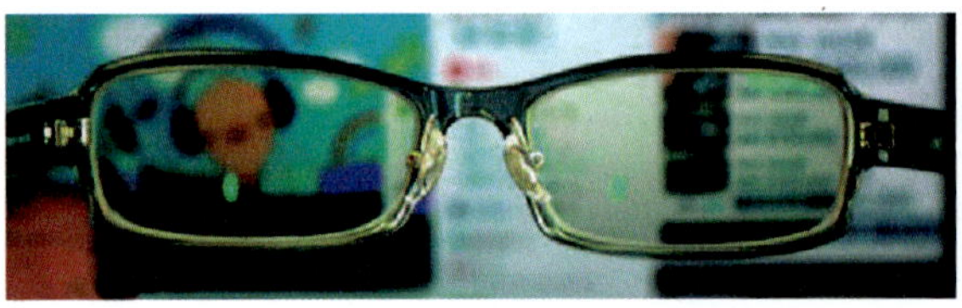

(a) 착색타입 청광렌즈

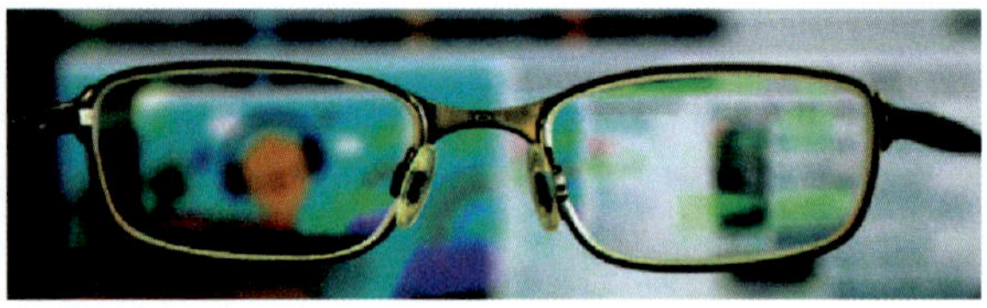

(b) 일반렌즈

그림 3-30 청광(차단) 안경의 시야 비교

일반 안경렌즈가 시감투과율 99% 이상으로 밝게 보이지만, 블루라이트 차단렌즈는 청색파장을 차단하는 관계로 투과율이 91~98%로 떨어지기 때문에 민감한 손님에게는 약간 어둡게 보인다고 사전에 설명해야 한다. 또 반사타입에서 반사광에 의한 청색필터렌즈로 보이는 느낌이 있고 청색광을 차단하므로 나머지 파장의 혼합색으로 렌즈가 약간 노랗게 보일 수 있다.

마) 청색광 차단안경 판매시 유의 사항

청색광 차단안경은 단기적으로는 눈의 피로를 줄여주고, 장기적으로는 산화 스트레스를 줄여 수면에 좋은 영향을 준다. 그러나 지금까지 설명한 장단점이 있으므로 손님이 직접 체험해 보게 하는 것이 클레임을 줄일 수 있는 확실한 방법이다. 청색파장을 많이 내는 컴퓨터나 스마트폰 등 전자기기 사용시에 청색광 차단을 하므로 전자기기의 사용 빈도가 적은 손님에게는 권하지 않는 것이 좋다.

다음으로 청색광 차단렌즈의 좋은 점을 정확하게 설명해야 한다. 망막에는 빛의 색을 감지하는 추체세포와 어두운 곳에서 명암을 감지하는 간체세포가 있다. 그런데 최근, 이 외에도 제 3의 시세포가 발견되어 생체리듬을 조절하는 역할을 한다는 것을 알아냈다.

이 제 3의 시세포는 청색광 범위에 있는 약 460*nm* 또는 480*nm*의 강한 에너지를 갖는 빛에 반응하여 생체 리듬을 조율하고 건강을 유지하는 데 중요한 역할을 하는 빛이라는 것이다. 우리의 망막이 460*nm* 파장의 강한 블루라이트 자극을 받으면 뇌는 아침이라고 판단하여 수면을 관장하는 멜라토닌 호르몬의 분비가 감소되어 잠에서 깨게 된다. 반대로 460*nm* 블루라이트 양이 감소하면 밤이라고 판단하여 멜라토닌 분비가 활발해진다.

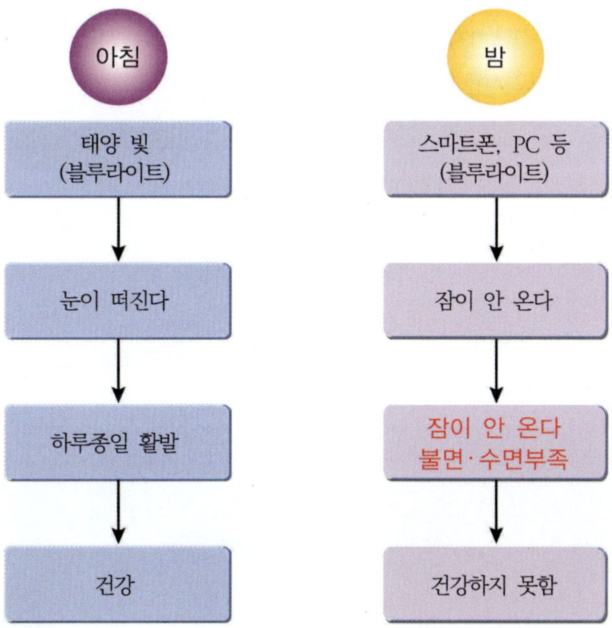

그림 3-31 460*nm* 또는 480*nm*의 블루라이트와 생체 리듬

그러므로 야간에 이 파장의 블루라이트를 받으면 수면으로 향하는 과정을 방해하게 된다. 새로운 청색광 차단렌즈에서는 생체리듬을 관장하는 제3의 시세포가 반응하는 460*nm* 또는 480*nm*의 청색 파장의 빛은 차단하지 않는다.

자외선, 청색광과 함께 최근 또 다른 유해광선으로 황반변성을 일으킨다는 고에너지 가시광선(HEV, High-Energy Visible Light)이 거론되고 있다. 그림 3-32의 보라색 파장인 400~530*nm*의 빛이 그것이다.

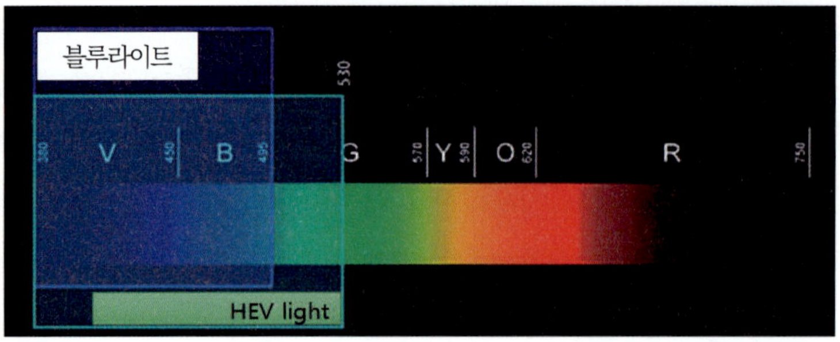

그림 3-32 청색광 영역(400~480*nm*)과 HEV Light영역(400~530*nm*)

그림 3-33과 같이 자외선은 오존층이나 수정체에서 대체적으로 흡수되지만, 고에너지 가시광선의 경우 파장이 짧기 때문에 에너지가 강하며 망막의 황반부까지 도달, 강한 산화 스트레스를 유발하여 황반변성 등 다양한 안질환에 영향을 미치는 원인으로 알려져 주목을 받기 시작했다.

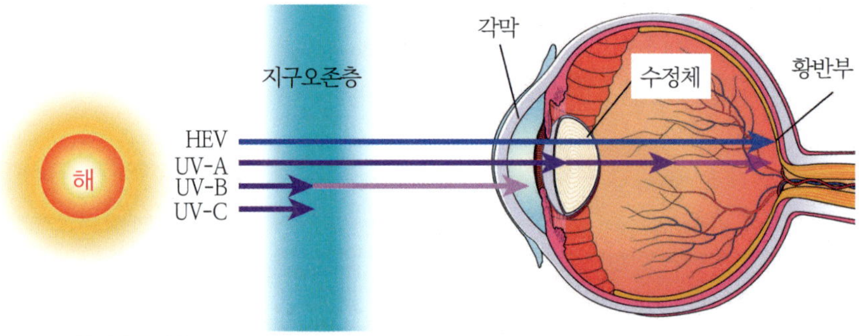

그림 3-33 자외선(UV)과 고에너지 가시광선(HEV)의 안구침투

그림 3-34와 같이 독일에서 쥐를 가지고 각 파장의 빛의 조사에 따른 세포 스트레스를 측정하는 실험을 진행한 결과, 411*nm* 고에너지 파장 빛을 조사한 경우가 손상을 받은 세포가 많았다고 한다.

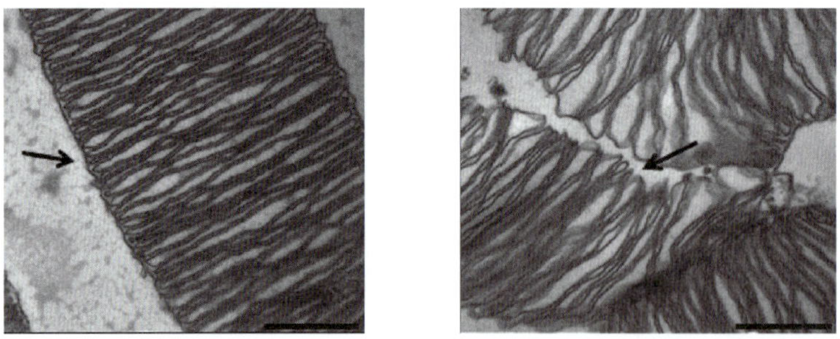

(a) 조사 전 (b) 조사 후

그림 3-34 411*nm* 파장 HEV light 조사에 의한 쥐의 망막 조직 변화

렌즈를 만드는 소재에 400~420*nm*의 파장을 차단하는 특수 모노머를 혼합하는 방법으로 새로운 렌즈 소재를 개발하게 되었다. 이러한 고에너지 가시광선 400~420*nm* 차단렌즈를 통칭하여 **UV420 렌즈**라고 한다.

그림 3-35는 자외선 차단렌즈(UV 400, 녹색 선), 반사타입 청광차단렌즈(청색 선), 그리고 UV420 렌즈(빨간 선)의 분광투과율곡선이다. UV420이 파장 420*nm*까지를 보다 효과적으로 차단하는 것을 나타내고 있다.

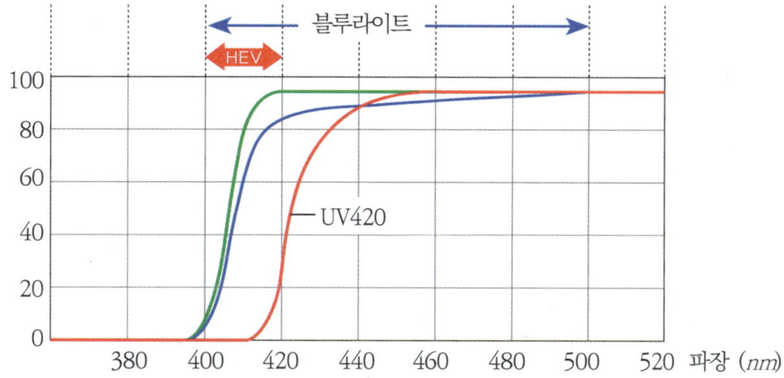

그림 3-35 UV420 소재 렌즈의 분광투과율곡선

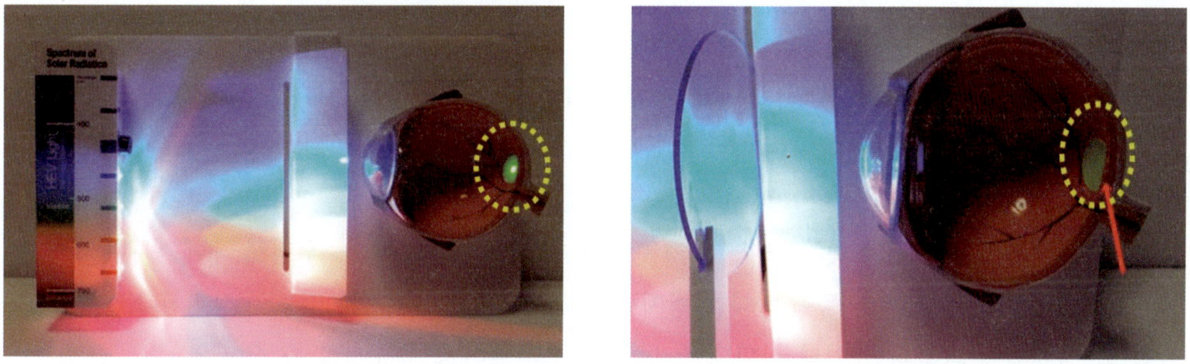

(a) 일반 소재 투명물질

(b) UV420 소재

그림 3-36 UV420 소재의 고에너지 청색광 420*nm* 차단

흡수타입인 UV 420렌즈는 청색광 단파장을 보다 효과적으로 차단하는 기능을 갖기 때문에 렌즈가 약간 노란 색조를 띈다. 하지만, 단파장 차단을 통한 대비감도가 증가하여 선명한 시야를 제공하며, 야간의 빛 번짐 현상의 개선, 안정피로의 감소 등의 효과를 갖게 된다. 동일한 UV420 소재라고 하더라도, 각 회사에 따라 그 성능(차단율)의 차이가 분명히 존재하며 렌즈의 색상도 거의 투명한 것부터 노란색까지 색조 차이가 있다. 특히, 420*nm*의 차단율이 표기되지 않은 제품에는 주의가 필요하다.

최근의 이런 기능성 제품들은 새로운 시장 개척을 위한 안경렌즈 회사들의 마케팅의 일환으로도 볼 수 있지만, CIE(국제 조명 위원회)에서는 400~530*nm*의 파장의 청색광을 망막 장애를 유발하는 빛으로 규정했다. 휘도가 높은 단파장의 가시광선 광원을 직접 봤을 때 생기는 망막의 광화학적 장애로 과도한 경우 망막박리의 원인이 된다고 한다. 망막 장애의 효율이 가장 높은 파장은 430~440*nm*이며, 생체리듬 장애의 효율이 가장 높은 파장은 약 465*nm*로 보고되고 있다.

4) 자외선(U.V., Ultraviolet Rays) 및 적외선(I.R., Infrared Rays) 흡수 렌즈

자외선은 사람의 눈에 보이는 가시광선보다 짧은 파장으로 빛의 스펙트럼에서 보라색의 외측(영어로 「ultraviolet = 보라색을 넘어서다」라는 의미로 간단하게 UV로 표기)이기 때문에 자외선이라고 불리게 되었다. 또 파장에 따라 근자외선(파장 380~200*nm*)·원자외선(200~10*nm*)·극자외선(10~1*nm*)으로 분류하며 인체나 환경에 영향의 관점에서 근자외선을 3개로 세분화하고 있다. 자외선은 약 300~380*nm* 근처의 근자외선과 약 100~300*nm* 부근의 원자외선으로 분류하기도 하지만 가시광선 쪽에 가까운 파장 약 380~315*nm* 범위를 UV-A파라고 한다. 약 315~280*nm*의 파장범위 내의 자외선을 UV-B파, 그리고 파장이 짧은 280~100*nm*의 자외선을 UV-C파로 나눈다. 태양광 가운데 약 5%는 자외선이고 이중 UV-C파는 지구 둘레를 에워싼 오존층에서 거의 흡수된다. 지구의 지표면에 조사되는 자외선 가운데 약 97%는 UV-A파라고 한다. 문제는 지표면 조사량에서 소량을 차지하고 있는 UV-B파가 UV-A파보다 몇 백배 인체에 해롭다는 사실이다. 원래 적당한 양의 자외선 조사는 사람 피부에 있는 콜레스테롤(Cholesterol)을 활성화시켜 비타민D를 만들고 칼슘을 정착시켜 뼈를 튼튼히 한다. 또 살균작용이 있어 세균 번식을 막는 등 우리 생활에 없어서는 안되는 것이지만 필요 이상의 자외선은 피부암을 일으킨다고 알려져 있다. 우리 눈에서는 315*nm* 보다 짧은 파장의 자외선인 UV-B파는 누액, 각막, 안방수에 의해 거의 흡수되고 상대적으로 파장이 긴 UV-A파는 수정체에서 거의 흡수된다. 눈, 수면 등에서 반사되는 자외선량이 다른 물체면에서 반사되는 자외선보다 많다. 과다한 자외선에 노출된 눈은 설안염(雪眼炎, Snow Blindness)으로 불리는 광각막염에 걸린다. 또, 수정체가 자외선을 흡수하게 되면 수정체 내의 단백질과 지방은 산화된다. 수정체 내에 있는 글루타티온(Glutathione)과 비타민 E 등이 산화를 방지하게 되는데 자외선조사가 정도 이상이거나, 나이가 들어 산화 방지력이 약화되면 쉽게 산화되어 백내장 등의 질환을 유발시킬 수 있다.

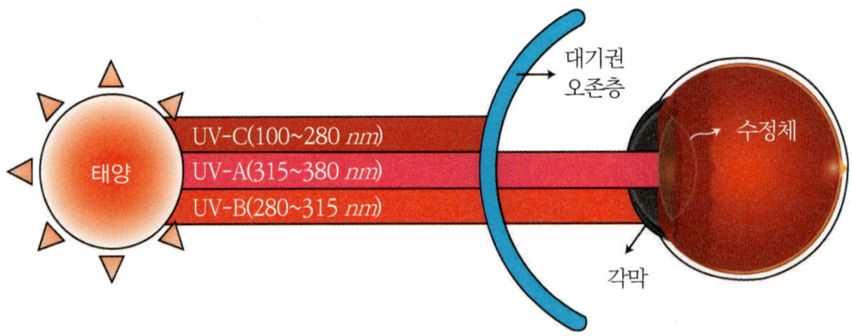

그림 3-37 눈에 의한 자외선(UV)의 흡수

- **「UV-A」 (315~380*nm*·suntan)**

오존층에 흡수되지 않고 대부분이 지구에 도달하여 피부의 단백질을 변성시킨다. 자외선 UV-A는 UV-B에 비하여 에너지량이 적지만 피부를 그을릴 수 있다. 피부를 태우는 주역은 UV-B이지만 UV-A는 피부를 벌겋게 만들 뿐 아니라 피부 면역 체계에 영향을 주어 피부 노화에 따른 장기적으로 피부 손상을 일으킬 수 있다. 눈에 미치는 영향으로는 장시간 노출되면 백내장이나 황반부 장애의 원인이 된다고 알려져 있다. UV-A파는 Black Light로 불리어 왔고 플루오레신(Fluorescein)착색으로 하드콘택트렌즈의 피팅상태를 이 빛으로 검사한다.

- 「UV-B」 (280~315*nm*· sunburn)

오존층에서 대부분 차단되지만 몇 %는 지구에 도달하여 색소세포에 멜라닌을 생성하는 UV-B는 동물체의 피부를 태우고 피부 조직을 뚫고 들어가며 때로는 피부암을 일으킨다. 각막염이나 피부암의 원인이 된다고 알려져 있다.

- 「UV-C」 (100~280*nm*)

오존층에서 완전히 차단되므로 지구 상에는 도달하지 못한다. 다만 근자외선 중에서 UV-C는 염색체 변이를 일으키고 단세포 유기물을 죽이며, 눈의 각막을 해치는 등 생명체에 해로운 영향을 미친다. 생체에 대한 파괴성이 가장 강력하여 오존층 파괴에 의한 문제는 심각하다.

플라스틱 소재 렌즈, 특히 A.D.C.(CR-39)렌즈는 약 270*nm* 이하의 짧은 파장의 자외선을 흡수하고, 자외선 흡수제 첨가를 하게 되면 350*nm* 이하의 자외선을 흡수, 차단하게 된다. 플라스틱 렌즈의 '자외선흡수제'는 여러 메이커에서 개발되어 있는데 UV-A파의 흡수 차단제는 주로 산화아연(ZnO)과 이산화티타늄(TiO_2) 등이 쓰인다. 자외선 흡수 성능이 좋으면 좋을수록 흡수제로 인하여 렌즈가 노랗게 변한다. 최근에는 렌즈를 변색시키지 않는 흡수제가 나와서 맑고 투명한 UV차단렌즈가 공급되고 있고, 안경사가 직접 UV 흡수제 용액을 만들어 염색착색법에서와 같이 플라스틱 렌즈를 여기에 담그면 자외선을 흡수하는 렌즈가 된다. 한편 크라운 유리렌즈는 파장 약 290*nm* 이하의 짧은 자외선은 흡수되고 여기에 고순도의 이산화세륨(CeO_2)을 용융시키면 흡수범위가 넓어져 파장 약 340~360*nm*의 단파장 자외선을 흡수한다. 안경렌즈의 경우 380*nm*까지 차단하는 UV 380과, 400*nm*까지 차단하는 UV 400 렌즈가 일반적이며, 렌즈 회사와 굴절률에 따라 적용되는 차단율이 다를 수 있다. UV 400의 경우에도 400*nm*까지 100% 차단을 의미하는 것이 아니라 거의 100% 차단한다는 표기이다.

한편, 최근 연구에 따르면, 병아리를 가지고 동물 실험을 진행한 결과 '360~400*nm*'의 바이올렛 빛이 축성 근시의 진행을 억제하는 유전자를 상승시켜, 자외선이 근시 진행을 억제할 수 있다는 사실이 밝혀졌다.

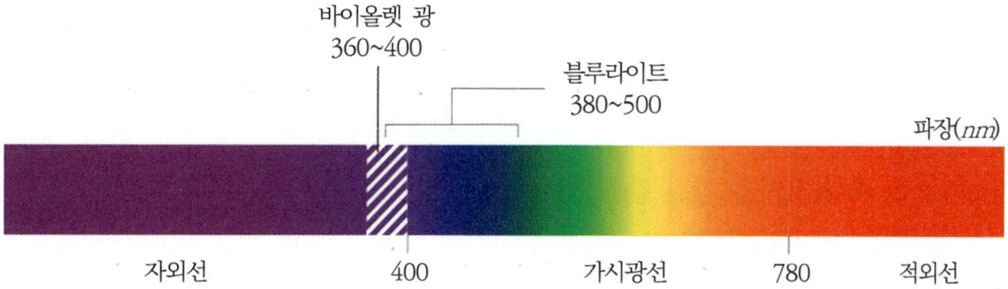

그림 3-38 자외선 내 근시 진행을 예방하는 360~400*nm* 바이올렛(Violet Light) 영역

아래 그림 3-39의 그래프는 자외선 투과량에 따른 안축장의 변화량이다.

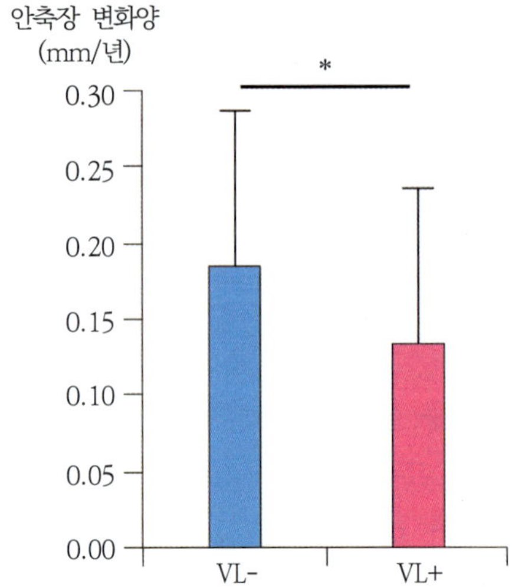

그림 3-39 바이올렛(VL) 투과율이 다른 콘택트렌즈 착용에 따른 안축장 변화

일상적으로 사용하는 LED나 형광등 등의 조명에 바이올렛(Violet Light)은 거의 포함되어 있지 않고, 안경이나 모자 등의 재질도 UV차단 처리가 되어 있다. 따라서 현대 사회에서 380~400*nm*의 Violet Light가 결여되어 이것이 근시의 세계적인 증대에 관계하고 있을 가능성이 있다는 것이다.

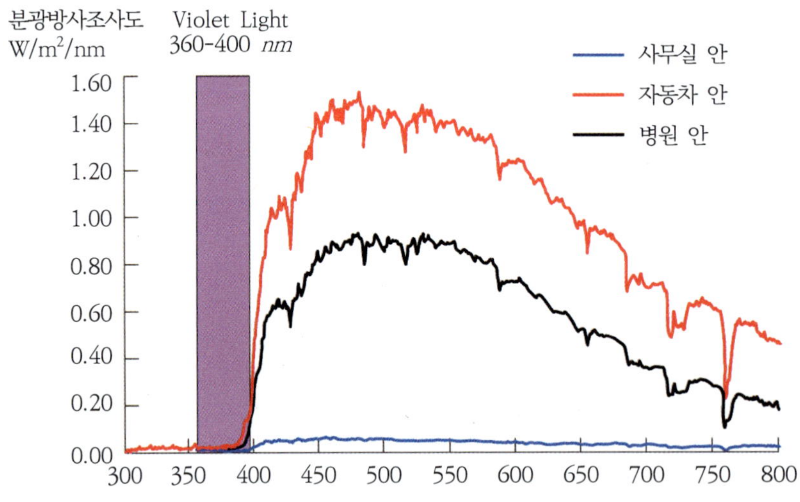

그림 3-40 주요 장소에서의 360~400*nm* Violet Light 방사양

이에 일본의 안경 체인인 J 안경원에서는 어린이 눈에 필요하다고 알려진 파장 360~400*nm*의 Violet Light를 65% 투과시키는 안경 렌즈를 어린이용 렌즈로 판매하고 있다. 눈에 유해한 자외선이나 블루라이트(청색광, Blue light)는 차단하면서 성장기 눈에 필요한 빛을 넣어준다고 소개하고 있으나, 아직 일본 내에서도 실제 사람을 대상으로 한 연구가 진행되지 않았다는 점, 근시 진행 완화 효과 수치가 너무 미미하다는 점 등을 지적 받아 크게 주목받지는 못하고 있다.

눈에 대한 자외선의 작용은 아래와 같다.

① 각막, 수정체, 망막이 손상된다.

② 자외선의 손상으로 백내장이 많다. 그 외에도 익상편 등 다양한 안질환의 원인이 되는 것으로 알려져 있다.

③ 눈에 자외선이 들어오는 것만으로도 전신의 피부가 자외선에 노출되는 것으로 반응하여 몸을 보호하기 위해 멜라닌을 피부에 축적시켜 색소침착을 일으킨다.

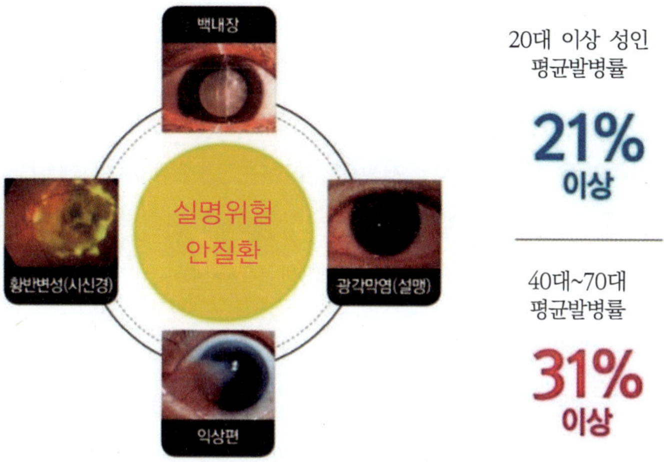

그림 3-41 자외선에 의한 실명 위험 안질환 발병률(2011년 보건복지부 국민건강 영양조사보고서)

최근 적외선(IR, Intra Red)은 자외선(UV, Ultra Violet)보다 피부 깊은 곳까지 도달하여 피부의 광노화 촉진의 가능성이 지적되고 있다. 지구 표면에 도달하는 태양광선의 구성은 그림 3-42와 같다. 일반적으로 자외선 차단이 중요하다고 생각하지만 지표면에 도달하는 자외선의 양은 10%정도이며, 그에 비하여 적외선은 다섯 배가 넘는 양인 약 50%가 도달한다.

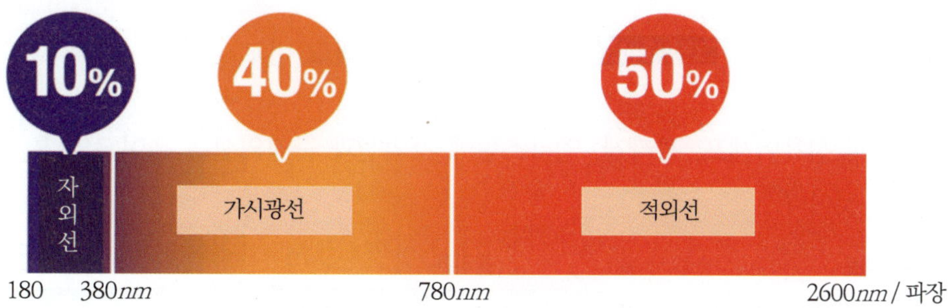

그림 3-42 지구 지표면 태양광선의 구성

적외선은 대표적으로 IR-A(780~1400*nm*), IR-B(1400~3000*nm*), IR-C(3000*nm*~1*nm*)로 분류하거나, 근적외선(Near IR, 760~3000*nm*), 중간 적외선(Middle IR, 3000~30000*nm*), 원적외선(Far IR, 30000*nm*~1mm)으로 분류할 수 있다. 이 중에서도 파장 760~1400*nm* 사이의 근적외선

(Near IR)은 태양광의 30%를 차지한다고 알려져 있다.

다음은 눈에 대한 근적외선의 작용이다.

① 근적외선은 생체 내에서 물과 혈액에 흡수되고 지방에서 산란된다.

② 수정체는 근적외선에 반응하기 쉬워 백내장의 원인이 된다.

③ 따라서 자외선 뿐만 아니라 근적외선 차단 안경도 필요하다.

자외선은 주로 피부의 표층(진피층)까지 도달하여 기미, 주근깨 등의 피부 손상을 유발하지만, 심부에는 도달하지 않는다. 그런데 최근 안경계에서 주목하고 있는 근적외선(Near IR)은 피부 투과력이 강해 근적외선의 65%는 피부 진피층에서 근육까지 심층부에 도달하여 피부 처짐, 주름을 유발한다고 알려져 있다. 이에 전문가들은 근적외선을 **노화 광선**이라고 부르고 있다.

또한 근적외선은 피부 온도를 상승시키는 것으로 알려져 있어 아래의 그림과 같이 자외선을 차단한 태양광선에 3시간 노출되게 되면 피부 온도가 4.7℃ 상승하게 된다. 피부 온도의 상승은 피부를 까맣게 하고 주름의 원인이 되는 산소를 증가시켜, 콜라겐을 생산하는 힘을 약화시킨다.

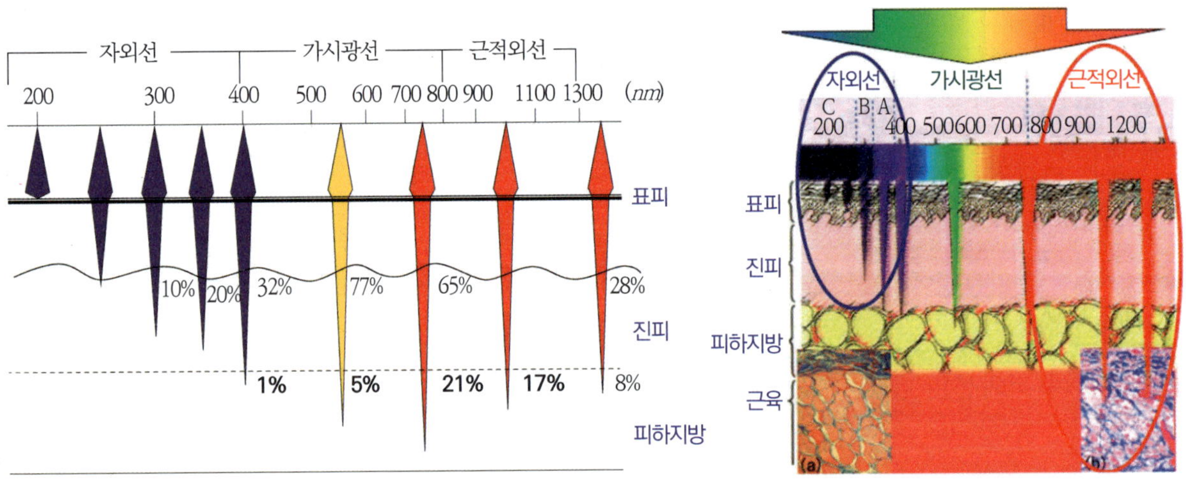

그림 3-43 각 파장별 피부 투과도 비교

그림 3-44는 진피 섬유아세포, 콜라겐, 엘라스틴에 자외선과 근적외선을 쪼여 3일 후, 조사하지 않은 상태와 비교한 것이다.

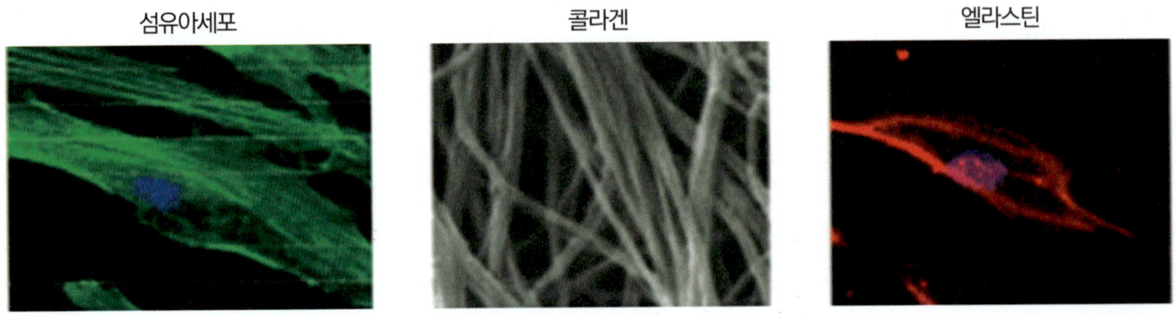

(a) 비조사

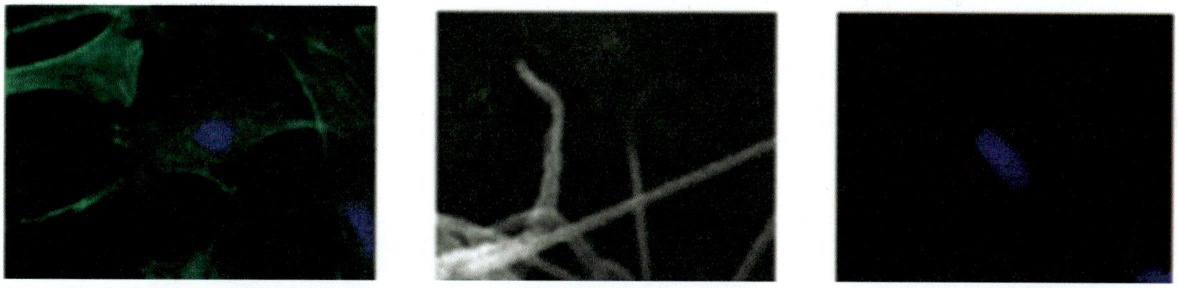

세포가 수축되어 약해져 있음　　　콜라겐이 작게 절단되어 있음　　　엘라스틴이 분해되어 있음

(b) 조사 후 3일

그림 3-44 근적외선이 피부에 미치는 영향

자외선 A(UV-A)파장은 초기 하루가 지나면 손상이 가장 크고 3일 후에는 1/3로 감소하는 반면 근적외선은 서서히 손상이 증가하여 3일 후에는 초기의 약 2배로 증가하여 피부에 손상을 준다는 점, 그리고 근적외선에는 콜라겐을 분해하는 산소의 생산을 촉진하는 특징이 있어 천천히 증가한 콜라겐 분해 산소가 진피의 심층부의 콜라겐을 서서히 파괴하여 주름이나 피부 처짐 등을 초래하는 요인이 된다.

근적외선(Near IR)은 전안부의 온도를 높이기 때문에 각막과 방수를 취약하게 만들고 망막에 도달하여 광수용체에 영구적인 손상을 입힐 수도 있다. 수정체는 적은 양의 적외선만을 흡수하지만, 전반적인 노출 수준이 높거나 반복 횟수가 많은 경우 수정체 손상 또는 백내장을 유발한다. 고온의 용광로 작업 등 적외선 발생이 많은 장소에서 오랜 시간 일을 할 때는 적외선을 흡수 차단하는 보호안경을 써야 한다. 플라스틱 안경렌즈 중 A.D.C.렌즈는 자체가 적외선을 흡수하고 있고 여기에 요즈음은 적외선 반사층 코팅을 하여 차단율을 높이고 있다. 유리렌즈에는 산화철(Fe_2O_3), 산화크롬, 코발트 그리고 니켈 등을 용융시키면 적외선 차단효과를 얻을 수 있다.

플라스틱 렌즈의 근적외선 차단은 크게 코팅방식과 소재 방식으로 나뉘며, 소재 방식은 순반사방식과 코팅 물질에 흡수제를 넣는 흡수방식으로 나뉜다.

일반 안경렌즈에서 사용되는 코팅방식의 경우 760~1,400nm 사이의 파장을 약 50% 차단하여 눈가 주름 및 피부 처짐을 예방한다.

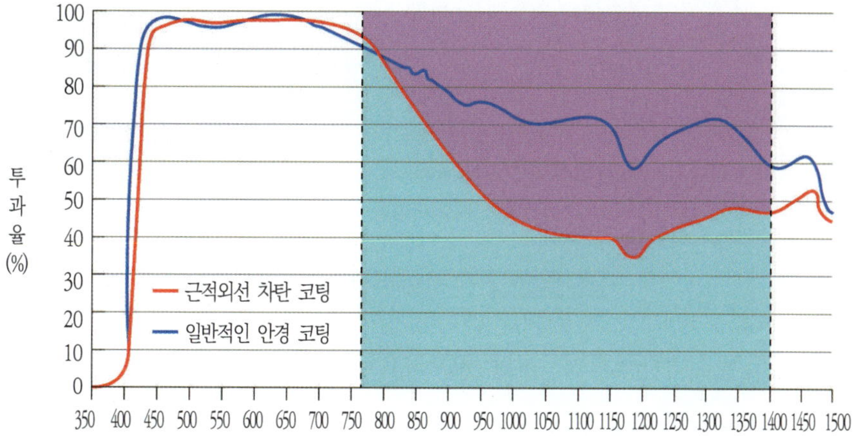

그림 3-45 근적외선 차단코팅의 분광투과율 곡선 (약 50% 차단)

그림 3-45, 46과 같이 일본의 한 회사에서 2011년 근적외선 (780~2,500*nm*)을 80% 차단하여 눈가 온도를 약 2℃ 내려주는 렌즈를 개발했다. 렌즈 표면에 근적외선을 반사 시키는 특수한 미러 코팅(7가지 색상)을 하여 근적외선을 차단한다.

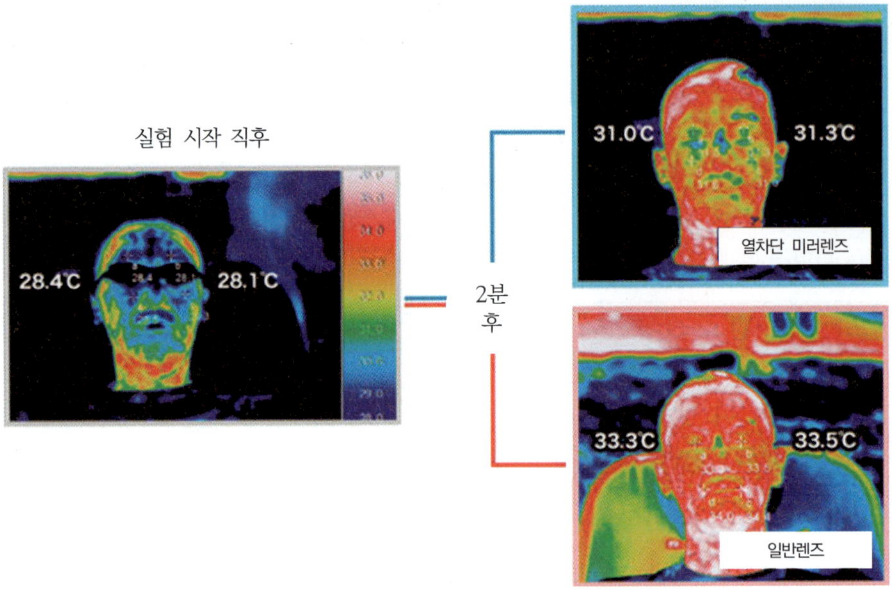

그림 3-46 일반 안경렌즈와 열차단 미러렌즈의 좌·우 안의 온도 변화

코팅방식은 가시광선 투과율 약 78%로 투명하다. 흡수방식은 근적외선을 걸러내는 물질을 렌즈 제조 시 삽입하여 가시광선을 제외한 자외선과 근적외선을 흡수하도록 설계하였다. 자외선을 흡수함과 동시에 근적외선을 45% 또는 95% 차단한다. 그림 3-47과 같이 45%의 경우 렌즈 특성상 옅은 그레이, 즉 회색 색상을 가지고 있고, 95%의 경우 진한 그레이 색상이다. 미러 코팅(6가지 색상)도 가능하다.

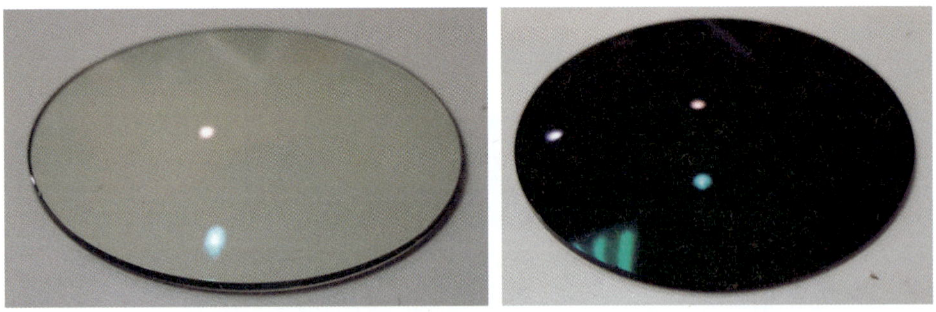

(a) 차단율 45% (b) 차단율 95%

그림 3-47 근적외선 차단 렌즈

적외선을 차단하는 편광렌즈도 있다. 이 렌즈는 해발 6,000*m* 이상의 극한 지역에서 눈을 보호하는 것으로 가시광선 투과율이 6%이다. 가시광선을 94%, 자외선, 청색광 그리고 적외선을 99% 이상 차

단한다. 주의할 것은 신제품으로서 근적외선 차단 제품들의 성능 안내는 모두 개발 렌즈 회사의 설명이여서 아직은 학술적인 검증 작업이 필요하다.

근적외선이 단점만을 갖는 것은 아니다. 체내의 뇌파 측정이나 암 검사 등의 의료분야에 널리 이용되고 있다. 우리가 사물을 볼 때 필요한 것은 가시광선이지만 동시에 자외선과 적외선도 안구에 들어오게 된다. 적외선은 안구 심부까지 도달하기 때문에 안과 영역의 검사나 치료에 활용되고 있다.

5) 감광렌즈(Photochromic Lens, 속칭 변색렌즈)

실외에서 햇빛을 많이 받을수록 색 농도가 짙어지고 (Darkening), 실내에서 빛이 줄어들면 색농도가 엷어지는 (Fading), 즉 광선투과율이 가역적으로 변하는 현상을 **감광성**(Photochromism)이라고 한다. 이러한 감광성을 가지는 대표적 물질로 일찍이 신남산 에스테르와 같은 유기색소가 있기는 하지만 안경렌즈에는 실용적으로 이용되지 못하다가 1964년 미국의 코닝(Corning Glass Works)사가 유리와 같은 투명한 고체에서도 색농도가 변하게 하는 물질을 개발하였다. 이를 컬러렌즈의 범주에 넣어 '포토 그레이(Photogray)'와 '포토 브라운(Photobrown)'이라고 이름 붙여 판매하였다. 이렇게 감광성을 가지는 렌즈를 **포토크로믹렌즈**(photochromic Lens), **감광렌즈**, **조광렌즈** 그리고 잘못된 이름으로 변색렌즈 등으로 불리고 있다. 이 렌즈의 정확한 명칭은 **투과율 가변렌즈**라고 해야 옳다.

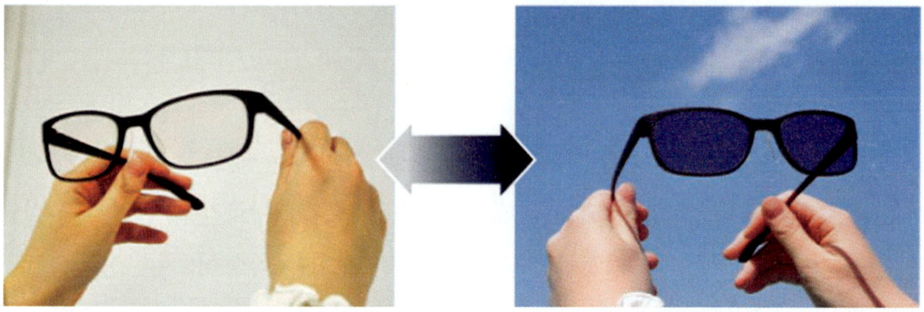

그림 3-48 자외선 감광렌즈 (=포토크로믹 렌즈, photochromic Lens)

빛의 양이 너무 많아 눈이 부실 때에는 눈으로 들어오는 입사광을 줄여주고, 빛의 양이 적어 시야가 어두우면 눈에 충분한 빛을 주는 즉, 주변 환경에 따라 자동으로 빛의 양 조절이 가능한 렌즈가 감광렌즈이다. 감광렌즈의 개발이 시작된 것은 1950년대 냉전 시대(1957~1968년)였다. 핵무기가 사용되어 핵폭발이 일어났을 때 발생하는 화구의 빛으로부터 눈을 보호하기 위해 즉시 진한 농도의 색으로 발색하는 보호 안경이 이상적인 눈의 방어책으로 생각되었다고 한다. 이것이 감광렌즈 개발의 시작이었다고 알려져 있다.

플라스틱계 감광렌즈는 유리 감광렌즈에 비해서 성능이 떨어지고 수명이 짧았다. 그러나 2007년 본격적으로 시판된 미국 Transition®사의 획기적인 플라스틱계 감광렌즈 제품은 농도 변화가 거의 완벽하여 세계 유수의 렌즈 메이커들은 이 회사에 로얄티를 주고 감광렌즈를 만들고 있다. 일본이나 한국에서는 아직 많이 인식되지 않고 있지만, 유럽이나 미국, 오스트리아 등의 해외에서는 눈을 보호하는 일상적인 렌즈로서 감광렌즈를 사용하고 있는 나라가 많다.

감광렌즈의 특징은 눈에 들어오는 빛을 자동으로 조절하기 때문에 시각의 질(콘트라스트 감도)을 높여준다. 유해한 자외선을 거의 100% 차단하고 눈부심을 줄여주므로 눈의 피로, 스트레스를 막아준다. 렌즈의 종류에 따라서는 운전할 때 가시광선(눈부심)에 반응하여 중간 정도의 렌즈 농도로 변화한다. 플라스틱이나 유리로 만들어진 렌즈소 재와 상관없이 렌즈 색상의 농도가 변하는 것은 자외선에 의한 것이지만 그 구조는 조금 차이가 있다.

군사적 필요에 의해 개발된 감광렌즈의 상업화는 1960년대부터 시작되었다. 유리 감광렌즈는 1964년 미국의 유리 세라믹 제품 회사인 코닝(Corning)사에 의해 개발되었다. 코닝사는 1879년 토머스 에디슨(Thomas Alva Edison)이 발명한 전구에 사용되는 유리 용기를 개발하고 1915년 과학실험기구용 유리로 익숙한 내열 유리 파이렉스(pyrex)를 개발한 회사이다.

유리 감광렌즈의 감광반응 메커니즘은 다음과 같다. 광학유리렌즈를 용융 제조할 때 염화은(AgCl), 브롬화은(AgBr) 그리고 드물게 요오드화은(AgI) 등 **할로겐 화합물**을 넣어 온도 600℃로 재가열 하게 되면 감광성을 지닌 할로겐화은의 결정이 만들어져 광학유리 안에 존재하게 된다. 이때 할로겐화은 입자의 크기 간격을 제어함으로써 투과율 가변 기능이 나타난다. 입자의 지름이 10*nm*, 입자의 간격이 60*nm* 정도가 제일 좋다. 입자의 간격이 50*nm*보다 작아지면 감광성이 없어지며, 200*nm*보다 커지면 불투명하게 된다. 할로겐화은 화합물은 유리의 비투과성, 비반응성에 의해 은 입자 근처에 머무르고 있기에 빛이 조사되지 않으면 다시 은과 반응하여 할로겐화은으로 되면서 색이 소멸한다. 착색반응에 유효한 파장은 할로겐의 종류에 따라 다르지만 320~420*nm*이다(착색되는 파장의 최대치는 AgCl은 400*nm*, AgBr은 530*nm*). 농도가 옅어지는 Fading과정에는 빛과 열이 관여한다. 430~560*nm*의 빛이 농도를 옅게 하는데 촉진 파장으로 관여하는 것으로 알려져 있다.

즉, 감광렌즈의 소재가 되는 유리를 제조할 때 유리에 산화은과 할로겐화 알칼리(알칼리 금속의 할로겐 화물)를 첨가하여 용융시킨다. 이것을 다시 가열하면 산화은(화학식: Ag_2O)과 할로겐화 알칼리가 반응하여 유리 내에 균일한 할로겐화은이 생긴다. 할로겐화은은 무색투명하기 때문에 일상에서의 렌즈는 무색투명인 상태이다. 하지만 자외선이 조사되면 자외선의 에너지에 의해 할로겐화 은이 은과 할로겐으로 분해된다. 할로겐화물은 투명이지만 은은 가시광선을 통과시키지 않으므로 렌즈 전체가 회색으로 변하는 구조이다. 그리고 다시 자외선을 차단하면 은과 할로겐화물이 유리 내에서 결합하여 할로겐화은이 되어 렌즈는 무색투명하게 된다.

유리 감광렌즈의 할로겐화합물 반응을 간략하게 나타내면 다음과 같다.

$$AgX[= Ag^{+} + X^{-}] \underset{\text{적외선 및 장파장의 가시광선}}{\overset{\text{자외선 및 단파장의 가시광선}}{\rightleftharpoons}} Ag^{\circ} + X^{\circ}$$

$$(X^{\circ} = Cl^{\circ},\ Br^{\circ},\ I^{\circ})$$

따라서 감광렌즈의 색농도가 진하고 옅어지는데(Darkening & Fading) 영향을 주는 것은 자외선과 가시광선 량이다. 햇빛에서와 같이 자외선 및 단파장의 가시광선 분포가 많을 때는 은과 할로겐원소의 포화농도가 높아 렌즈 색깔은 진해진다. 반면에 형광등처럼 적외선과 장파장의 가시광선의 분포가 많을 때는 은과 할로겐 원소의 포화농도가 낮아져 렌즈색깔이 옅어지고 반응속도 또한 느려진다. 따라서 실외에서는 빛의 조사량이 많아 진해지고, 실내에서는 빛의 조사량이 상대적으로 적어 옅어진다.

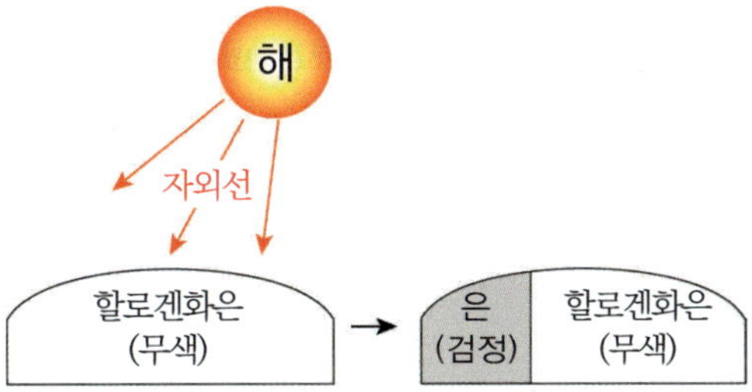

그림 3-49 유리 감광렌즈의 자외선조사에 따른 농도 변화

또한 가열하면 농도가 옅게 된다. 그래서 낮은 온도에서 자외선을 쪼일수록 진하게 착색된다. 여름철의 해수욕장보다 겨울의 스키장에서 더 진하게 착색된다.

이 감광성을 띤 할로겐화은의 결정에 파장 250*nm*에서 450*nm*의 자외선과 보라색광의 단파장의 가시광선이 닿으면 할로겐화은 화합물 중에 할로겐원소의 음이온 전하가 양성인 은이온에 옮겨지면서 할로겐화은은 완전히 중성이 됨과 동시에 은원자(Ag°)와 할로겐원자(X°)가 생성된다. 생성된 은원자(Ag°)는 할로겐 원자의 종류에 따라 염소(Cl°)와 같이 생성되면 회색(Gray 또는 Smoke)으로, 브롬(Br°)과 요오드원소(I°)와 같이 있으면 갈색(Brown 또는 Amber)으로 착색된다. 자외선과 단파장의 가시광선의 조사량이 많으면 많을수록 그만큼 생성되는 은과 할로겐 원소의 양이 많아지므로 색농도가 짙게 된다. 생성되는 할로겐원소는 반응계 밖으로 흡수되어지거나 나가지 않고 그대로 존재하고 있게 된다. 반대로 자외선의 조사량이 적어지는 실내로 들어서면 적외선(열선)과 600*nm* 이상 장파장의 가시광선이 작용하여 가역적으로 이온화가 되면서 무색의 할로겐화합물(AgX)이 생성되면서 색농도가 옅어지게 된다. 렌즈의 일부를 덮어놓은 뒤 빛에 노출시키면 그림 3-50과 같이 빛에 노출된 부분만이 까맣게 변한다.

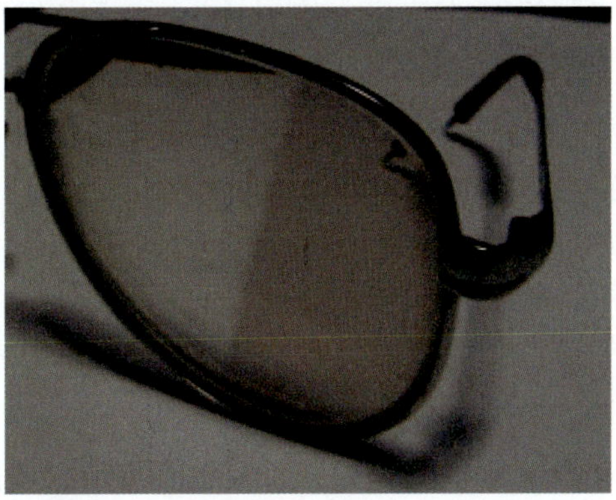

그림 3-50 유리 감광렌즈 농도 변화의 이미지

하지만 이 감광렌즈에는 몇 가지의 문제가 있었다. 첫 번째는 할로겐화은이 유리에 주입되어 있기 때문에 중심부와 주변부의 두께가 크게 다른 굴절력이 큰 렌즈에서는 색상의 농도에 차이가 발생하는 것과, 유리 전체에서 발색하므로 2~3년 정도 사용하면 자외선을 받지 않더라도 착색된 상태로 있는 황색화 현상이 그것이다.

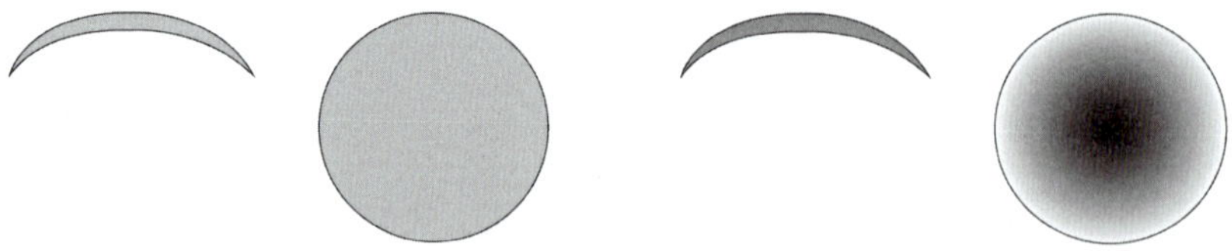

(a) (+)렌즈

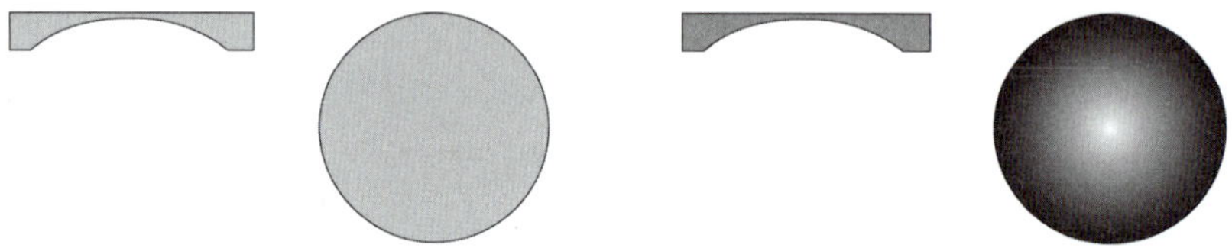

(b) (−)렌즈

그림 3-51 유리 감광렌즈에서의 두께에 따른 농도 차이

이처럼 빛 에너지에 의해 일어나는 화학반응을 광화학반응이라고 부른다. 유리 감광렌즈는 할로겐은이 무색에서 검정색으로, 그리고 다시 무색으로 돌아가는 광화학 가역반응을 이용하고 있다. 이 반응 속도는 빠르지 않아서 유리 감광렌즈에 자외선이 닿아 착색되기까지는 몇 분 이상이 필요하다. 또 역으로 색이 빠져 원래의 무색 투명한 상태가 되기까지 몇 분에서 몇 십분 정도 걸린다. 거듭 말하지만 온도의 영향도 받는다. 온도가 높으면 할로겐화은의 분해와 은과 할로겐의 결합의 반응 속도가 빨라지기 때문에 겨울보다 여름이 색이 들어가고 빠지는 시간이 짧아지게 된다.

가) 플라스틱 소재 감광렌즈의 개발

세계에서 처음으로 판매된 플라스틱 감광렌즈는 1982년 미국의 아메리칸 옵티컬(American Optical/AO, 1833년 창립)사에 의해 개발된 “PHOTOLITE”라고 알려져 있다. 하지만 세계에서 가장 유명한 제품은 1991년 미국 트랜지션 옵티컬(transitions optical, Co)이 개발하고 판매한 Transitions®라는 제품이다.

그때의 플라스틱 소재의 감광렌즈도 기본적으로는 유리와 마찬가지로 빛의 작용에 의해 물질의 색을 가역적으로 변화시키는 포토크로믹 현상을 응용하였다. 플라스틱 감광렌즈에는 감광재료로서 할로겐화은과 같은 감광성 무기화합을 이용하지 않고 염료계통의 유기화합물을 이용하는데 화합물의 화학적 구조변화에 따라 착색되기도 하고 퇴색되기도 한다.

예를 들면 Pyridobenzoxazines, Indolinospironaphthoxazine을 이용할 경우, 단일 전자의 이동은 이 분자의 구조 내에서 일어나지 않는다. 그러나 자외선이 중앙의 spiro-탄소원자와의 결합을 파괴시키면서 흡수되면 이 분자구조의 일부가 비틀리거나(twist) 또는 회전하면서 가시광선역의 스펙트럼을 흡수, 착색되면서 농도가 짙어진다.

반면 자외선을 차단하면 이 화합물은 원래의 분자구조 형태로 되돌아가고 더 이상 가시광선을 흡수하지 않는다. 이 결과 렌즈는 농도가 옅어져 투명에 가깝게 된다. 플라스틱 감광렌즈에서 착색과 퇴색은 Spiro계 화합물의 2가지 분자구조의 균형(Balance)에 의존하는데 변화되는 속도는 자외선의 에너지량과 열에너지량에 비례한다.

또 그림 3-52와 같이 Spiro계에서 스피로 옥사진(Spiro Oxazine)이라는 감광물질이 있다. 일반적으로는 무색이지만 자외선을 쬐면 그림과 같이 메로시아닌(Merocyanine)이라고 불리는 구조로 변화하여 파란색으로 변화한다. 그리고 다시 자외선을 차단하면 무색의 스피로 옥사진(Spiro Oxazine)으로 되돌아가게 된다.

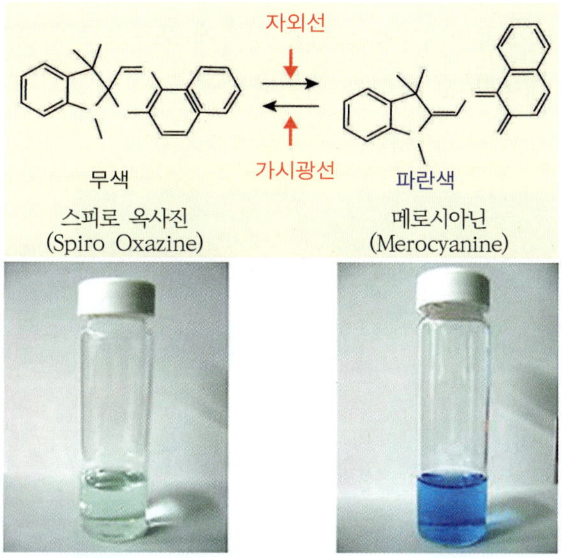

그림 3-52 감광물질의 빛에 의한 색상 변화

플라스틱 감광렌즈의 광화학반응은 감광물질의 구조 변화에 의한 것이므로 그 반응 속도는 매우 빠르다. 자외선이 몇 십 초 정도만 조사되면 착색되고, 자외선을 차단하면 몇 분 사이에 탈색된다. 또 광화학반응은 온도에 영향을 받는다. 온도가 낮을수록 빨리 착색되고 탈색에 필요한 시간도 짧아진다. 반대로 온도가 높으면 착색에 필요한 시간이 길어지고 탈색에 필요한 시간이 짧아진다. Transitions Optical사에서 발매하는 Transitions® 및 Transitions Plus® 감광렌즈는 CR-90 monomer보다 경도가 낮은 CR-300과 CR-370 수지를 사용해서 제조한다.

플라스틱 감광렌즈에는 현재 두 가지의 방식이 있다. 그림 3-53과 같이 하나는 종래의 유리 감광렌즈와 마찬가지로 플라스틱 소재에 감광물질을 주입하는 **일체형**[그림 3-53 (a)] 제조 방법이고, 다른 하나[그림 3-53 (b)]는 렌즈표면에 감광물질을 코팅하는 표면 **코팅법**이다.

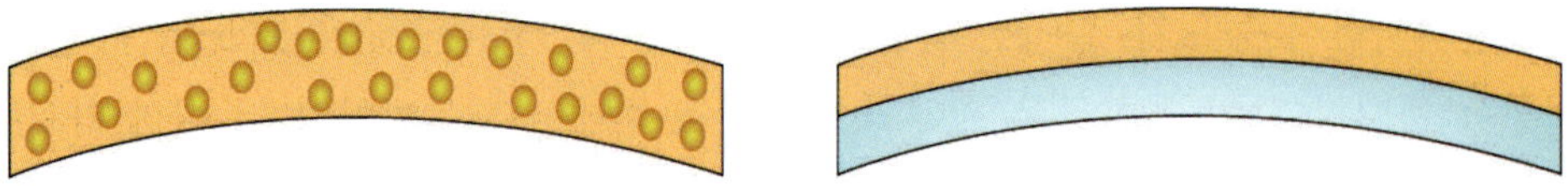

그림 3-53 감광렌즈의 두 가지 방식

초기의 플라스틱 감광렌즈는 플라스틱 소재에 감광물질이 혼합되어 있는 일체형 제조 방식이었다. 때문에 유리 감광렌즈와 마찬가지로 굴절력이 강한 렌즈에서는 색의 농도에 차이가 있었다. 현재는 렌즈 표면에 감광물질을 코팅하는 방법으로 만들어지고 있는데, 이 표면코팅가공 방식을 트랜지션즈 옵티컬사가 개발했다. 이 방법에서는 렌즈의 중심부와 주변부에서의 색상의 농도 차이는 발생하지 않지만 렌즈표면에 깊은 흠이 생겼거나 코팅이 벗겨지면 그 부분은 발색하지 못하게 된다. 표면코팅가공의 장점은 그림 3-54와 같이 표면의 하드코팅층 안쪽에 포토크로믹 분자를 코팅하는 방식으로, 다양한 플라스틱렌즈 소재에 대응할 수 있다는 점이다.

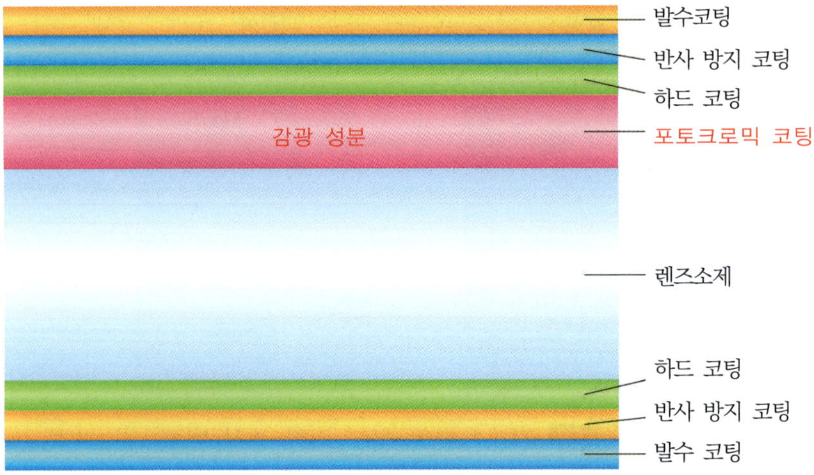

그림 3-54 표면코팅 감광 플라스틱 렌즈의 코팅층

일반적인 염화은은 유리 1입방센티미터 중 약 4×1015개 정도 포함되어 있어 평균 결정립(結晶粒, 하나의 결정체, 금속 재료 따위에서 현미경적인 크기의 불규칙한 형상의 집합으로 되어 있는 결정 입자)의 크기는 약 100옹그스트롬(Å ångström)인데 이보다 크면 반투명이 되거나 유백색화 될 우려가 있고, 반대로 작으면 감광작용을 얻을 수 없다. 그림 3-55는 착·탈색 시간 곡선, 그림 3-56은 두께 2mm의 감광렌즈의 분광투과율 곡선이다.

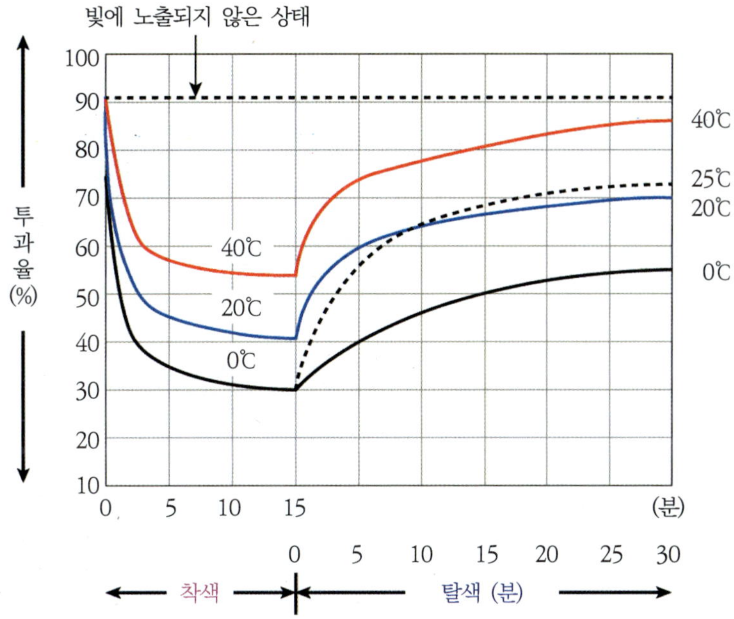

그림 3-55 감광렌즈 착·탈색 시간 곡선

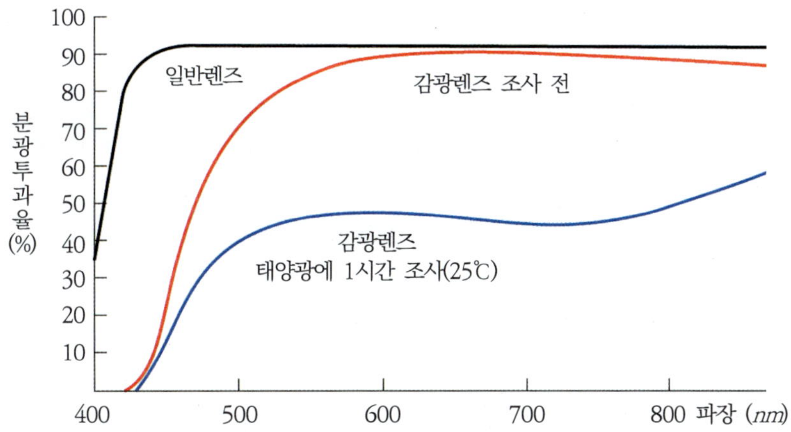

그림 3-56 감광렌즈(두께 2mm)의 분광투과율

감광렌즈는 착색될 때 편광 특성을 갖기 때문에 낚시를 할 때 수면에서의 난반사 빛을 제거하고 수면 아래의 모습을 보기 쉽게 하는 효과가 있지만 착색 시간은 1~2분 정도로 짧고 탈색 시간이 길기 때문에 고속도로 터널 속 운전에는 주의가 필요하다.

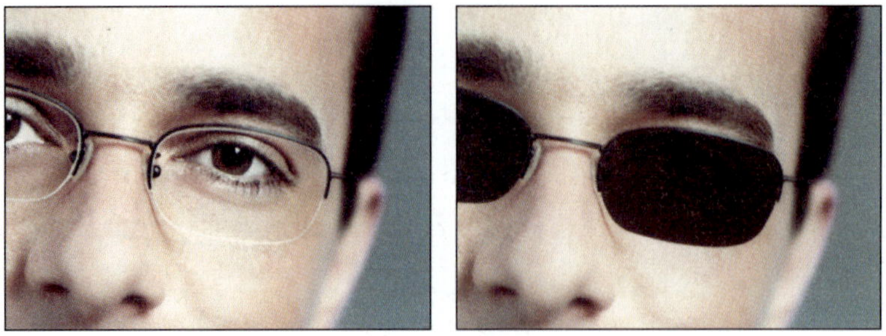

(a) 실내에서 농도와 실외 최고농도일 때

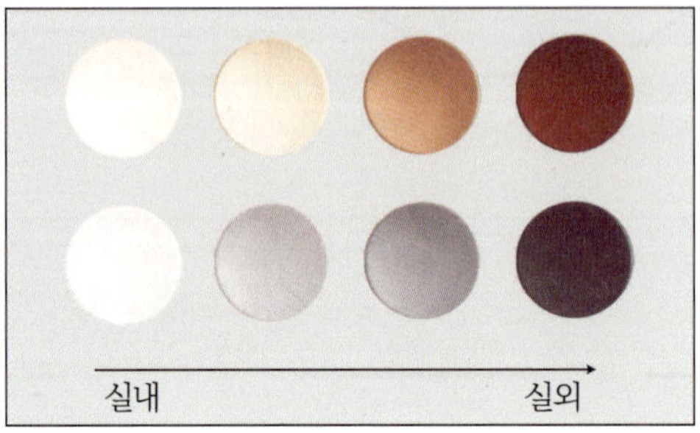

(b) 갈색과 회색

그림 3-57 Transition® 감광렌즈의 농도변화

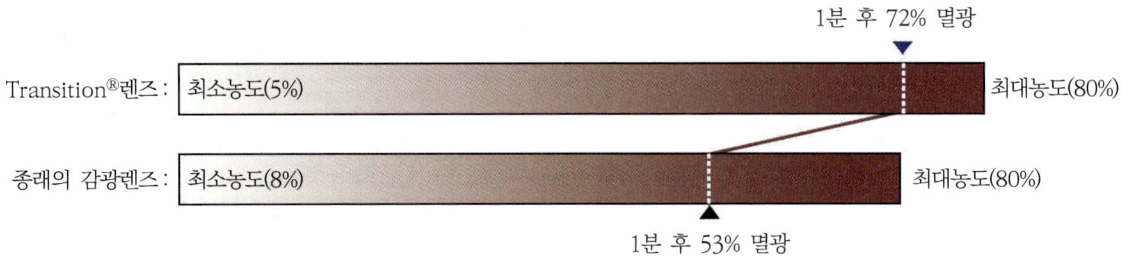

(a) 최소농도에서 최대농도로 변화시간과 농도

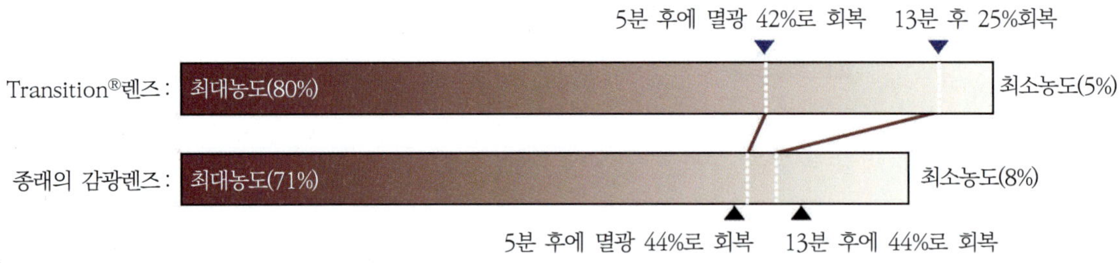

(b) 최대농도에서 최소농도로 변화시간과 농도

그림 3-58 Transition® 감광렌즈의 농도변화(맑은 날 실외와 실내에서)

트랜지션(Transition)사의 2007년 발표한 감광반응이 완벽하여 실내에서는 1~2분 이내에 약 1/2 농도로 탈색되고 실외감응은 자외선조사 즉시 그 양에 따라 감응되어 농도가 진해진다. 트랜지션사 이외에도 독일의 R사의 ColorMatic IQ® 2의 경우, 3가지 색상이 있으며, 농도 변화와는 상관없이 자외선 400*nm*까지(UV-A, UV-B) 100% 차단한다.

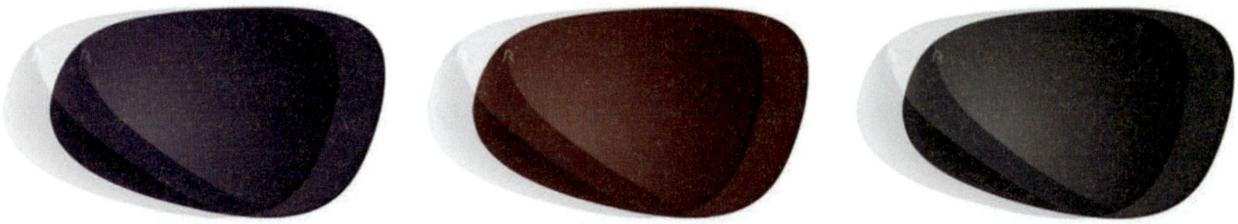

그림 3-59 독일의 R사의 ColorMatic IQ® 2

이 제품의 경우, 렌즈 안에 약 1조개의 포토크로믹 분자가 포함되어 있어 자외선을 받으면 분자들이 양산처럼 퍼지면서 색상이 어두워지는 원리를 갖는다. 자외선 양이 낮아지면 렌즈는 다시 밝은 색으로 변하며 실내에서는 투명으로 일반 안경의 색상과 거의 비슷하다. 또, 선글라스 전용의 감광렌즈(6가지 색상)도 있다.

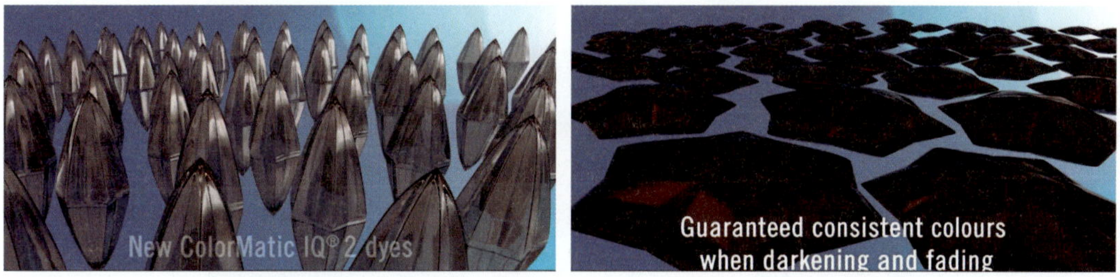

(a) 감광 전 (b) 감광 후

그림 3-60 ColorMatic IQ® 2의 색상 농도가 변하는 원리

▼ 표 3-7 대표적 플라스틱 감광렌즈

상품명	기본색상	제조회사	비중	Abbe수	광투과율(%)	
					Faded	Exposed
Colormatic	grey-blue	Rodenstock	1.32	58.2	78	35
Colormatic Extra	grey	Rodenstock	-	-	※염색하지 않고 특수염료를 재료와 혼합해서 제조	
SunSensors	grey, brown (n=1.56)	Corning	1.17		-	-
Transitions	grey	Transitions Optical	1.28	62	80	30
Transitions Plus	grey	Transitions Optical	1.31	58.7	83	25

나) 최신 플라스틱 감광렌즈의 특성과 상세한 작용

감광렌즈는 감광 형식에 따라, 렌즈 색상과 농도가 자외선으로 변하는 것과 가시광선으로 변하는 타입이 있다. 종래의 일반적 형태는 자외선에 의한 것이었다. 자외선 양이 렌즈 컬러와 농도 변화에 영향을 미치는 요인이므로 아무리 햇빛이 강한 날이라도 자외선을 차단하는 자동차 안 등에서는 햇빛을 받고 있더라도 감광반응이 일어나지 않아 색상과 농도는 변하지 않는다. 자동차의 앞 유리는 자외선 차단율 99% 이상의 제품이 대부분이므로 종래의 일반적인 감광렌즈는 차 안에서는 색이 진해지지 않는다.

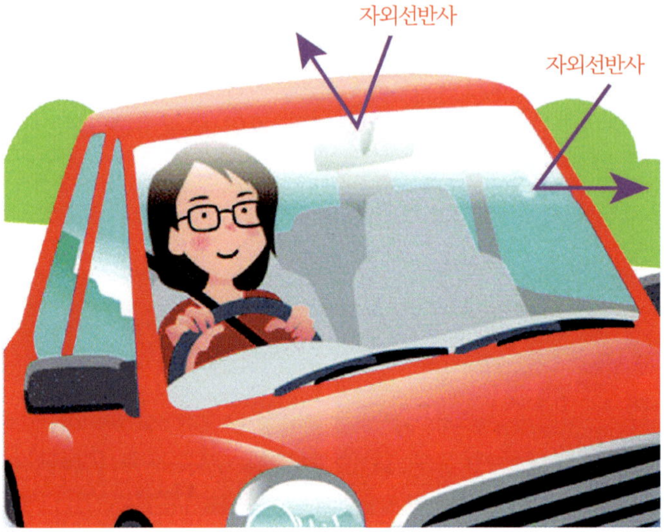

그림 3-61 자외선 반사로 실내의 감광렌즈 무반응

이와 같은 일반적인 감광렌즈의 약점을 해결하고 자외선이 차단된 차 안에서도 가시광선에 반응하여 렌즈 컬러가 변화하여 눈부심을 억제하는 선글라스 기능을 가진 것이 가시광선에 의해 농도 변화가 일어나는 **가시광선 감광렌즈**이다. 대표적인 것이 트랜지션(Transitions)사의 엑스트라 액티브(XTRActive)이다.

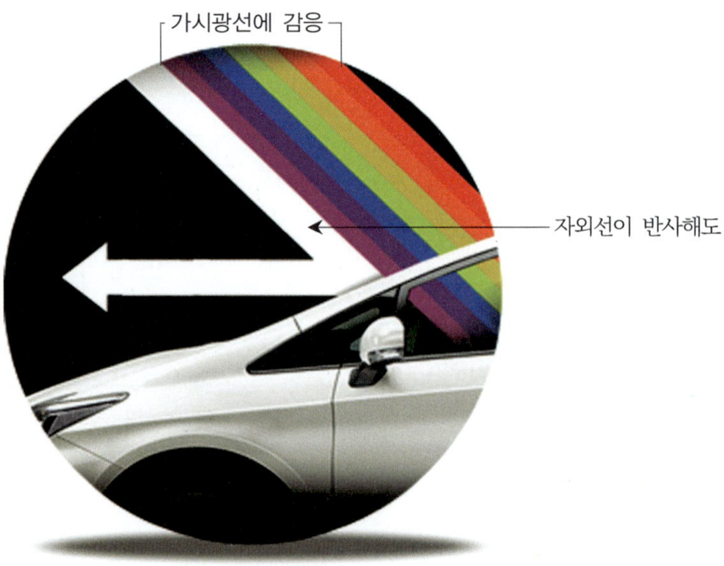

그림 3-62 트랜지션 "엑스트라 액티브"의 자연광에 의한 감광반응

이 렌즈는 자외선과 가시광선, 백색광 등 자연광의 어느 것이든 반응하는 특수한 포토크로믹 염료를 사용하고 있으므로 자외선이 차단된 차 안에서도 눈부시다고 느끼는 가시광선이 있다면 농도가 변하도록 되어 있다. 조건에 따라 다르지만 40~50% 정도의 농도로 변화하여 선글라스로서의 충분한 기능을 발휘할 수 있다. 단, 그레이 컬러만 있다.

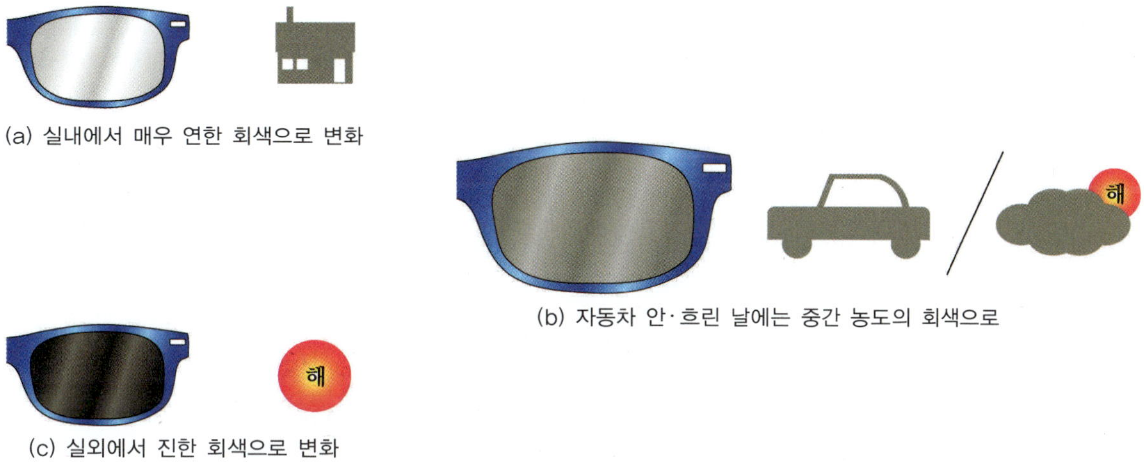

그림 3-63 트랜지션사의 엑스트라 액티브의 환경에 따른 농도 변화

엑스트라 액티브(XTRActive)와 일반 트랜지션즈 감광렌즈를 비교했을 때 이미지는 아래와 같다. 사용 환경이나 온도 등 여러 가지의 요인에 의해 실제 사용하는 렌즈의 색상의 농도 변화에는 차이가 있을 수 있다.

그림 3-64 (a)에서와 같이 엑스트라 엑티브렌즈는 실내의 빛에도 반응을 하므로 일반적인 트랜지션즈렌즈 보다 약간 진한 색상이 된다.

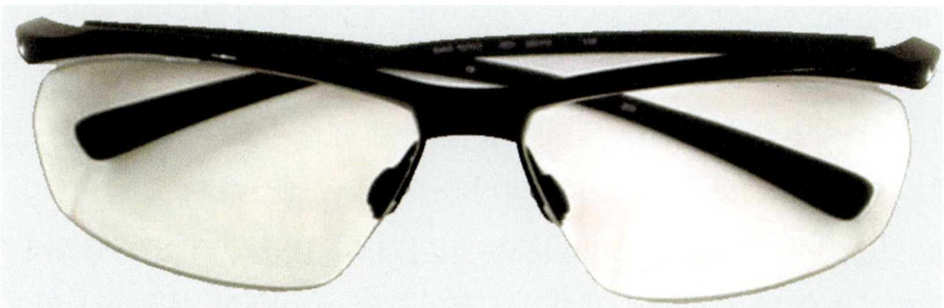

(a) 엑스트라 액티브(XTRActive) (b) 트랜지션즈(Transitions)

그림 3-64 실내에서 엑스트라 액티브의 농도 비교

그림 3-65와 같이 자외선이 차단된 자동차 안에서도 햇빛이 닿는다면 엑스트라 엑티브는 농도가 (b)의 트랜지션즈 보다 진하게 변화한다.

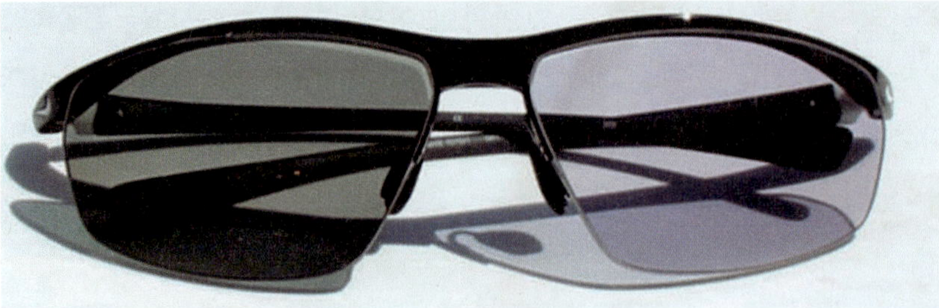

(a) 엑스트라 액티브(XTRActive)　　(b) 트랜지션즈(Transitions)

그림 3-65 밝은 날 자동차 안에서의 농도 비교

자외선과 햇빛에 노출되는 실외에서는 확실하게 농도가 진하게 변화한다. 그림 3-66 (a)에서 처럼 엑스트라 엑티브는 (b)의 일반적인 트랜지션즈보다 더 진해진다.

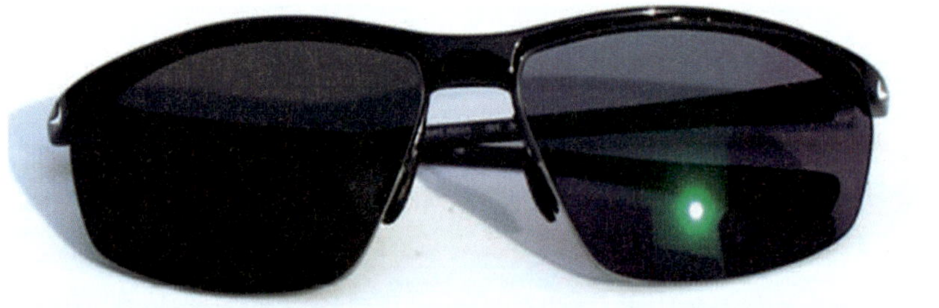

(a) 엑스트라 액티브(XTRActive)　(b) 트랜지션즈(Transitions)

그림 3-66 맑은 날 실외에서의 농도 비교

다) 농도 변화 속도에 영향 미치는 온도

트랜지션(Transitions)사의 포토크로믹 기술에 이용되는 분자는 자외선에 반응하여 구조 변화를 통해 색의 변화를 유발한다. 하지만 온도가 다르면 분자의 반응 시간이 변하게 된다. 렌즈가 따뜻해지면 분자가 원래의 상태로 돌아가는 움직임이 둔해진다. 이것은 렌즈가 진한 상태에서 투명한 상태가 되기까지의 시간이 보다 길어진다는 것을 의미한다. 반면에 렌즈가 차거워지면 분자는 빠르게 원래의 상태로 돌아가게 되어 렌즈의 탈색 속도가 빨라지게 된다. 구체적인 예를 들어보면 맑게 개인 더운 날 실외에 있어도 그늘에서 쉰다면 렌즈의 온도는 낮아 자외선 양의 감소가 빨라서 연해지는 속도가 빠른 한편, 맑게 개인 추운 날 실외에서 생활하는 동안 그늘에 이동한 경우 렌즈의 탈색은 약간 늦을 수 있다. 그러나 최신 트랜지션즈 렌즈는 고온의 상태에서도 종래의 렌즈에 비하여 농도가 10% 높아졌다. 신제품 트랜지션즈 시그네쳐는 지금까지의 제품들보다 자외선에 민감하게 반응한다. 어떤 기온에서든 렌즈의 착색 농도는 평균 15%~21% 향상되었고 반사광 등의 간접광에도 민감하게 반응한다.

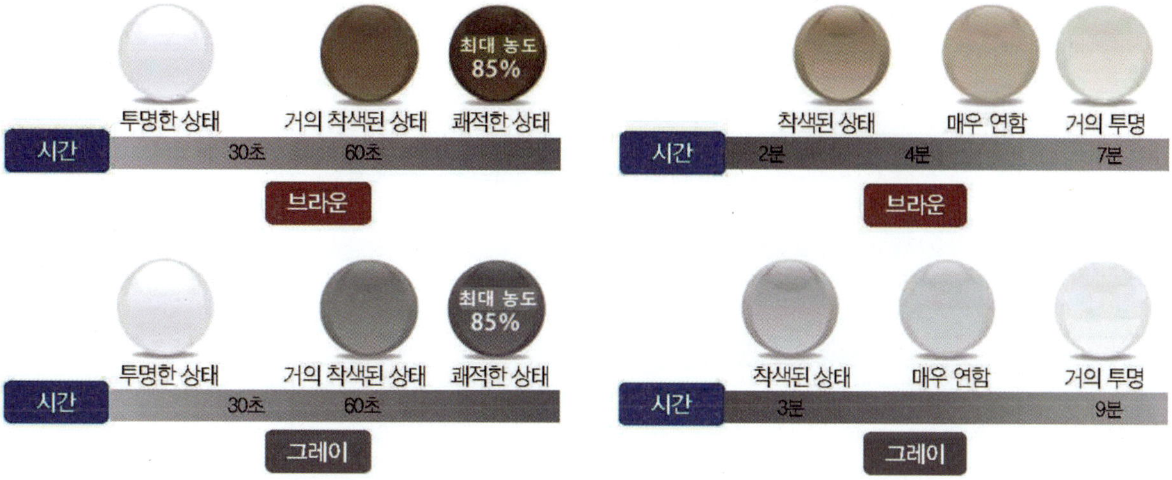

(a) 발색 (b) 탈색

그림 3-67 트랜지션즈 발색·탈색 속도 비교

겨울과 같이 주위의 온도가 낮을수록 진해지고, 온도가 높은 여름에는 같은 감광렌즈의 포화농도는 낮고 반응속도 또한 느리다.

맑은 날씨의 겨울철에 스키장에는 자외선의 분포가 많고 기온은 떨어지므로 감광렌즈는 빠르게 진한 농도로 변하게 된다. 높은 산에 오를수록 자외선의 조사량이 많아서 진하게 변한다. 그러나 한 여름의 해변가에서는 기온이 높아 기대하는 만큼 진해지지 않는다. 또, 스모그현상이 있는 도회지에서는 자외선 조사량이 적어 쉽게 진해지지 않는다. 그 외의 요인들로 반사방지억제박막렌즈(Antireflective Coated Lens), 속칭 코팅렌즈(Coating Lens)는 코팅막이 자외선을 흡수하는 성질이 있어 포화농도가 코팅처리를 하지 않은 렌즈보다 낮아서 농도가 진하게 변하지 않는다. 파장에 의한 농도와 반응속도는 그림 3-68과 같이 파장 250*nm*의 자외선부터 감광성 반응을 시작하여 파장 약 370*nm*의 자외선에서 그 반응속도가 최고조에 달하고, 파장 380~450*nm*의 짧은 단파장의 가시광선에서는 반응이 약해진다.

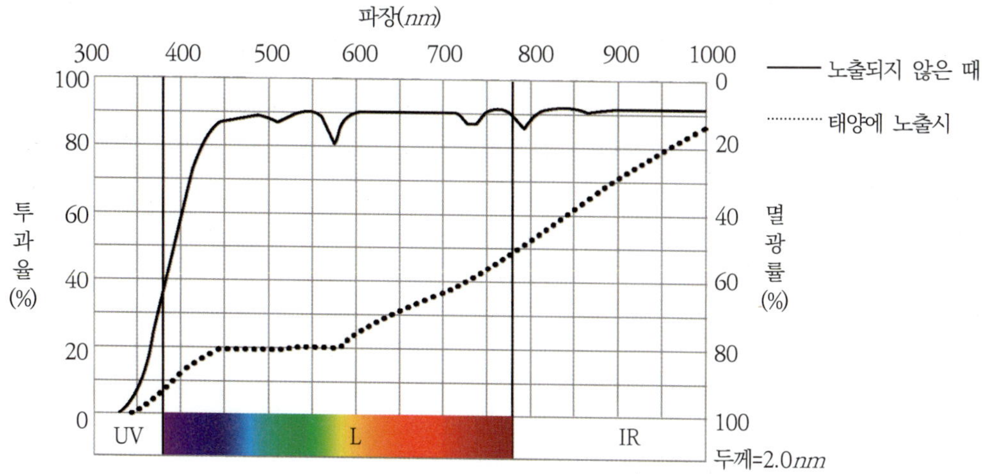

(a) 분광투과율 곡선

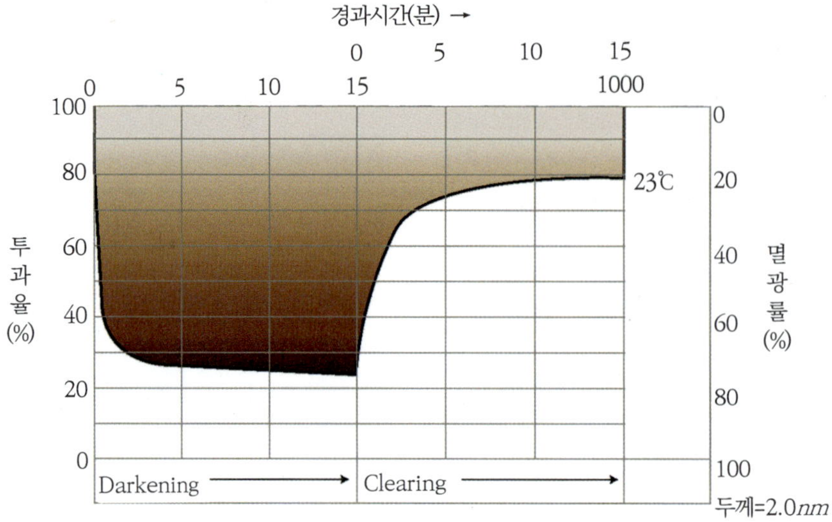

(b) 특정 자외선 파장 조사시 시간과 농도 변화

그림 3-68 갈색 감광 유리렌즈의 분광투과율곡선(독일 C사)

라) 농도 변화폭과 색조

감광렌즈의 농도 표기는 멸광률의 변화 범위로 나타낸다. 멸광률이란 빛을 차단흡수하는 비율(%)이다. 예를 들어 멸광률 50%라고 표기되어 있다면 투사되는 빛의 절반을 차단흡수하는 렌즈이며, 멸광률 15%라면 광량의 15%를 흡수 차단하는 렌즈이다. 즉 멸광률의 수치가 작을수록 컬러가 연한 렌즈이다. 농도는 멸광률로 표기하는게 관례지만 감광렌즈에서 반대로 투과율로 표기하기도 한다.

농도 변화폭은 멸광률 25~85%처럼 표기되어 있다면 멸광률 25%의 연한 상태에서 85%의 진하기까지 변화한다는 뜻이다. 변화폭은 렌즈 소재나 렌즈 회사에 따라 다를 수 있다.

앞에서 설명한 것처럼 농도 변화에 영향을 주는 요소에 외부 기온도 관련하고 있어 한 겨울의 저기온 상태일 때는 변화폭이 커져 평상시보다 진해질 수 있다. 일상 생활에서는 쾌적하게 사용하던 감광렌즈가 자외선도 강하고 저기온의 극한지 등산에서는 렌즈 컬러가 너무 진해져 사용하기 어려운 상태를 초래할 수도 있다. 특히 「가시광선 감광렌즈」의 경우 반응이 좋기 때문에 더 심하게 진해지는 경우가 있다. 등산 전용 선글라스가 아니라 평지에서의 스포츠를 상정하여 개발된 감광렌즈는 구입 전 또는 판매 전에 주의가 필요하다.

감광렌즈에도 다양한 색상이 있다. 컬러는 사용자의 기호에 따라 크게 좌우되므로 우선 손님 스스로 선택하도록 하는 것이 좋다.

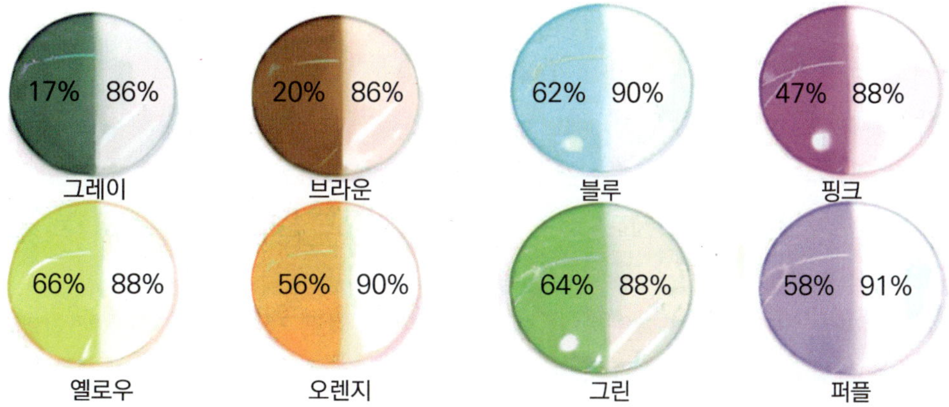

그림 3-69 일본 시판 감광렌즈의 색상과 투과율(진한 쪽 감광 후, 옅은쪽 감광 전)

일본에서는 실내에서는 LED, 컴퓨터, 스마트폰 등에 대응하여 블루라이트(청색광)를 차단하고, 실외로 나가면 선글라스로 변하는 감광렌즈인 로얄 아트라는 제품이 판매되고 있다. 블루라이트 차단 색상을 베이스로 감광기능을 더한 고기능성 렌즈이다(2017년 1월 기준).

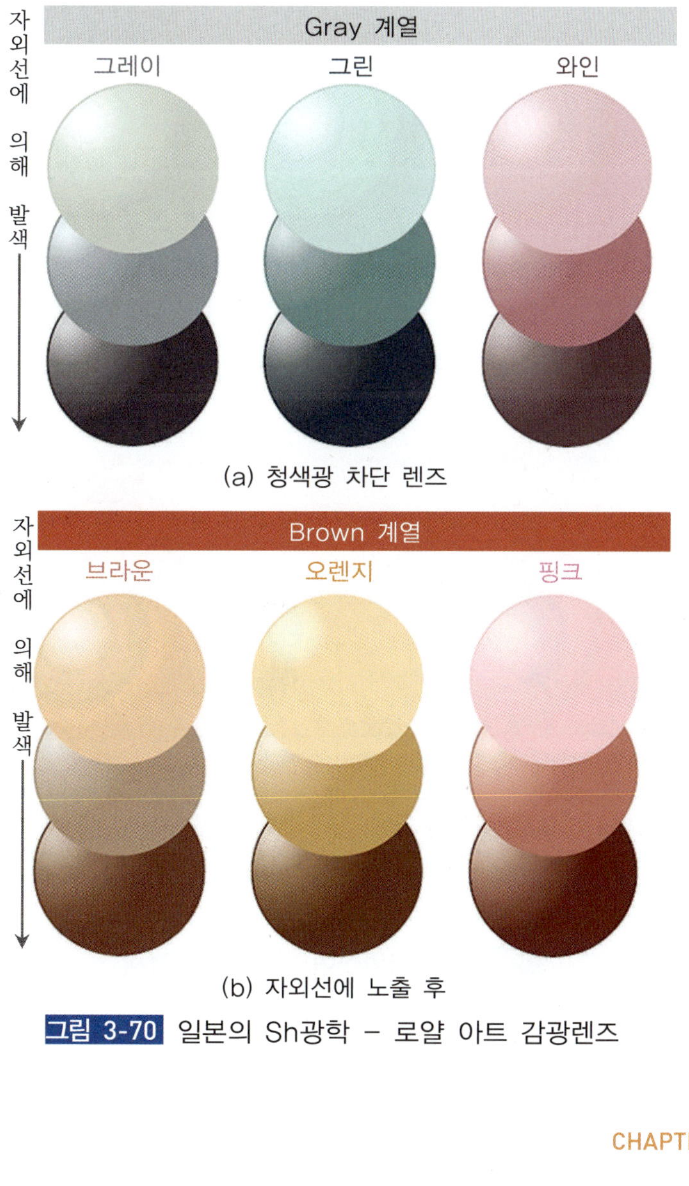

그림 3-70 일본의 Sh광학 – 로얄 아트 감광렌즈

마) 감광렌즈 요약과 판매시 유의할 점

- 감광렌즈는 감광 소재가 자외선 또는 가시광선의 에너지에 의해 발색하고 가시광선이나 열에너지에 의해 퇴색하는 기능을 가진 렌즈이다.
- 감광렌즈의 농도는 자외선의 강도나 온도에 의해 좌우된다. 강한 자외선을 받으면 발색이 촉진되지만 온도가 높아지면 발색이 억제된다. 자외선이 강하더라도 온도가 높은 계절에는 농도가 진해지지 않는다. 여름철에 눈부심을 완벽하게 억제해야 할 경우에는 별도의 선글라스를 권유한다.
- 양산이나 모자로 자외선을 차단하거나, 자외선 차단 유리로 덮여 있는 자동차 안에서는 자외선 감광렌즈는 진해지지 않는다(그림 3-71).

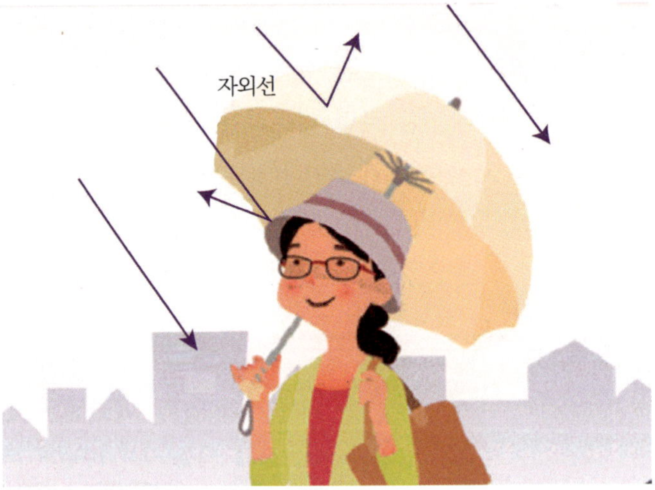

그림 3-71 자외선 차단으로 발색되지 않음

- 자외선이 렌즈에 닿는 각도에 따라서는 렌즈 색이 진해지지 않는 경우가 있을 수 있다.

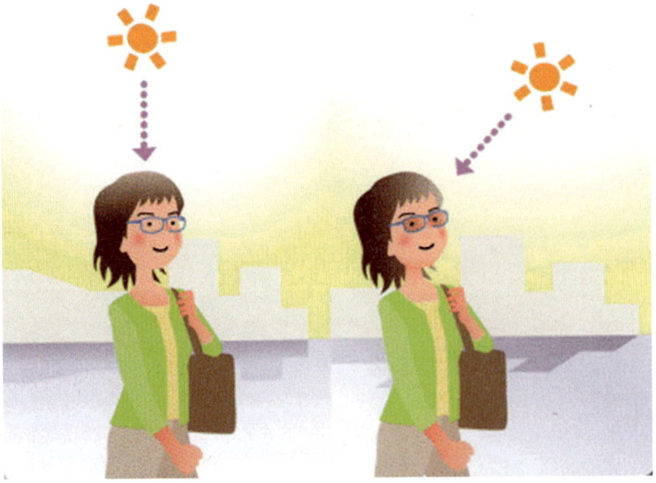

(a) 무발색 (b) 발색

그림 3-72 자외선이 닿지 않는 자세

- 감광렌즈는 자외선의 영향 등으로 시간의 경과에 따라 제품의 질 또는 성능이 저하되어 농도의 저하나 색조의 변화를 일으킨다. 렌즈표면의 흠(scratch)이 기능 저하를 촉진하는 경우가 있으므로 취급에 주의가 필요하다.
- 광원의 종류에 따라 간섭(명암의 색이 들어가는 등고선 형상) 현상이 보이는 경우가 있지만, 제품의 이상은 아니다.
- 농도가 진한 상태에서 터널 안이나 실내 주차장 등 어두운 곳에 들어가면 빛의 양 부족으로 시력이 저하되어 위험할 수 있으므로 사용하지 않도록 한다.
- 자연광의 자외선 차단 기능이 있지만 용접 작업 등 자외선 보호 안경으로는 사용할 수 없다.
- 저온에서는 발색이 촉진되어 시감멸광률이 80% 아래로 낮아질 가능성이 있으므로 오픈카 또는 오토바이 등에서는 주의가 필요하다.
- 물방울 등이 렌즈에 부착된 경우 부착 부분의 온도가 변화하기 때문에 물방울이 부착되어 있지 않은 부분과 색의 농도가 달라지는 경우가 있다.
- 감광기능은 렌즈 전면에 있기 때문에 렌즈 후면에서 자외선을 받더라도 발색하지 않는다.

그 외에 감광렌즈에서는 좌우렌즈 두께 차이로 인한 농도차, 그리고 사용시간이 오래되면 색조와 농도가 변하는 관계로 좌우 한 쪽 렌즈만 교환하게 되면 좌우렌즈의 색조 및 농도가 맞지 않으므로 판매할 때는 주의를 요한다.

감광렌즈 판매 시 주의할 것은 착색되는 색조가 갈색(Brown, Amber) 또는 회색(Gray, Smoke)이라고 하지만 빨간색 쪽이 진하게 나타나는 갈색이라든가, 갈색을 띤 회색 등으로 미묘한 차이가 있으며 농도가 변화하는 도중에 파란색 및 핑크색조를 띠면서 포화농도에 이르러 갈색 및 회색으로 되는 것도 있어 색조에 대해서는 되도록이면 자연광을 비추어 손님으로 하여금 확인을 하도록 하는 편이 좋다. 오래 사용하여 착색과 탈색반응이 계속 반복되면 처음의 색조와는 약간 달라진다. 또 실내에 들어서면 완전 투명한 무색의 렌즈로 탈색되는 것이 아니라 아주 옅은 농도의 색조를 띤다는 것을 손님에게 분명히 밝혀 오해가 생기지 않도록 하여야 한다. 마지막으로 큰 굴절력을 가진 감광유리렌즈는 중심두께와 가장자리두께가 다른 관계로 농도차가 생기며 굴절력이 클수록 중심부위와 가장자리부위의 진하기의 차가 크다는 점도 손님에게 설명해두어야 한다.

초기의 감광렌즈는 최고 포화농도가 멸광률 약 55~60% 정도였고, 반응시간 또한 최고조로 진해질 때까지 약 5분, 진한 상태에서 제일 옅은 상태로 될 때까지가 15분이 걸렸다. 이 반응시간은 느려서 컬러렌즈와 무색렌즈의 두 가지 용도로 사용시에 선글라스의 효과를 보기가 어려웠다. 이에 유리 소재의 세계적 회사인 영국의 '찬스 필킹톤(Chance Pilkington)'사에서 '래피드(Rapid)'계의 감광렌즈 소재를, 미국의 '코-닝(Corning)'사에서는 '엑스트라(Ex-tra)'계의 소재를 내놓아 포화농도에서 멸광률 약 80%, 다크닝(Darkening)에 약 30초, 페이딩(Fading)에 약 1~2분의 빠른 반응속도를 가지게 되었고 지금까지 설명한 최신 엑스트라트랜지션의 제품에서는 신속하게 착탈색이 가능하다.

▼ 표 3-8 트랜지션 이전의 대표적 감광렌즈의 흡수율

렌즈명	제조회사	UVB흡수율(%) (286~320nm)	UVA흡수율(%) (320~400nm)	렌즈명	제조회사	UVB흡수율(%) (286~320nm)	UVA흡수율(%) (320~400nm)
Colormatic HR	Rodenstock	100	95	Thin & Lite 1.6 Hi-Index	Soilor Optical	100	99
Photobrown Extra	Corning	100	98	Transitions	Transitions Optical	100	94
Photogray Extra	Corning	100	97	Transitions Plus	Transitions Optical	100	99
Photogray II	Corning	100	93	UV-coated CR-39	PPG	100	100
Photosun II	Corning	100	98	White CR-39	PPG	100	90
Polycarbonate	-	100	99	White Crown glass	-	79	20

시중에서 속칭 변색렌즈로 불리는 감광렌즈는 태양광선이나 자외선의 조사(노출)에 의해 발생하는 화학반응을 이용하여 색상의 농도가 변해 실내에 있을 때에는 일반적인 무색의 렌즈이지만 밖으로 나갔을 때는 태양에 반응하여 발색하여 선글라스가 되는 편리한 기능을 갖고 있어 안경을 2개 들고 다니지 않아도 되므로 사용자가 꾸준히 늘어나고 있는 추세다.

6) 편광렌즈(Polarized Lens)

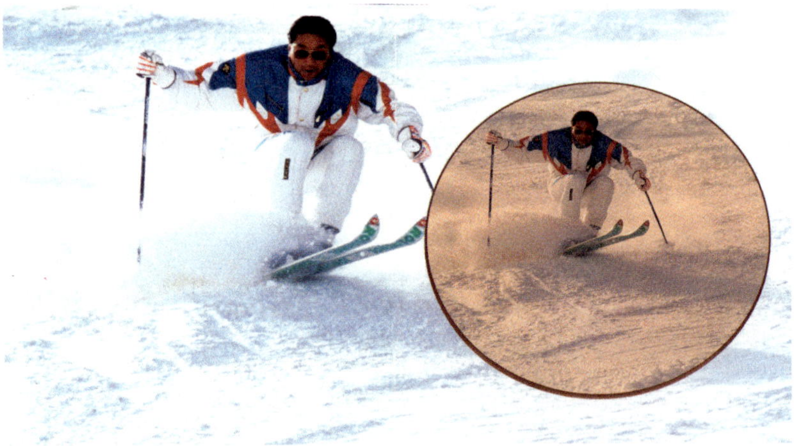

그림 3-73 스키장에서 눈부심을 막는 편광렌즈의 예

폴리비닐알코올(Polyvinylalcohol, P.V.A.)를 첨가한 아세테이트(Acetate), 폴리카보네이트(Polycarbonate, P.C.) 등의 투명재질에 태양으로부터의 자연광이 입사하면 일정한 진동방향의 파동만이 주로 통과되는 **편광광선**으로 바뀌게 된다. 이를 P.V.A.필름이라고 부르고 있고 현재 안경렌즈에는 물론 그보다 노트북, 액정 TV 등의 TFT-LCD 편광판으로 광범위하게 쓰이고 있다. 편광필름을 인공적으로 만드는 내용은 '폴리비닐 알코올' 막을 가열하면서 한쪽 방향으로만 잡아 늘려서 사슬모양의 분

자를 같은 방향으로 배열한 다음, 요오드알코올용액 또는 요오드칼리움용액을 염료액에 담그어 요오드 분자 또는 염료를 균일하게 흡착시키는 것이다. 요오드 용액에 침잠시킨 것을 **요오드계** 편광렌즈, 염료액에 담근 것을 **염료계** 편광렌즈라고 한다.

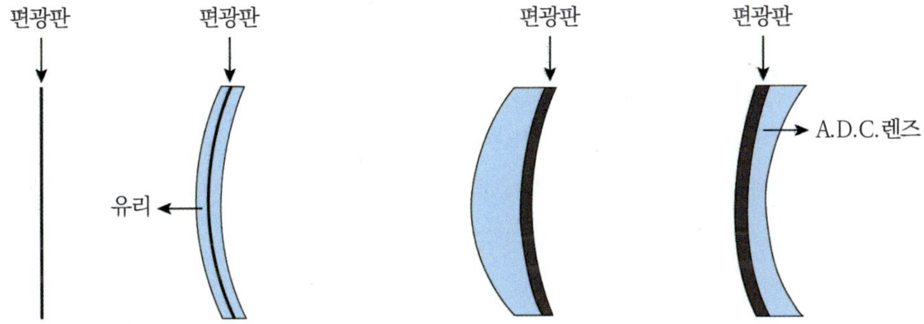

그림 3-74 편광렌즈의 구성

편광렌즈(Polarized Lens)란 이러한 편광필름을 넣어 만든 레저용 선글라스와 패션글라스를 말한다. 제조형태는 아세테이트 및 폴리카보네이트 등의 편광판 자체를 열성형 방법으로 메니스커스 형태의 구면으로 휜 것으로 값싼 선글라스용 편광렌즈(아세테이트)가 여기에 속한다. 그림 3-74에서와 같이 A.D.C.렌즈(CR-39) 또는 광학유리 사이에 편광필름을 넣은 형태는 고급 처방용 편광렌즈이다.

또한 염료계 제법으로 만든 편광필터의 경우, 색의 농도가 연해질수록 잡광을 제거하는 능력이 약해져 가시광선 멸광률도 낮아지는 문제가 있었다. 이에 최근에는 요오드계 원료를 사용하여 0.03mm의 편광필터를 렌즈 사이에 삽입하기도 한다.

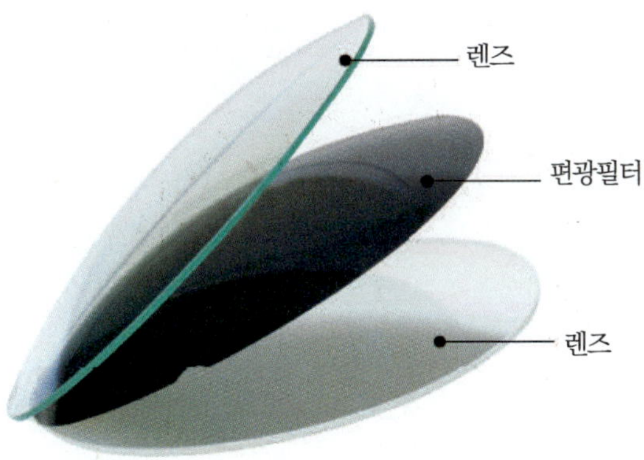

그림 3-75 요오드계 원료를 사용한 편광필터렌즈 이미지

플라스틱 편광렌즈는 이렇게 편광 필름을 렌즈 사이에 넣은 형태와 최근에는 표면에 코팅을 하는 형태가 있다. 코팅 방식의 장점은 편광 코팅층 필름이 없어지지 않으며, 포인트테, 즉 무테나 나이롤테, 즉 반무테 가공이 쉽고 기존의 편광렌즈보다 두께가 얇다. 하지만 표면에 깊은 스크래치가 생기면 그 부분 편광기능이 없어지게 된다는 단점이 있다.

호수면, 건물의 유리창면 그리고 스키장의 설원 등에 태양광선이 반사될 때 광선의 일부는 **편광광선**

이 된다. 반사광선 중 어느 정도가 편광광선으로 변하는가는 입사각, 반사면 물질의 굴절률 그리고 입사광선의 파장에 따라 다르다. 낚시를 하거나 요트에서 수면을 볼 때 물의 편광각의 각도로 보면 이러한 편광으로 된 반사광선들로 인해 수면 위에서 햇빛이 반짝거려 보이게 된다. 이 수면의 반짝거림(Glare)을 없앨 수 있다면 수면 아래의 일정한 깊이에 있는 물고기 등의 물체를 볼 수 있을 것이다.

또, 편광렌즈는 어느 특정 방향으로 진동하는 빛만을 통과시키므로 모든 방향으로 진동하는 자연광의 에너지보다 빛에너지가 줄어서 멸광효과를 얻을 수 있으므로 선글라스로 사용 할 수 있다. 편광을 통과시키는 렌즈의 특정 방향을 편광렌즈의 **편광투과축**(Transmission Axis)이라고 한다. 따라서 수면 등에서 편광으로 변한 반사광선의 진동방향과 직교하는 방향으로 편광투과축을 위치시킨 편광렌즈를 쓰게 되면 반사광선이 차단되어 수면의 반짝거림은 보이지 않게 된다.

그림 3-76에서와 같이 수면에서 반짝거리는 광선(Glare)이 편광렌즈에 의해 제거되면 수면 밑에 있는 고기로부터 나오는 자연광 중 편광렌즈의 편광투과축과 평행한 진동광선인 수직광선은 방해받지 않고 투과되어 눈에 들어와 보다 확실하게 고기가 보인다. 편광렌즈는 멸광효과를 얻을 수 있는 선글라스로 사용될 수 있을 뿐 아니라, 수면, 해면, 도로면, 건물유리면 그리고 특히 스키장 등에서 반사되는 반짝거리는 글래어(Glare)광선 일부를 차단시키므로 배경물체를 비교적 확실히 볼 수 있어 낚시, 요트, 스키 등의 레저용에 적합하다. 건물 유리면에서의 편광반사광선은 수직진동방향의 반사광선이고, 스키장의 바닥면, 수면, 해면, 도로면에서의 편광반사광선은 수평방향진동의 반사광선이다.

편광렌즈는 비정시교정용 처방렌즈는 물론이고 다초점렌즈 등 여러 형태로 만들어지고 있다. UV흡수처리 또는 반사광선 억제막처리 그리고 표면에 흠이 쉽게 나지 않도록 하드코팅도 한다.

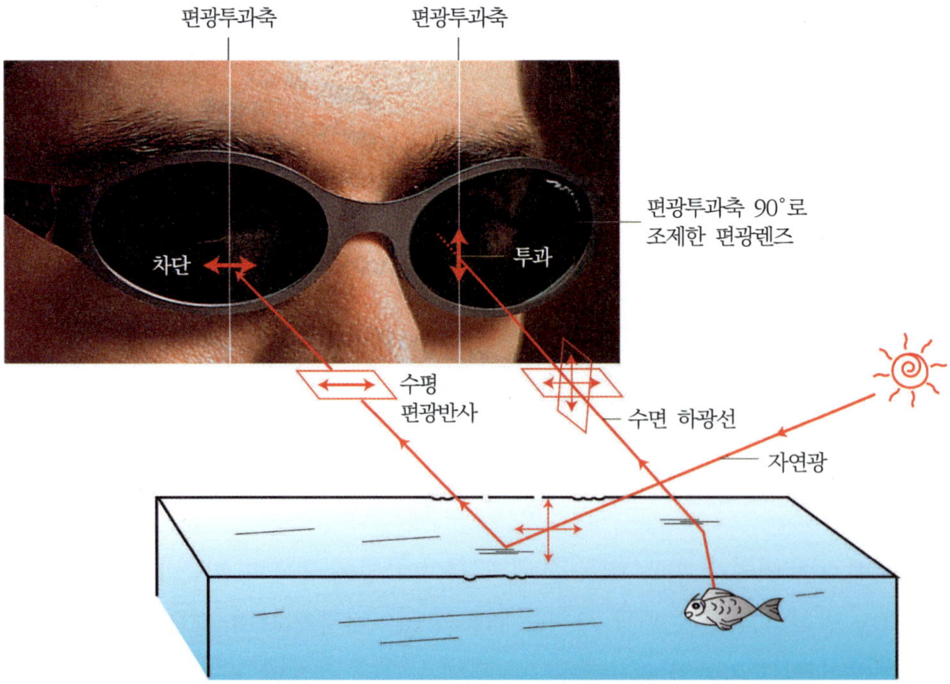

그림 3-76 편광투과축을 90° 로 조제한 편광렌즈의 수면 반사광선의 제거

표 3-9에서 아세테이트 및 폴리카보네이트 편광렌즈는 요오드에 침잠시켜 만들지 않고 단지 편광 염료를 넣은 염료계 제법으로 만든 편광렌즈로서 값싼 선글라스용의 편면용으로 사용된다. 이와 같이 염료계의 편광판을 휘어 커브지게 한 것은 **편광도**가 약해서 가시광선에서 붉은 색감을 띠는 파장인 650~780*nm*가 편광되지 않고, 자연광으로 그대로 통과하게 되어 물결면의 끝이 붉게 보이게 된다. 편광렌즈의 멸광률은 약 70~80% 정도이다.

▼ 표 3-9 제조방법에 따른 편광렌즈의 특성 비교

종류	제조방법	편광도 (99% 이상)	물결면이 붉게 보이는가?	내부왜곡	굴절력 창출	구면의 면정도	편광판의 접착성	내마찰성	내충격성
CR-39 편광렌즈	정밀하게 연마된 유리몰드(mould)의 사이에 편광필름을 넣고 그 위에 다시 A.D.C.의 모노머를 주입하여 성형한 것으로 처방렌즈용으로 쓰인다.	○	○	○	○	◎	○	○	○
유리편광렌즈	연마된 2장의 유리렌즈 사이에 편광필름을 접착제로 붙인 처방렌즈로 쓰인다.	○	○	○	○	◎	○	◎	△
아세테이트 편광렌즈	아세테이트 편광판에 열을 가하여 커브지게 한 것. 평면 선글라스 전용(두께 0.6~1.55mm)	○	○	×	△	×	○	△	○
폴리카보네이트(PC) 편광렌즈	P.C. 편광판에 열을 가하여 커브지게 한 것(두께 0.6~1.5mm)	×	×	×	×	×	△	△	◎
사출형성 P.C. 편광렌즈	폴리카보네이트(P.C.) 편광렌즈에 일반 P.C.를 사출성형으로 용융하여 층을 쌓아 두껍게 한 것으로 처방렌즈(두께 2~20mm)이다.	×	×	×	△	△	△	△	◎

(◎ 아주 좋음, ○ 좋음, △ 보통, × 나쁨)

그림 3-77에 '요오드계 편광렌즈'와 '염료계 편광렌즈'의 편광도와 2매를 편광투과축교차 시 차단 분광멸광률 곡선을 실었다.

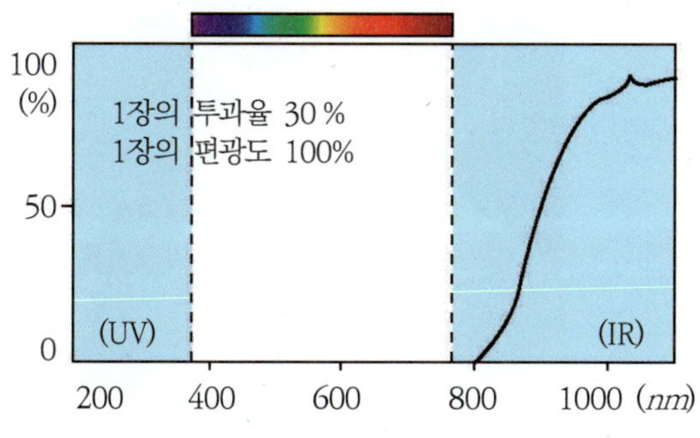

(a) 요오드계 편광렌즈

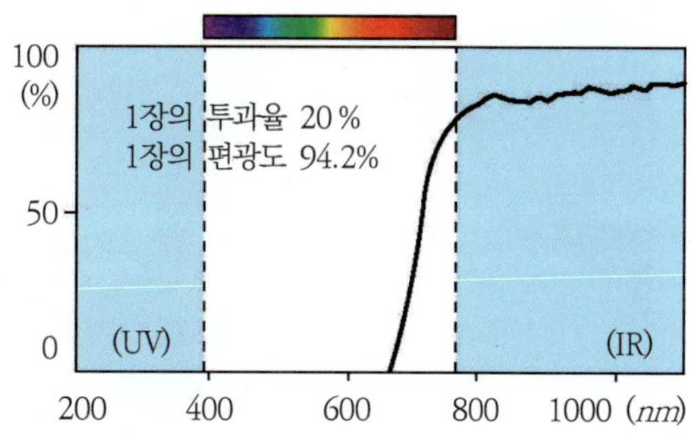

(b) 염료계 편광렌즈(Ploycarbonate)

그림 3-77 편광축을 직교시킨 2매의 편광렌즈의 분광투과율

편광도란 자연광이 편광렌즈를 통과한 후 편광이 되었을 때 전체 편광광선의 세기에 대한 순수편광 성분의 세기의 백분율이다.

그림 3-78에서 편광광선 B는 자연광성분 C와 순편광성분 D로 나누어서 생각할 수 있다. 예를 들어 편광광선 B의 자연광 성분 C의 수직·수평방향의 각각의 세기를 1로 하면 전체 세기는 2가 되고 순편광성분 D의 세기가 4라고 하면, 이 편광렌즈의 편광도 P는

$$P(\%) = \frac{\text{빛 D의 세기}}{\text{빛 B의 세기}} \times 100 = \frac{\text{빛 D의 세기}}{\text{빛 C의 세기} + \text{빛 D의 세기}}$$

$$= \frac{4}{2+4} \times 100 = 67(\%)$$

가 된다.

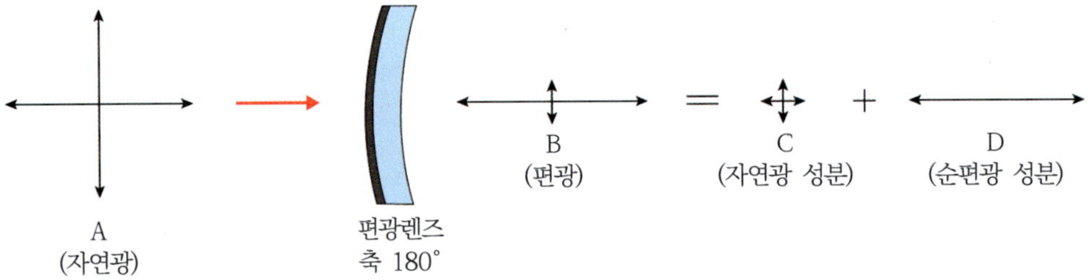

그림 3-78 편광도

편광렌즈를 주문할 때는 일반렌즈의 주문 요소 외에 'S-2.00DC-2.00D, Ax 90°[낚시용]'과 같이 사용목적을 반드시 밝혀 준다. 그러면 메이커에서는 용도에 맞게 편광축의 위치를 잡아 조제시의 수평기준선을 표시해 준다. 레져용으로 사용되는 선글라스 등 대부분의 편광렌즈의 편광축은 90°이다.

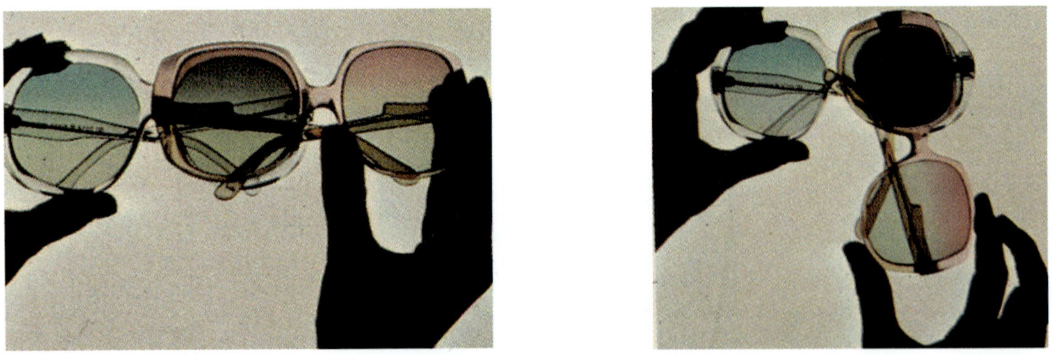

(a) 두 편광렌즈의 편광축이 평행 일치되었을 때 (b) 두 편광렌즈의 편광축이 직교하고 있을 때

그림 3-79 편광렌즈 확인

최근에는 그림 3-80과 같이 다양한 색상(18가지)의 편광렌즈가 있으며 색상에 따라 가시광선 멸광률 및 콘트라스트 향상 효과에 차이가 있다. 낚시나 운전, 등산 등 손님의 목적에 맞게 색상을 추천하고 실제 체험을 통해 본인에게 가장 적합한 색상을 선택하도록 해야 한다.

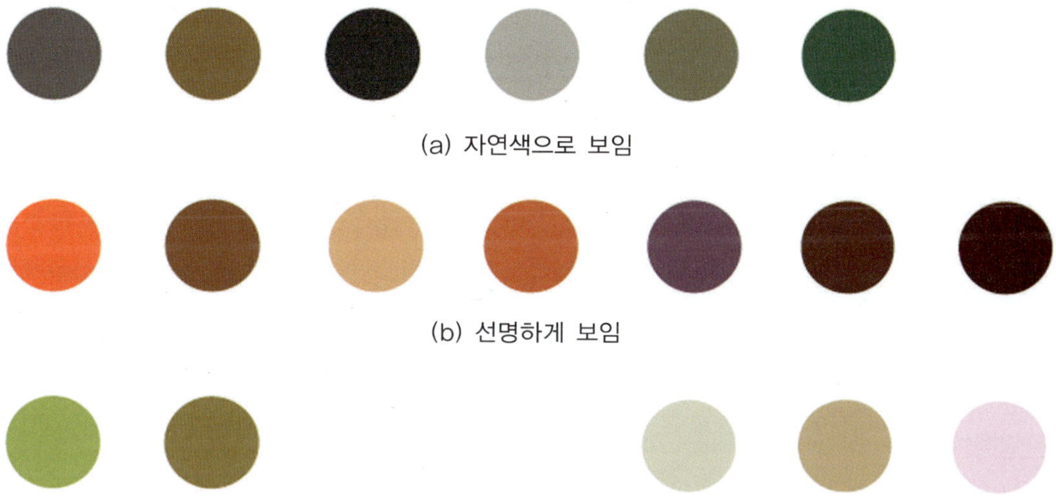

(a) 자연색으로 보임

(b) 선명하게 보임

(c) 밝게 보임 (d) 편안하게 보임

그림 3-80 편광렌즈의 여러 색상과 느낌

편광기능을 기본으로 하여 실외에서는 자외선과 가시광선에 반응하여 착색하는 감광렌즈도 시판되고 있다. 낚시나 운전을 목적으로 개발된 편광렌즈로 감광 기능에 의해 다양한 날씨나 빛의 상태에 맞춰 렌즈의 컬러와 농도가 자동적으로 변화한다. 이런 편광감광렌즈의 편광도는 98%이며, 멸광률은 22~36%이다.

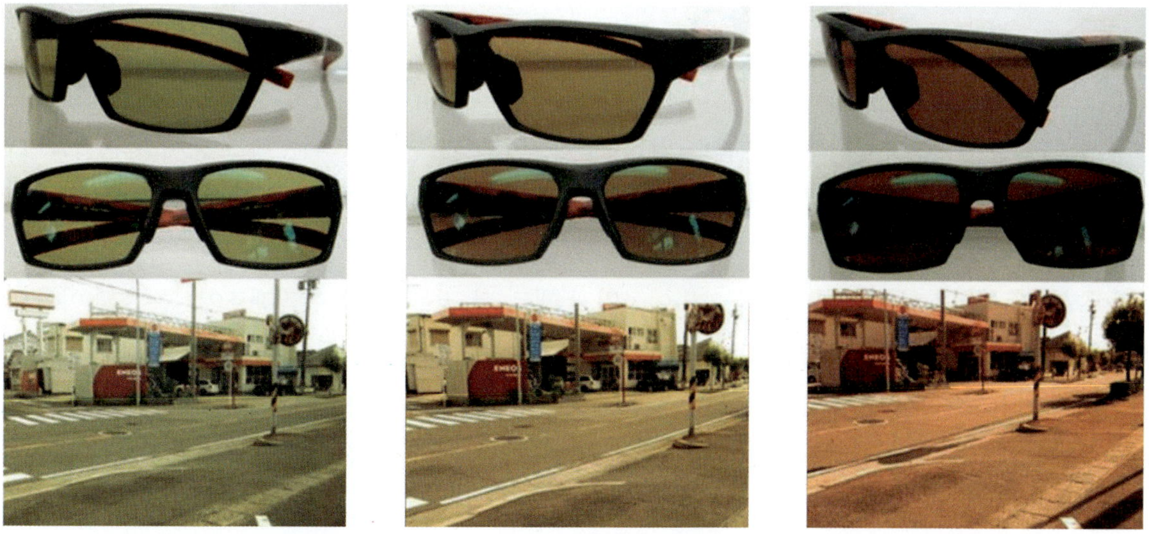

(a) 자연색으로 보임 (b) 선명하게 보임 (c) 밝게 보임

그림 3-81 3가지 색상의 편광감광렌즈 피사체 시감

편광렌즈 가공 시 주의점으로는 열에 약하므로 피팅시 열풍기 등 열을 가할 때 너무 뜨겁게 가열하지 않도록 주의한다. 접착법으로 만든 편광렌즈는 뜨거운 열로 왜곡이 발생하기 쉽다. 안경 렌즈를 테에 삽입할 때 사이즈가 크게 가공되면 렌즈가 부담을 받아 왜곡이 쉽게 발생하므로 알맞은 크기로 가공하도록 주의한다.

7) 고굴절률렌즈(High Index Lens)와 비구면렌즈(Aspheric Lens)

굴절력이 큰 안경렌즈일수록 (-)렌즈의 가장자리와 (+)렌즈의 중심두께가 두꺼워진다. 렌즈의 면굴절력식

$$D = \frac{n-1}{r}$$

에서 굴절률이 같은 소재로 굴절력을 크게 하려면 (-)렌즈는 뒷면, 즉 (-)면의 곡률을 크게 해야 하므로 주변부로 갈수록 그 두께가 두꺼워지고, 반대로 (+)렌즈는 (+)면의 곡률이 커야 하므로 중심두께가 두꺼워지는 것이다.

굴절력이 큰 안경렌즈를 쓰게 되면 두꺼워서 미용상으로 좋지 않고 두꺼워진 만큼 무겁다. 특히 근시 또는 근시성 난시교정용 (-)렌즈 등은 가장자리가 두꺼워 안경테의 렌즈삽입부, 즉 림(Rim)밖으로 산각의 비탈이 나오고, 산각 부분의 불투명한 곳에서 빛이 반사되어 나타나는 렌즈(특히 오목렌즈)의 **반사줄기**가 나타나게 된다. 굴절력이 큰 관계로 주변부 수차가 커져서 측방시 또는 상방시로 보면 물체가 휘여져 보이고 안경배율이 작아져 제삼자가 안경을 쓴 사람을 볼 때 눈이 작게 보이거나 얼굴 윤곽이 코방향으로 쏠려 보인다. 위와 같은 수차와 안경배율 때문에 발생하는 두께의 두꺼움, 반사줄기가 눈에 띄는 것과 무거워지는 것은 렌즈삽입부의 크기가 작은 안경테를 선택하거나 정점거리를 조정하여 어느 정도는 해결할 수 있고, 특히 두께는 렌즈의 재질을 고굴절률 소재로 만들면 얇게 할 수 있다. 고굴절률 소재를 사용하면 렌즈의 뒷면, 즉 (-)면의 곡률을 크게 하지 않고도 전체 렌즈의 굴절력을 강하게 할 수 있어 주변부 두께를 줄일 수 있다. 이 두께 경감 효과는 렌즈 소재의 굴절률이 클수록 크다. 굴절률이 큰 소재를 이용하여 가장자리와 중심부의 두께를 얇게 한 렌즈를 **고굴절률렌즈**(High Index Lens)라고 한다. 판매현장에서는 **고굴절렌즈**라고 부르고 있다.

일반적으로 플라스틱렌즈는 굴절률 1.6 이상의 소재로 된 것을, 광학 유리렌즈에서는 1.7 이상으로 만든 것을 고굴절률 렌즈로 분류하고 있다. 굴절률을 높히는 물질로는 유리렌즈에서는 실리콘(Si), 티탄(Ti), 바리움(Ba), 그리고 납(Pb) 등이 많이 쓰이며, 플라스틱계렌즈에서는 알릴에스터(Allyl Ester), 폴리이소시아네이트(Polyisocyanate) 그리고 폴리디올(Polythiol) 등을 중합시켜 만든다.

일반굴절률렌즈에 대한 고굴절률렌즈의 단점은 아베수(Abbe's Number)가 작아서 색수차가 크다는 것이다. 굴절력이 큰 고굴절률렌즈의 주변부를 통해서 형광등 등을 보면 색수차로 물체 가장자리에 적황색의 색이 끼어 보인다. 유리고굴절률렌즈는 비중이 약 2.99~4.80(g/cc)이고, 플라스틱계 고

굴절률렌즈는 약 1.37~2.21(g/cc)이다.

플라스틱렌즈에서 굴절률 1.5이상 1.6미만, 유리렌즈에서는 굴절률 1.6이상 1.7미만의 소재로 된 것을 **중굴절률렌즈**라고 부르기도 한다. 고굴절률렌즈는 비중이 크기 때문에 두께가 얇아져서 부피가 줄어든 만큼 비례해서 무게가 줄어들지는 않는다. 또 굴절률이 큰 소재로 된 렌즈표면반사율이 크게 되어 일반굴절률렌즈보다 반사광선으로 소실되는 양이 15%~20% 정도가 많으므로 **반사광선 억제박막(Antirefraction Coating)처리**, 즉 **코팅**을 하여야 한다.

반사줄기가 생기는 것을 막기 위해서는 조제 및 가공에서 산각(Bevel)을 세울 때 고산각(Hide Bevel)이거나 평산각(Flat-type Bevel)으로 세우고 산각부분에 검은 칠을 하면 반사줄기가 어느 정도 줄어든다.

고굴절률렌즈를 사용하려는 주된 동기는 (-)렌즈에서 가장자리 두께를 얇게 하려는데 있다. 렌즈 가장자리 두께를 정하는 요소는 렌즈의 굴절력, 렌즈의 광학중심점에서 림(Rim)까지의 최장길이 그리고 소재의 굴절률이 된다. 따라서 두께 경감의 효과를 보려고 할 때 손님에게 렌즈삽입부(Rim)의 크기가 작은 테와 고굴절률렌즈를 선택하도록 권장하는 것이 일차적인 일이다. 여기에 뒤에 설명할 비구면렌즈로 하면 두께는 더욱 얇게 된다. 손님에게 일반굴절률렌즈로 했을 때보다 어느 정도 두께가 얇아지리라는 것을 충분히 주지시킨다. 왜냐하면, 표 3-11에서 보는 것 같이 굴절력이 -4.00D 이하에서는 그 두께차가 1mm 전후로 손님의 기대에 못미치기 때문이다. 따라서 고굴절률렌즈는 굴절력이 큰 근시 또는 근시성난시교정용 렌즈에서 효과가 있다.

▼ 표 3-10 고굴절률유리렌즈의 광학상수와 비중

상품	굴절률(n_e)	아베수(ν_e)	용융성분	비중(g/cc)
상품 1	1.702	40.2	Ti	2.99
상품 2	1.806	40.9	Pb, Ba	4.8
상품 3	1.701	31.0	Ti	2.99

표 3-11과 그림 3-82에 굴절률별로 같은 직경에서 (-)렌즈의 가장자리 두께의 값을 실었다.

▼ **표 3-11** 굴절률에 따른 (−)렌즈의 가장자리 두께와 무게

굴절력	소재의 굴절률 (n_d)	기준직경	광학중심점에서 아래 거리 두께				기준직경에서 무게(g)
			15mm	20mm	25mm	30mm	
0.00(D)	G(h) 1.806	-	-	-	-	-	-
	P(h) 1.700	-	-	-	-	-	-
	G 1.523	65	2.0	2.0	2.0	2.0	17.2
	P 1.498	65	2.2	2.2	2.2	2.2	9.8
-1.00(D)	G(h)	-	-	-	-	-	-
	P(h)	-	-	-	-	-	-
	G	65	2.0	2.2	2.5	2.8	20.1
	P	65	2.2	2.4	2.7	3.0	11.1
-2.00(D)	G(h)	-	-	-	-	-	-
	P(h)	-	-	-	-	-	-
	G	65	2.0	2.3	2.8	3.5	22.3
	P	65	2.5	2.9	3.4	4.1	14.0
-3.00(D)	G(h)	-	-	-	-	-	-
	P(h)	65	1.5	1.7	2.4	3.12	21.9
	G	65	1.8	2.3	3.0	3.9	23.2
	P	65	2.7	3.3	4.1	5.1	16.4
-4.00(D)	G(h)	60	1.9	2.3	2.9	3.7	31.7
	P(h)	65	1.7	2.2	2.9	3.8	25.9
	G	65	1.9	2.6	63.6	4.8	27.2
	P	65	2.9	3.7	4.85	6.2	19.1
-5.00(D)	G(h)	60	1.7	2.3	3.0	4.0	31.7
	P(h)	65	1.8	2.5	3.4	4.5	30.0
	G	65	2.1	3.0	4.2	5.8	31.8
	P	65	3.2	4.1	5.4	7.1	21.5
-6.00(D)	G(h)	60	1.7	2.3	3.2	4.4	33.0
	P(h)	65	2.0	2.8	3.8	5.2	33.8
	G	65	2.3	3.4	4.9	6.8	36.9
	P	65	3.4	4.6	6.2	8.3	24.4
-7.00(D)	G(h)	60	1.8	2.6	3.7	5.1	37.0
	P(h)	65	2.2	3.1	4.3	5.8	38.1
	G	65	2.5	3.8	5.5	7.6	41.1
	P	65	3.6	5.0	6.8	9.2	26.7
-8.00(D)	G(h)	60	1.9	2.9	4.1	5.7	41.0
	P(h)	65	2.3	3.4	4.7	6.5	41.7
	G	65	2.8	4.2	6.2	8.8	46.4
	P	65	3.9	5.4	7.6	10.5	29.7
-9.00(D)	G(h)	60	2.1	3.1	4.6	6.4	45.2
	P(h)	65	2.5	3.7	5.2	7.3	46.1
	G	65	3.0	4.6	6.8	9.6	50.7
	P	60	4.1	5.8	8.2	11.1	24.1

G(h): 고굴절률 유리렌즈, 굴절률 → 1.806, P(h): 고굴절률 플라스틱렌즈, 굴절률 → 1.700
G: 크라운유리렌즈, 굴절률 → 1.523, P: 일반플라스틱렌즈, 굴절률 → 1.498

▼ 표 3-11 굴절률에 따른 (-)렌즈의 가장자리 두께와 무게 (계속)

굴절력	소재의 굴절률 (n_d)	기준직경	광학중심점에서 아래 거리 두께				기준직경에서 무게(g)
			15mm	20mm	25mm	30mm	
-10.00(D)	G(h)	60	2.2	3.4	4.9	6.9	48.3
	P(h)	65	2.6	4.0	5.7	8.1	50.6
	G	65	3.2	5.0	7.5	10.8	56.3
	P	60	4.3	6.3	9.0	12.8	26.3
-11.00(D)	G(h)	60	2.4	3.6	5.3	7.6	52.4
	P(h)	65	2.85	4.3	6.1	8.7	54.4
	G	55	3.4	5.5	8.2	-	32.3
	P	60	4.6	6.7	9.6	13.7	28.0
-12.00(D)	G(h)	60	2.5	3.9	5.8	8.3	56.7
	P(h)	65	3.0	4.6	6.7	9.6	59.1
	G	55	3.7	5.9	9.0	-	35.1
	P	65	4.8	7.2	10.5	15.2	30.3
-13.00(D)	G(h)	60	2.7	4.2	6.3	9.0	61.0
	P(h)	65	3.0	4.9	7.2	10.5	64.0
	G	55	3.9	6.4	9.9	-	38.0
	P	65	5.1	7.7	11.5	17.1	32.9
-14.00(D)	G(h)	60	2.8	4.5	6.8	9.85	65.5
	P(h)	60	3.3	5.3	7.8	11.5	50.6
	G	55	4.2	6.9	10.8	-	41.2
	P	-	-	-	-	-	-
-15.00(D)	G(h)	55	2.9	4.7	7.1	-	49.1
	P(h)	55	3.5	5.5	8.2	-	38.2
	G	53	4.4	7.4	11.8	-	38.4
	P	-	-	-	-	-	-
-16.00(D)	G(h)	55	3.1	5.0	7.5	-	52.1
	P(h)	55	3.7	5.8	8.8	-	40.6
	G	53	4.7	7.9	13.0	-	41.4
	P	-	-	-	-	-	-
-17.00(D)	G(h)	55	3.2	5.3	8.0	-	55.2
	P(h)	55	3.8	6.1	9.4	-	43.2
	G	53	4.9	8.5	14.3	-	44.8
	P	-	-	-	-	-	-
-18.00(D)	G(h)	55	3.4	5.6	8.6	-	58.5
	P(h)	55	4.0	6.4	10.1	-	45.9
	G	53	5.2	9.1	15.8	-	48.7
	P	-	-	-	-	-	-

G(h): 고굴절률 유리렌즈, 굴절률 → 1.806, P(h): 고굴절률 플라스틱렌즈, 굴절률 → 1.700
G: 크라운유리렌즈, 굴절률 → 1.523, P: 일반플라스틱렌즈, 굴절률 → 1.498

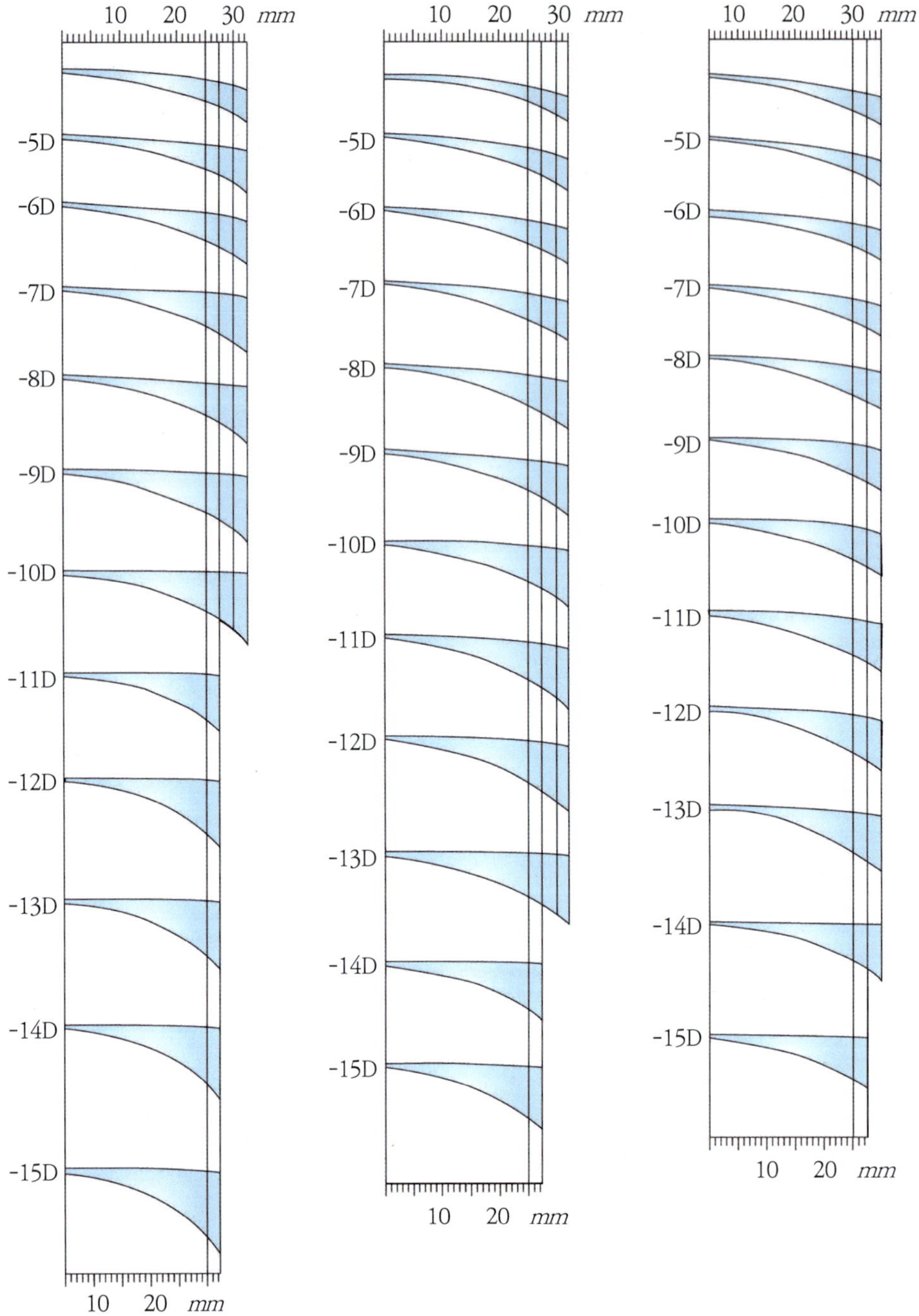

그림 3-82 굴절률별 가장자리 두께 단면도 (축척 75%)

고굴절률렌즈의 상품으로 좋은 점은 (-)렌즈는 가장자리 두께가 얇고, (+)렌즈는 직경지정 M.E.T.(Minimum Edge Thickness)가공으로 중심두께를 더욱 얇게 할 수 있다는 것이다.

두께를 얇게 하는 데는 고굴절률 소재 사용이외에도 비구면설계를 하면 상당한 효과가 있다. **비구면렌즈(Aspheric Lens)**의 본래 기능은 그림 3-73과 같이 주변부의 구면수차를 경감시켜 주변시야도 선명하게 하고 부차적인 왜곡수차의 경감으로 물체의 주변부가 휘어 보이지 않게 하는데 있다. 렌즈 주변부의 구면수차를 경감시킨다는 것은 주변부의 굴절력을 약하게 하는 것이다. 이렇게 하면 주변으로 갈수록 비례해서 곡률이 약해져서 (-)렌즈는 가장자리의 두께가, (+)렌즈는 중심두께가 얇아지는 것이다.

고굴절률렌즈는 비구면렌즈(Aspheric Lens, AS)로 만들어 두께 경감효과를 더 내도록 하는 것이 요즈음 추세이다.

특히 포인트테(Point Frame)에 고굴절률렌즈를 조제가공하는 일이 많아진 요즈음 굴절률 1.6 미만의 플라스틱렌즈는 경도가 작아 포인트작업, 즉 구멍뚫기에서 파손되기 쉽고 구멍뚫기와 나사조이기를 하여 완성했다 해도 사용 중 쉽게 나사조임부분이 깨진다. 따라서 **포인트테에는 반드시 경도가 강한 고굴절률렌즈**를 사용해야 한다. 그림 3-83~85은 비구면의 선명시야 확대의 본 기능과 두께 경감의 부수적 효과 내용이다.

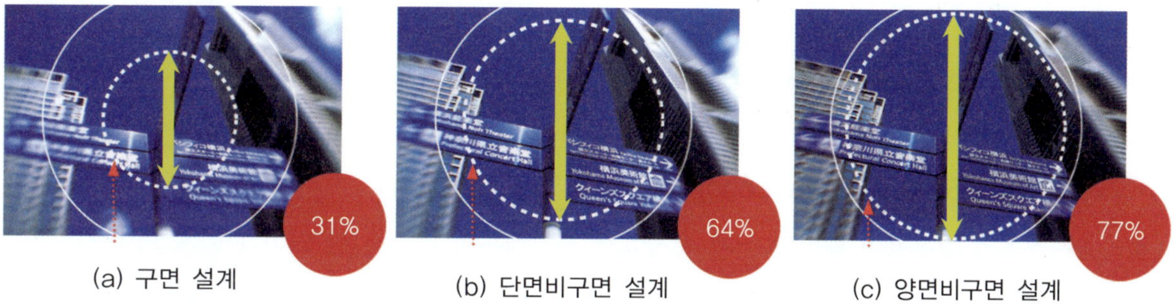

(a) 구면 설계 (b) 단면비구면 설계 (c) 양면비구면 설계

그림 3-83 75mmϕ S-7.00 D렌즈의 주변부 선명시야의 범위(자료 일본 H사)

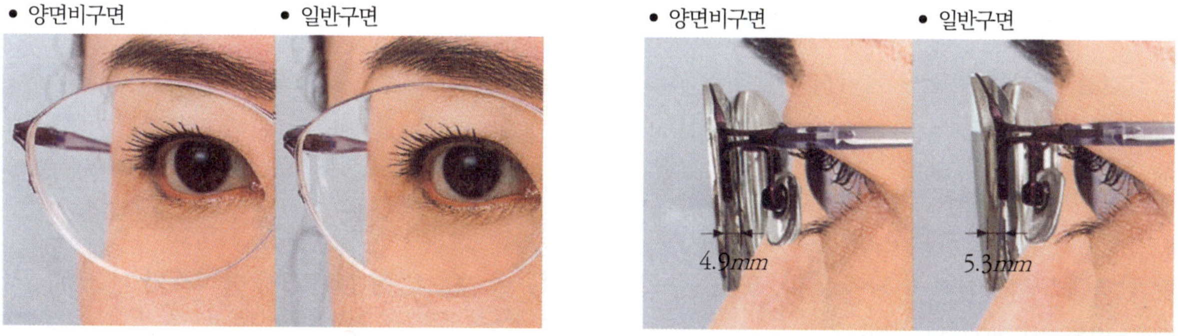

(a) 정면 귀방향 두께 (b) 광학중심점에서 28 mm 떨어진 가장자리 두께

그림 3-84 광학중심점에서 30mm 떨어진 굴절률 1.6, S-6.00D의 비구면 효과(자료 일본 H사)

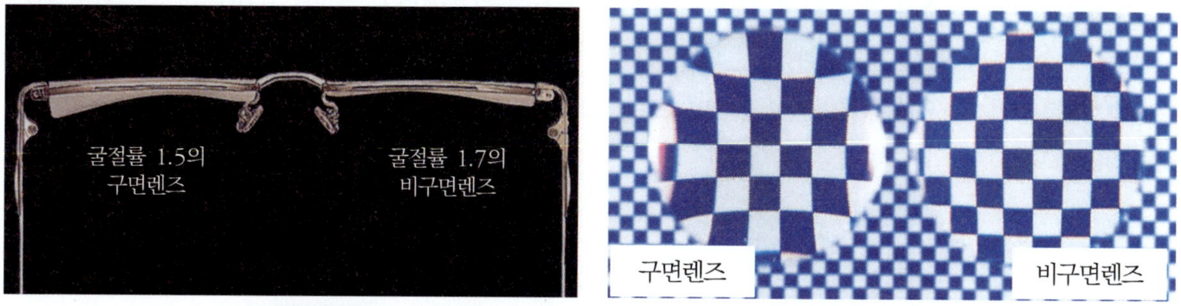

그림 3-85 비구면렌즈의 두께 경감효과와 왜곡수차 제거

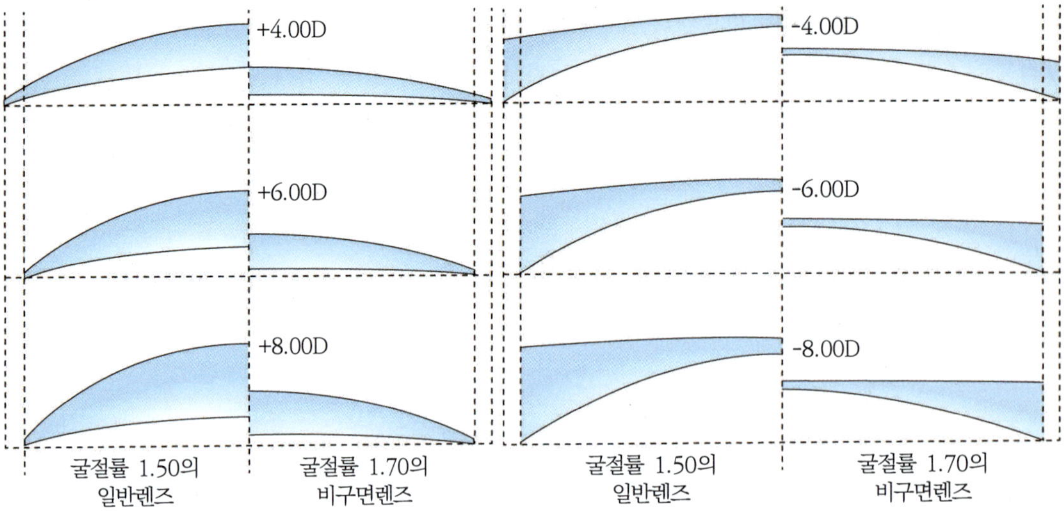

그림 3-86 비구면렌즈의 두께 경감효과(실측치, 자료 일본 T사)

8) 강화유리렌즈(Safety Glass Lens)

플라스틱렌즈가 점유율이 태반인 현재 시장에서 유리렌즈의 강화는 별 의미가 없게 되었으나 참고로 알아본다. 광학유리렌즈에 특수 강화처리를 하여 내충격성을 증가시킨 렌즈를 **강화유리렌즈(Safety Glass Lens)**라고 한다. 유리렌즈는 외부의 충격으로 파손되면 예리한 예각을 가진 파편이 되어 눈에 상해를 입히기 쉽다. 그러나 강화처리된 렌즈는 쉽사리 깨지지 않을 뿐 아니라 깨졌을 때에도 둔각으로 깨지도록 처리하여 눈에 상처를 입히지 않게 된다.

안경을 쓰는 사람들이 많아지고 안경을 쓰고 행하는 사회활동이 복잡다단하게 됨에 따라 스포츠를 비롯하여 교통사고 등 안경렌즈가 깨지면서 입는 상해가 많아지는 것을 막기 위해 강화렌즈가 필요하게 되었다.

미국에서는 식품의약국 즉, FDA(Foods & Drugs Adminstration)규격에 의해 내충격 시험에 합격한 안경렌즈만 공급하게 되어 있다. 또, 프랑스에서는 유·소아용 안경은 반드시 플라스틱 렌즈에 한하도록 법률로 규정하고 있다.

미국의 FDA가 규정한 내충격시험(Drop Ball Test)에서 정하는 강화렌즈의 기준은 그림 3-87에서와 같은 장치에서 무게 16.2g, 직경 15.87*mm*의 강철구슬을 1m 27*cm*의 높이에서 렌즈중심면에 수직 자유낙하시켜 렌즈가 파손되지 않아야 한다. 이 낙하충격에너지는 약 0.2J(Joule, 줄)이 된다. A.D.C. 플라스틱렌즈가 견딜 수 있는 외부충격에너지는 0.35J이다. 플라스틱렌즈가 전체 안경렌즈 수요의 대부분이 된 요즈음에는 이 강화테스트는 의미가 없다. 다만 일부 초고굴절률렌즈 등에서 광학유리가 사용되고 있어 참고로 실었다.

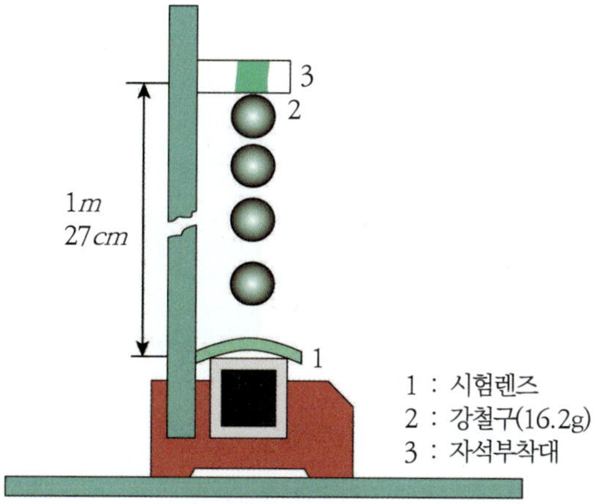

그림 3-87 미국 FDA의 강화렌즈 시험 규정(Drop Ball Test)

유리안경렌즈의 강화처리법은 **열강화법**과 **화학강화법** 그리고 래미네이트(Laminate)법의 세 가지가 있다. 이 가운데 실용적으로 가장 많이 사용했던 것은 화학강화법이다.

열강화법은 렌즈를 약 600~650℃까지 가열시켜 렌즈의 앞뒤 표면을 팽창시킨 다음, 약 2분간 바람으로 급냉시키면 팽창되었던 렌즈 앞뒷면이 수축되면서 표면층에 압축응력을 만든다. 그림 3-88에서와 같이 한 면에 외부충격이 가해지면 반대쪽의 표면에 인장응력이 발생된다. 유리렌즈가 쉽게 파손되는 원인은 바로 이 인장응력이 커지기 때문이다. 열강화로 생긴 압축응력이 이 인장응력을 억제시켜 쉽게 파손되지 않도록 하는 것이다.

화학강화법은 이온교환법이라고 하여 유리렌즈를 400~460℃ 정도 가열된 질산칼리(KNO_3) 용융염에 일정시간 동안 담가두는 **침잠법(Dipping)**을 사용한다. 약 20시간 침잠 후 이 용융염에서 유리렌즈를 꺼내어 실온에서 30분 동안 냉각시키면, 유리렌즈 표면층에 직경이 작은 나트륨이온(Na^+) 등이 직경이 큰 칼리이온(K^+)으로 교환되면서 렌즈 앞뒷면의 표면층에 압축응력층을 만들어 강화되는 것이다.

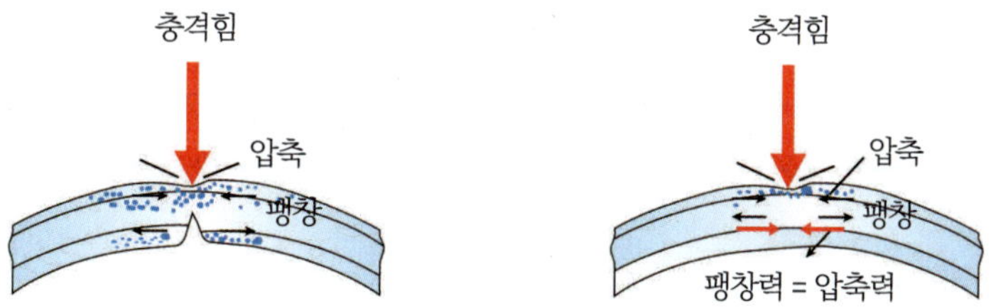

(a) 표면이 강화되지 않은 유리렌즈 (b) 표면 강화된 유리렌즈

그림 3-88 강화렌즈의 원리

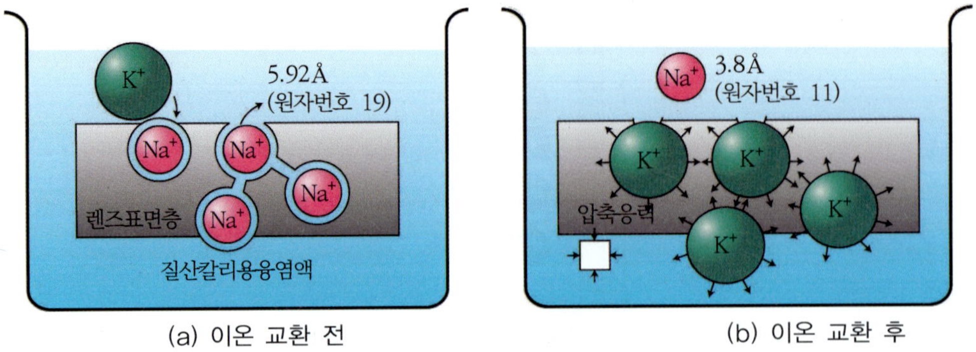

그림 3-89 유리렌즈의 화학강화

모든 광학유리렌즈에 화학강화의 효과가 나타나는 것은 아니다. 화학강화에 적합한 성분을 가지고 있는지 아닌지를 구별해야 한다. 표 3-12에 화학강화의 효과가 큰 렌즈의 성분 구성비를 나타냈다. 또, 강화작업을 할 때 이온교환 촉진제로 산화아연(ZnO) 또는 산화마그네슘(MgO)을 첨가해야 하고 유리성질을 강화하기 위해 산화알루미늄(Al_2O_3)을 넣을 필요도 있다.

▼ **표 3-12** 화학강화된 렌즈의 성분비(%)

성분 \ 렌즈	광학유리 1	광학유리 2
SiO_2	65.6	62.76
TiO_2	1.3	4.96
K_2O	8.59	7.16
Na_2O	9.98	6.93
CaO	2.20	0.18
MgO	0.03	0.00
Al_2O_3	2.84	1.93
B_2O_3	2.77	8.48
ZnO	5.62	6.98
Sb_2O_3	0.50	0.45

표 3-13에 열강화법과 화학강화법의 대비표를 실었다. 화학강화법으로 한 강화층의 두께는 60~100μ(미크론)으로 열강화법에 비교하여 얇지만 표면의 압축응력은 열강화법의 3배이고, 내부인장력은 1/4 정도로 낮다. 따라서 화학강화법으로 처리된 강화렌즈가 우수하므로 유리강화렌즈는 화학강화렌즈라고 해도 좋다. 특히 강화처리시기에 있어 열강화렌즈는 조제 가공시 안경사가 자르고, 다듬고 가장자리갈기가 끝난 단계, 즉 테에 넣기 전에 하지만, 화학강화렌즈는 메이커에서 대량으로 하는 것도 화학강화의 장점이다. 강화렌즈에 반사억제막처리의 코팅을 하면 내충격성이 약 15% 정도 저하된다.

▼ 표 3-13 열강화와 화학강화의 비교

종류 / 항목		열강화	화학강화
강화처리방법		가열 후 찬바람으로 급속히 냉각	KNO_3용융염에 침잠(Dipping) Na^+ → K^+의 이온 교환
처리온도		가열 600~650℃ 냉각 실온	KNO_3용융염 400~460℃
응력	압축	10~15(kg/mm^2)	30~45(kg/mm^2)
	인장	7~10(kg/mm^2)	2~2.5(kg/mm^2)
표면강화층 두께		400~600μ	60~100μ
왜곡검사기검사		잘 보인다.	보이지 않는다.
강화처리		반드시 가장자리 갈기 후	언제라도 좋다.
처리시간		2~5분	16~20시간
1회 처리 매수		통상 2매씩	20~수천매

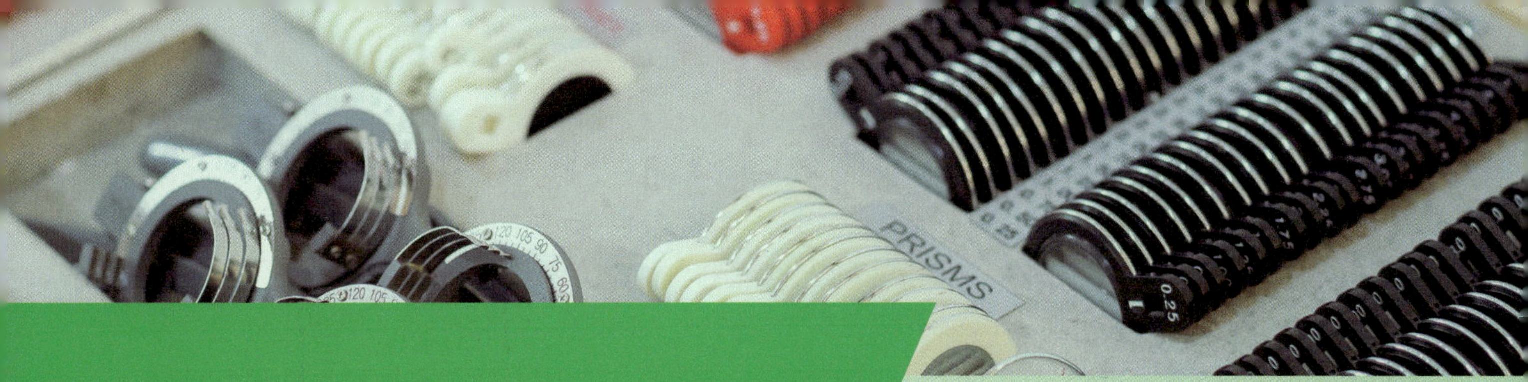

CHAPTER

04

특수렌즈

01 안내렌즈(I.O.L. Intraocular Lens)
02 저시력용렌즈(Optic Tools for Low Vision)
03 프레넬막렌즈(Fresnel Lens)
04 가림렌즈(Occuluder)
05 슬래브업 렌즈(Slab-off Lens)
06 사이즈렌즈(Size Lens or Iseikonic Lens)
07 비구면렌즈(Aspheric Lens)
08 프리즘처방 대처 편심렌즈와 편심인점
09 렌티큘러렌즈(Lenticular Lens)

01 안내렌즈(I.O.L. Intraocular Lens)

눈의 렌즈계는 각막과 수정체의 합성광학계와 방수 및 초자체의 매질로 구성되어 있다. 이들은 모두 광학적으로 일정한 굴절률을 가진 투명체이다.

이 가운데 수정체가 투명성을 잃고 혼탁하게 된 눈을 백내장이라고 한다. **백내장(Cataract)** 눈은 수정체의 불투명한 부분에서 물체로부터의 빛을 차단하게 되어 광학적 기능을 잃게 된다.

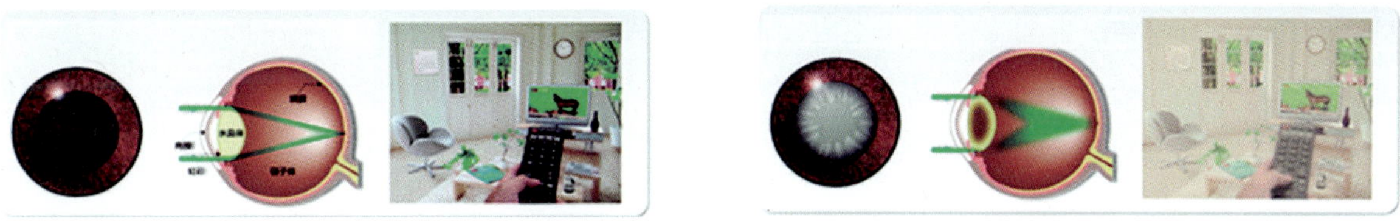

(a) 정상정인 눈-초점이 망막위에 맺힘 (b) 백내장-빛이 혼탁으로 인해 투과하지 못함

그림 4-1 정상안과 백내장안 비교

백내장 눈의 시력을 회복시키기 위한 수단으로 불투명하게 된 수정체를 적출(밖으로 꺼내는 것)하고 곧바로 눈 안의 일정한 위치에 수정체의 기능을 대신할 수 있는 인공렌즈를 삽입한다. 이 렌즈를 **안내렌즈(眼內, Intraocular Lens)**라고 부른다. 혼탁하게 된 수정체를 꺼낸 상태의 눈을 **무수정체안(Aphakia)**이라고 하는데, 이 무수정체안은 심한 원시상태가 되기 때문에 수정체를 대신할 강한 (+)렌즈가 필요한데 이 역할을 안내렌즈가 한다. 15~20년 전만해도 수술 후에 +10D 이상의 본딩 처리된 안경을 쓰던 경우가 많았지만 요즘은 보기가 힘들어졌다. 수정체 대신 눈 안에 삽입하는 인공 안내렌즈의 대중화로 백내장 수술 후에 바로 안내렌즈를 삽입하는 비율이 증가하였기 때문이다.

안내렌즈는 공기가 아닌 방수에 있게 되므로 아주 큰 굴절력을 가지게 된다.

정적굴절상태에서 수정체의 굴절력을 공기 중으로 꺼내게 되면 약 11.4디옵터(D)의 아주 큰 굴절력을 갖는 (+)렌즈가 된다. 안내렌즈만으로도 근시, 원시, 난시를 어느 정도 교정하는 것이 가능하다.

물론 눈 안에서도 렌즈를 어디에 두느냐에 따라 굴절력이 다르다. 또 교정 후에 가장 잘 보이는 위치를 원거리로 할 것인지 아니면 약한 근시상태로 교정할 것인가에 따라 교정굴절력이 다르게 된다.

안내렌즈는 1950년경에 영국의 Harold Ridley에 의하여 본격적으로 개발이 진행되었다. 아크릴수지로 만든 볼록렌즈로 직경이 8.35*mm*, 무게는 106mg이였다. 요즈음 안내렌즈와 비교하면 방수 중에서 약 10배 가까이 무겁다.

안내렌즈의 빛투과율은 수정체의 약 2배가 되어 자외선의 투과율도 대단히 높다. 따라서 무수정체안은 안내렌즈를 삽입한 후의 눈부심을 막기 위해 옅은 노란색을 띠는 재료가 좋다는 의견도 있다. 실제 렌즈를 만들 때에는 자외선 흡수성 피·엠·엠·에이(P.M.M.A.) 소재를 이용한다.

안내렌즈의 광학부(Optical Zone)는 피·엠·엠·에이(P.M.M.A., Polymethylmethacry-late), 폴리하이드록시메타크릴레이트(Polyhydroxymethacrylate) 등 투명도가 높은 합성수지를 사용하고,

지지부는 폴리아미드(Polyamide), 폴리프로필렌(Polypropylene) 등의 합성섬유 또는 합성수지를 사용한다.

또 다른 소재로는 '실리콘 고무(Silicone Rubber)'가 있다.

실리콘(Silicone)의 생체친화성은 잘 알려져 있어 다른 인공장기 분야에서도 널리 이용되고 있다. 실리콘 고무(Silicon Rubber)의 좋은 점은 유연한 탄력성(Flexibility)이다. 접고 펼 수가 있어 안내렌즈를 삽입할 때 작게 접어서 삽입할 수 있으므로 직경 6*mm* 이상인 렌즈를 삽입할 때 절개상흔을 작게 해도 된다. 안내렌즈는 반영구적으로 렌즈의 교환이나 관리가 필요 없다. 최근의 렌즈는 부드러운 아크릴렌즈로 작게 접어 2~3*mm* 정도의 절개 창으로 눈 안에 삽입할 수 있으므로 나중에 봉합할 필요도 없으며 수술 후에 합병증을 유발할 가능성도 매우 적다.

실리콘 고무는 내열성이 우수하고 증기열로 멸균이 가능하다. 안내렌즈는 **전방안내렌즈**, **홍채지지형 안내렌즈**, 그리고 **후방안내렌즈**가 있으나 지금은 거의가 후방안내렌즈를 사용하고 있다.

백내장 수술의 경우 일반적으로 국부 마취 안약을 점안하여 눈만을 마취시키며, 수술은 15~30분 정도가 소요된다. 수술법으로는 초음파 유화 흡입술이 가장 많이 사용되고 있다. 참고로 간략한 수술 순서를 그림 4-2에 실었다.

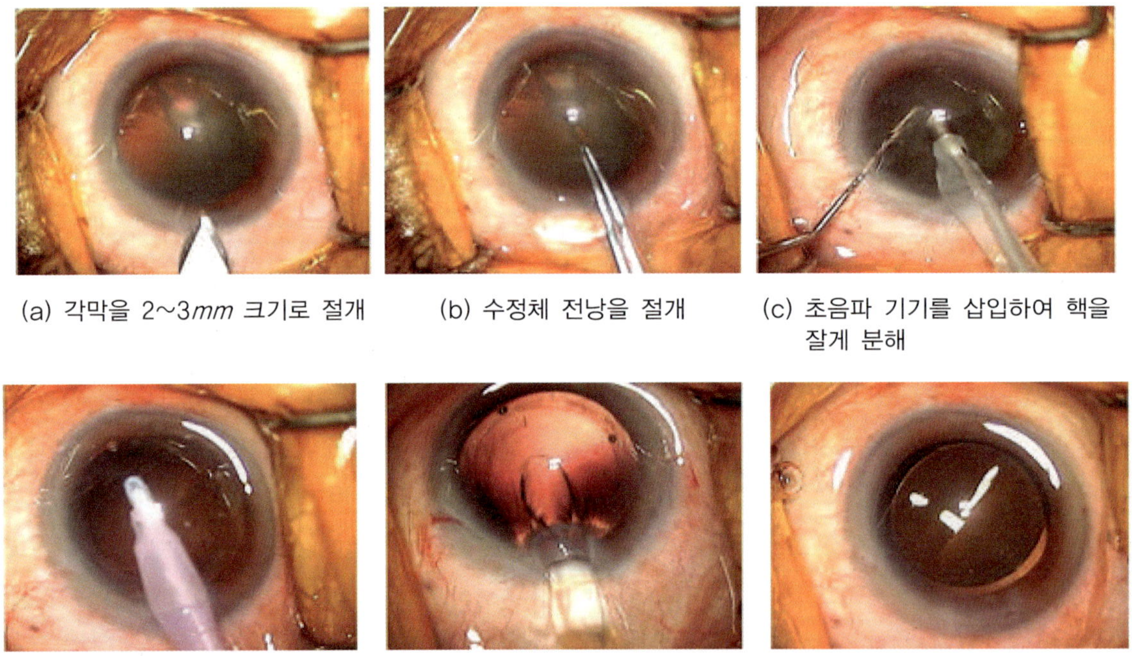

(a) 각막을 2~3*mm* 크기로 절개

(b) 수정체 전낭을 절개

(c) 초음파 기기를 삽입하여 핵을 잘게 분해

(d) 초음파를 사용하여 핵과 피질 등을 흡입

(e) 접힌 상태의 안내렌즈를 삽입

(f) 수술 완료

그림 4-2 백내장 안내렌즈 삽입 수술

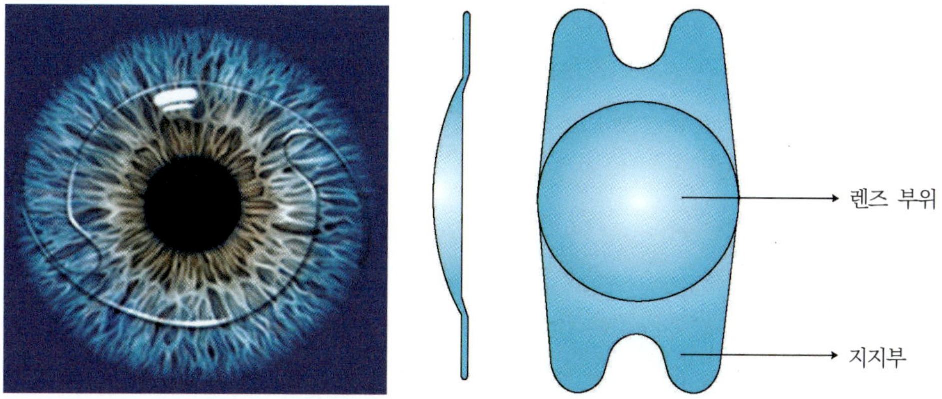

전방안내렌즈를 삽입한 상태

그림 4-3 전방안내렌즈

전방안내렌즈는 전방에 고정시키므로 그림 4-3에서와 같이 삽입하고 난 후 외부에서 렌즈가 들어 있음을 볼 수 있다. 렌즈의 지지부는 각막과 홍채가 이어지는 우각에 위치시킨다.

다음 홍채지지형 안내렌즈에서는 홍채에 가장 가까운 전방에 매설하고 렌즈 고정을 위한 지지는 홍채의 일부를 이용한다.

마지막으로 후방안내렌즈는 전방안내렌즈와는 다르게 그림 4-2와 같이 홍채의 뒤쪽에 삽입하게 되는데 지지방법은 그림 4-2에서와 같이 모양체 근부에 잡아 매거나, 낭외적출 후에 남아 있는 후낭 안에 지지한다.

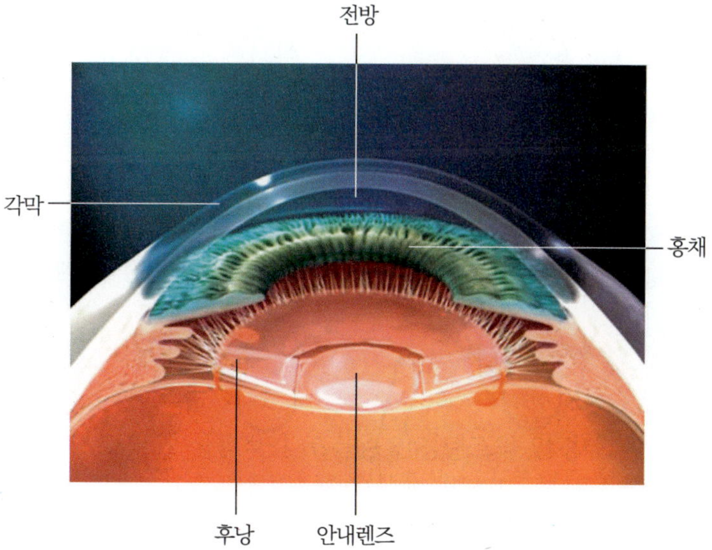

그림 4-4 후방렌즈의 삽입 예

루프(Loop) 곧 렌즈지지부는 거의 대부분 렌즈부와 같은 재질로 된 것이다. 루프 수는 2개로 거의 대부분 상하 양끝에 좌우로 만들어져 있다.

그림 4-5에서와 같이 루프를 포함한 렌즈의 지름은 13.00mm 정도이고, 순 렌즈만의 지름은 약

6mm이며 루프의 굵기는 약 0.15mm로 탄력성이 있다. 루프의 기울기는 볼록면 쪽으로 10° 경사지도록 설정한다.

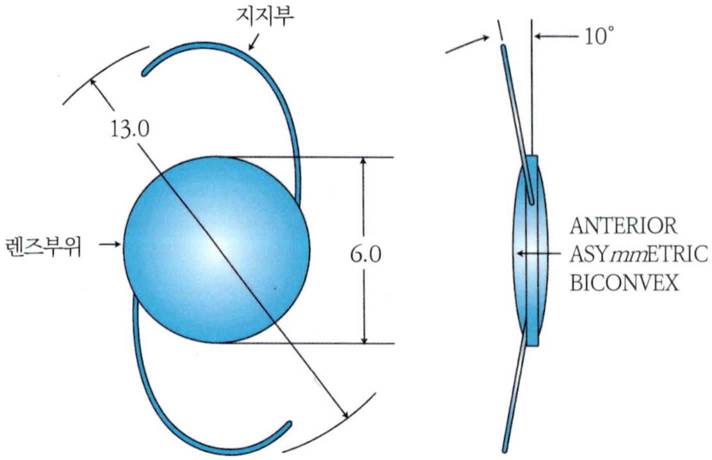

지지부각도	지지부간거리	렌즈직경	굴절력범위
3~10°	11.5~13.0 mm	5.5~6.5 mm	-10.00 D~+30.00 D (0.50~1.00 D 단위)

그림 4-5 최근 사용되는 후방안내렌즈의 사양

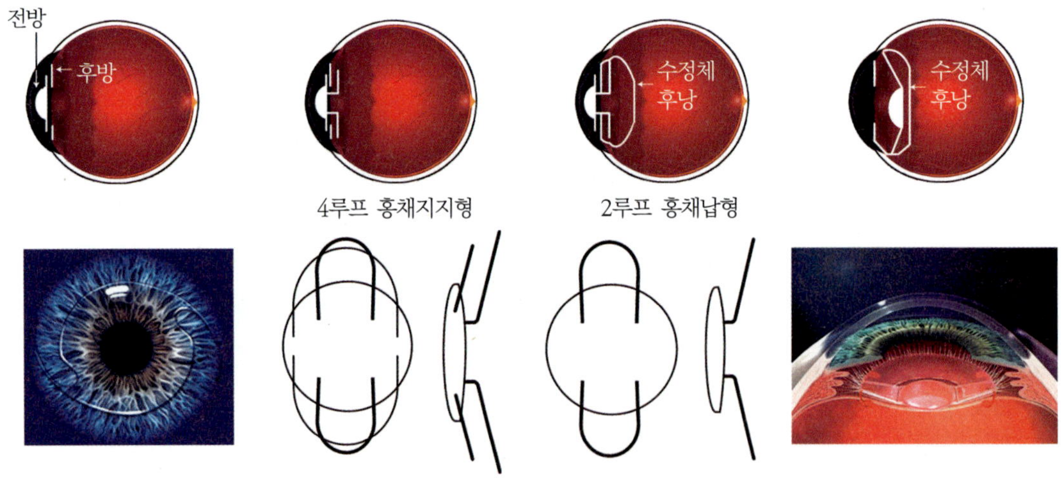

(a) 우각지지형 전방안내렌즈 (b) 홍채지지형 전방렌즈 (c) 후방렌즈

그림 4-6 형태에 따른 안내렌즈의 종류

안경렌즈로 무수정체안을 교정할 경우 망막상의 확대율이 약 30%, 콘택트렌즈는 7~10% 정도인데 비해서 피·엠·엠·에이(P.M.M.A.) 재료를 사용한 안내렌즈에서는 변화가 거의 없다. 방수 중에서 안내렌즈의 굴절력은 약 18.2D이다.

좋은 후방안내렌즈의 조건은 다음과 같이 정리할 수 있다.

① 수정체와 거의 같은 광선 투과율을 가지고 있으며 색의 구별이 자연스러워야 한다.
② 자외선과 가시광선의 단파장 영역의 일부를 흡수하여 망막에서 부담을 주지 않아야 한다.
③ 자외선 흡수제는 극소량 첨가 하여야 한다.
④ 지지부는 쉽게 파손되지 않으면서 유연성이 있어 삽입 시 조작이 쉽고 수정체낭내 안정성이 있어야 한다.

안내렌즈의 종류는 크게 나누어 **단초점안내렌즈(Monofocal-IOL)**와 **다초점안내렌즈(Multifocal-IOL)**로 나눌 수 있다.

가) 단초점안내렌즈(Monofocal-IOL)

백내장 수술에서 사용되는 안내렌즈는 단초점렌즈가 가장 일반적이다.

수정체에는 그 자체가 팽창하거나 수축하며 초점을 맞추는 능력, 즉 **조절력**을 갖고 있다. 하지만 백내장 수술로 수정체를 모두 적출하고 나면 조절력을 잃게 되고, 수정체 대신 삽입되는 단초점안내렌즈는 굴절력이 하나인 렌즈이다. 어느 정도의 거리에 초점을 맞추고 싶은가는 고객의 생활 스타일에 따라 처방굴절력을 선택하게 된다.

수술 후에는 눈의 조절능력이 없어지기 때문에 선명시 범위가 한정된다. 따라서 택시 등 운전을 주로 하는 경우에는 원거리를 보는 비율이 높으므로 원거리가 잘 보이도록 원거리용 안내렌즈를 선택하고, 책이나 신문을 읽는 등 주로 근거리를 봐야 하는 경우에는 근거리용으로 교정한다.

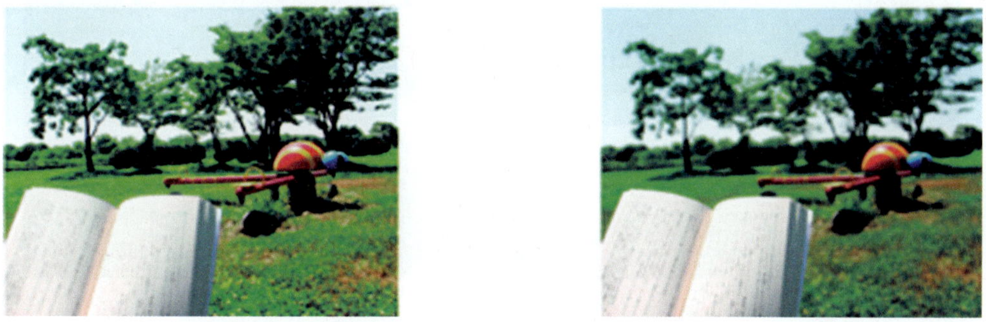

(a) 원용중시 (b) 근용중시

그림 4-7 단초점안내렌즈의 시야 이미지

원용시력을 중시하는 경우에는 근거리를 볼 때는 따로 근용안경을 써야하고, 반대로 근용시력을 중시한 안내렌즈라면 멀리를 볼 때에는 따로 원용안경이 필요하게 되므로 개인의 생활 환경이나 스타일에 따라 안내렌즈를 택하여야 한다.

참고 사항은 다음과 같다.

근시가 아니였고 현재 돋보기, 즉 근용안경을 사용하고 있다면 원용중시로 하고 근시로 현재 원용안경을 쓰고 있고 가까운 곳을 볼 때 원용안경을 벗고보면 잘 보일 때는 근용중시의 안내렌즈를 선택하면 좋다.

앞에서 말한 것처럼 안내렌즈를 삽입한 후에 눈부심을 막기 위해서 옅은 노란착색렌즈를 사용하여 왔지만, 투명한 재료를 사용하면서 고객이 느끼는 색감의 변화로 인한 위화감을 줄이기 위해 최근에는 백내장 수술 후에도 색상 인식이 자연스럽도록 20세 전후의 수정체 색에 가까운 착색렌즈를 사용하기도 한다.

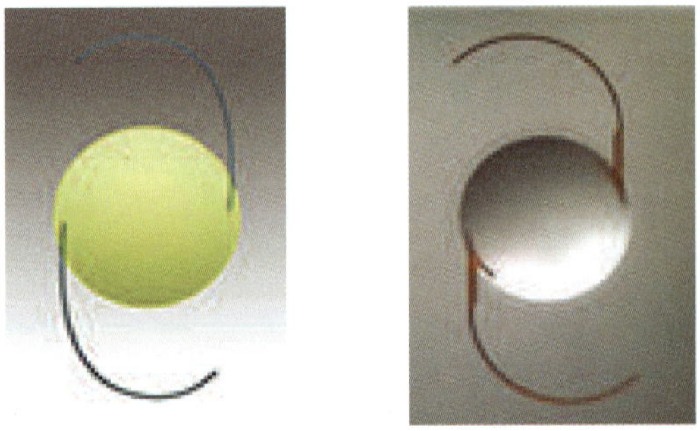

그림 4-8 착색 안내렌즈와 비착색 안내렌즈

야간에 시야가 어두운 경우 많은 빛을 확보하기 위해 동공이 커지게 되면 수정체 주변부를 지나는 빛이 증가하여 구면수차(Spherical Aberration)가 커지게 되어 망막상이 흐려진다. 상의 질(선명도)을 향상시키기 위해 **비구면안내렌즈**를 사용한다. 비구면안내렌즈는 어두운 곳에서 콘트라스트, 즉 대비감도를 개선하여 야간 시야가 쾌적해진다.

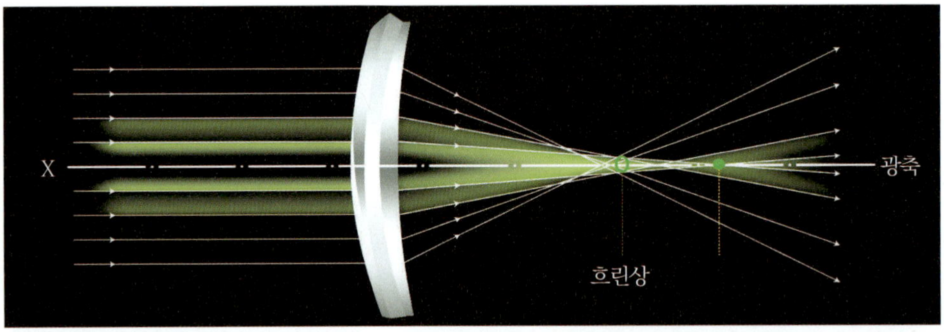

(a) 구면렌즈

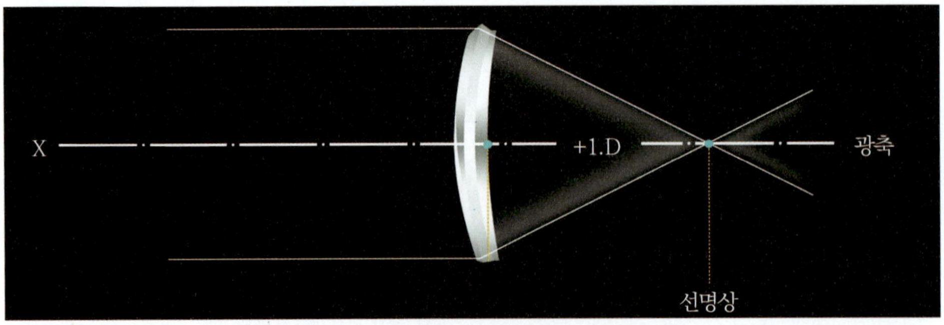

(b) 비구면렌즈

그림 4-9 비구면안내렌즈의 구면수차 경감

난시교정용 단초점안내렌즈도 근시 또는 원시교정용 단초점안내렌즈와 마찬가지로 원용 또는 근용 중시 하나만 택할 수 있어 다른 거리를 볼 때에는 따로 안경이 필요하다. 그림 4-10은 난시교정용 단초점안내렌즈로 아크릴 소재로 착색되어 있으며 비구면렌즈다.

제작 도수는 구면굴절력 S값은 +6.0~+30.0D(0.50D 단위)로 대략적으로 +20.0D가 정시이며 그 이하는 근시, 그 이상은 원시교정으로 생각하면 된다. 실린더굴절력 C값은 -1.00~-4.00D(0.50D 단위)이다.

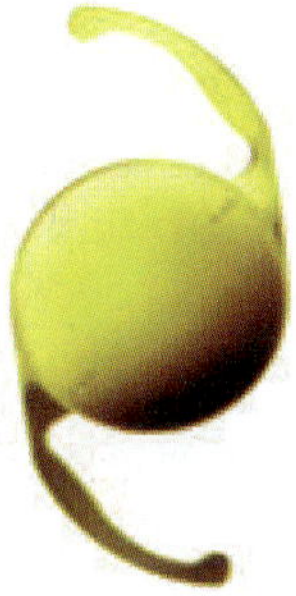

그림 4-10 난시교정용 단초점안내렌즈(A사)

각막 형상에 문제가 있는 경우에는 이 난시교정용 단초점안내렌즈를 삽입하지 않는 것이 좋을 수도 있다.

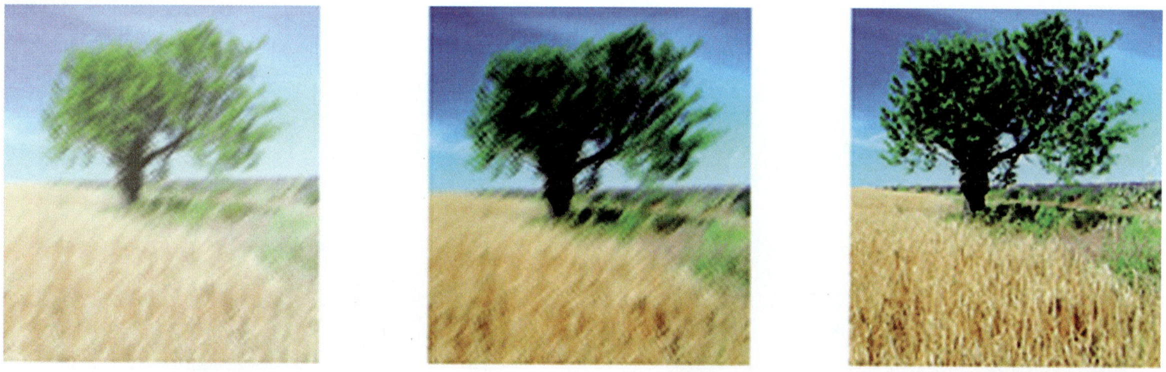

(a) 백내장과 난시로 인한 흐릿한 시야 (b) 일반 구면렌즈 (c) 난시교정렌즈

그림 4-11 난시성 비정시가 있을 경우 안내렌즈에 따른 시야 이미지 비교

나) 다초점안내렌즈(Multifocal-IOL)

단초점안내렌즈의 결점을 보완한 것이 다초점안내렌즈이다. 굴절이나 회절 등 빛의 성질 이용하여 원거리와 근거리 모두 잘 보이도록 설계되어 있다. 굴절형과 회절형이 있다.

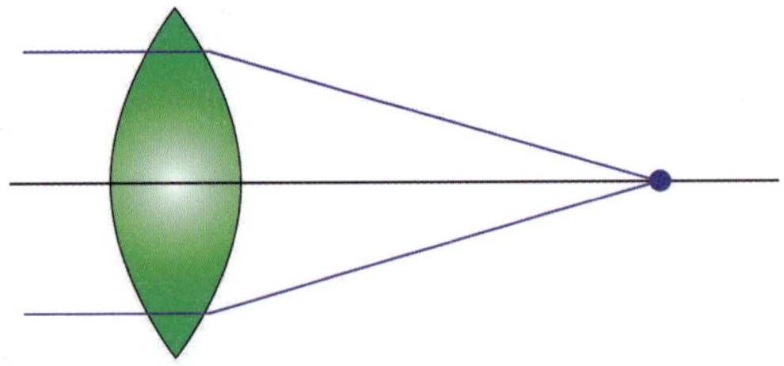

(a) 단초점(원거리 또는 근거리만 잘 보임)

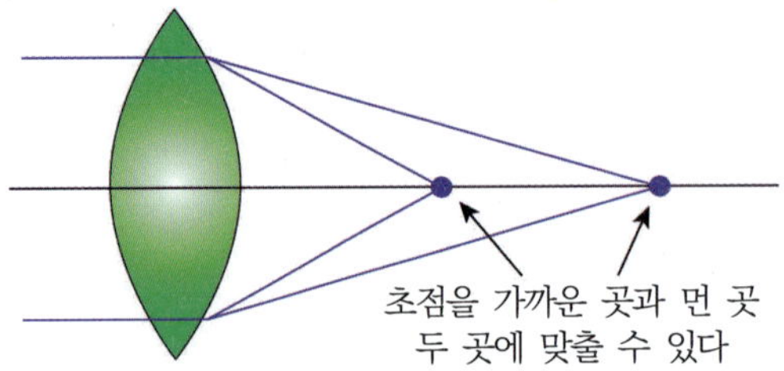

(b) 다초점(원, 근거리 모두 잘 보임)

그림 4-12 단초점과 다초점안내렌즈

(1) 굴절형

렌즈 부분에 그림 4-14와 같이 동심원 형태로 원용과 근용의 다른 굴절력이 교대로 반복되는 구조를 갖는다. 원거리를 볼 때 유용한 디자인이다. 렌즈 구조상 근거리 시력을 얻으려면 동공의 크기가 영향을 미치므로 비교적 젊은 층에게 적합하다. 회절형에 비하여 야간의 시야가 안 좋다거나 빛 번짐 현상 즉 글레어(Glare)라 불리는 달무리 현상이 나타나기 쉽다고 알려져 있다.

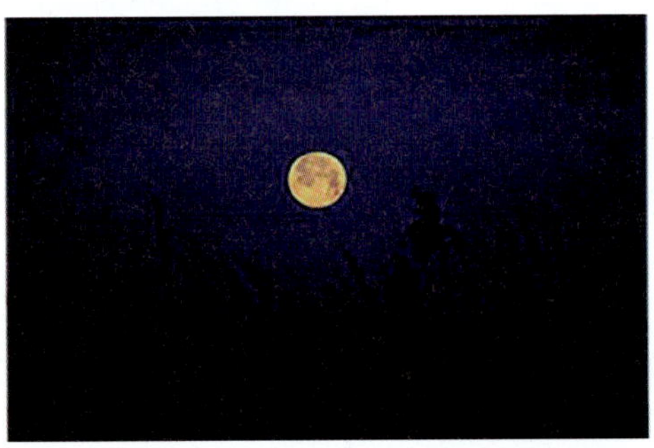

(a) 선명상

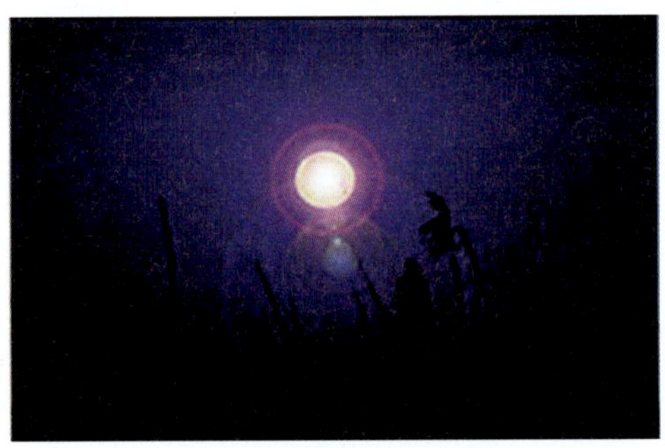

(b) 빛 번짐(Glare)

그림 4-13 안내렌즈에서의 빛 번짐 현상

동심원 형태로 렌즈 중심부부터 밖으로 원, 근, 원, 근, 원 5개의 영역으로 나눠져 있다. 중간~원거리를 볼 수 있으며 40*cm* 미만의 거리는 안경이 필요할 수도 있다. 동공 크기에 영향을 받지만 콘트라스트 감도의 영향이 적어 단초점렌즈와 비슷한 정도의 선명한 원용 시야를 제공한다. 하지만 동공이 3*mm* 이하로 작아질 경우 근거리 보기가 불편할 수 있다.

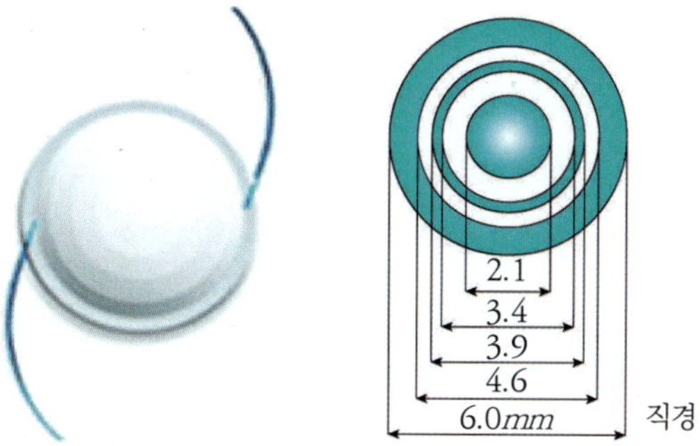

그림 4-14 굴절형 다초점안내렌즈의 동심원 구조(청색은 원용, 백색은 근용 영역)

(2) 분절형

굴절형 구조와는 달리 근용 영역이 렌즈 아래쪽에 있는 구조다. 원용과 근용부(주시 거리 30~40cm)의 경계가 적어 시선의 이동이 부드럽고 빛 번짐 현상이 적으며 동공의 크기에 영향을 받지 않아 양호한 근거리 시력을 얻을 수 있다. 가입도수는 +1.50D와 +3.00D가 있으며 C+0.25~+12.00D(0.01D 단위) 범위의 난시성 비정시교정이 가능하다.

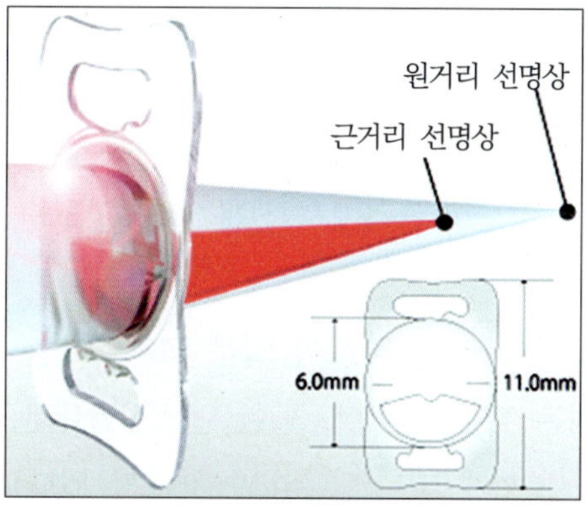

(a) 구조

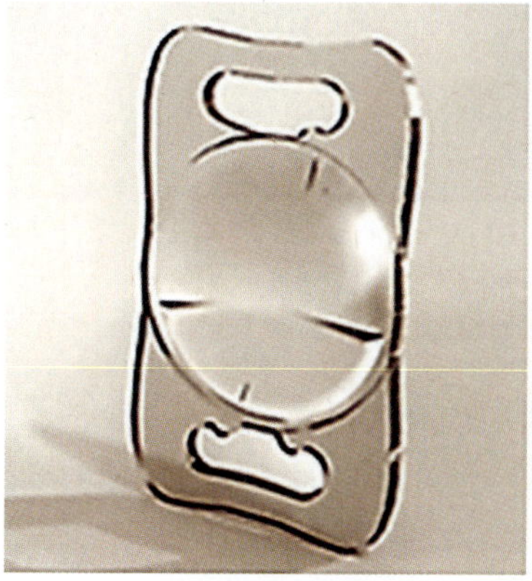

(b) 근, 원시용 구면렌즈

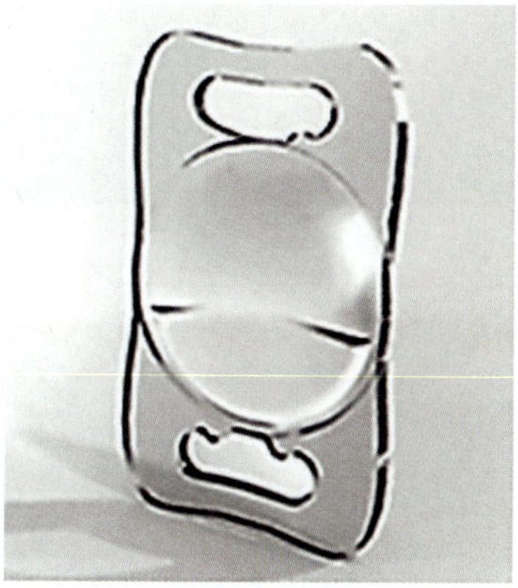

(c) 난시교정 토릭렌즈

그림 4-15 분절형 다초점안내렌즈

(3) 회절형

동심원 상에 계단 형태의 단차(段差)를 갖는 구조를 가지며 눈 안으로 입사되는 빛의 회절 현상을 이용하여 원거리와 근거리(독서거리 30*cm*)를 모두 볼 수 있다.

원거리, 근거리 모두 잘 보이는 것이 이점이지만, 하나의 빛을 원거리와 근거리로 나누는 구조를 갖다 보니 중간거리는 보기 어렵고 콘트라스트 감도가 좋지 않다. 동공의 크기에 별로 영향을 받지 않으므로 일반적으로 동공이 작은 고령자에게도 안심하고 이용 가능하다.

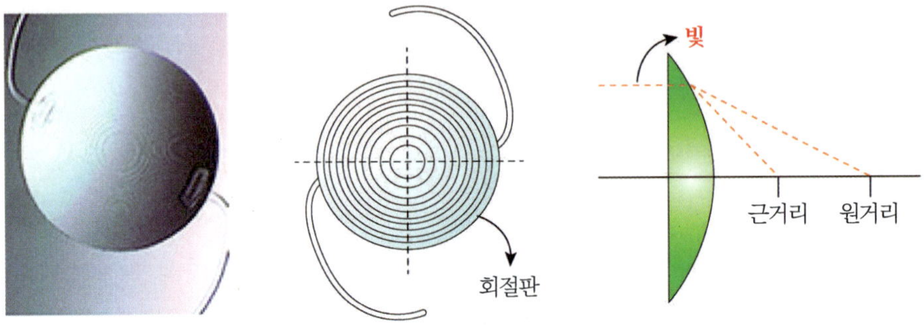

그림 4-16 회절형 안내렌즈

다초점안내렌즈는 젊은 때와 같은 선명하고 쾌적한 시야를 얻을 수는 없다. 따라서 백내장 수술 후 근용안경을 사용하고 싶지 않다고 생각하는 손님에게 권하는게 좋다. 안내렌즈 처치를 할 수 없는 안경사에게는 이 점이 중요하다. 30~40*cm* 거리에서 신문 글자 정도를 읽을 수 있고 그 이상 작은 글자를 볼 때에는 근용안경이 필요하다.

수술 효과는 개개인의 눈의 조건에 따라 다르며 일부 고객에게는 야간에 자동차 불빛이나 가로등 불빛 등이 번져서 보기 어려워지는 경우도 있다. 또한 단초점안내렌즈와 비교했을 때 콘트라스트 감도의 저하가 일어나며 눈부심을 느끼게 된다(단, 개인 차이가 있다).

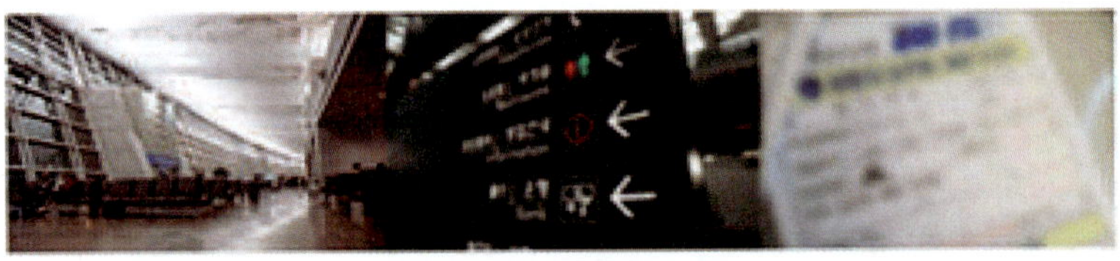

원거리 중간거리 근거리

(a) 단초점

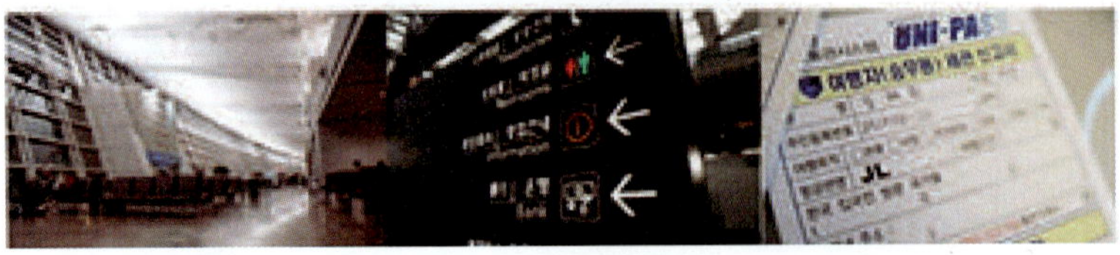

원거리 중간거리 근거리

(b) 다초점

그림 4-17 단초점과 다초점안내렌즈의 거리별 선명도

안질환이 있는 경우는 다초점안내렌즈는 효과가 없을 가능성이 있고 적응이 되지 않을 수도 있다. 따라서 다초점안내렌즈는 충분한 적응검사가 필요하다. 개개인의 눈 상태에 따라 달라지므로 필요한 검사를 모두 실시하여 다초점안내렌즈가 맞는지 확인해야 한다. 각막의 치유상태에 따라 나중에 각막에 난시가 생기는 경우가 있어도 안내렌즈는 안경처럼 그때마다 매번 바꿀 수 없으므로 단초점안내렌즈를 삽입하고 나중에 누진 다초점 안경 등을 선택하는 것이 경제적이고 편리하다고 지적하는 전문가들도 있다.

단초점안내렌즈는

① 안경을 쓰는 것이 불편하지 않고 익숙한 사람
② 야간에 운전하는 경우가 많은 사람
③ 디자이너, 사진 작가 등 근거리에서 세밀한 작업을 하는 직업을 가진 사람
④ 녹내장 등 안질환이 있는 경우

권하고,

다초점안내렌즈는

① 안경을 쓰고 싶지 않은 사람
② 누진굴절력 콘택트렌즈를 사용해 본 사람
③ 백내장 이외에 안질환이 없는 사람
④ 근거리 세밀한 작업을 하지 않는 사람에게

권하면 좋다.

인구 노령화로 인해 백내장 수술을 받아야 하거나 이미 수술을 받은 고객들이 많아졌다. 백내장 피수술자 2명 중 1명이 40~50대일 정도로 백내장 수술 연령이 점차 낮아지고 있다. 안경원에 방문하는 고객들에게 전문가적인 입장에서 상담도 해주고 수술 후 시력 교정이 필요한 경우 안내렌즈에 대한 이해를 바탕으로 다양한 목적의 안경도 제안해줄 수 있어야 한다.

백내장 수술 후 안내렌즈를 삽입하게 되면 눈의 상태가 변하여 지금까지 사용했던 안경이 잘 맞지 않게 되므로 새로운 안경을 맞춰야만 한다. 개인 차이가 있지만 일반적으로 수술 후 1~2개월이 지나면 나안시력이 안정된다고 알려져 있다. 그 사이에 수술로 생긴 상처가 아물면서 각막이 당겨지거나 하면 난시 등이 발생할 수 있으므로 수술 직후에 잘 보였던 것이 2~3개월 후에는 잘 안보이는 경우가 생길 수 있다. 따라서 가능하면 2~3개월 정도 지나서 상처가 아물고 안정된 시기에 안경을 구입하도록 안내하는 것이 좋다.

다만 안경 없이는 일상생활 · 사회생활이 곤란한 경우라면 일단 안경을 만들었다 2~3개월 후 안경렌즈를 교환할 것을 납득시킨 후에 시력검사를 다시 실시하여 새로운 안경을 만들도록 한다.

백내장 수술 후 시력이 저하되는 합병증은 다음과 같다.

매우 드물지만(빈도는 2,000~5,000명에 한 명) 가장 치명적인 수술 조기의 합병증으로 세균성 안내염이 있다. 수술 직후 아무 문제 없었으며 선명하게 잘 보이게 됐음에도 수술 후 3일에서 7일 후 급격하게 잘 안보이게 된다. 강한 통증이나 심한 충혈이 생긴 경우에는 의심해 볼 수 있다. 방치하면 실명하게 될 위험이 있으므로 조기 치료가 중요하다.

또 성공적으로 백내장 수술이 이루어졌다고 하더라도 수술 후 몇 개월 혹은 몇 년후 안내렌즈를 삽입한 수정체낭이 혼탁되어 수술 전과 같이 안개 낀 것처럼 보이게 되는 후발 백내장이 생길 수도 있다.

수정체는 수정체낭이라는 투명한 막에 포장된 세포 덩어리로, 백내장이 되면 이 세포 덩어리가 혼탁해진다. 실제로 수정체낭에 구멍을 뚫어 중간의 탁한 세포 덩어리만을 적출한 후, 수정체낭 안에 인공의 렌즈를 넣어 수술을 끝낸다. 수술 후 수정체낭 안에 약간의 세포가 남아, 이 남은 세포가 또 증가하여 혼탁해지는 것을 후발 백내장이라고 한다.

앞에서 말한 것처럼 본래의 수정체를 제거하고 안내렌즈를 삽입하면 눈부심이나 안내렌즈 종류에 따라서는 파랗게 보이게 되는 등 위화감을 느끼는 경우가 있다.

최근의 안내렌즈는 황색 등으로 착색되어 있어 눈부심을 막도록 되어있지만 그럼에도 불구하고 눈부심을 느끼는 경우 눈부심을 차단하기 위해 색이 진한 선글라스를 착용하게 된다. 하지만 전문가의 조언 없이 무작정 진한 선글라스를 사용하면 실명에 이를 수도 있는 녹내장을 유발하는 경우가 있다고 전문가들은 지적한다. 색이 진한 선글라스를 쓰게 되면 동공이 커져 더 많은 유해광선이 안구에 유입되기 때문이다.

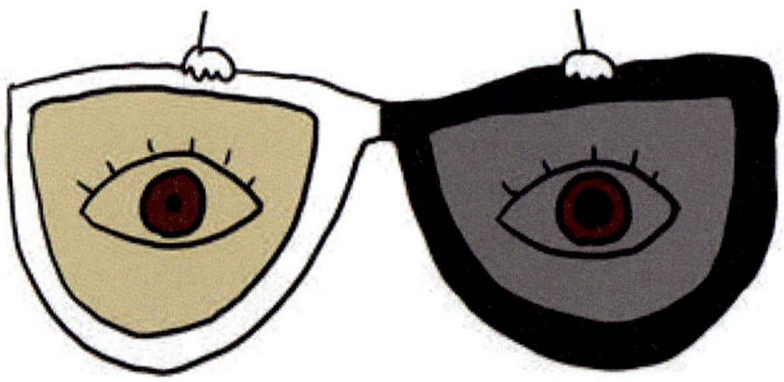

그림 4-18 렌즈 컬러 농도에 따른 동공의 크기

따라서 전문가(안과의사 혹은 안경사)와 상담을 통하여 적절한 농도와 색조의 안경을 선택해야만 한다. 안경렌즈가 자외선에 자동으로 반응하여 선글라스의 역할을 하는 감광렌즈가 편리한데, 그 보다 선글라스와 같은 색상은 있지만 수정체와 비슷한 투과성을 갖고 있어 수술 전과 같은 자연스러운 시야, 색감을 제공하여 밝고 쾌적하게 보이게 하는 컬러필터렌즈가 나와 있다.

그림 4-19는 정상인의 눈으로 본 자연스런 색채감의 시야이다. 정상인은 수정체에서 단파장 빛을 어느 정도 차단하여 눈부심을 완화시킨다.

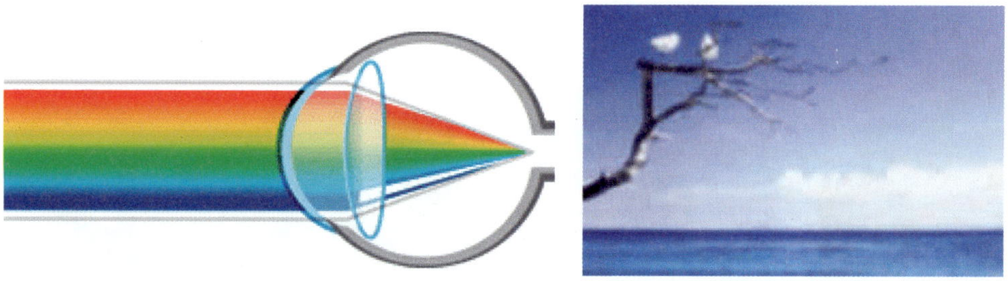

그림 4-19 정상인의 색채감

그림 4-20은 백내장 수술 후 인공수정체를 삽입한 경우이다. 안내렌즈로 시력은 개선되었지만 투명도가 높아져 수술 전보다 황색계열을 강하게 느끼게 되며, 특히 유해한 자외선이나 청색광이 눈 안으로 많이 들어오게 되어 눈부심이나 빛 반사 등을 느끼게 된다.

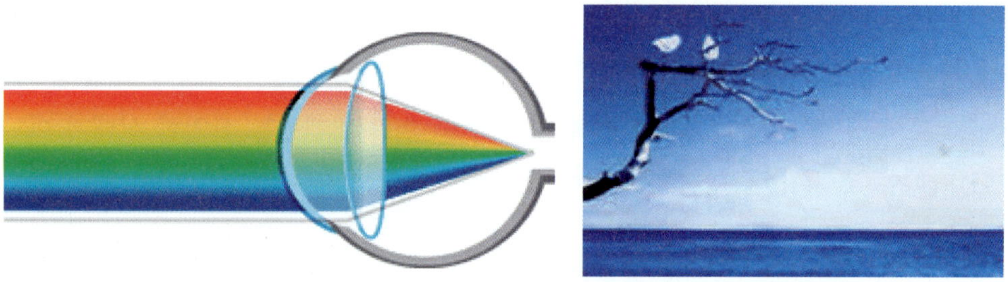

그림 4-20 백내장 수술 후 안내렌즈 삽입 시의 색채감

그림 4-21은 수정체와 거의 비슷한 투과율을 갖는 컬러필터렌즈를 착용하여(청색계열을 감소시킴) 정상인이 보는 색채와 거의 비슷하고, 렌즈가 단파장 빛을 차단하여 눈부심을 덜어준다.

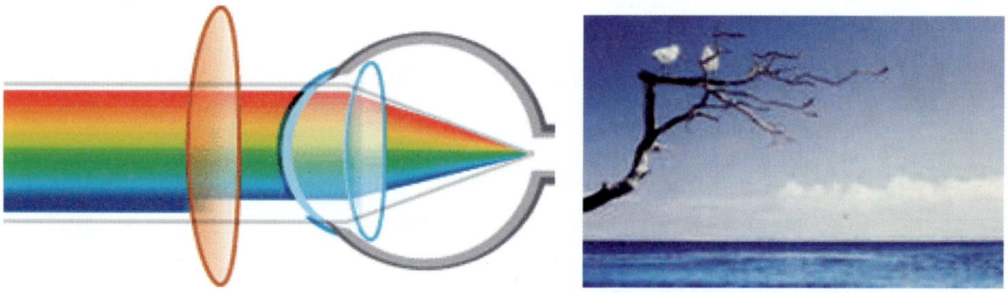

그림 4-21 컬러필터렌즈 착용 시의 색채감

백내장 수술 후 보호안경은 눈 주변부에서 들어오는 빛까지 차단시켜 눈부신 광선이나 자외선으로부터 눈을 보호할 수 있다.

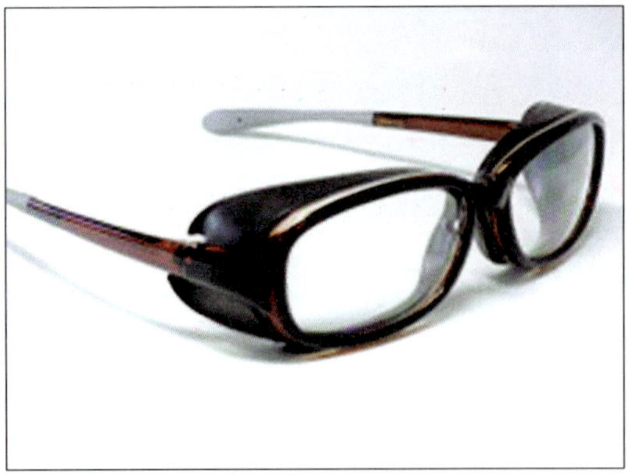

(a)

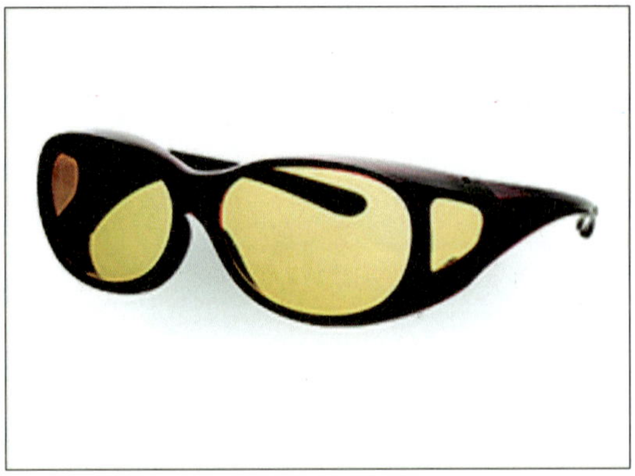

(b)

그림 4-22 백내장 수술 후 보호안경

백내장 수술 후 안내렌즈를 삽입한 경우에 안경원에서 시력검사가 좀 어렵다. 검사 시 주의점을 소개하면 다음과 같다.

자동 타각 굴절검사기를 사용하여 측정할 때 측정광이 안내렌즈에 반사되어 측정이 어려울 수 있다. 계속 시도해도 측정이 안 되는 경우라면 백내장 수술 후 안내렌즈를 삽입한 상태가 아닌지 확인이 필요하다. 안내렌즈, 즉 IOL 모드로 전환하여 측정할 수 있는 검사기기가 있다.

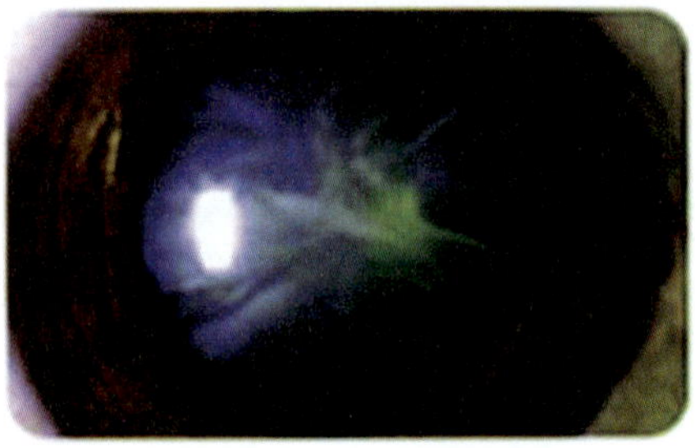

(a) 백내장 눈 수정체

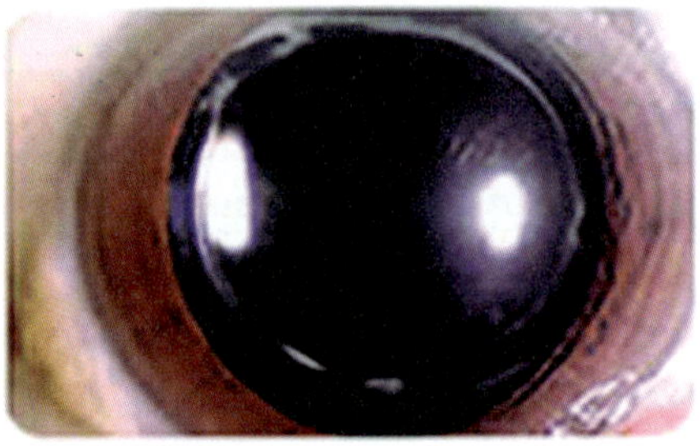

(b) 안내렌즈 삽입 후

그림 4-23 백내장 수술 후 안내렌즈 삽입

두 번째로는 안과에서 **모노비전**(Mono Vision) 형태로 백내장 수술을 실시한 경우이다.

원래 노안 환자들이 콘택트렌즈로 교정하는 과정에서 착안된 방법으로 우세안은 원거리를 잘 볼 수 있도록 원거리용 안내렌즈, 비우세안은 근거리를 잘 볼 수 있도록 근거리용 안내렌즈로 교정하여 양쪽 눈을 각각 원거리와 근거리를 잘 볼 수 있도록 만드는 방법이다.

모노비전의 장점은 근거리와 원거리를 모두 볼 수 있다는 것이며, 단점은 양안의 굴절력 차이에 적응하지 못하면 양안시에 불편함을 호소할 수가 있다는 것이다.

02 저시력용 렌즈(Optic Tools for Low Vision)

타각적으로는 특별하게 눈의 기질적 이상이 없는 눈, 즉 눈의 구조가 정상인데도 교정시력이 좋지 못한 눈을 **약시**(Amblyopia)라고 한다. 약시는 시력이 발달하는 유소아기에 사시, 부동시, 심한 비정시 그리고 안검하수 등으로 시자극이 차단되어 시력발달이 되지 않아 생기는 것이므로 조기 발견하면 시력 및 시기능 향상이 가능하다. 대부분 유소아기의 조기 치료기를 놓치고 청년기에 이르게 되어 약시가 된다. 이와 같은 약시 이외에 모든 안과적 처치 또는 안경 등의 광학적 보정기구의 처치를 해도 시생활에 큰 불편이 있는 눈을 **저시력**(Low Vision)이라고 한다. 선진국의 경우 두 눈 가운데 교정시력이 나은 쪽이 0.3 미만 또는 시야가 20° 이내인 눈을 저시력이라고 한다.

저시력자는 시력을 더 이상 좋게 할 수 없으므로 있는 시력을 최대로 활용하여 보다 나은 시생활을 꾀하여야 한다. 그러기 위해서 망막상을 확대시켜야 한다. 보려는 물체의 망막에 맺힌 상을 크게 하는 방법은 첫째로 보려는 물체까지 가깝게 접근하는 것이 가장 쉬운 방법이다. 시거리가 반으로 짧아지면 시각이 배로 커지고, 망막의 상도 배로 커진다. 둘째는 글자 등의 물체 크기를 같은 시거리에서 크게 하는 방법이 있다. 그러나 실생활에서는 정해진 거리에 있는 정해진 크기의 물체를 봐야 하기 때문에 위의 방법들은 실용적이지 못하다. 그러므로 **망원경**(Telescope), **확대경**(Magnlfler), **망원현미경**(Telemlcroscope), **현미경**(Microscope) 등을 이용하여 큰 각배율(Angular Magnification)로 물체를 크게 보도록 하면 된다. 이러한 광학기구들을 **저시력용 렌즈계**라고 한다. 저시력의 교정시력이 0.1이라면 최소시각이 10분(´)이 된다. 여기에 배율이 2배인 망원경을 써서 물체의 크기를 확대시키면 최소시각은 5분(´)이 되어 0.2의 시표를 읽게 된다.

저시력자 안경에도 그림 4-24와 같이 근용, 원용, 원근양용이 있다. 시중에서 판매되는 일반용 단안 망원경 또는 쌍안경은 저시력자용 원용안경으로, **확대경**(Magnifier)은 저시력자용 근용안경으로 사용한다. 그러나 가볍고 사용하기 편리하게 제작된 특수형태의 저시력자용 단안망원경 또는 확대경이 정확한 의미의 저시력자용 안경이다.

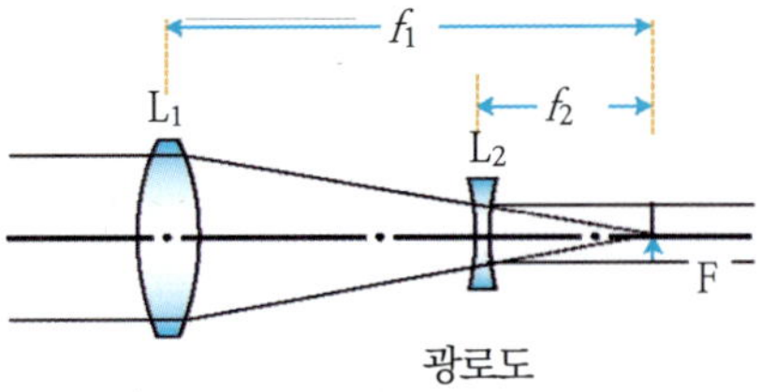

광로도

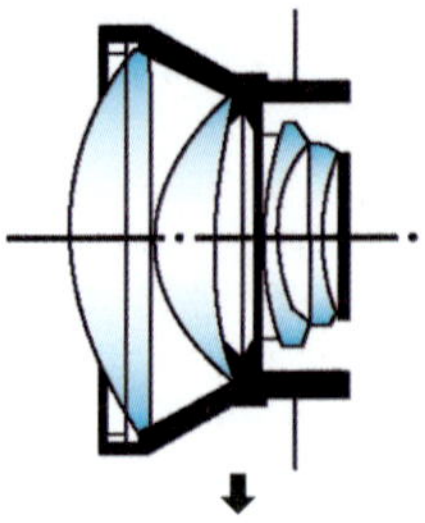

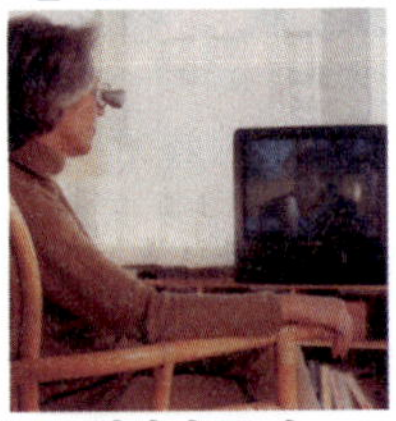

원거리 주시

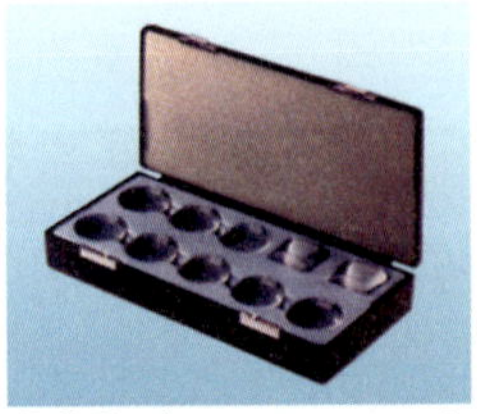

시험렌즈(Trial Lens Set)

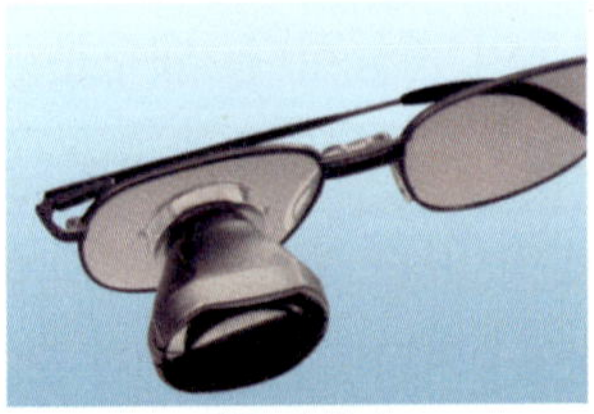

원용망원경

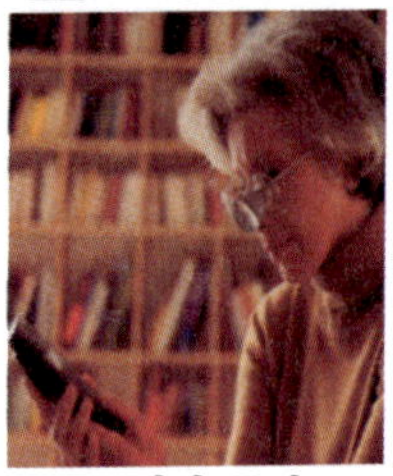

근거리 주시

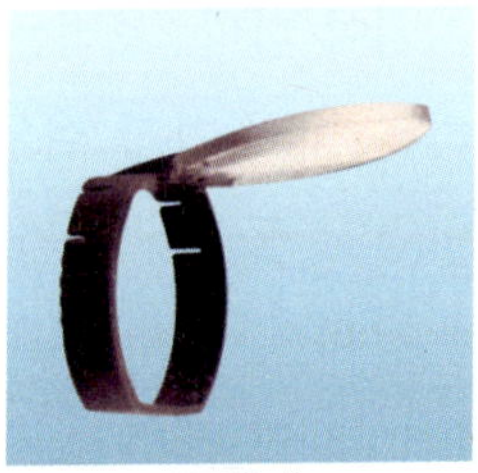

근용캡

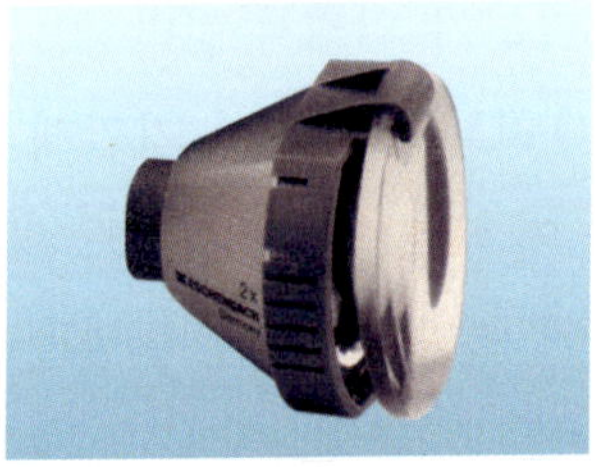

안경테에 부착

※ 원용: 시거리 ∞, 배율 2×, 시야각 21.7°
근용: 시거리 8.3 *cm* ~ 33 *cm*, 배율 1.5× ~ 6.0× 시야거리 34 *mm* ~130 *mm*

(a) 갈릴레오식 원근양용 저시력안경(근용캡 부착)

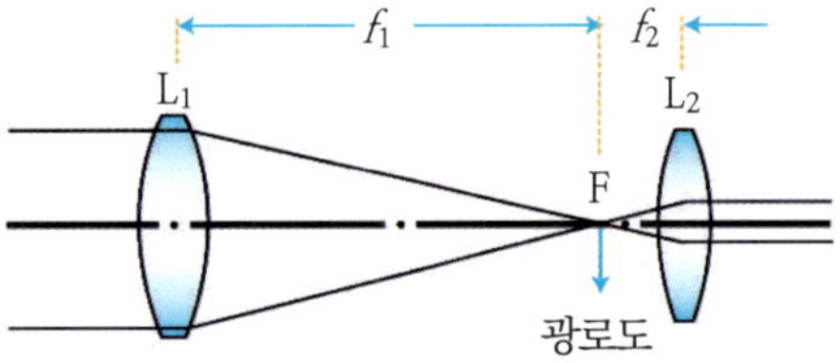

광로도

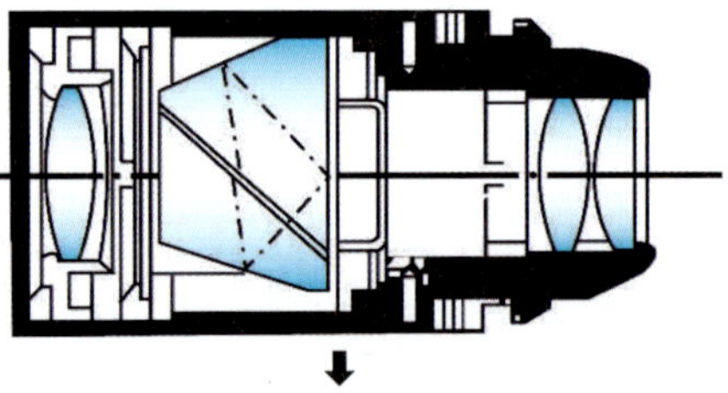

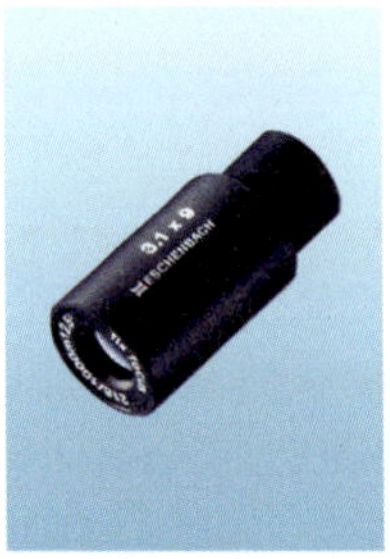

원용추경통

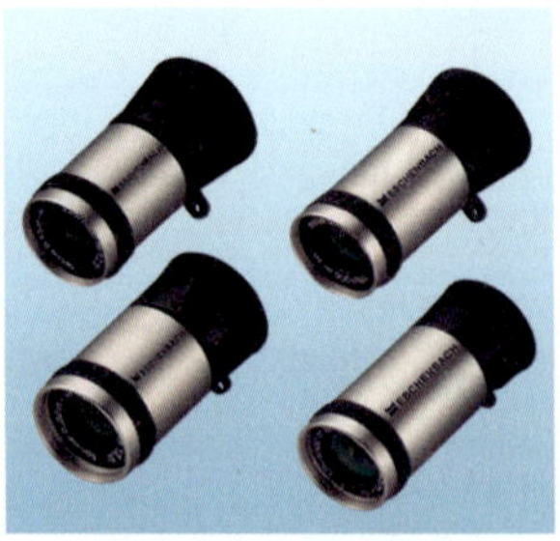

초점거리조절 근용캡

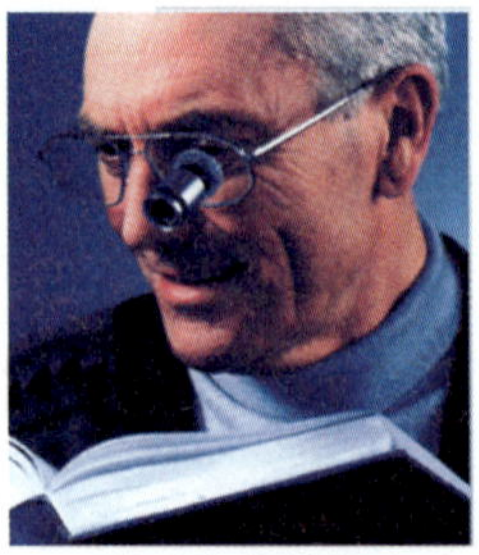

안경테에 부착

※ 원용: 시거리 ∞, 배율 2.8× ~ 6.0×, 시야각 21.7°
근용: 시거리 15 *cm*~25 *cm*, 배율 3.4× ~ 7.6×

(b) 케플러식 원근양용 저시력안경(근용캡 부착)

그림 4-24 저시력용 망원경렌즈

저시력자용 안경의 처방을 하는데 있어 결정요소는 **배율**, **시야** 그리고 **작업거리**이다. 배율이 큰 렌즈를 사용하면 아주 작은 글씨까지도 볼 수 있으나 시야가 좁아지고 초점심도가 얕아져 불편하다. 작업거리를 짧게 하면 렌즈의 배율을 크게 하는 것과 같이 크게 볼 수 있으나 시야가 좁아지는 것은 배율에서와 같다. 특히 초점거리가 짧은 현미경형은 시야가 좁아 머리를 조금 움직여도 주시물체가 쉽게 시야에서 사라지기 때문에 주시목표를 찾아 방향 맞추기를 해야 하는 불편이 따른다. 따라서 적합한 작업거리와 배율과 시야를 가진 최적의 저시력용 안경을 선택하는 것이 중요하다. 짧은 작업거리에 사용하는 근용렌즈는 일반적으로 양안시하기가 어려워 한쪽 눈에만 사용 다른 눈은 가림렌즈, 즉 차폐렌즈(Occuluder)를 사용하는 경우가 많다.

저시력용 원용안경으로 쓰이는 망원렌즈는 그림 4-24에서와 같이 케플러식(Keplerian Type)과 갈릴레오식(Galilean Type)이 있다. 갈릴레오식이 케플러식보다 길이가 짧고 가볍게 만들 수 있는 관계로 안경테에 부착용으로 많이 쓰인다.

케플러식은 갈릴레오식에 비해 배율을 크게 할 수 있는 장점이 있는 반면 대물렌즈와 대안렌즈의 두 초점거리를 합한 최소한의 길이의 긴 원통케이스가 있어야 하고, 도립상으로 맺혀지므로 정립상으로 만들기 위한 정립 프리즘을 넣어야 해서 길이가 길고 무겁다. 따라서 이 케플러식은 손으로 잡는 형, 클립(Clip)형 그리고 시야를 좁게 한 작은 형태의 부착형으로 쓰인다. 표 4-1에 이 두 타입의 비교표를 실었다.

▼ 표 4-1 갈릴레오와 케플러 타입의 성능 비교

비교점 / 망원경 종류	무게	길이	최대배율	시야	주변시야	상의 종류	투과율	상의 질
갈릴레오식	가벼움	짧음	4배율	좁음	불명료	허상	좋음	덜좋음
케플러식	무거움	길다	20배율	넓음	명료	실상	덜좋음	좋음

저시력자의 원용 단안망원안경배율은 그림 4-25에서와 같이 나안시력 0.2 이상일 때 배율 1.8×~2.5×로, 나안시력 0.2~0.07 사이일 때는 배율 4×~6×, 나안시력 0.07~0.03 사이일 때는 배율 8× 정도가 좋다. 이 가운데 배율 1.8×과 2.0×이 많이 쓰인다. 또 시야는 250*mm*~1,000*mm*까지이다. 근용은 루페(Rupe) 형식의 배율은 2.5×~4×, 시거리는 20*cm*~35*cm*이고 시야는 35*mm*~60*mm*이고 현미경 형식은 8.8×까지 시거리는 14*mm*이고 시야는 16*mm*~30*mm*이다.

이 때 배율계산은 근용저시력안경의 굴절력을 독서거리 버젼스(D) 크기로 나누면 된다.

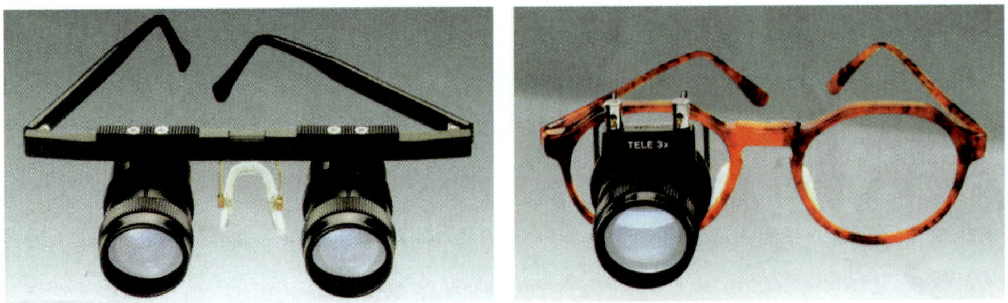

(a) 원용망원경(시거리 70*cm*∼∞, 배율 2×∼3×)

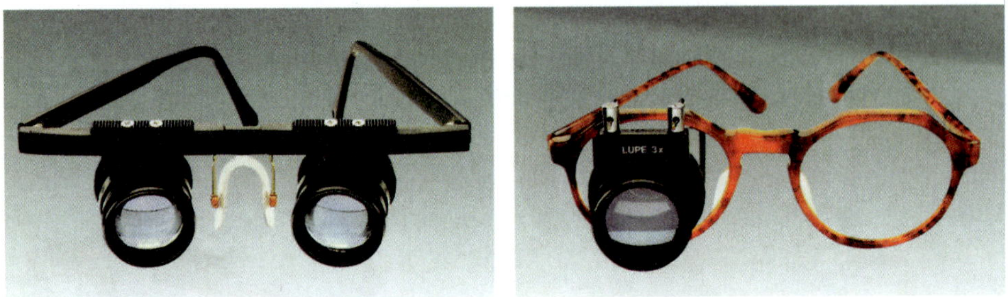

(b) 근용루페(시거리 20*cm*∼35*cm*, 배율 2.5×∼4×)

그림 4-25 양안안경테부착형, 단안안경테부착형 저시력용 안경

예를 들어 독서거리가 33.3*cm*이면 독서거리 버젼스의 절대값은 1/0.333=3D가 된다. 따라서 2배율로 보려면 '2×3=6D'의 굴절력으로, 3배율로 보려면 '3×3=9D'의 굴절력으로 처방하면 된다.

근용전용이 있는 반면, 원용의 망원경의 대물렌즈 앞에 그림 4-26과 같은 (+)렌즈를 부착시켜 20*cm*~100*cm*의 근용 및 중간거리용으로 쓰인다. 이 부착렌즈를 **근용 플러스캡(Plus Cap)**이라고 하고 원용 망원경에 플러스캡을 붙여 중간거리, 근거리를 볼 수 있게 사용하는 저시력용 안경을 **망원현미경안경**이라고 한다.

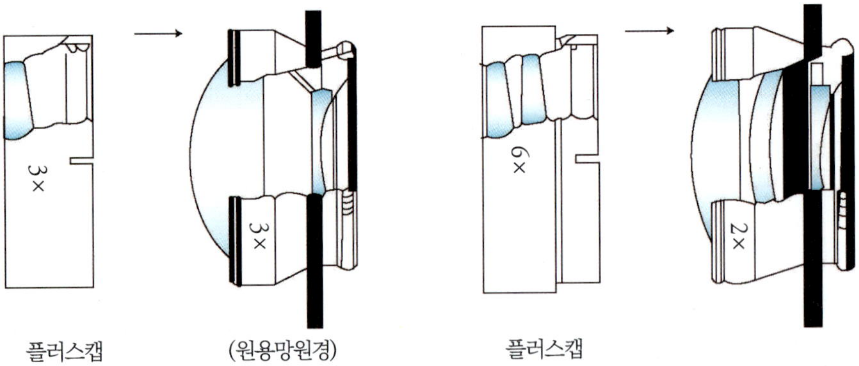

그림 4-26 플러스캡(Plus Cap)

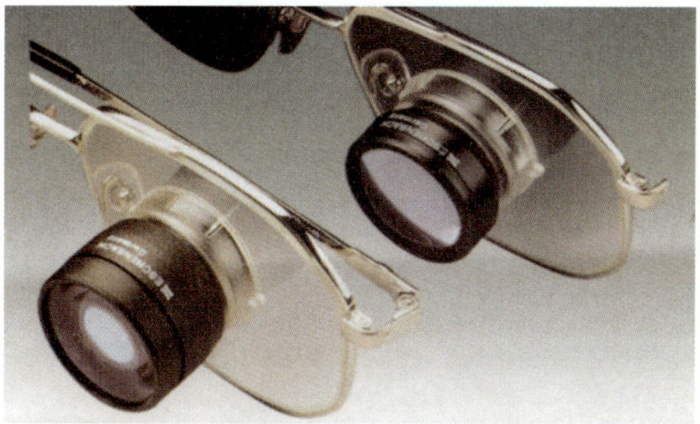

(a) 원용망원경
(시거리: ∞, 시야: 광각 290*mm*/1,000*mm*, 일반 250*mm*/1,000*mm*)

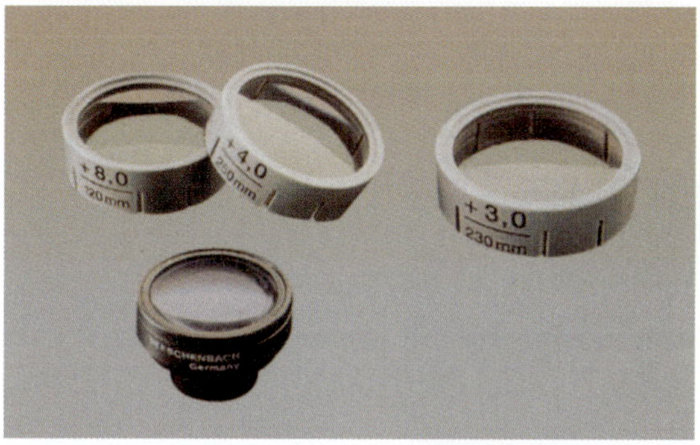

(b) 근용캡
(근용시거리: 63*mm*, 배율: 1.65× ~ 8.8×, 시야: 14*mm* ~ 82*mm*)

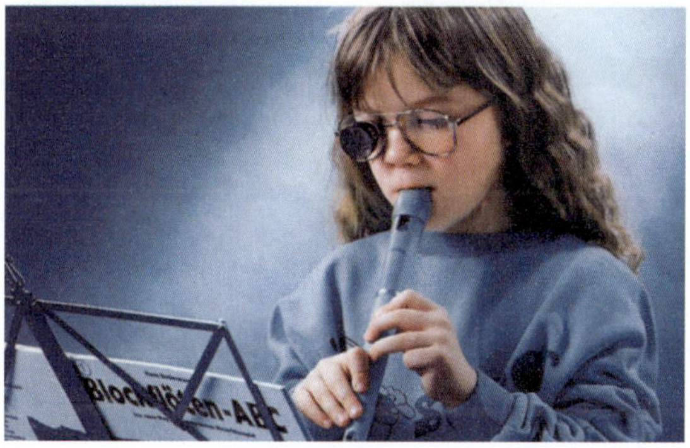

(c) 원용에 플러스캡 부착 후 근거리 작업

그림 4-27 대구경 광각 저시력용 원근양용안경 (근용 플러스캡 부착)

확대경은 원용으로 먼거리를 볼 수 있는 망원경과 근용으로 가까운 거리를 보는 현미경의 장점 등을 두루 취한 것으로 독서용으로 사용된다. 형태별로 (a) 손으로 잡는 일반 확대경 (b) 안경테 부착형 루페(Loupe) (c) 물체에 대는 막대 또는 원형 등이 있다. 이 가운데 (b)의 안경테에 부착하는 루페는 망원현미경의 이중초점렌즈보다 더 큰 시야를 제공할 수 있다. 손으로 잡는 확대경은 렌즈의 위치를 가장 잘 보이는 거리로 이동하는 것이 자유롭다.

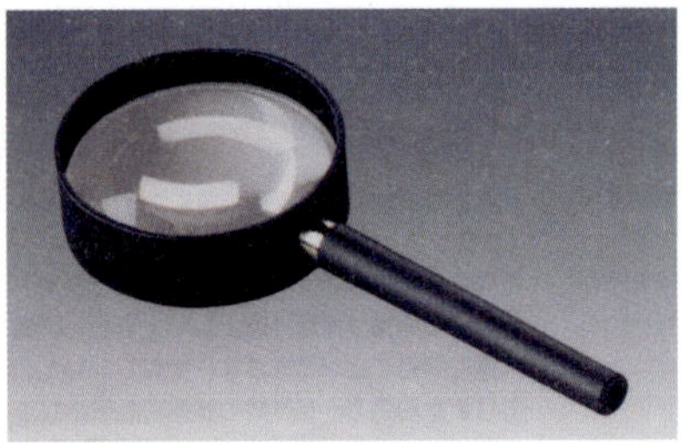

(a) 손으로 잡는 형

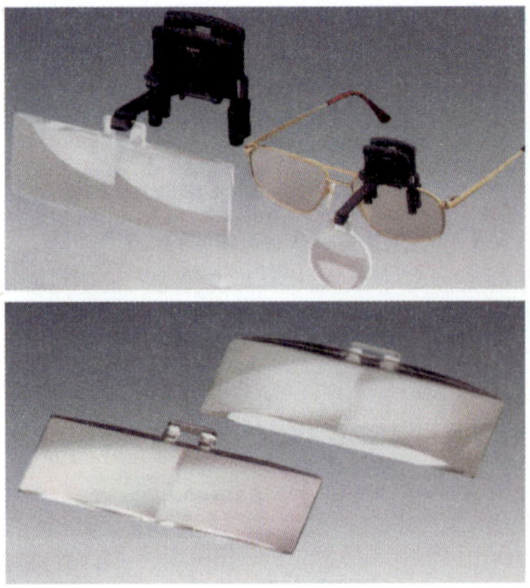

(b) 안경테 부착형

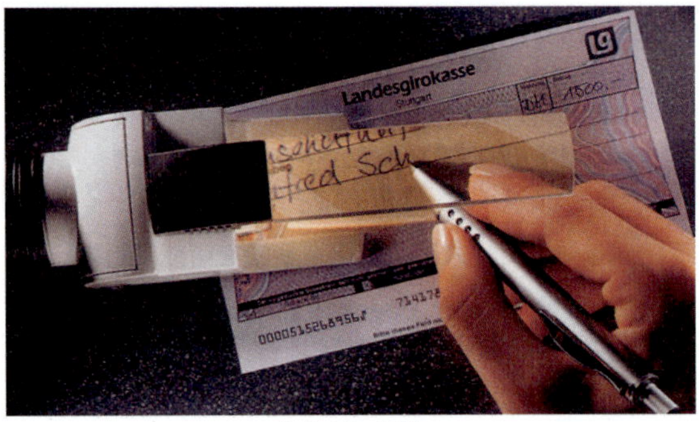

(c) 막대형

그림 4-28 가장 간편한 저시력용 확대경

저시력용 안경처방검사는 세계의 여러 메이커에서 제작되어진 '저시력자용 검사렌즈 세트(Trial Lens Set)을 이용한다. 검사의 기본 내용과 방법은 같지만 시표의 종류, 배율의 결정방법 그리고 저시력안경의 레이아웃(Lay Out) 등이 다르므로 설명서를 잘 읽고 사용하여야 한다. 독일의 Keeler사의 검사렌즈 세트 사용 예를 들면 다음과 같다.

그림 4-30과 같이 먼저 LVA 9, 10, 10C, 11, 12, 20, 21, 22, 26, 31 등 **렌즈타입**을 결정한다. 렌즈의 타입은 사용자의 사용목적, 즉 원용인가 근용인가 아니면 원근양용인가 근용이라 할지라도 주로 독서용인지, 독서용이라면 어느 정도 크기의 문자를 읽을 것인지, 글을 쓰는 목적이라면 시야는 어느 정도면 좋은지, 두 눈 모두 사용할 것인지, 한 눈으로 할 것인지 등을 살펴 결정한다.

▼ **표 4-2** 저시력자용 광학기구

용도 / 종류	배율(확대비) 범위	시야	작업거리
망원경	• 손으로 잡는 단안경은 10×까지 • 부착형은 6×까지	• 배율크기만큼 시야가 좁아지지만 실용상 문제는 없으나 6° 이상의 시야를 유지할 것 • 단안용으로 된 케플러식이 좀 더 넓은 시야를 유지한다.	• 3m 이상 원거리: 중근거리용으로 사용할 때는 '플러스 캡(plus cap)'을 부착한다. 또는 루페를 이동시킨다.
망원현미경	• 안경양안부착형은 2.5× • 단안경 '근용 캡' 부착으로 8.5×(약 32D)까지	• 확대율에 비하여 시야가 가장 좁다. 따라서 대부분 단안부착용으로 쓴다.	• 20㎝에서 1m까지
현미경	• +8.00D에서 +48.00D까지 (20㎝를 작업거리로 하면 1.6×에서 9.6×까지)	• 전시야 현미경은 비교적 시야가 넓다. • 이중초점은 시야가 좁다.	• 2㎝에서 20㎝까지
확대경	• 3×에서 10×까지	• 사용자가 확대경 위치를 조정할 수 있어 적절한 시야를 구할 수 있다.	• 사용자가 작업거리와 시야를 조정할 수 있다.

다음은 **배율의 결정**이다. 굴절이상 등이 완전하게 교정된 상태에서 시력은 어느 정도이고 읽으려는 인쇄물의 목표시력은 어느 정도로 할 것인지를 정하는 것이 중요하다. 메이커별로 근거리용 시표의 형태가 다르다. Keeler사의 예를 들어보자. 그림 4-29에서와 같이 A시리즈의 근거리 시력표를 사용하여 교정시력으로 A15(큰 시표)를 읽을 수 있는 저시력자가 A8(작은 시표)을 읽고 싶다면 배율 환산표의 왼쪽 끝단의 세로열 A15란에서 가로칸 상단의 A8란과의 교점에 오는 수를 읽는다. 표에서는 5이다. 따라서 5배율로 처방하면 된다. 일반 근거리 시력표를 사용하여도 된다. 예를 들면, 근거리 시력 0.1인 사람이 0.5시표를 읽으려면 5배율로 결정하면 된다. 그러나 이러한 방법들은 기본적인 것이다. 저시력자의 생활환경, 조명관계를 참고하여 실제 읽고 싶은 신문, 책, 사전 등을 가지고 배율 결정을 하여야 한다. 배율이 결정되면 안경테의 크기, 실린더 굴절력, 프리즘 등 비정시 교정렌즈를 정한다. 단안경에서는 사용하지 않는 쪽의 렌즈, 즉 샤버시, 투명, 완전차폐 등 차폐렌즈 종류 그리고 P.D. 등을 결정하여 그림 4-30과 같이 저시력안경처방을 작성한다.

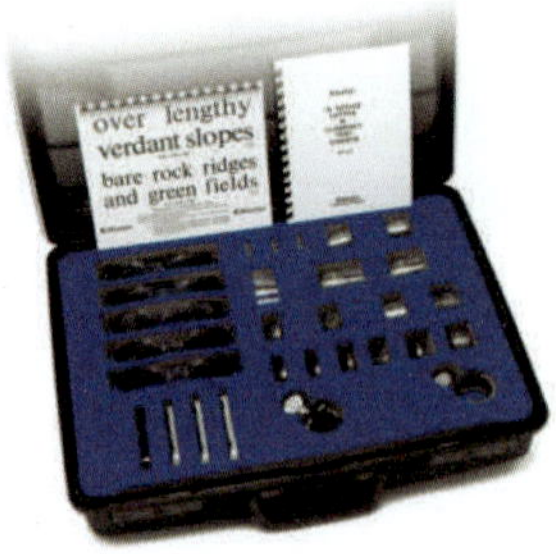

VISUAL ACUITY	MAGNIFICATION REQUIRED TO RAISE VISUAL ACUITY TO.-					
"A" SERIES	A 10	A 9	A 8	A 7	A 6	A 5
A 6						1.3
A 7					1.3	1.6
A 8				1.3	1.6	2.0
A 9			1.3	1.6	2.0	2.5
A 10		1.3	1.6	2.0	2.5	3
A 11	1.3	1.6	2.0	2.5	3	4
A 12	1.6	2.0	2.5	3	4	5
A 13	2.0	2.5	3	4	5	6
A 14	2.5	3	4	5	6	8
A 15	3	4	5	6	8	10
A 16	4	5	6	8	10	12
A 17	5	6	8	10	12	15
A 18	6	8	10	12	15	18
A 19	8	10	12	15	18	23
A 20	10	12	15	18	23	

그림 4-29 검사렌즈 셋트와 Keeler사의 근거리 시표 환산표

년 월 일 (Keeler사 렌즈사용)

이름	홍 길 동	주소		TEL		나이		성별		직업	회사원

렌즈타입	사용안	배율	안경테		비고
L.V.A.9		1.6× 2× 3× 4× 5× 6× 7× 8× 9× 10× 12× 15× 20×	JC K CT L RT M N P R S T O W	다리길이	테색깔은 갈색으로 eye size 54
L.V.A.10				*R110 mm*	
L.V.A.11				*L113 mm*	
L.V.A.12				PD	
L.V.A.20				58	
L.V.A.21	양안				
L.V.A.22					

	S	C	Ax	P	Tint
O.D.	-3.00 D	-2.00 D	90°		
O.S.	-3.50 D	-2.00 D	85°		

그림 4-30 저시력용 안경 처방예 (LVA 21, 양안사용, 4×)

03 프레넬막렌즈(Fresnel Lens)

강한 굴절력을 가진 작은 렌즈를 말랑말랑한 연질 플라스틱으로 만들어 동심원 또는 직선의 여러 많은 홈선으로 연결 배치한 얇은 렌즈를 이를 최초로 고안한 프레넬(Augustine J Fresnel)의 이름을 따 **프레넬막렌즈(Fresnel Lens)**라고 한다. 프레넬막렌즈에는 그림 4-31과 같이 구면렌즈(Fresnel Sphere Lens)와 프리즘렌즈(Fresnel Prism Lens)가 있다. 안경에 많이 쓰이는 것은 **프리즘렌즈(Fresnel Press On Prism)**이다.

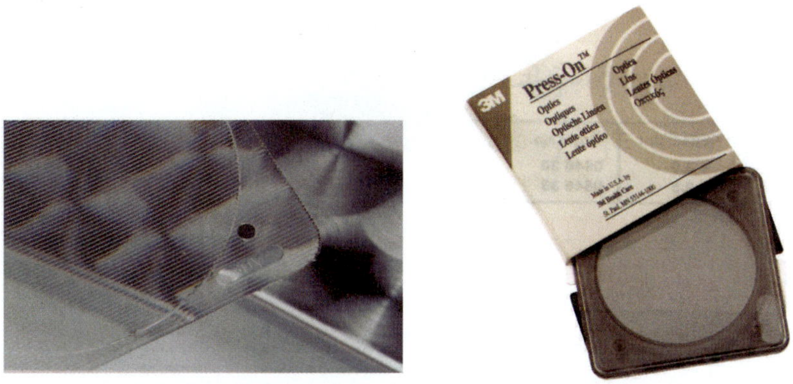

(a) 프리즘렌즈(Fresnel Press On Prism)

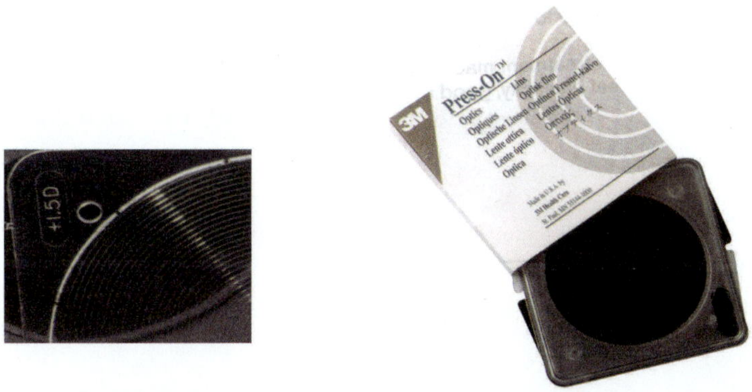

(b) 구면렌즈(Fresnel Press On Sphere)

그림 4-31 프레넬막안경렌즈(Fresnel Lens)

프레넬이 고안을 생각했던 단초인 등대의 구면반사경을 비롯, 현미경 등 광학기기 안에 사용하는 강한 (+)구면렌즈에서 많이 쓰이고 있다. 그림 4-32와 같은 프레젠테이션용에 사용되는 OHP (Overhead Projector)의 투명기판이 프레넬막 (+)구면렌즈이다.

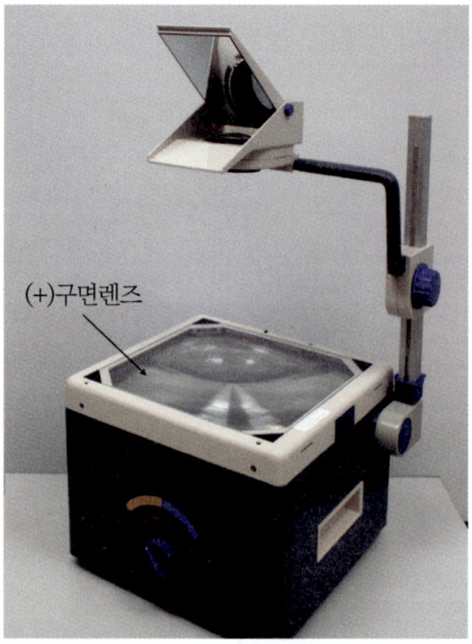

그림 4-32 OHP에서 프레넬막 구면렌즈

안경처방 프리즘렌즈의 프리즘굴절력의 크기가 클수록 그림 4-33의 (a)과 같이 기저의 두께가 두꺼워져 외관상 보기가 좋지 않고 무거워서 흘러내리는 등 불편하다. 그림 4-34의 (a)에서 아래쪽에 그린 큰 삼각형은 직경이 길고 강한 프리즘굴절력을 가진 단순프리즘렌즈이다. 위쪽에 여러 톱니 모양으로 그려진 것은 큰 삼각형과 같은 꼭지각을 가진 작은 여러 프리즘렌즈를 큰 삼각형의 직경의 크기만큼 연결한 것이다. 이렇게 만든 위의 프리즘렌즈는 프리즘굴절력은 같지만 기저의 두께가 아주 얇게 된다. 이것이 **프레넬막프리즘렌즈**(Presnel Prism Lens)이다. 홈경계는 기저와 꼭지점을 가르는 직선 형태가 된다.

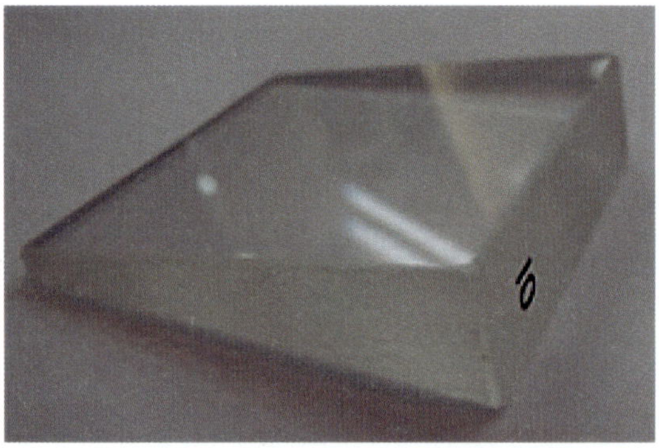

(a) 일반 단순 프리즘

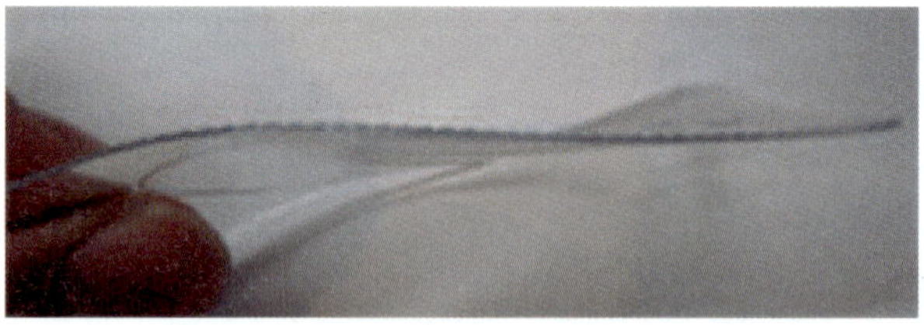

(b) 프레넬막 프리즘

그림 4-33 같은 10△일 때의 두께 비교

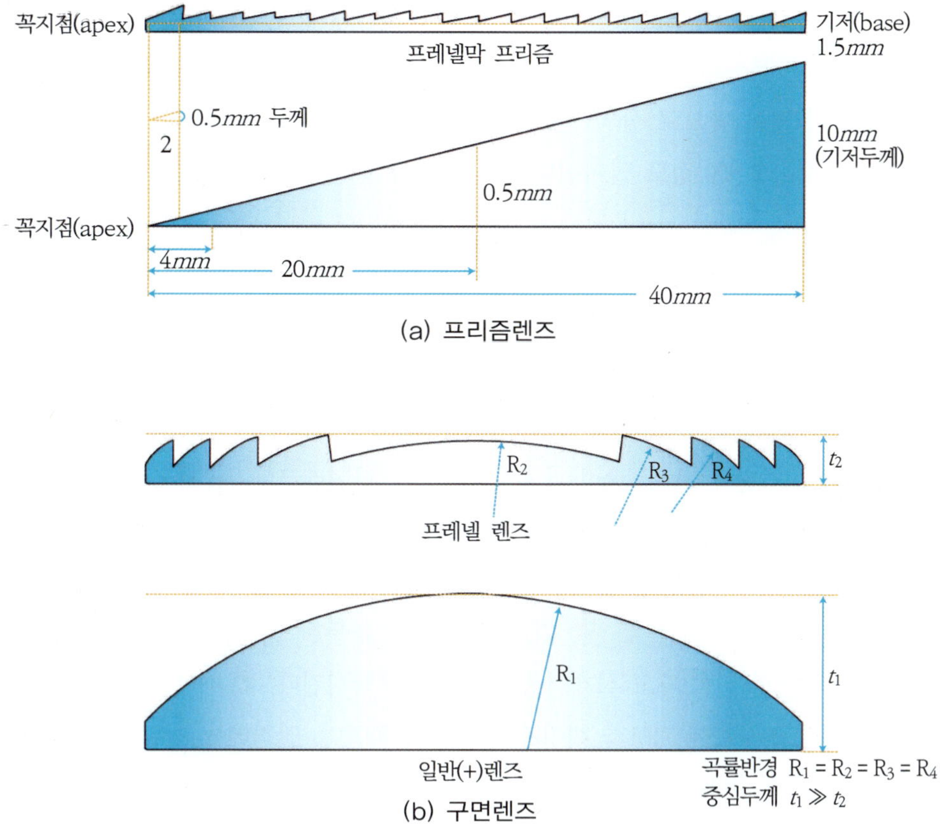

그림 4-34 프레넬막렌즈의 기저두께 경감의 원리

그림 4-34의 (b)에서처럼 강한 굴절력을 가진 구면렌즈도 위 프리즘렌즈와 같은 양식으로 중심두께를 얇게 할 수 있다. 이것을 **프레넬막구면렌즈**(Fresnel Press On Sphere)이다. 프레넬막구면렌즈의 경계선은 동심원의 홈선으로 나타난다.

메이커로부터 받은 이 프레넬막구면렌즈 또는 프리즘렌즈를 그림 4-35와 같이 안경테의 렌즈삽입부 모양과 같도록 가위로 절단하여 구면 또는 실린더렌즈 후면에 프리즘렌즈는 기저방향에 구면렌즈는 설계점에 맞추어 부착시킨다.

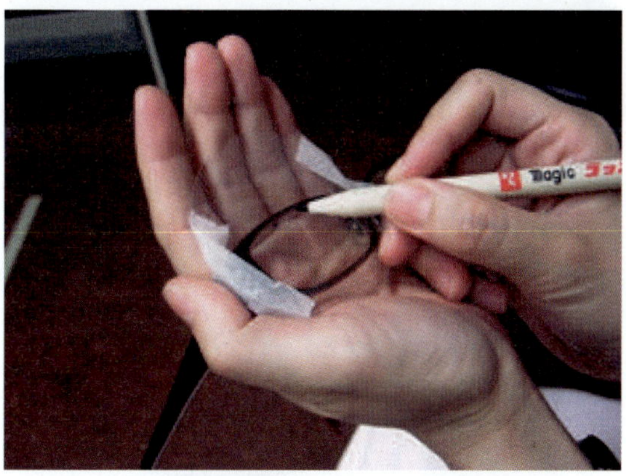

그림 4-35 가공 이미지

현재 프리즘굴절력은 1△에서 4△까지, 구면렌즈는 -14D에서 +20D까지 나오고 있다.

프레넬막프리즘렌즈는 부드러운 플라스틱 재질(주로 P.V.C.)로 되어 있어 투명도가 낮고, 면정밀도가 고르지 않으며 골이 많은 탓으로 상의 콘트라스트(Contrast)를 저하시킨다. 1△의 프레넬막프리즘렌즈를 사용하면 시력이 약 3% 정도 떨어진다. 또, 외관상 작은 프리즘 사이의 골연결 홈선이 보이는 결점이 있다.

강한 프리즘렌즈의 중량을 경감하고 두께 균일성을 유지한다는 점 이외에 저렴하고 다루기 간편하고 특히 치료목적으로 시력장애를 교정할 수 있다는 장점이 있다.

프레넬막렌즈의 안경은 사시를 포함해서 각종 눈의 운동성장애를 치료하는데도 사용된다. 광학적으로 일반렌즈와 비교할 때 왜곡수차와 색수차가 아주 적다.

안경테가 결정되었으면 단순 프리즘처방과 구면 처방은 평면렌즈에, 난시교정 토릭렌즈 처방은 처방된 C값을 가지는 실린더렌즈를 기판렌즈(Carrier Lens)로 하여 가장자리 갈기까지 한다. 기판렌즈에 설계점을 설정하고 여기에 맞추어 프레넬막렌즈를 자른다. 기판렌즈와 프레넬막렌즈 표면을 주방용 세제 등으로 깨끗이 닦고 다시 물로 씻는다. 마지막으로 따뜻한 물 속에 넣어 기판렌즈의 (-)면, 즉 내면에 프레넬렌즈의 평평한 면을 대고 설계점을 일치시켜 부착시킨다. 이 때 힘을 주어 누르고 밀어가면서 기판렌즈와 프레넬렌즈 사이에 기포가 끼이지 않도록 주의한다. 안경테에 끼워 넣기를 하면 프레넬막렌즈의 가공작업이 끝난다. 처음부터 기판렌즈를 안경테에 끼워놓고 프레넬막렌즈를 부착해도 좋다.

04 가림렌즈(Occuluder)

수술 후에 상당기간 사용하지 않았던 눈의 단안시 기능회복훈련이나 그림 4-36과 같은 사시로 인한 복시(Diplopia)를 억제할 때 등 여러 가지 이유로 한쪽을 가릴 필요가 있을 때 사용하는 렌즈이다. 즉, 양안시 이상으로 양안시를 하기 어렵다거나 피곤해지면 단안을 차폐하여 일정기간 단안시를 하게 하는 렌즈이다.

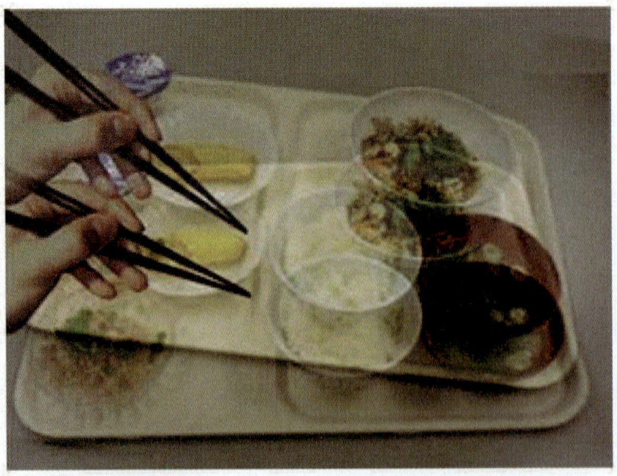

그림 4-36 복시가 있는 사람의 시야

흔히 볼 수 있는 가림판은 시험렌즈 세트(Trial Lens Set)에 있는 검은색 가림판이다. 또 하나는 선글라스렌즈로 쓰이는 수은(Hg)을 이용한 **미러코팅(Mirror Coating)렌즈**로 이 렌즈는 상대방이 봤을 때는 렌즈 표면이 거울로 역할하지만 렌즈를 쓰고 있는 사람은 외계의 물체를 볼 수 있다. 이를 뒤집어 렌즈 뒷면에 미러코팅을 하여 사용하면 좋은 가림렌즈가 된다. 왜냐하면 상대방이 봤을 때는 안경 쓴 사람의 눈이 잘 보이지만 안경을 쓴 사람은 외계가 안 보기 때문이다.

치료 또는 훈련용 가림렌즈는 젖빛 렌즈로 **후로스티드렌즈(Frosted Lens)**와 **샤버시렌즈(Chavasee Lens)**가 있다. 후로스티드렌즈는 렌즈 후면이 완전 불투명한 젖빛 유리로 명암은 느낄 수 있으나 눈 앞의 물체를 판별할 수 없다. 샤버시렌즈는 약간 투명감을 가지고 있어 상대방이 봤을 때 눈 가장자리의 윤곽 정도는 보이도록 한 것이다.

하지만 기존의 제품들은 불투명한 유리와 같은 상태로 투명도가 낮고 다른 사람들이 주변에서 봤을 때의 외관에는 중점을 두지 않았다. 이에 최근에는 충분한 가림기능을 유지하면서도 투명도를 높이는 가공을 실시하여 자연스럽게 보이는 렌즈를 OCLUA란 상표명으로 판매하고 있다.

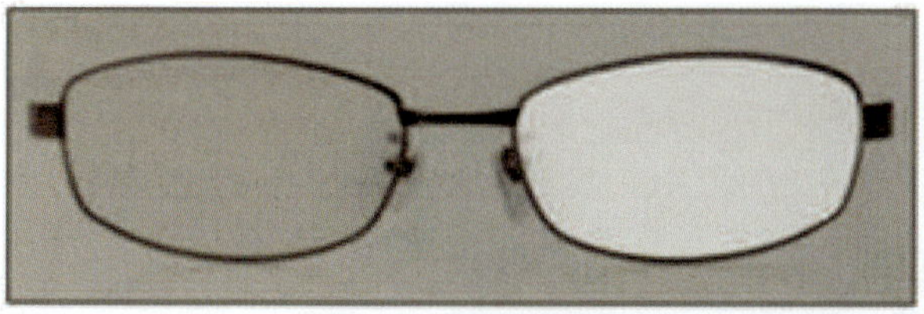

(a) 기존 가림렌즈

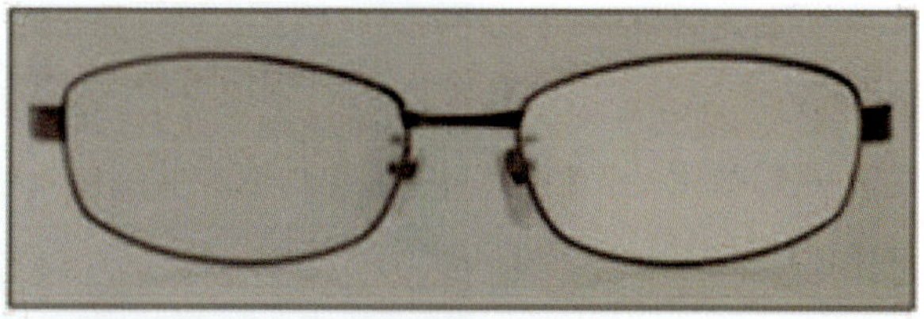

(b) 자연스러운 눈 윤곽이 보이는 OCLUA 렌즈

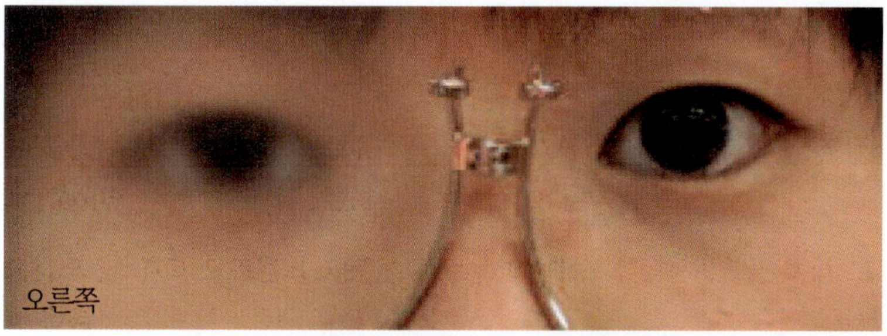

(c) 실제 모습(오른쪽이 OCLUA 렌즈)

그림 4-37 외관 비교

그림 4-38에서와 같이 일반 무색투명 렌즈와 OCLUA 차폐렌즈를 비교하면 가림효과가 확연하다는 것을 알 수 있다.

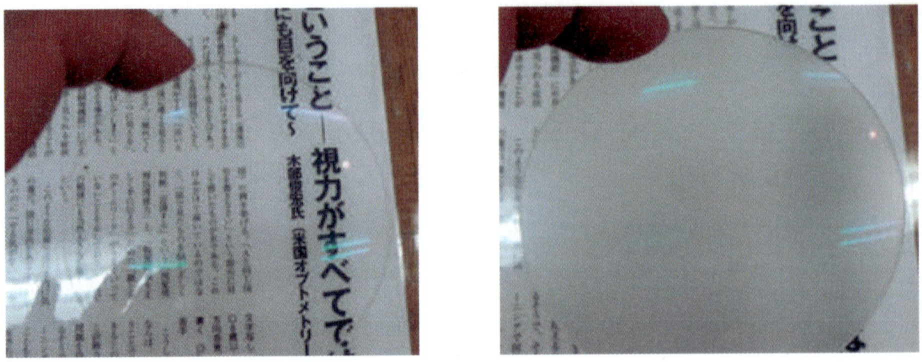

(a) 투명렌즈 (b) OCLUA 렌즈

그림 4-38 OCLUA 렌즈의 차폐효과

그림 4-39와 같이 OCLUA 렌즈는 물체에서 거리를 멀리 하면 불투명하게 보이지만, 종이 위에 올리면 어느 정도 투명감을 갖게 된다.

그림 4-39 일반 무색의 안경렌즈(좌)와 OCLUA(우)

또 그림 4-40과 같이 클리어(무색 투명), 그레이, 브라운 색조의 농도 각 15%, 30%, 60%가 있으며 그 외의 컬러로도 주문이 가능하다. 미용적인 사용을 위해 미러 가공을 추가할 수도 있다.

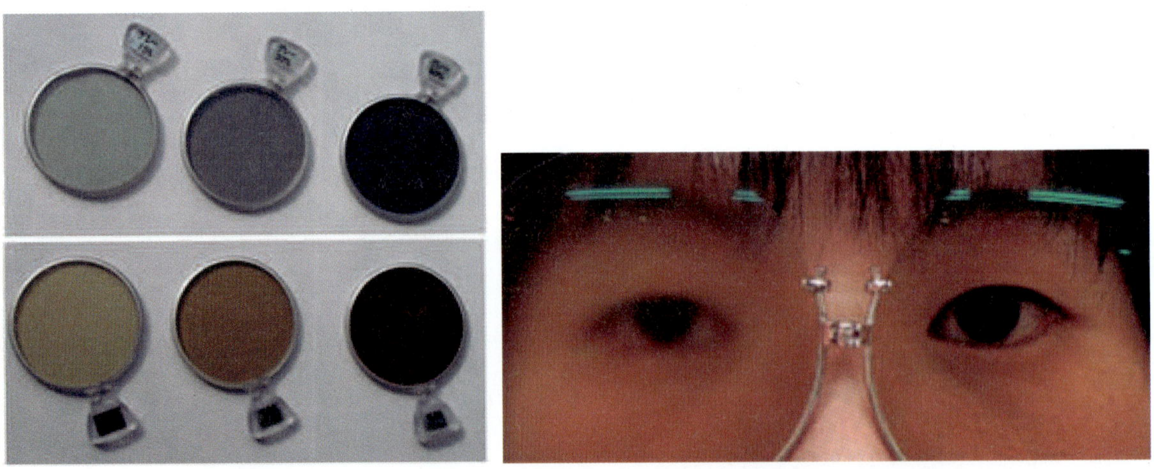

(a) 색상 (b) 착용 이미지

그림 4-40 OCLUA 색상과 브라운 30% 착용 이미지(우안 렌즈)

05 슬래브업 렌즈(Slab-off Lens)

굴절부등시(Anisometropia)인 사람이 굴절력이 다른 좌우 교정렌즈의 광학중심점을 통하지 않고, 이 점으로부터 아래로 상당한 거리가 떨어진 곳을 좌우 양 시선이 지나는 때는 좌우 렌즈의 시점(View Point)에서 생기는 프리즘굴절력의 크기가 다르게 되어 양안시를 하게 되면 **광학적부등사위**(Optic Anisophoria)가 된다. 예를 들어 그림 4-41에서와 같이 'O.D.:S-8.00D, O.S.:S-2.00D'의 굴절부등시에서 아래에 있는 책을 보기 위해 시점을 원용 모렌즈의 광학중심점에서 10*mm* 아래로 옮겼다면 오른쪽 눈은 8△, B.D.[1(*cm*)×8(D)=8△]의 영향을, 왼쪽 눈은 2△, B.D.[1(*cm*)×2(D)=2△]의 영향을 받게 되어 오른쪽과 왼쪽 눈에 미치는 프리즘굴절력의 차이가 6프리즘 디옵터(△)가 된다. 두 눈으로 한 물체를 보고 좌우의 망막의 중심와에 맺힌 각각 상을 합쳐 한 개의 상으로 인식하는 것을 **양안시기능**(Binocular Vision) 가운데 **양안단일시**(Single Binocular Vision)라고 한다. 이러한 양안단일시를 가능하게 도와주는 것이 바로 우리 눈의 **운동성융합**(Fusional Movement)이다. 좌우 두 눈에서 이 운동성융합력의 한계를 넘게 되는 3~4△의 프리즘굴절력의 차가 생기면 한 물체가 수직으로 두 개로 나누어 보이는 **복시**(Daplopia)가 생기게 된다.

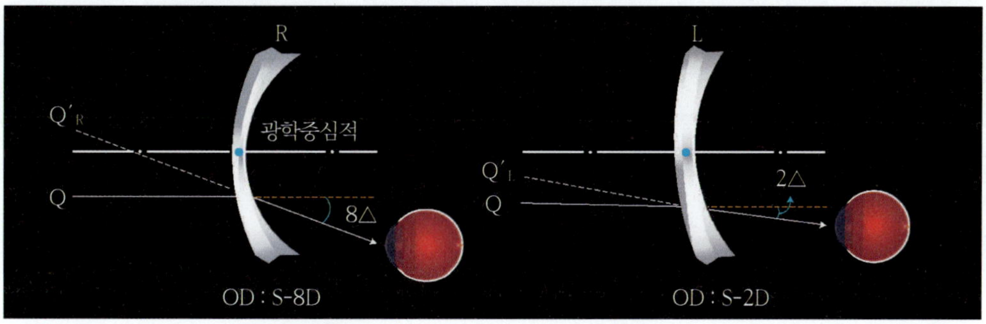

그림 4-41 양안시에서 광학 주변부에서 복시

운동성융합력으로 교정되어 복시가 생기지 않는 약 3프리즘 디옵터(△) 이내의 차이라고 해도 양안시를 계속하면 **안정피로**(Asthenopia)가 쌓인다. 원용부 광학중심점에서 아래로 시선을 꽤 많이 내려봐야 할 때는 다초점렌즈에서 근용부를 사용할 때이다. 즉, 부등시이면서 노안이 온 사람이 원(중)근양용으로 이(삼)중초점렌즈를 사용할 때 좌우 렌즈의 프리즘굴절력의 차가 생기는 문제가 발생한다. 이와 같이 주로 부등시 교정용 이중초점렌즈를 쓰고, 근거리 독서 시 근용부 **시점**(視点, View Point)에서 발생되는 좌우 프리즘굴절력의 차를 없앨 목적으로 근용부분에만 프리즘 가공된 렌즈를 **슬래브업 렌즈**(Slab-off Lens)라고 한다. 개인차가 있지만 좌우 눈에 미치는 프리즘굴절력 차가 1.5프리즘 디옵터(△) 이상이 되면 근거리 작업 시에 양안시 기능이 저하되어 안정피로(Asthenopia)를 느끼게 된다.

단초점렌즈(Single Vision Lens)로 교정된 부등시는 고개를 움직여 렌즈의 광학중심점에 양시선이 통하게 할 수 있지만 이중초점렌즈는 자렌즈(Segment)의 기하학중심이 모렌즈(Major Lens)의 광학중심점에서 아래 방향으로 상당히 떨어져 있어 모렌즈에 의한 프리즘 차이가 불가피하게 생기게 된다. 따라서 부등시용 이(삼)중초점렌즈에서는 슬래브업 가공을 하여야 한다. 가공 방법과 순서는 그림 4-42와 같다.

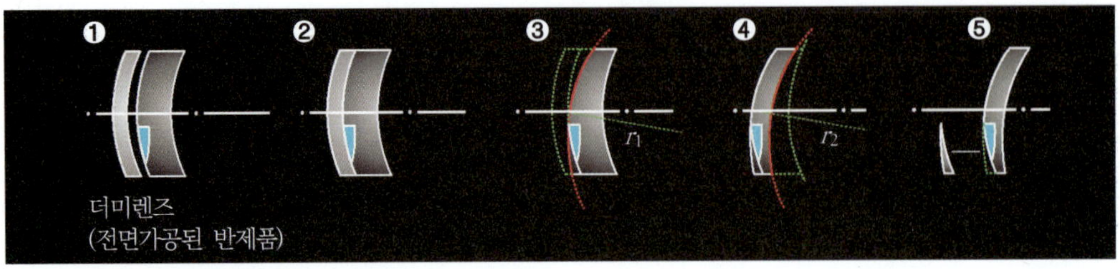

① 더미렌즈의 후면과 반 제품 전면 같은 곡률로 연마
② 가공 이중초점 렌즈의 앞면에 접착
③ 전면 곡률반경 r_1으로 연마하면서 근용부는 더미렌즈가 없어지지 않는 베이스다운 프리즘효과 가공
④ 후면 곡률반경 r_2로 연마 프리즘다운 효과 제거
⑤ 근용부 경계선 아래 더미렌즈 부분 떼어내어 근용부만 베이스업 효과

(a) 융착형의 앞면 가공

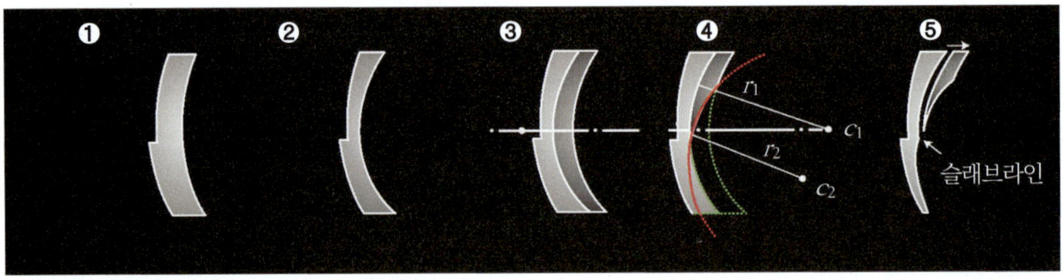

① 전면 완성 반제품(Semiblank)
② 뒷면을 r_1의 곡률반경으로 가공
③ 뒷면에 더미렌즈 접착
④ 곡률중심 c_2에서 베이스업 효과가 나도록 곡률반경 r_2로 가공
⑤ 윗 더미렌즈 부분 떼어내어 원용부의 프리즘영향을 없앰

(b) Ex 등 플라스틱렌즈의 뒷면 가공

그림 4-42 이중초점렌즈의 슬래브업 가공

근용부에 있는 더미렌즈(Dummy Lens)의 나머지 부위를 떼어 낸 완성렌즈를 앞면에서 보면 그림 4-43에서와 같이 경계선, 즉 '슬래브 라인(Slab Line)'이 생긴다. 이중초점에서는 자렌즈의 상부경계선과 이 슬래브 라인이 일치하도록 설계하여 외관이 좋도록 한다.

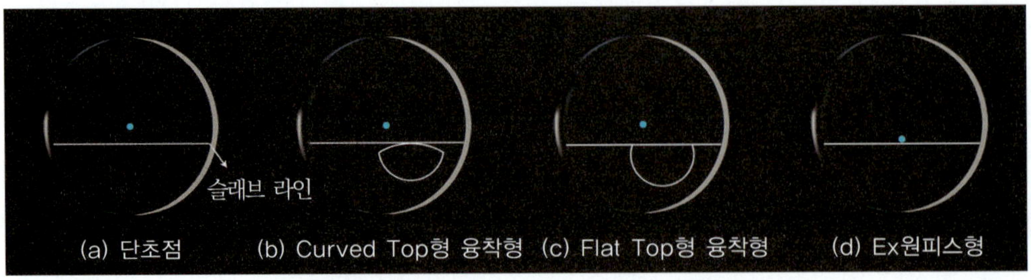

그림 4-43 각종 렌즈의 슬래브 라인

융착형 이중초점렌즈를 슬래브업 가공을 할 때 근용부 자렌즈가 깎여 크기가 작아져서는 아니 되므로 그림에서와 같이 윗부분을 많이 깎아서 기저하방(Base Down) 효과가 나는 가공을 먼저 하게 된다. 마지막 과정에서 자렌즈 부위에 붙은, 아래쪽이 두꺼운 더미렌즈의 남은 부분을 떼어내면 자렌즈 부분은 기저상방(Base Up)의 효과가 나타난다. 근용부를 기준점으로 하여 프리즘의 기저방향은 (-)모렌즈는 기저하방(B.D.)이고 (+)모렌즈는 기저상방(B.U.)이다. 슬래브 업 가공에서는 기저상방 효과만을 기대할 수 있어서 좌우렌즈 중 원용부 굴절력이 (-)방향으로 큰 쪽에 슬래브업 가공을 하여 (-)굴절력을 가진 모렌즈에서는 기저하방(B.D.) 값을 줄이고, (+)굴절력을 갖는 모렌즈에서는 기저상방(B.U.) 값을 올려서 슬래브업 가공을 하지 않은 렌즈의 기저상방 프리즘값과 같게 한다. 구체적인 예를 그림 4-44에 실었다. 슬래브업 가공은 부등시의 모든 사람에게 적합하다고 볼 수 없으며, 성공 사례와 실패 사례가 있을 수 있다.

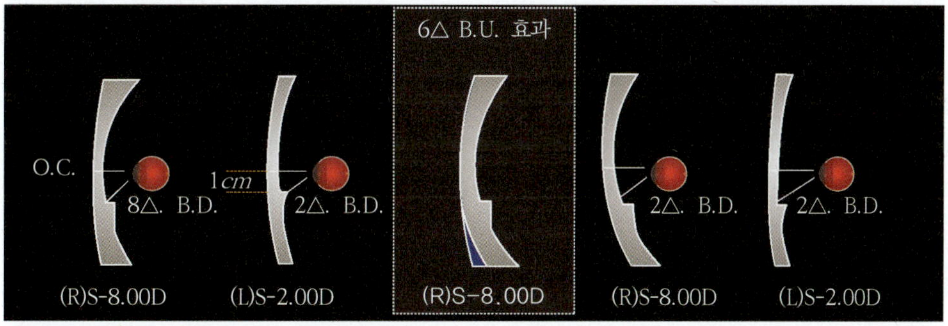

(a) (−)렌즈

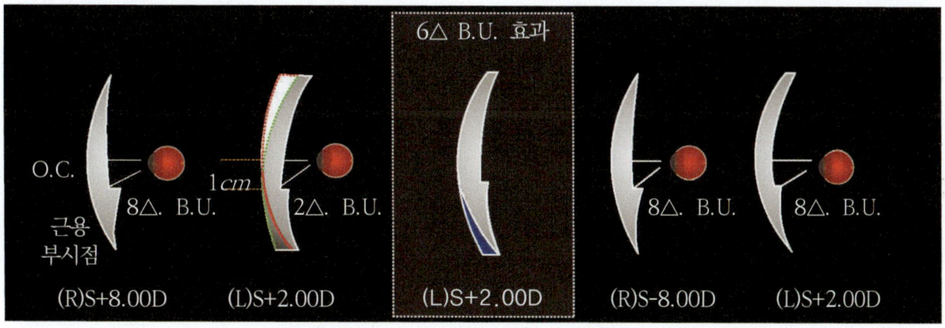

(b) (+)렌즈

그림 4-44 B.U. 효과의 슬래브업 가공

06 사이즈렌즈(Size Lens or Iseikonic Lens)

양안으로 보고 있는 같은 물체의 좌우 망막상이 다른 **부등상시(Aniseikonia)**를 교정하는 목적으로 만들어진 렌즈를 **사이즈렌즈(Size Lens)** 또는 **등상렌즈(Lseikonic Lens)**라고 한다. 사이즈렌즈는 상의 크기를 다르게 하는 기능을 가지고 있어 상을 모든 경선 방향으로 동일하게 확대 또는 축소시키는 사이즈렌즈를 **오버롤렌즈(Overall Lens)**라고 하고 구면렌즈의 형상을 취하게 된다. 경선 방향에 따라 확대 또는 축소율이 다른 사이즈렌즈를 **메리디오널렌즈(Meridional Lens)**라고 하며 실린더렌즈의 형상을 가진다. 확대 또는 축소율은 안경렌즈의 배율식에서 구할 수 있다. 렌즈의 중심두께를 t, 재질의 굴절률을 n, 앞면의 면굴절력을 D_1'로 정점간거리를 l 그리고 굴절력을 D'으로 두면 안경배율은 $\left(\frac{1}{1+lD'}\right)\cdot\left(\frac{1}{1-(t/n)D_1'}\right)$식으로 구할 수 있다.

굴절력 D_1', 굴절력 n은 이미 정해진 상태로 렌즈를 만들기 때문에 변수는 정점간거리 l과 중심두께 t이다. 주로 중심두께 t를 변화시켜서 사이즈렌즈를 만든다. 식을 보면 알 수 있듯이 순수 사이즈렌즈인 평면렌즈의 배율을 크게 하려면 앞면의 굴절력 D_1'을 크게, 중심두께 t는 두껍게 하여야 한다.

앞의 식을 이용하기보다는 표 4-3의 속산그래프(Nomogram)를 사용하는 편이 편리하다. 앞면의 면굴절력이 4.50디옵터(D)이고 중심두께를 5mm로 만든 사이즈렌즈의 확대율을 구하는데 표를 이용하는 예를 보자. 속산표 오른쪽에 있는 앞면의 면굴절력 수표의 수 5.5와 가운데 사선으로 된 두께 수표의 5를 잇는 직선이 왼쪽의 확대 백분율 수표와 만나는 점이 약 1.5이므로 1.5% 확대시킬 수 있는 셈이 된다.

▼ **표 4-3** 사이즈렌즈의 속산그래프

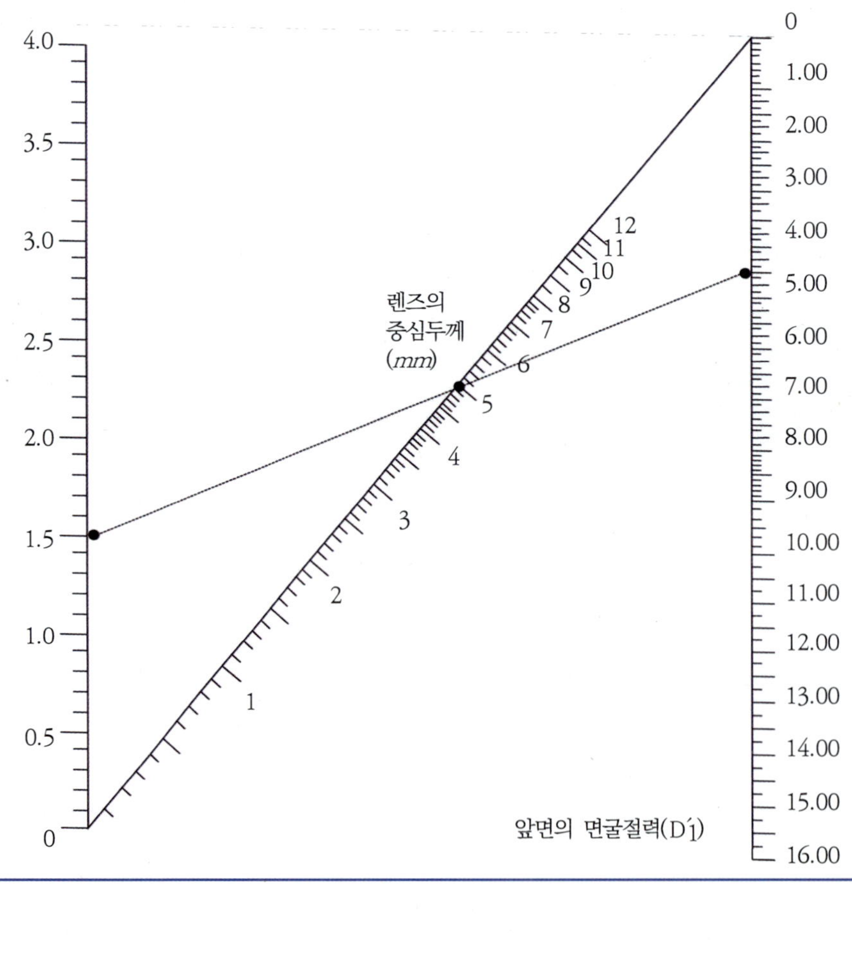

07 비구면렌즈(Aspheric Lens)

안경렌즈에서 시선이 주로 닿는 범위는 동공중심점을 중심으로 직경 약 30*mm* 정도이다. 이 값은 정점간거리를 12*mm*로 하고 평균 정적시야각을 100°로 했을 때의 계산값이다. 그러나 안구운동을 하여 보는 동적시야에서는 안경렌즈의 사용 면적은 30*mm*보다 더 넓어진다. 30*mm*를 넘는 안경렌즈의 주변부를 사용하는 빈도수는 약 10%이다. 안경 조제 시 동공중심에 안경렌즈의 광학중심점을 일치시켜 되도록 이 점을 통해 물체를 보게 하는 이유는 이 때가 가장 선명하고 프리즘 영향을 받지 않아 물체의 위치 및 모양에 가장 근접한 상을 망막에 만들 수 있기 때문이다. 광학중심점 밖에서 들어온 광선에 의한 상은 프리즘 영향을 받는 것은 물론, 흐리고 약간은 일그러진 상을 만든다. 이러한 현상은 광학중심점으로부터 멀어지면 멀어질수록 더욱 커진다.

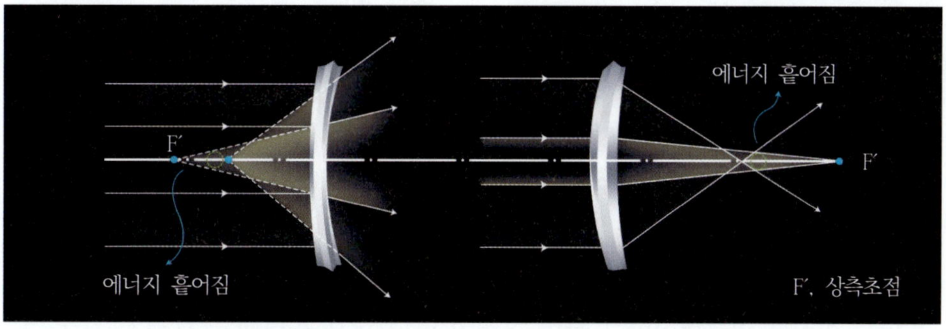

(a) (−)렌즈의 구면수차 (b) (+)렌즈의 구면수차

그림 4-45 안경렌즈 주변부의 구면수차

주변부에서의 상의 흐림과 일그러짐은 렌즈의 **구면수차**(Spherical Aberration)와 그에 따른 **왜곡수차**(Distortion)에 의한 것이다. 구면수차는 무한대 광축상의 한 점에서 나온 유효광선속이 렌즈를 지난 다음 한 곳에 집중적으로 모여 선명한 상을 만들지 못하는 수차이다. 그림 4-45에서 같이 유효광선속 가운데 광학중심점으로부터 먼 곳에 부딪쳐 들어오는 광선일수록 더 크게 굴절하여 물체로부터 온 빛 에너지가 흩어져 상이 흐려지게 된다. 이는 렌즈의 면이 구면으로 되어 있는 한 피할 수 없는 수차이고 당연히 렌즈의 직경이 커질수록, 굴절력이 클수록 그 정도가 심하게 된다.

구면수차가 클수록 비례해서 왜곡수차도 커져 이 왜곡수차로 인하여 처음 안경을 쓸 때 기둥이 휘어 보인다고 하는 등의 불만을 소비자로부터 듣게 된다.

구면수차를 쉽게 바꿔 말하면 (-)구면렌즈에서는 주변부로 갈수록 (-)굴절력이 커지고, (+)렌즈에서는 (+)굴절력이 커지는 현상이라고 할 수 있다. 이 수차를 없애는 방법은 두 가지가 있다. 첫째는 서로 반대되는 구면수차를 가지는 두 장의 렌즈를 합성시켜 수차를 상쇄시키는 방법으로 여러 장의 렌즈로 된 광학기기 등을 설계할 때 사용된다. 둘째는 안경렌즈에 적용시킬 수 있는 방법으로 주변부로 갈수록 크게 발생되는 구면수차량을 줄이는 방법으로 주변부의 곡률을 점진적으로 약하게 변화시키는 방법이다. 즉, 앞뒷면 중 한 면을 구면이 아닌 비구면으로 하는 방법이다. (-)렌즈는 앞면, 즉 (+)면 주변부의 곡률을 크게 하여 그 부위에서 전체 렌즈의 (-)굴절력을 구면수차량만큼 줄이거나, 아니면 뒷면, 즉 (-)면의 주변부의 곡률을 작게 하여 (-)면굴절력을 구면수차량만큼 줄인다. (+)렌즈는 전면, 즉 (+)면의 주변부의 곡률을 약하게 하여 (+)굴절력을 줄이거나 뒷면, 즉 (-)면의 주변부의 면굴절력을 구면수차량만큼 크게하거나 하면 된다. 이 중 실제 메이커들이 택하고 있는 것은 모든 렌즈에서 (+)면의 주변부의 곡률을 변화시키는 방법이다. 이렇게 주변부의 (+)면의 면굴절력을 연속적으로 변화시켜 구면수차를 줄인 렌즈를 **비구면렌즈(Aspheric Lens)**라고 한다.

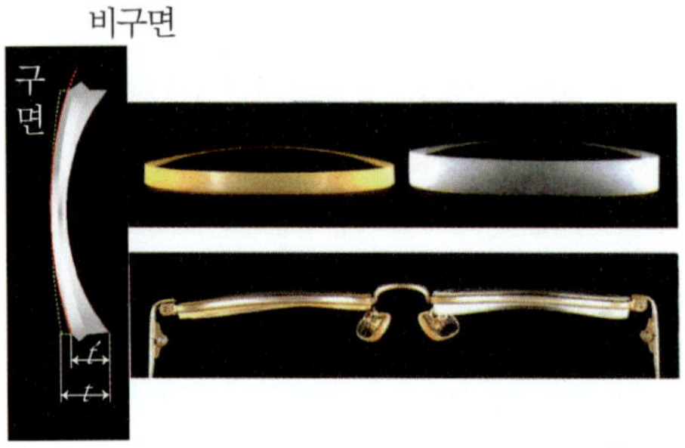

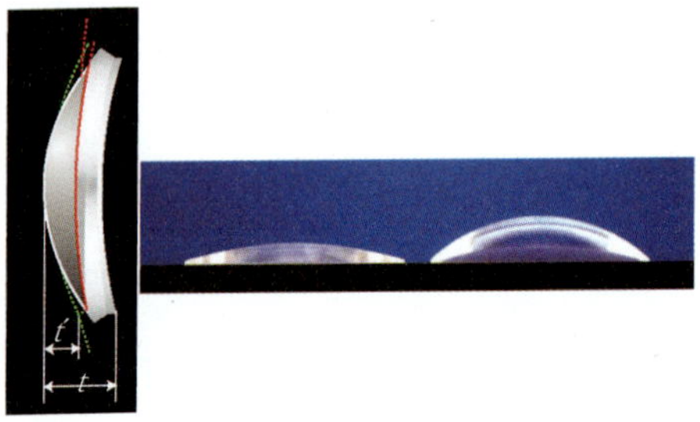

두께는 t 에서 t'로 얇아짐.

그림 4-46 비구면렌즈의 두께 경감

비구면렌즈의 정확한 의미는 구면수차를 제거하기 위해서 렌즈의 한 면을 비구면으로 한 렌즈를 뜻한다. 그러나 넓은 의미로 비구면이라고 하면 구면이 아닌 면을 뜻하기 때문에 난시를 교정하는 토릭렌즈의 토릭면도 비구면이어서 토릭렌즈도 비구면렌즈에 속한다. 토릭렌즈에서 각 경선의 구면수차를 각기 따로 계산하여 구면수차를 경선별로 제거한 비구면토릭렌즈를 **어토릭비구면렌즈(Atoric Lens)**라고 한다.

(+)구면렌즈에서 광학적 중심점으로부터 떨어진 주변부는 (+)굴절력이 증가되므로 주변부의 **안경(자기)배율(Self Spectacle Magnification)**은 중심 부위보다 크게 되어 정사각형의 전체 모양은 실패형(Pin Cushion Type)으로 변형되어 보인다. 같은 이유로 (-)렌즈에서는 술통형(Barrel Type)으로 일그러진 상이 된다. 이렇게 변형되어 보이는 것은 렌즈의 **왜곡수차(Distortion)** 때문이다.

왜곡수차를 없애는 방법은 물체로부터 나온 유효광선 등이 통과하는 모든 렌즈 부위의 굴절력을 같게 하여 자기배율값을 같게 하면 된다. 이는 곧 한 장의 렌즈에서 구면수차를 없애면 왜곡수차도 없어진다는 뜻이 된다. 따라서 비구면렌즈(Aspheric Lens)는 주변부의 구면수차를 줄여 상의 선명도를 높일 수 있으면서 부수적으로 왜곡수차도 줄어들어 상의 일그러짐을 막을 수 있다.

그러나 이러한 미세한 광학적 장점은 곧바로 소비자가 자각할 수 있는 정도가 아니어서 이 사실만으로는 상품으로서 구매력을 가질 수 없다. 그보다는 그림 4-46에서와 같이 가장자리 또는 중심두께를 얇게 할 수 있다는 점이 바로 비구면렌즈의 상품적 특징이다. (-)렌즈는 (+)면 주변의 곡률을 더 크게 하여, 렌즈 주변부의 (-)굴절력을 줄이고, (+)렌즈는 주변부의 곡률을 작게 하여 렌즈 주변의 (+)

굴절력을 구면수차량만큼 줄이게 되면 (-)렌즈는 가장자리가, (+)렌즈는 중심 두께가 눈에 띄게 얇아져 가벼워진다. 그 위에 기본 만곡도의 변화로 평평한 (-)렌즈는 보기 좋게 구부러진 형태가 되고, 기본 만곡도가 커서 너무 구부러진 형태의 (+)렌즈는 약간 퍼진 형으로 되어 미용적 효과도 있다. 이러한 미용적 효능은 (+)렌즈에서 보다 (-)렌즈에서 더 크게 기대할 수 있다. 표 4-4에서 굴절률 ne=1.594, 아베수 36, 비중 1.34의 고굴절률 플라스틱 재질로 비구면으로 설계된 제품(ASP로 표시)과 A.D.C.(CR-39)렌즈로 된 일반 구면렌즈의 두께와 무게를 비교한 자료를 실었다.

안경테의 렌즈삽입부의 최장길이가 50*mm* 전후인 것을 감안하면, 비구면렌즈를 사용하여 두께가 얇아진 것을 소비자가 알 수 있게 하려면 굴절력 표 -3D 이상에서 그 효과를 볼 수 있다.

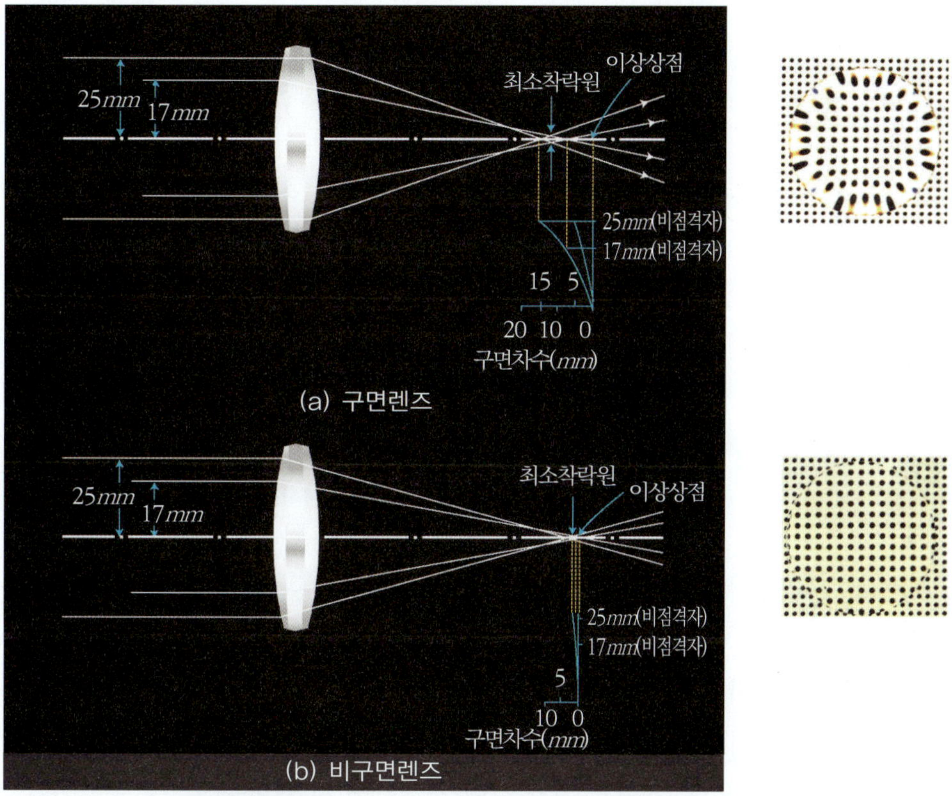

그림 4-47 구면과 비구면렌즈의 구면수차와 왜곡수차

▼ 표 4-4 비구면렌즈(ASP)와 일반구면렌즈(ADC)의 두께와 무게 비교

종류	굴절력 (D)	직경 (*mm*)	중심두께 (*mm*)	가장자리 두께(*mm*)	양렌즈 두께차(*mm*)	무게 (g)	양렌즈 무게차(g)
ASP	-1.00	80	1.30	2.40	1.43	12.90	4.89
ADC(CR-39)			1.80	3.83		19.79	
ASP	-2.00	80	1.19	3.70	2.01	17.02	7.03
ADC(CR-39)			1.80	5.71		24.05	
ASP	-3.00	80	1.28	5.00	2.53	21.52	8.36
ADC(CR-39)			1.80	7.53		29.88	
ASP	-4.00	80	1.26	5.80	2.62	26.45	9.61
ADC(CR-39)			1.80	8.42		36.06	
ASP	-5.00	75	1.25	6.90	2.93	24.96	7.68
ADC(CR-39)			1.80	9.83		32.64	
ASP	-6.00	75	1.34	8.50	3.32	28.56	10.17
ADC(CR-39)			1.80	11.82		38.73	
ASP	-7.00	72	1.39	8.90	3.41	28.91	7.84
ADC(CR-39)			1.80	12.31		36.75	
ASP	-8.00	72	1.19	9.90	3.61	31.17	8.91
ADC(CR-39)			1.80	13.51		40.08	

08 프리즘처방 대처 편심렌즈와 편심인점

사위 등을 보정하는 프리즘처방은 첫째, 굴절력을 지닌 시력교정용 일반렌즈에서 조준선과 렌즈의 광학중심점을 일치시키지 않고 프리즘 작용이 미치는 광학중심점 주위점을 **설계점(Major Point)**으로 하여 동공중심의 조준선과 일치시켜 조제 가공하는 방법이다. 둘째로 시력교정은 할 필요가 없고 단순히 사위만을 보정할 굴절력이 없는 0D의 평면렌즈를 가장자리 두께차가 나도록 하여 단순히 프리즘 굴절력만을 지닌 **단순프리즘**으로 나눈다. 위와 같이 조제가공 시 광학중심점을 동공중심 위치에서 이동시켜 사위보정 프리즘렌즈로 역할시키는 것과 컬러렌즈의 전체 직경을 줄이는 목적으로 쓰이는 편심렌즈가 있다. 굴절력을 가진 일반렌즈를 제작할 때 처음부터 광학중심점(Optical Center)을 기하학중심점(Geometric Center)과 일치된 렌즈를 **무편심렌즈**, 일치시키지 않고 기하중심점으로부터 광학중심점을 옮겨 만든 렌즈를 **편심렌즈**라고 한다. 광학중심점을 기하학중심점으로부터 이동시키는 것을 **편심(Decentration)**한다고 한다. 이와 반대로 렌즈의 가하학중심점과 광학중심점이 일치된 렌즈를 **무편심렌즈**라고 한다.

안경테의 디자인은 유행에 민감하여 요즈음은 **'렌즈삽입부(Eyeware)'**의 전면이 아주 작은 테를 많이 쓰지만, 안경테의 '렌즈삽입부'의 크기가 커지면 여기에 들어갈 렌즈의 직경도 따라서 커져야 한다. 이 때 렌즈 컷팅 시 코방향이 많이 잘려나가는 것을 이용 무편심렌즈 직경보다 작은 안경테의 전면삽

입부의 최장길이보다 약간 큰 직경을 가진 편심렌즈를 사용한다. 즉, 전면삽입의 귀방향을 알맞게 차지하고 광학중심점은 동공 위치에 오도록 한 편심렌즈를 사용하는 것이다. 누진 굴절력렌즈도 편심 주문을 할 수 있다.

그림 4-48 (b)에서와 같이 지름 65*mm*의 렌즈에서 광학중심점을 2.5*mm* 편심시키면 광학중심점에서 렌즈의 가장자리까지 가장 긴 길이는 35*mm*가 되어 그림 4-48의 (a)의 70*mm*의 무편심렌즈를 사용하는 것과 다를 것이 없다.

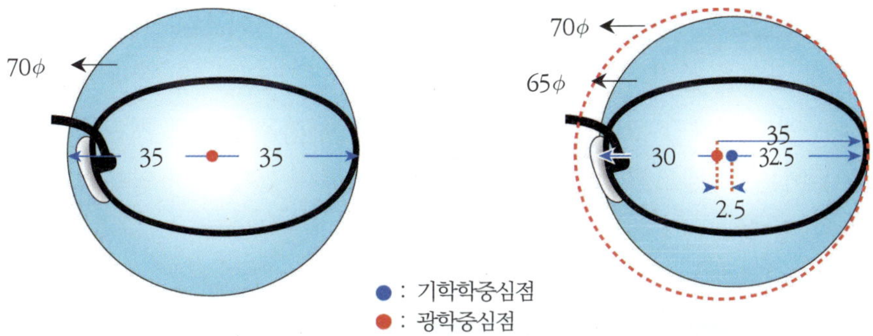

(a) 70*mmϕ* 무편심렌즈　　(b) 65*mmϕ*에 2.5*mm* 편심

그림 4-48 작은 편심렌즈를 같은 테에 끼웠을 때 큰 무편심렌즈와 같은 효과

이렇게 편심된 렌즈는 렌즈봉투에 '65/70' 또는 '65+5'로 표기하여 시판한다. '65/ 70' 표기에서 숫자 65는 실제 직경을, 70은 같은 효과를 가지는 무편심렌즈의 직경을 표시하는 것으로 2.5*mm* 편심하였다는 것을 암시하고 있다. '65+5'도 마찬가지로 해석할 수 있다.

65/70의 편심렌즈와 70*mm*의 무편심렌즈를 사용하여 같은 사람의 처방을 같은 안경테에 조제하였을 때 그림 4-49에서 보는 바와 같이 렌즈삽입부, 즉 림(Rim) 경계 밖에 있는 부분은 잘려나가기 때문에 (-)렌즈는 광학적, 기계적, 물리적 조건은 똑같게 된다. 선택된 프레임이 고글(Goggle) 등 아주 큰 것이 아닌 일상용 프레임이면 단순 프리즘처방 및 S±0.75D미만을 제외하고 프리즘처방값이 좌, 우 각각 1.5△, 즉 총 처방 값 3△ 미만에서는 속칭 여벌렌즈, 즉 재고렌즈로도 조제가공 할 수 있다.

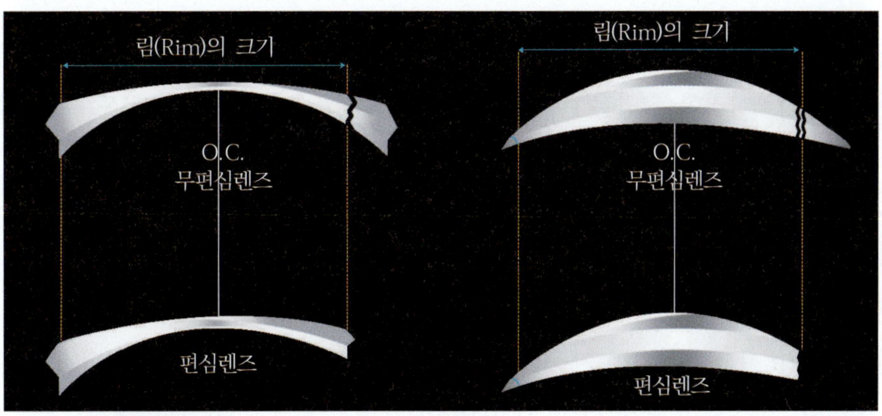

그림 4-49 조제 및 가공 후 편심렌즈와 무편심렌즈의 동일성

같은 굴절력의 무편심렌즈에서 (-)렌즈는 직경이 클수록 가장자리 두께가 두꺼워지고, (+)렌즈는 중심두께가 두꺼워진다. 같은 처방을 같은 안경테에 조제 및 가공을 할 때 림(Rim) 밖의 가장자리가 잘려 나가므로 필요한 최소직경보다 긴 직경의 (-)렌즈로 조제했어도 가공된 렌즈의 무게, 모양 등 결과는 같다. 그러나 그림 4-50에서와 같이 (+)렌즈는 테에 필요한 최소직경보다 긴 직경의 렌즈로 조제 및 가공하면 가공된 렌즈는 중심두께가 두꺼워져서 안경이 무겁게 된다. (+)렌즈에서 이 점을 피하기 위하여 '2*mm* 편심에 렌즈직경 50*mm*로' 등의 지시로 편심렌즈를 주문한다. 이와 같이 **(+)렌즈의 직경을 지정**하여 제작한 중심두께 줄임렌즈를 메이커에 따라 다르게 부르고 있으나 MET(Minimum Edge Thickntss) **가공렌즈**라고 하는 용어가 가장 많다. 그 밖에 사이즈렌즈(Size Lens) 및 굴절부등시용 좌우렌즈의 무게 균형을 잡기 위한 중심두께지정 주문렌즈가 있다. 양쪽의 굴절력 차이가 심한 경우에 미용적인 부분에도 문제가 있지만, 무게 차이로 인해 두꺼운 쪽으로 쳐지는 불편함이 생기기 때문이다. 이 경우 두꺼운 쪽 렌즈를 기준하여 얇은 쪽 렌즈를 두껍게 하여 양쪽의 균형을 맞춰주면 쾌적한 안경이 될 수 있다.

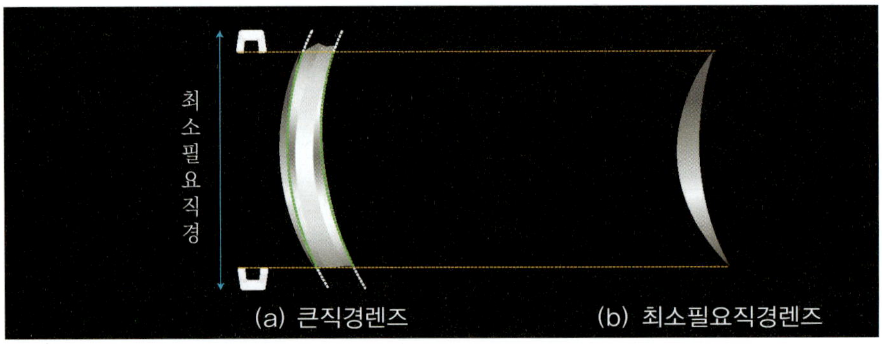

그림 4-50 (+)렌즈에서 두께 줄이기 MET 가공

09 렌티큘러렌즈(Lenticular Lens)

앞에서 설명한 것처럼 큰 굴절력을 지닌 렌즈에서 (+)렌즈는 중심두께가 두껍고, (-)렌즈는 가장자리 두께가 두꺼워진다. 이러한 모양은 무겁고, 외관이 좋지 않다. 광학적으로도 여러 수차의 크기가 많아진다. 이러한 큰 굴절력을 가진 렌즈의 가장자리 두께와 무게를 줄이기 위해 시선이 거의 닿지 않는 가장자리 부분을 평평하게 하여 얇게 한 렌즈를 **렌티큘러렌즈**(Lenticular Lens)라고 한다. 실제 렌즈삽입부에 끼워진 렌즈 면적 가운데 시점의 유효면적은 설계점을 중심으로 직경 약 30*mm* 범위가 된다. 다시 말해서 직경 30*mm*보다 바깥에 있는 렌즈부분은 광학적으로 유효하지 않다는 것이다.

렌티큘러렌즈(Lenticular Lens)는 가공할 테의 렌즈삽입부의 크기에도 관계되지만 주로 굴절력이 큰 렌즈에서 행한다. 굴절력이 평균 ±10.00디옵터(D) 이상의 렌즈에 행하여 왔다.

특히 (+)렌즈에서는 백내장 수술 후의 보정용 안경렌즈인 **캐터랙트렌즈**(Cataract Lens)에 렌티큘러 가공을 한다. 백내장 수술 후의 **무수정체안**(Aphakia) 보정용 렌즈의 굴절력은 +10D~+14D 근처이므로 중심두께가 아주 두껍다. 그러나 최근의 백내장 수술 후의 **무수정체눈**(Aphakia)의 광학적 처리는 대부분 **안내렌즈**(I.O.L., Intraocular Lens)를 삽입하는 관계로 이 렌즈는 거의 찾아 볼 수 없게 되었다. 그림 4-51에서와 같이 주문할 때는 유효직경을 30~40*mm* 범위에서 하고 바깥 직경의 크기를 60~70*mm*로 하려면 '30(유효직경)/60(바깥직경)', '40/70'과 같이 유효직경과 바깥직경을 밝혀야 한다.

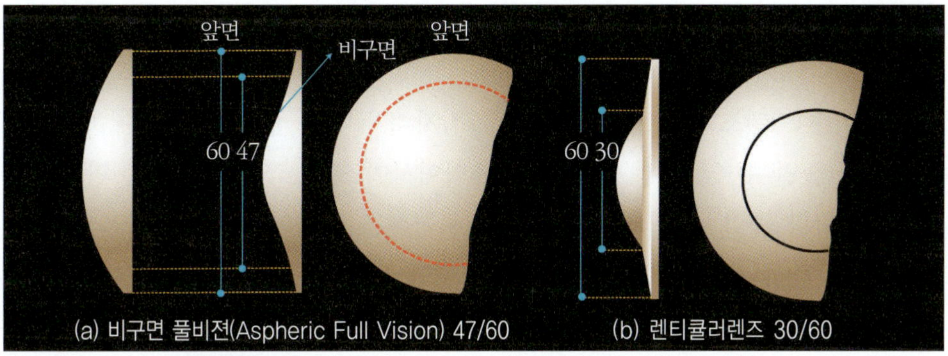

그림 4-51 캐터랙트(Cataract)렌즈의 렌티큘러 형상

(-)렌티큘러렌즈의 가공은 그림 4-52에서와 같이 유효경은 30~40*mm*가 일반적이고 가장자리를 얇게 할 곡률은 안쪽으로 6커브(6커브라 하는 것은 굴절률 ne=1.525에서의 면굴절력 6D를 이루는 곡률이다.), 8커브, 평면으로 구성되는 것이 일반적이다.

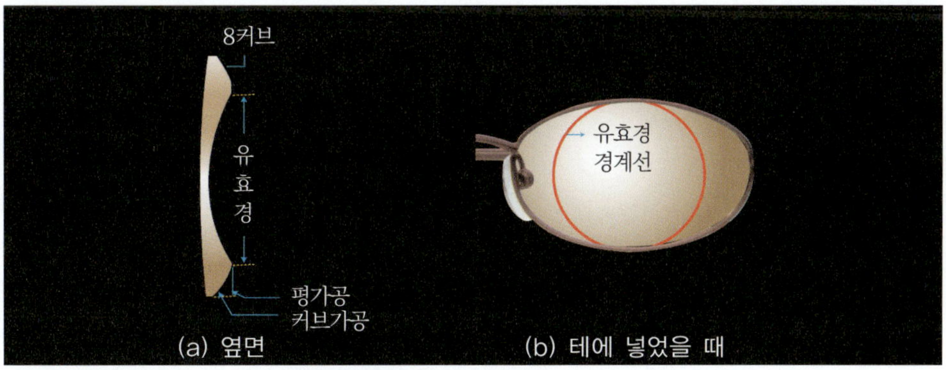

그림 4-52 (-)렌티큘러렌즈 단면

굴절력이 크고 중심두께가 두꺼우면 구면수차량를 비롯하여 왜곡수차 등이 많다. 따라서 무성수체안의 보정용렌즈는 이와 같은 수차를 최소화하기 위해 앞에서 설명한 **비구면렌즈**(Aspheric Lens)로 제작된다. 무수정체눈은 자외선과 청색 파장계의 단파장을 흡수하는 수정체가 적출된 까닭으로 물체에 파란색이 강조되어 보이게 된다. 이를 '청시증'이라고 한다. 이 청시증을 해결하기 위해 청색파장

을 흡수하는 엷은 갈색계통의 렌즈를 사용하게 된다. 그림 4-51의 (a)에서와 같이 앞면을 비구면으로 처리하여 경계선이 없는 렌즈를 풀비젼(Full-Vision)렌즈라고 한다.

무수정체눈은 수정체가 적출되어 조절기능이 없으므로 근거리, 중간거리, 원거리별로 굴절력이 다른 안경이 필요하게 된다. 무수정체눈은 원용안경과 독서를 위한 근용안경을 사용하는 것이 일반적이다. 이 경우에 쓰고 벗는 번거로움을 해소하기 위해 원근양용의 이중초점렌즈, 원, 중, 근용의 삼중초점의 렌즈가 필요하게 된다. 백내장 수술 후의 무수정체안 보정렌즈는 풀비젼 형태이든지 경계선이 보이는 형태이든지 모두 무겁고, 특히 한쪽 눈에만 사용하는 경우가 많아서 좌우의 안경배율의 차로 양안시에 미치는 문제와 좌우 무게의 불균형문제, 제 3자가 봤을 때 눈이 아주 크게 보여 외관이 좋지 않은 점 등으로 많은 문제가 있다. (-)렌티큘러렌즈 역시 유효경의 경계선이 보여 미용적이지 못한 단점이 있다.

현재는 굴절력이 큰 (-)렌즈는 고굴절률렌즈로 가장자리 두께를 줄이고 그 위에 다시 비구면렌즈로 제작하면 두께를 더 줄일 수 있고, 렌즈삽입부, 즉 아이사이즈(Eye Size)가 작은 안경테를 택하면 가장자리의 두께를 상당량 줄일 수 있게 되어 (-)렌티큘러렌즈는 거의 찾아볼 수 없게 되었다. (+)굴절력이 큰, 그래서 렌티큘러 가공을 해야 했던 무수정체안 보정용 렌티큘러렌즈도 적출한 수정체의 위치에 장착시키는 안내렌즈(Intra Ocular Lens, I.O.L.)로 처리하고 교정용 누진다초점렌즈와 근용전용안경을 사용하면서부터 수요가 급격하게 줄었다.

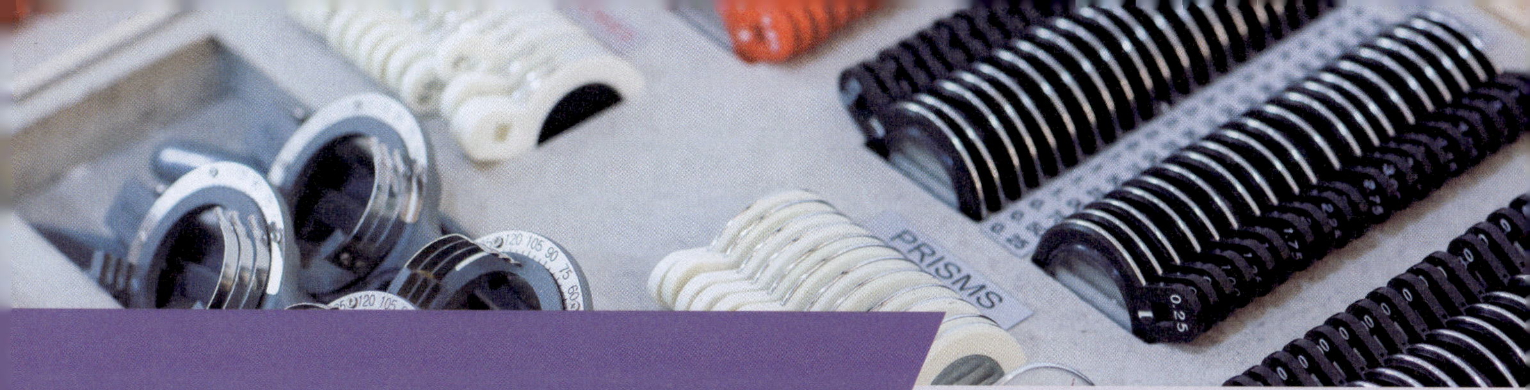

CHAPTER

05

다초점렌즈와 표면처리
(Multifocal Lens, Coating)

01 이중, 삼중다초점렌즈(Bi&Tri Multifocal Lens)

나이가 들면 조절력이 약해진다. 비정시인 근시, 원시 그리고 각종 난시와는 관계없이 일반적으로 45세 이상이 되면 눈앞 33㎝에 놓인 신문과 잡지의 활자가 흐려 보이는 **노안**(Presbyopia)이 된다. 이 때 원용안경에 모자라는 조절력만큼의 굴절력을 더한 (+)렌즈를 쓰면 신문, 잡지 등의 글자가 잘 보이게 된다. 이러한 안경이 이른바 돋보기라고 불리는 **근용안경**(Reading Glasses)이다. 노안을 보정하는 **단초점 근용안경**은 근거리는 명시할 수 있으나 원거리는 흐려지므로, 자주 근용안경을 벗거나 또는 원용안경과 바꿔 쓰는 번거로움이 따르게 된다. 이 번거로움이 없게 한 개의 렌즈로 원거리와 근거리를 선명하게 볼 수 있는 렌즈를 **다초점렌즈**(Multifocal Lens)라고 한다. 다초점렌즈는 원거리와 근거리만을 잘 보이게 하는 **이중초점렌즈**(Bifocal Lens)가 대표적이다. 나이가 60세 전후가 되면 조절력은 더욱 약해지고 이중초점렌즈로는 눈앞 약 75㎝에서 1m 사이에 있는 물체가 흐려 보이게 된다. 이렇게 되면 원거리, 중간거리 그리고 근거리를 하나의 렌즈로 볼 수 있는 안경이 필요하게 되는데 한 렌즈에 원용부와 근용부 그리고 중간거리(75㎝~1m)도 선명하게 볼 수 있게 한 다초점렌즈를 **삼중초점렌즈**(Trifocal Lens)라고 한다. 이중 및 삼중초점렌즈는 각 부분별로 굴절력이 다르기 때문에 원용부와 중간거리부 그리고 근용부는 앞·뒷면 중 어느 한 면의 곡률을 서로 다르게 하거나, 같은 곡률이면 이 세 부분 굴절률이 다른 재질을 사용하므로 경계선이 나타난다.

다초점굴절력렌즈는 제조법에 따라 **동일재질형**(One Piece Type or Solid Type)과 **융착형**(Fused Type)이 있다. 누진굴절력렌즈와 플라스틱 이중, 삼중렌즈는 원피스형이고 광학유리로 된 이중, 삼중렌즈만 융착형이다. 따라서 안경렌즈가 대부분 플라스틱 소재로 된 지금은 융착형 다초점렌즈는 거의 없다.

다초점굴절력렌즈의 중간거리부분과 근용부는 가까운 거리를 또렷하게 보는데 이용되는 부분이므로 그 굴절력은 원용부보다 (+)방향으로 증가되어야 한다. 이중초점렌즈(Bifocal Lens)에서 근용부의 굴절력을 원용부의 굴절력보다 (+)방향으로 올리려면 두 가지 방법이 있다. 면굴절력 식 $D' = \frac{n-1}{r}$ 에서, 첫째는 근용부의 (+)면의 곡률반경 r을 원용부의 곡률반경보다 짧게 하면 된다. 즉, 곡률을 크게 하면 된다. 둘째는 (+)면의 곡률을 원용부와 근용부 모두 같게 하되 근용부의 재질의 굴절률 n을 원용부 재질의 굴절률보다 큰 것으로 만든다.

둘째 방법으로 만든 다초점렌즈가 **융착형 이중초점렌즈**(Fused Bifocal Lens), **융착형 삼중초점렌즈**(Fused Trifocal Lens)이다. 첫째 방법으로 만든 다초점렌즈가 **동재질형 이중초점렌즈**(One Piece 또는 Solid Bifocal Lens), **동일재질형 삼중초점렌즈**(One piece 또는 Solid Trifocal Lens)이다. 요즈음 시중에서 많이 이용되는 **누진다초점, 즉 누진굴절력렌즈**(Progresive Addition Lens)는 이 동일재질형에 속한다. 플라스틱렌즈로 된 이중 및 삼중초점렌즈도 동일재질형에 속한다.

O.C.: 모렌즈 광학중심점
G.C.: 모렌즈 기하중심점
S.G.C.(O.C.): 자렌즈의 광학중심점 겸 기하중심점
Bttn: 자렌즈
근용부: (자렌즈 + 모렌즈)부분
T.L.: 자렌즈 상부경계선

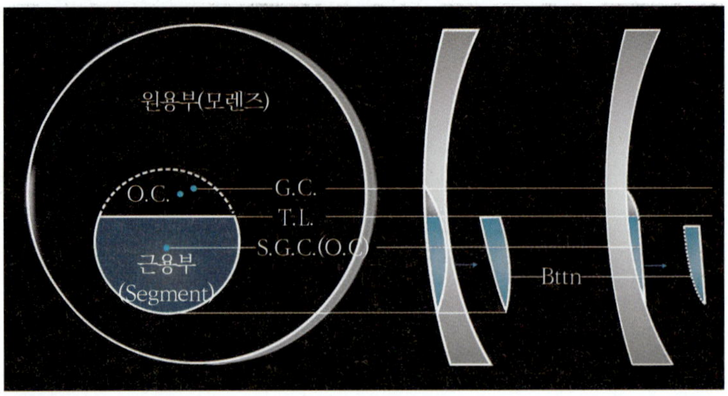

그림 5-1 이중초점렌즈 구조와 명칭(왼쪽)

이 밖에 지금은 사용되지 않지만 이중초점렌즈의 발전에 기여한 것들을 살펴보자. 원용렌즈와 근용렌즈를 반으로 잘라서 안경테의 렌즈삽입부의 위는 반으로 잘린 원용렌즈를, 아래는 근용렌즈를 넣어 만든 **절단형**(Franklin Bifocals)이 있다. 이 절단형이야말로 이중초점렌즈의 효시가 되며 미국의 유명한 물리학자이며 정치가였던 벤자민 프랭클린(Benjamin Franklin)이 고안하고 제작한 것이다.

다음은 접착형(Cement Bifocals)으로 근용부가입도의 굴절력을 가진 **자렌즈**(Supplmen-tary Lens, Segment 또는 Button Lens)를 원용굴절력을 가진 **모렌즈**(Major Lens)의 전후면에 캐나다발삼(Canada Balsom) 등의 접착제로 붙인 것이 있다.

우리 눈의 조준선 위치와 물체거리의 관계를 살펴보면 정중앙 앞에 있는 물체를 양안으로 보려 할 때 물체가 가까운 곳에 있을수록 좌우 두 눈의 조준선이 렌즈에 닿는 점인 **시점**(視点, Viewing Point)은 코방향으로 좁혀지면서 아래로 이동하게 된다. 따라서 다초점렌즈의 중간거리부(Intermidate Portion)는 원용부(Distance Portion)보다 아래쪽 코방향에, 근용부(Near Portion)는 중간거리부 보다 아래쪽 코방향에 위치하여야 할 것이다. 따라서 렌즈의 굴절력의 배치는 아래쪽으로 갈수록 (+)방향으로 커져야 한다.

원용부를 이루고 있는 렌즈 부분을 **모렌즈**(Major Lens)라고 한다. 근용부에 있으면서 **가입도**(Addition)만큼의 굴절력을 가진 렌즈 부분을 **자렌즈**(Segment, 융착형은 Button Lens라고도 한다)라고 한다. 자렌즈의 모양에 따라 이중 및 삼중초점을 분류하면 다음과 같다.

① **플래트탑형**(Flat Top 또는 Straight Top Type): 가장 일반적인 형상으로 자렌즈를 이루는 기본 원의 지름이 22~28*mm*이며 그림 5-2의 (a)에서 보는 바와 같이 상부경계선이 직선으로 된 것을 말한다. 메이커에 따라 A 또는 S형이라고도 한다.

② **커브드탑형**(Curved Top Type): 플래트탑형과 함께 많이 사용되는 모양으로 상부경계선이 곡선으로 되어 부드러운 느낌을 준다. 자렌즈의 기본원의 직경은 25*mm*와 28*mm*가 많다.

③ **바이필드형**(Bi-field Type): 동재질형에만 있는 것으로 원용부와 근용부의 면적이 거의 같게 나누어진 것으로 원·근용부의 경계선이 직선으로 나누어진 것을 이엑스형(EX Type, Executive

Type 또는 Straight Across Type)으로 부르고, 부드러운 곡선형태로 된 것을 이알형(ER Type, Executive Round Type)으로 부르고 있다.

④ **원형(Round Top 또는 Kryptok Type)**: 이중초점의 최초의 자렌즈 형태로 자렌즈의 모양이 원형으로 된 것이다. 지금은 거의 생산되지 않고 있다. 크리프토크(Kryptok)라는 용어는 최초 원형 융착형 제품명으로 미국의 Borsch사에 의해 만들어 졌다.

⑤ **피형(P Type 또는 Panoptic Type)**: 그림에서와 같이 상부경계선의 양 모서리를 부드러운 곡선 처리를 한 것으로 특징적인 것은 경계선 상에 자렌즈의 광학중심점이 오게 했다.

이 밖에 현재는 생산되지 않는 아주 오래된 것으로 융착형의 리본형(Ribbon Type), 동일재질형에는 중심이 아래에 있는 반원형의 바이텍스형(Bitax Type), 모렌즈의 기하학중심에 원형의 자렌즈를 위치시킨 울텍스형(Ultex Type), 그리고 경계선을 약간 흐리게 한 원형의 심리스형(Simless Type) 등이 있다. 플래트탑형(Flat Top Type) 또는 커브드탑형(Carved Top Type)은 기본 전체원의 중심을 가상 자렌즈의 기하 및 광학중심점으로 한다.

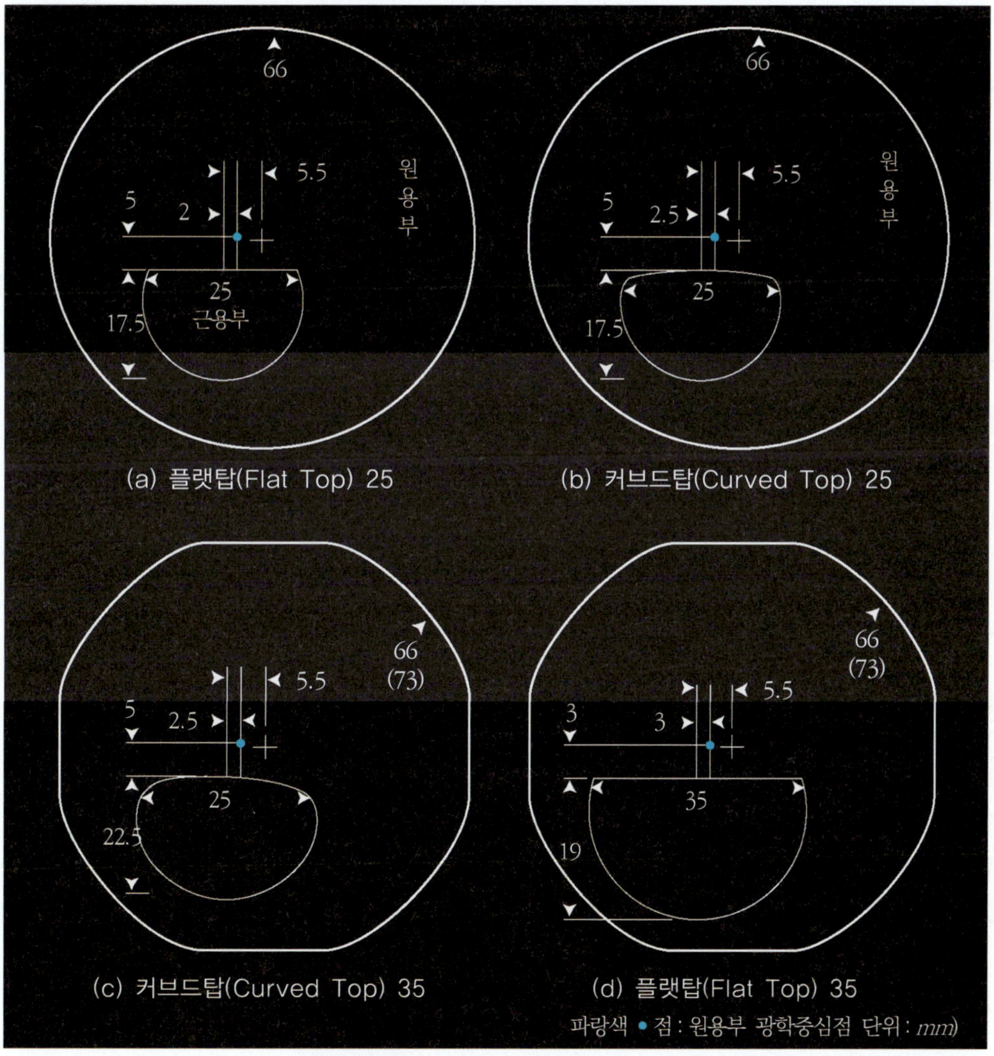

그림 5-2 여러 이중초점렌즈의 사양

제조 분류별 명칭을 표 5-1에 실었다.

원피스형 이중초점렌즈는 같은 재질로 윗부분의 원용부와 아랫부분의 근용부의 굴절력을 다르게 한 것으로, 주로 렌즈 앞면의 근용부의 곡률을 원용부보다 크게 하여 근용부의 굴절력을 (+)방향으로 증가시킨 것이다.

융착형 이중 및 삼중초점렌즈(Fused Bifocal & Trifocal Lens)는 모두 **광학유리**로 되어 있다. 요즈음은 플라스틱렌즈 소재가 주로 사용되므로 광학유리로 된 융착형 이중 및 삼중초점은 거의 사용되지 않고 있다. 크라운글라스의 재질로 된 원용부의 '모렌즈(Major Lens)'의 앞면의 아래 근용부 위치에 크라운글라스보다 굴절률이 큰 바리움크라운(Bariam Crown) 소재로 연마되어져 있다. 따라서 융착형은 근용부가 돌출되거나 상부경계선에서의 단차가 없다. '동일재질형'과 비교하면 상부경계선의 단차가 없으므로 경계선이 뚜렷하게 보이지 않아서 좋고, 자렌즈의 굴절력이 커도, 즉 가입도(Addition)가 많아도 바이필드(Bi-field)형에 비해 모렌즈의 두께를 두껍게 하지 않아도 되어 가볍다. 자렌즈의 전체 면적(Segment)이 바이필드보다 작아 근용부시야가 좁지만 실용상으로 크게 문제가 안 된다. 자렌즈의 굴절률이 큰 관계로 색수차가 염려되는 점은 있다. 그러나 아베수가 비교적 큰 바리움크라운(Barium Crown)유리를 사용하므로 큰 문제가 없다. 이러한 장점이 있는 융착형이 오랫동안 다초점렌즈 제조의 주류를 이루어 왔으나 광학플라스틱 소재의 등장으로 가볍다는 상품성 우월성에 밀려 융착형 유리렌즈는 지금은 거의 사용되지 않는다.

▼ **표 5-1** 다초점렌즈의 종류

다초점렌즈	
융착형(Fused Type)	동재질형(Solid, One Piece Type)
•플래트탑형 이중 및 삼중초점 유리렌즈 •커브드탑형 이중 및 삼중초점 유리렌즈 •원형 이중초점 유리렌즈 •피(P)형 이중 및 삼중초점 유리렌즈	•EX(executive) 및 ER형 이중 및 삼중초점 유리 및 플라스틱 렌즈 •플래트탑형 이중 및 삼중초점 플라스틱 렌즈 •커브드탑형 이중 및 삼중초점 플라스틱 렌즈 •누진다초점 플라스틱 및 유리렌즈 •울텍스(ultax)형 •심리즈(simless)형 •바이 · 텍스(bi-tax)형 •백내장용 이중초점(Lenticular Bifocal)

속칭 EX, ER형이라고 하는 바이필드형(Bi-field Type) 렌즈는 국내에서는 거의 사용되고 있지 않지만 다음과 같은 이유로 선진 외국에서는 많이 사용되고 있다. 근용부시야가 이중 및 삼중초점렌즈 가운데 제일 넓고 다음에 설명한 **상의 도약**(Image Jump)이 없어 광학적으로는 가장 안정된 원근양용 렌즈이다. 그러나 경계선이 다초점렌즈 가운데 가장 길고, 또렷하게 눈에 띄어 외관이 좋지 않으며 그림 5-3에서와 같이 가입도가 많을수록 모렌즈의 두께가 두꺼워져 무거운 단점이 있다.

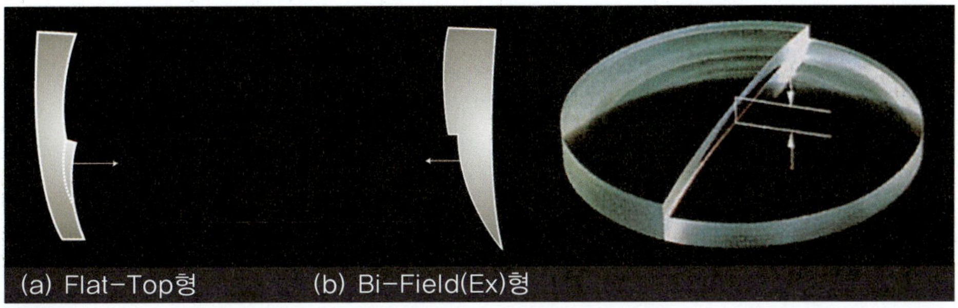

그림 5-3 하반부의 곡률 감소 또는 증가로 바이필드형렌즈의 원용부두께 증가와 단차

유리렌즈에만 있는 융착형은 그림 5-4에서와 같이 상부경계선의 자렌즈 절단면에서의 반사광에 의한 반짝거림과 상의 걸림, 자렌즈의 고굴절률로 **색수차**가 생기고, 자렌즈의 굴절력이 클 때는 EX 또는 ER형 만큼 모렌즈의 두께가 두꺼워지지는 않지만, 그림 5-5에서 보는 바와 같이 모렌즈의 (-)굴절력과 자렌즈의 굴절력, 그리고 자렌즈의 직경이 클수록 모렌즈의 **중심두께**가 두꺼워진다.

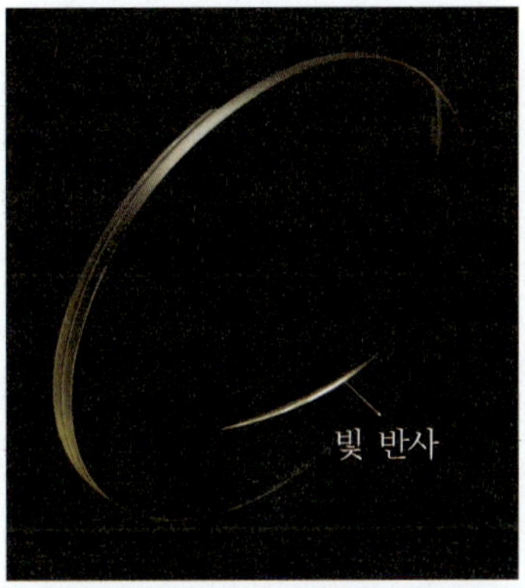

그림 5-4 이중초점렌즈의 자렌즈상단에서 빛의 반사

표 5-2에 여러 자렌즈의 모양에 따른 이중초점렌즈의 특징을 실었다.

▼ 표 5-2 여러 이중초점렌즈의 특징

<table>
<tr><th>분류</th><th>이 름</th><th>근용부 세그먼트 (segment)</th><th>일반적 특징</th><th>근용부 시야</th><th>무게</th><th>경계선의 돋보임</th><th>표면 돌출</th><th>상의 도약</th></tr>
<tr><td rowspan="4">융착형 (Fused)과 동일재질형</td><td>플래트탑형 (Flat Top Type) (A 또는 S형)</td><td>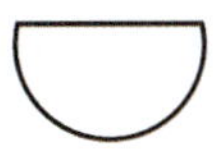</td><td>• 원형에 비해서 상의 도약이 적다.
• 동일재질형은 색수차가 없다.
• 경계선이 약간 돋보이고 반짝거리는 단점</td><td rowspan="2">△</td><td rowspan="2"></td><td rowspan="2">△</td><td rowspan="2">유 (융착형·무)</td><td rowspan="2"></td></tr>
<tr><td>커브드탑형 (Curved Top Type) (B 또는 C형)</td><td>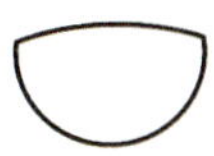</td><td>• 원형보다는 상의 도약이 적다.
• A형보다는 경계선이 돋보이지 않는다.</td></tr>
<tr><td>Panoptic형 (P형)</td><td>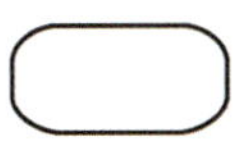</td><td>• 상의 도약이 거의 없고 경계선이 돋보지 않는다.</td><td>△</td><td></td><td>○</td><td>유 (융착형·무)</td><td>○</td></tr>
<tr><td>라운드탑형 (Kryptok 또는 원형)</td><td>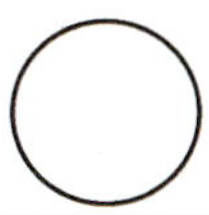</td><td>• 상의 도약이 커서 거의 사용하지 않는다.</td><td>△</td><td></td><td>×</td><td>유 (융착형·무)</td><td>×</td></tr>
</table>

동일재질형 (one piece)	Bi-field or Straight Across형 (Executive, EX형)	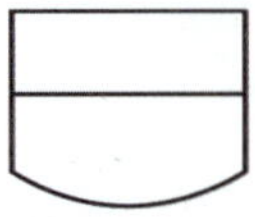	• 근용시야가 넓고 상의 도약과 색수차가 없어 광학적으로는 가장 좋은 렌즈이나 경계선이 돋보이고 무겁다.	○	×	×	유	○
	Bi-field or Round Across형(ER, Arc Across형)	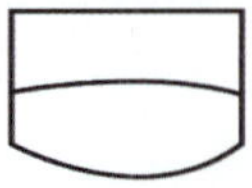	• EX형과 같으나 경계선이 EX형보다는 돋보이지 않는다.	○	×	×	유	○
	Ultex형	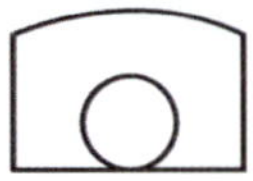	• 상의 도약이 커서 생산되지 않는다.	×			무	×
	Bitex형	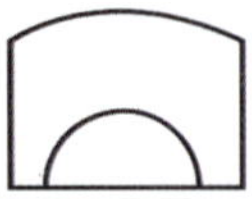	• Ultex형과 같다.				무	×
	Simless형	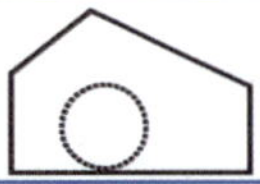	• Ultex형과 같다.	×		○	무	×

(a) 모렌즈가 평면이고 자렌즈가 작고 굴절력이 작을 때 (b) 모렌즈가 (-)굴절력이고 자렌즈의 굴절력 및 크기가 클 때

그림 5-5 자렌즈에 따른 모렌즈의 두께 변화

위와 같은 문제는 플라스틱렌즈로 된 원피스형(One Piece Type)이 상품의 주류가 된 요즈음에는 크게 신경 쓸 일이 아니다.

조절력이 현저하게 약해지면 이중초점렌즈의 원용부와 근용부를 이용해도 명시할 수 없는 중간거리가 생기게 된다. 이 중간거리의 명시영역의 '갭(Gab)'을 없애기 위해 이중초점렌즈의 원용부와 근용부 사이에, 혹은 극히 드문 경우지만 특정한 위치에 중간거리를 명시할 수 있도록 중간거리부(Intermediate Portion)를 만든 렌즈를 삼중초점렌즈라고 한다. 미국 등 선진국에서는 많이 사용하고 있다.

그 구조를 그림 5-6에 실었다. 이중초점렌즈에서와 같이 자렌즈, 즉 중간거리부와 근용부 세그먼트(Segment)의 모양으로 플래트탑형(Flat Top Type), 커브드탑형(Curved Top Type) 등이 가장 많다. 이중초점과 비교하면 상의 도약(Image Jump)은 비교적 적어지는 반면, 중간거리부, 근용부의 시야가 좁은 것이 단점이다. '중간거리부의 가입도(Addi-tion)'는 근용가입도의 의 굴절력으로 만드는 것이 일반적이다. 삼중초점렌즈 중 나이든 방사선기사, 항법사 등 상방향으로 중간거리를 봐야 할 직업 특성에 맞추어 제작된 그림 4-59와 같은 구조의 렌즈를 '더블세그먼트타입(Double Segment Type)' 또는 '트윈세그먼트타입(Twin Segment Type)'의 삼중초점렌즈라고 한다. 당연히 제일 윗부분이 중간거리부가 된다.

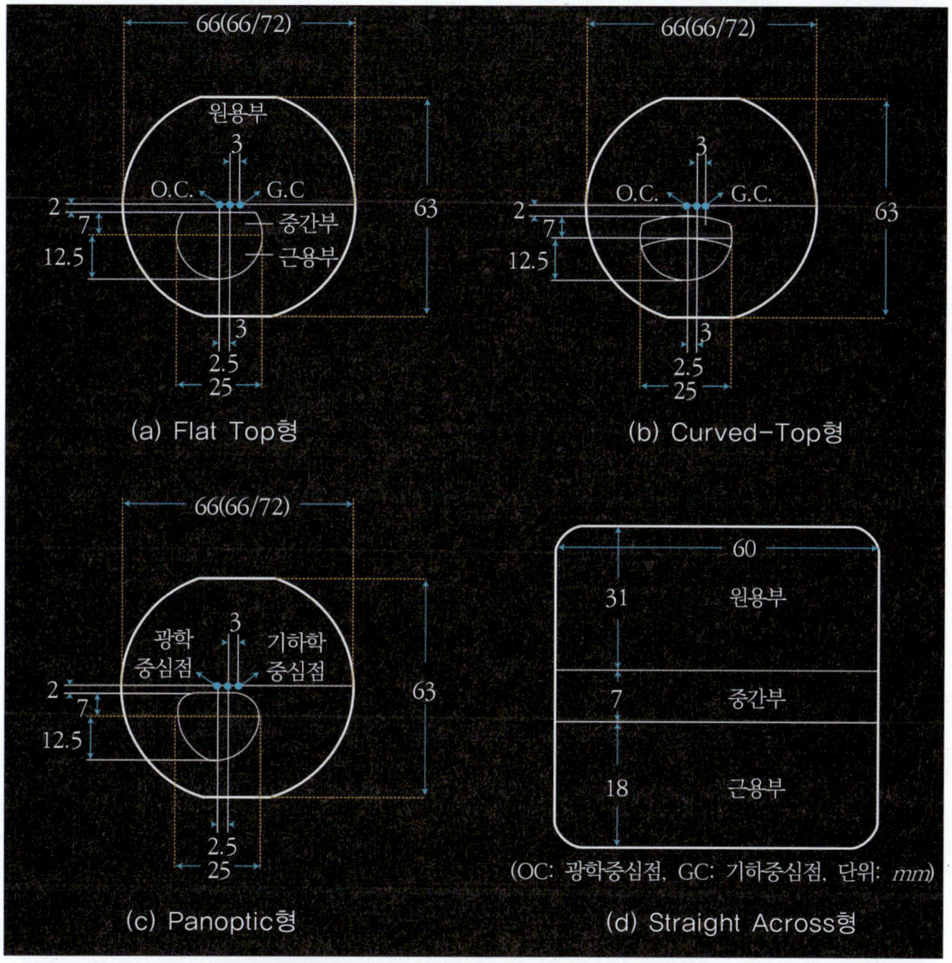

(a) Flat Top형 (b) Curved-Top형 (c) Panoptic형 (d) Straight Across형

그림 5-6 일반 삼중초점렌즈의 사양(왼쪽)

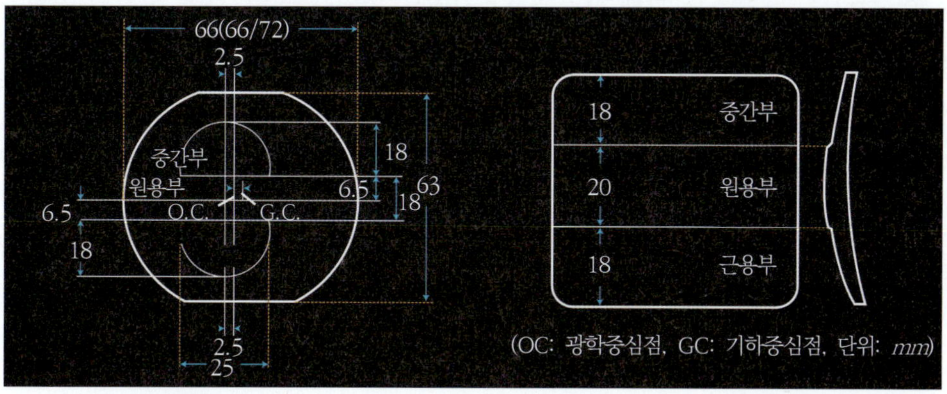

그림 5-7 더블·세그먼트(Double Segment)의 삼중초점렌즈

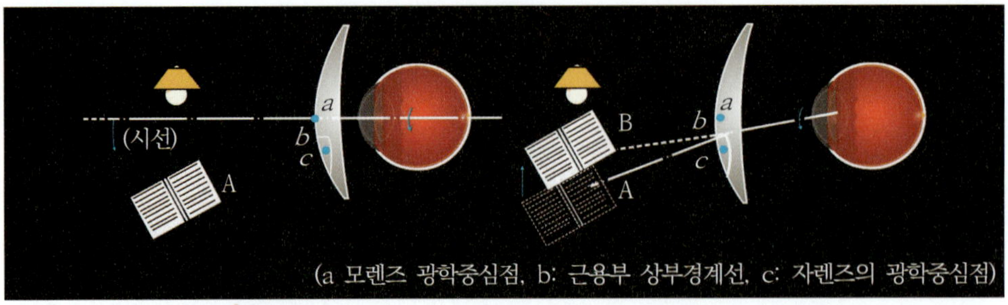

그림 5-8 상부경계선에서 상의 도약(Image Jump)

바이필드형(Bi-Field Type)과 피형(P, Panoptic Type)을 제외하고는 이중, 삼중초점렌즈의 제일 큰 광학적 단점인 **상의 도약(Image Jump)**을 살펴보자. 그림 5-8의 원근양용 이중 및 삼중초점렌즈에서 원용부의 시점인 a의 위치에서 책 A를 보면 주위 물체와 균형 잡힌 정상적인 위치에서 보이게 되나 조준선을 아래로 이동시켜 근용부 상부경계선인 b의 위치에 이르면 모렌즈의 프리즘굴절력 변화의 연속성이 자렌즈에 의한 베이스다운(B.D.) 프리즘굴절력의 개입으로 인하여 깨지게 되어 갑자기 B의 위치로 튀어오르게 보여 주위 물체와 상대적 위치의 균형이 깨지게 된다. 따라서 이중 및 삼중초점렌즈를 쓰고 계단을 내려갈 때는 조준선이 상부경계선에 걸려 자칫 발을 헛딛고 나뒹굴어 다칠 위험성이 있다. 상의 도약이 없는 누진굴절력렌즈가 다초점렌즈시장의 대부분을 차지하는 이유이기도 하다.

이와 같이 조준선이 이중 및 삼중초점렌즈의 상부경계선에 닿는 순간 물체가 갑자기 튀어오르는 것을 **상의 도약(Image Jump)**이라고 한다. 상이 도약하는 양은 자렌즈의 크기, 즉 상부경계선에서 자렌즈의 광학중심점까지의 거리가 길수록, 자렌즈의 굴절력, 즉 가입도가 많을수록 많아진다. 그리고 상이 움직이는 방향은 상의 도약의 '도약'이라는 말이 의미하는 것처럼 상부경계선 보다 아래에 자렌즈의 광학중심점이 위치하고 있어 기저하방(B.D.)의 영향을 받아 위로 이동하여 보이게 된다.

그림 5-9에 S+1.00D, Add 2.00D의 같은 안경처방에서 바이필드형(Bi-field Type, EX)과 플래트탑형(Falt Top Type) 그리고 라운드탑형(Round Top Type, Kryptok)의 근용부 상부경계선에서 상의 도약 상태를 그래프로 그렸다. 간단하게 살피기 위해서 모렌즈의 광학중심점과 자렌즈의 광학중심점은 좌우 편위가 없이 같은 수직선상에 있는 것으로 했다. 그래프의 가로축에는 영향을 받는 프리즘디옵터(△)의 크기를, 세로축은 모렌즈의 광학중심점을 원점으로 한 상하 여러 시점까지의 거리를 나타낸 것이다.

그래프에서 왼쪽 위에 그려지는 직선은 원용부에서의 프리즘굴절력(△)을, 오른쪽 아래에 그린 직선은 근용부에서 프리즘굴절력(△)을 그렸다. 따라서 상부경계선에서 이 두 개 직선의 위치 차이가 크면 상의 도약은 크게 될 것이므로 EX형은 상의 도약이 없으며, 플래트탑형(Flat Top Type)은 '1△, B.D.'의 영향으로 1△의 상의 도약이 생긴다. 그리고 라운드탑형(Round Top Type)에서는 2.5△의 상의 도약이 생겨 라운드탑형(Round Top Type)이 상도약량이 가장 큰 것을 알 수 있다. EX형을 **무도약형** 다초점렌즈라고 하고, 라운드탑형(Round Top Type)은 무단차형, 플래트탑형(Flat Top Type) 및 커브드탑형(Curved Top Type)을 중간형이라고 부른다.

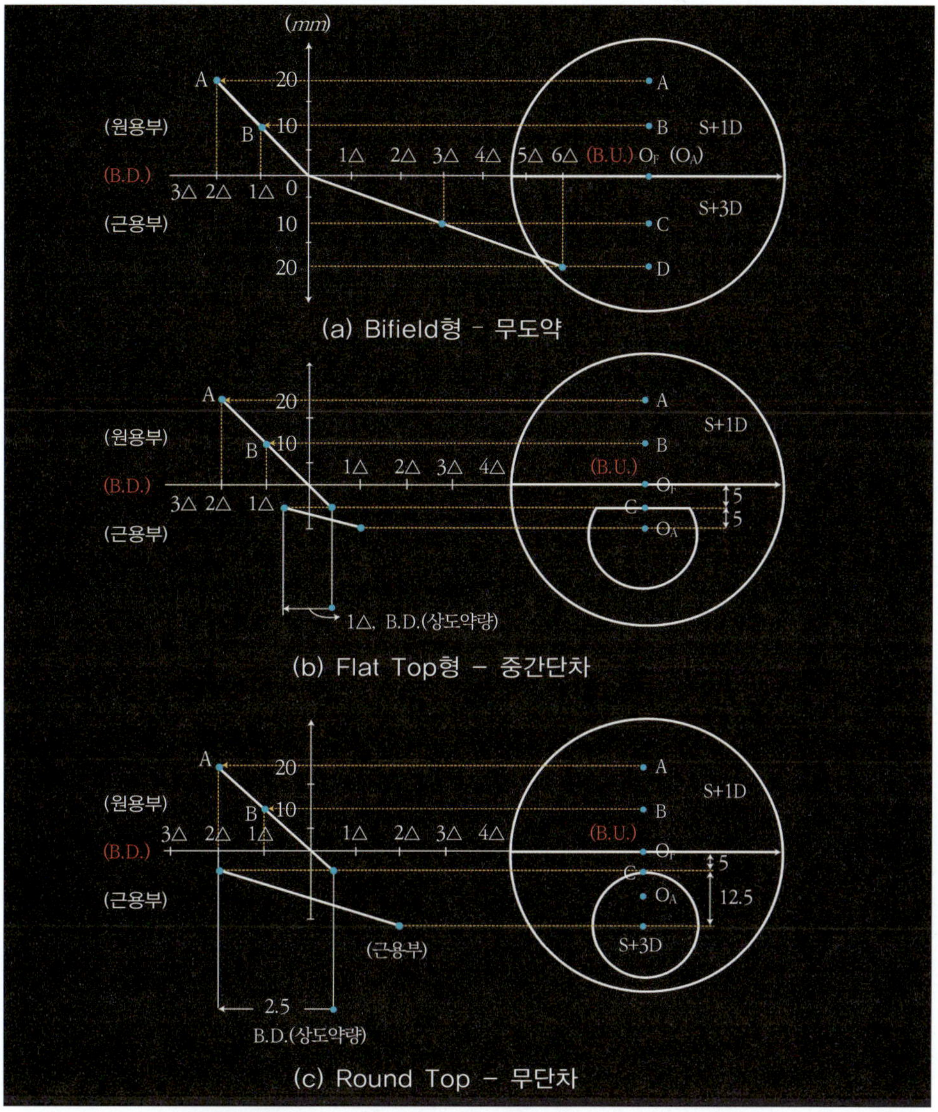

그림 5-9 여러 이중초점렌즈의 상의 도약량 비교

표 5-3에 모렌즈의 굴절력 변화에 따른 상도약의 영향을 대략적으로 나타냈다. 물론 가입도에 따라 변화가 있으므로 개략적인 것이다.

▼ **표 5-3** 이중초점렌즈의 상의 도약에 따른 선택

종류 / 모렌즈굴절력	플래트탑 22*mm*	커브드탑 28*mm*	라운드탑형	EX형	Bi-Tex
-5.50D 이상	△	△	×	△	×
-3.00~-5.25D	△	△	×	○	×
-0.25~-2.75D	○	○	△	○	×
-0.00D	○	○	△	○	△
+0.25~3.00D	○	○	○	△(두께)	△
+1.75~3.00D	△	△	○	△(두께)	○
+3.25D 이상	△	△	○	×	○

(○: 좋음, △: 보통, ×: 적합하지 않음)

근용부(Near Portion)는 자렌즈와 모렌즈의 주변부가 합성된 부분을 말한다. 따라서 근용부의 광학중심점은 모렌즈에 의한 프리즘영향을 받게 된다. 근용부에서 프리즘영향이 미치지 않는 0프리즘옵터(△)인 곳은 모렌즈와 자렌즈의 프리즘굴절력이 서로 상쇄되는 곳이다. 이 곳을 근용부의 **합성광학중심점**이라고 하고 이 위치는 모렌즈와 자렌즈의 굴절력에 따라 다르게 된다. 렌즈미터(Lens Meter)에서 프리즘 작용이 없는 근용부의 위치를 찾아 인점하게 되면 이곳이 근용부의 '합성광학중심점'이 된다.

합성광학중심점 O_N의 위치 변화를 플래트탑형을 가지고 그림 5-10에 그렸다. 그림에서 원용부의 광학중심점 O_F가 O_N까지의 거리를 측정하는 기준점이 되므로 O_N의 방향은 아래쪽이다. 그림 5-11에 전형적인 주문용 이중초점렌즈의 규격봉투의 내용을 실었다.

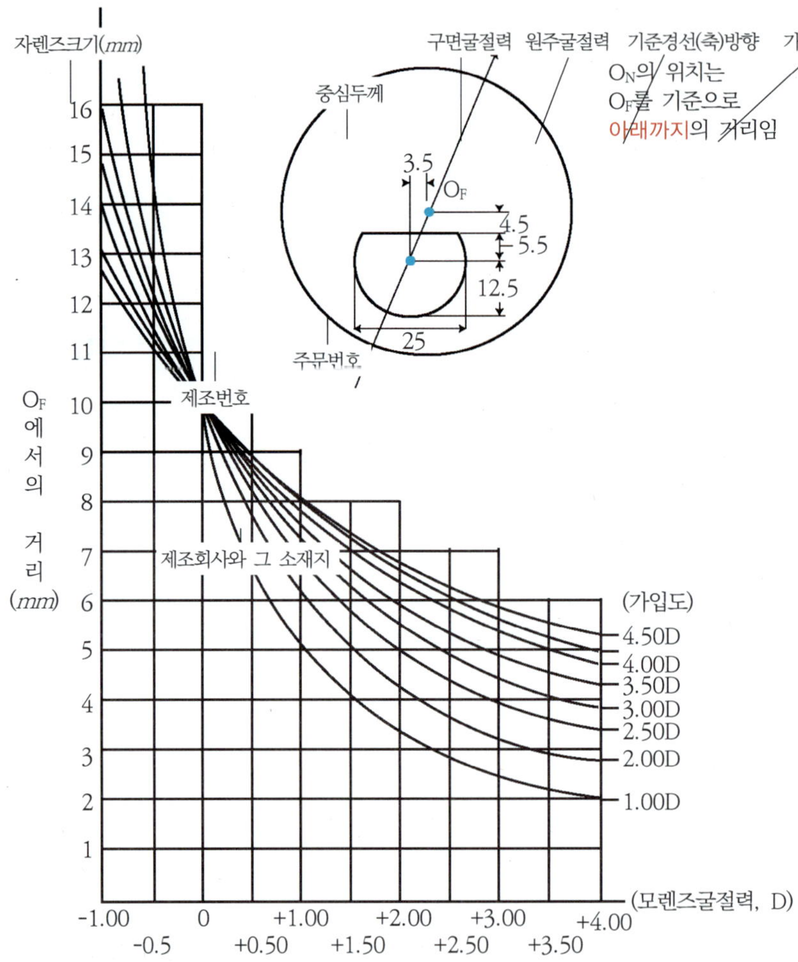

그림 5-10 근용부 합성광학중심점 O_N의 위치 그래프

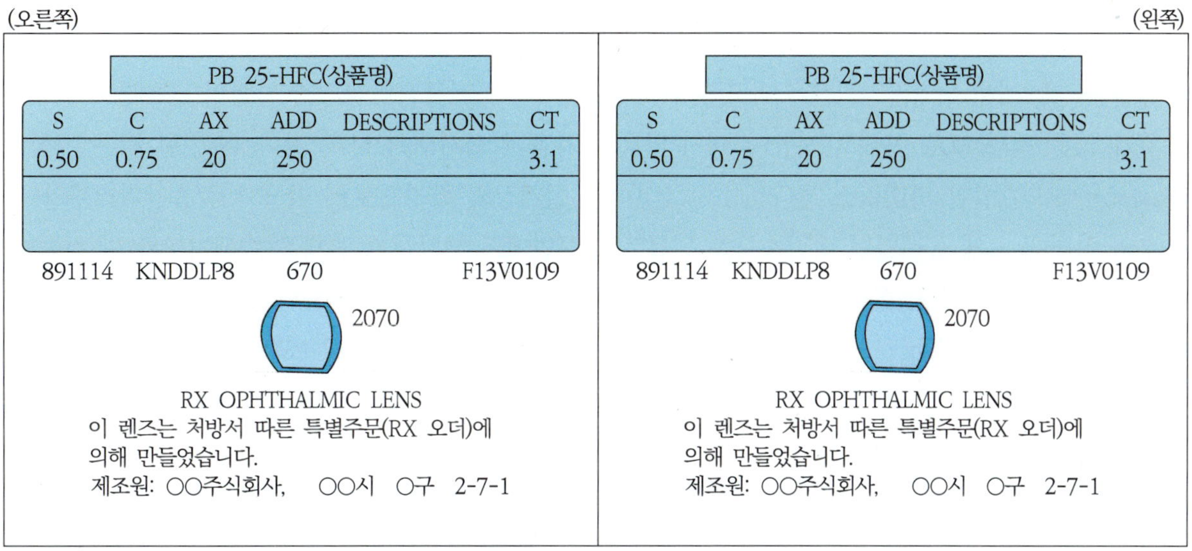

그림 5-11 규격봉투의 표시 예

02 누진굴절력렌즈(Progressive Power Lens)

다초점렌즈의 주문생산에서 80% 이상이 **누진굴절력렌즈**(Progressive Addition Lens)라고 한다. 고령화사회 또는 고령사회로 변화하는 데 따라서 다초점렌즈를 사용하는 사람이 많아질 것이고, 다초점렌즈 가운데 이중 및 삼중렌즈보다 누진굴절력렌즈를 선호하는 사람이 더욱 늘어갈 것이다. 왜냐하면 이중 및 삼중렌즈는 근용부 세그먼트(Segment), 즉 자렌즈와 모렌즈의 **경계선**이 확연하게 드러나서 외관상 나이들어 보이는 점, 근용부의 상부경계선에 시선이 닿을 때 **상의 도약**(Image Jump)으로 인해 발을 헛디딜 우려가 있는 점, 그리고 이중초점렌즈에서는 중간거리가 잘 보이지 않을 수도 있고, 이를 보완하려고 삼중초점을 쓰면 각 부분의 시야가 좁아 사용하기 어려운 점 등의 단점이 있기 때문이다. 이들 이유 가운데 이중 및 삼중초점렌즈가 상품으로서 가장 큰 단점은 자렌즈 주위 경계선이 보여 나이들어 보인다는 점이다. 거듭 말하면 이 경계선이 나타나 보이는 상품적 단점을 없애려고 동일질재형(One Piece Type)에서 (+)면의 면굴절력을 렌즈의 아래쪽으로 갈수록 연속적으로 크게 하여 각 주시거리를 선명하게 보게 하고, 경계선의 구획이 전혀 나타나지 않도록 한 것이 **누진굴절력렌즈**(Progressive Power Lens)이다.

1909년 미국의 Orford가 처음으로 특허를 얻어 파라볼라커브(Parabola Curve)로 누진굴절력렌즈를 만들었으나 렌즈의 좌우 주변부로 갈수록 (+)방향의 굴절력이 커지고 비점수차가 많아 실용적이지 못했다. 시판에 성공한 것은 1959년 프랑스의 안경렌즈 및 테와 기기의 종합메이커인 에실로(Essirol)에서 내놓은 바리락스 원(Varilux Ⅰ)이었다.

이 누진초점렌즈는 일정 기간 동안 적응훈련을 하여 익숙해지면 원거리에서 근거리까지 선명하게 볼 수 있었다. 이어서 1960년대 후반까지 여러 회사에서 줌렌즈(Zoom Lens), 프로그레시브(Progressive) 등의 이름으로 발매되었으나 주변부의 수차가 많아 사용하기 어려웠다.

이들을 '제1세대 누진굴절력렌즈'라고 한다. 이 제1세대 누진굴절력렌즈의 결점인 근용부 주변부에 수차가 많은 것과 그로 인해서 적응이 쉽지 않은 내용을 완화시켜서 나온 것이 1972년 같은 에실로(Essirol)에서 개발한 바리락스 투(Varilux II)이다. 설계상의 특징으로는 지금까지 중간거리부와 근용부의 주변에 크게 몰려있던 비점수차를 원용부의 주변에도 분산시켜 쉽게 익숙해지도록 한 것이다. 이 바리락스 투(Varilux II)와 미국의 구 A.O.(American Optical, Co)사의 울트라 뷰(Ultra-Vue) 등의 상품을 '제2세대 누진굴절력렌즈'라고 한다. 이 렌즈가 누진굴절력렌즈의 급속한 보급을 촉진하게 된다. 1990년도에 들어서부터는 컴퓨터에 의한 정밀한 렌즈설계로 주변부의 수차를 최소로 줄여 훨씬 쓰기 편한 여러 누진굴절력렌즈가 발매되고 있다. 사용용도에 따라서 설계를 달리하여 중간거리를 짧게 하고 근용면적을 크게 한다든지, 반대로 중간거리부를 넓게 하고 근용부를 좁게 한 것, 용도에 따라서는 사무실용으로 중간거리와 근용부만 사용하게 한 **중근용(中近用)**과 컴퓨터 작업을 위한 **근근용(近近用)**도 나와 있다. 설계에서는 렌즈의 후면, 즉 (-)면을 비구면으로 하여 렌즈굴절력의 크기를 누진적으로 변화시켜 광학적 성능을 향상시킨 **내면누진설계렌즈**, (+)면과 (-)면을 모두 누진설계를 한 **양면누진설계렌즈** 등 적응하기 편리한 렌즈가 속속 개발되고 있다.

이들을 '제3세대 누진굴절력렌즈'라고 한다. 최근의 누진굴절력렌즈 표시 내용 및 규격과 제원을 그림 5-12에 실었다.

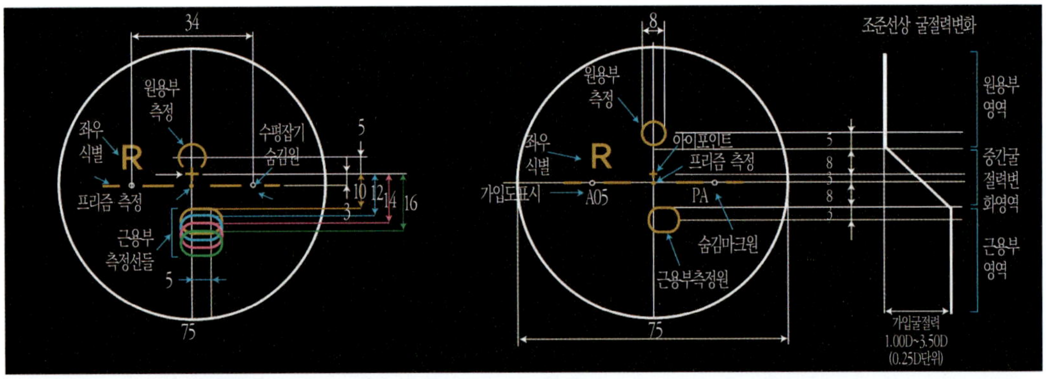

(a) 원근용　　　(b) 중근용

주문범위		표면처리와 기타	
가입도	0.50~4.00	굴절률	1.67
프리즘	3△	비중	1.35
편심	3△	아베수	32
염색	80%멸광률 80%까지	코팅	최신 멀티코팅
외경지경	70, 68, 65, 63, 60, 58*mm*	반사색	아주 옅은 녹색
두께지정	(+)렌즈가장자리 1*mm*까지	시감투과율	98.5%
자외선 방지	신UV 차단	누진대길이	10, 12, 14, 16*mm*
내충격하드코팅	가능	소재	우레탄계열플라스틱
프리즘디닝가공	가능		

그림 5-12 일본 P사의 최근 누진굴절력렌즈 표시와 규격 및 제원

그림 5-13 (a)에서 (d)와 같이 EX형 렌즈의 이중초점렌즈에서 경계선을 중간대에 무수히 상하로 만들었을 때 경계선의 수직 중앙부분은 곡률이 거의 같으므로 경계선이 나타나지 않을 것이라는 것은 직관으로도 알 수 있다. 그러나 누진부에서 근용부에 이르는 좌우 주변부는 단차가 커서 경계선이 나타날 수 밖에 없다. 주변부에 경계선이 나타나지 않게 하기 위하여 무리하게 비구면으로 비비는 형식으로 연마함으로써 주변부에 비점수차를 비롯한 상의 뒤틀림 등 여러 가지 수차가 생긴다.

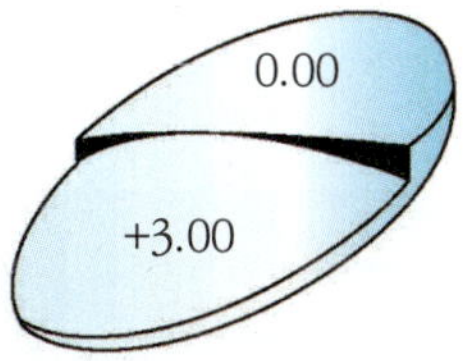

(a) 2중초점렌즈(가입도 3.00D)

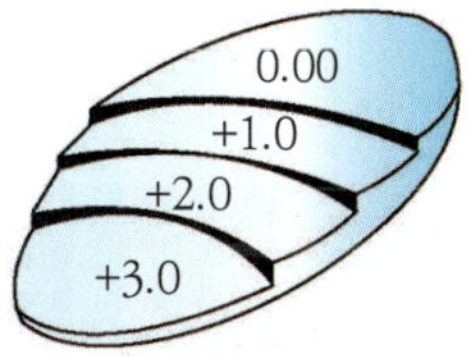

(b) 4중초점렌즈

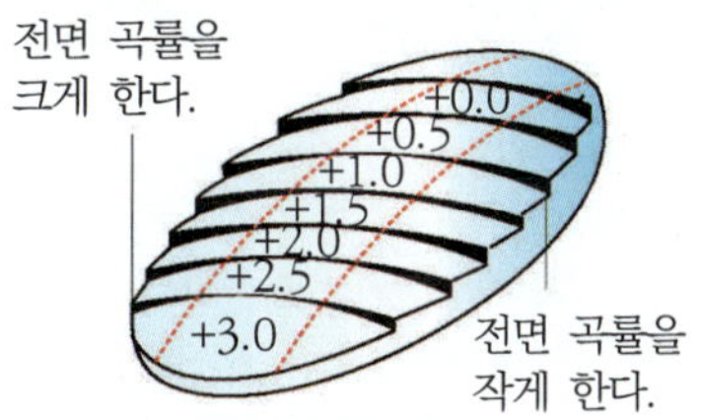

(c) 8중초점렌즈

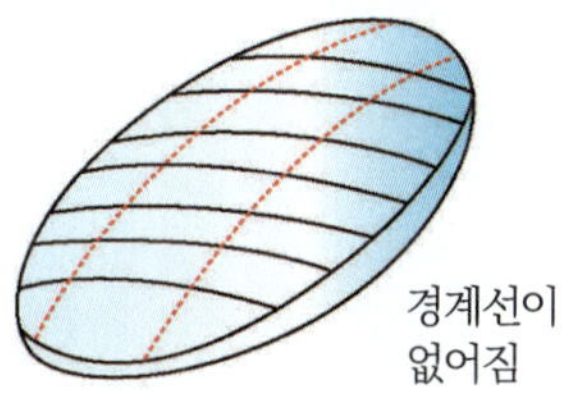

(d) 무한초점렌즈

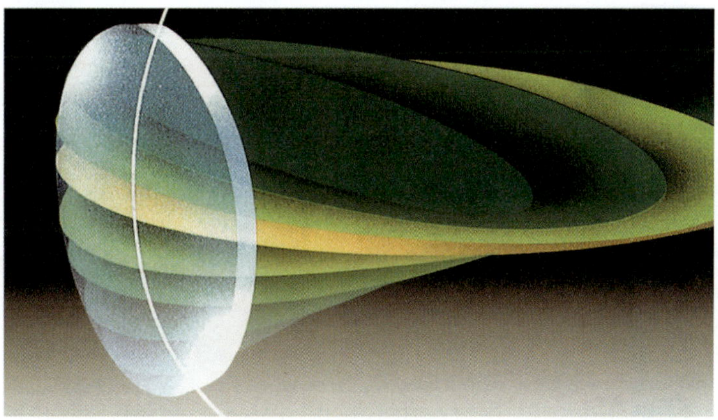

(e) 곡률증가개념

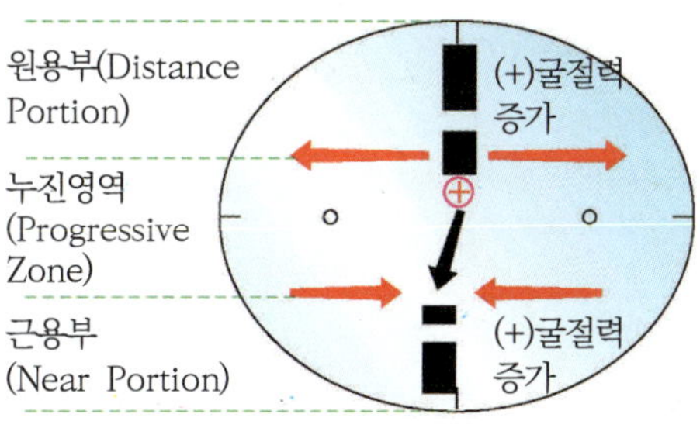

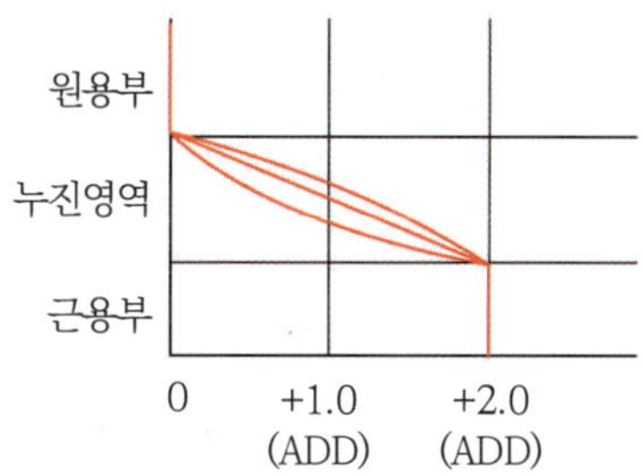

그림 5-13 누진굴절력렌즈의 광학적 모식도

누진굴절력렌즈에서 가장 큰 문제점은 이 좌우 주변부에서의 비점수차를 비롯한 여러 수차로 인한 상의 찌그러듬, 흔들림 그리고 흐림이다. 바로 이 문제 때문에 제 1세대의 누진굴절력렌즈는 대중화에 실패한 것이다. 요즈음 시판되고 있는 것들도 이 문제가 경감되었다고는 하나, 완전히 해소된 것은 아니다. 또, **가입도가 많을수록** 비점수차의 양이 많아지고 중간누진대의 폭이 좁고 길어지는 것은 피할 수가 없어 누진굴절력렌즈는 가입도가 적은 40대에서 50대 초반의 나이에 있는 사람이 적응하기 쉽다. 따라서 노안 초기부터 누진굴절력렌즈를 사용한 사람들은 가입도가 증가해도 계속해서 쓸 수 있어 적응실패가 없다.

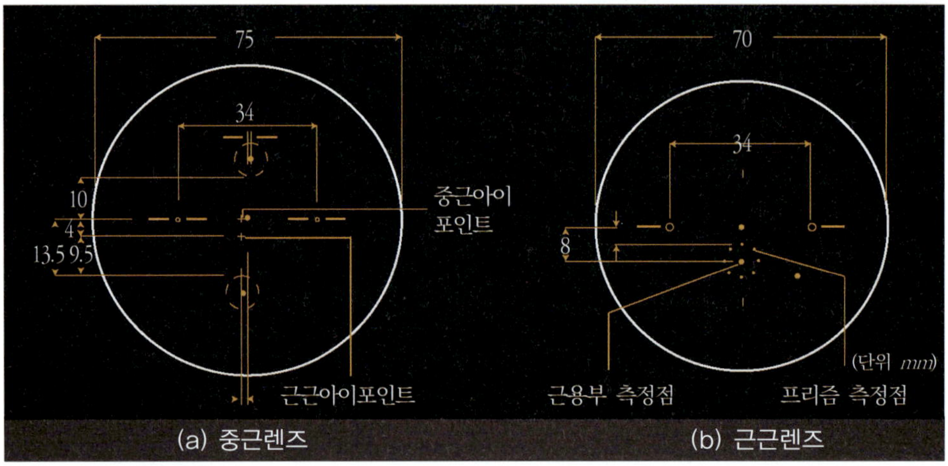

그림 5-14 일본 H사의 사무실용 중근, 근근누진굴절력렌즈의 규격

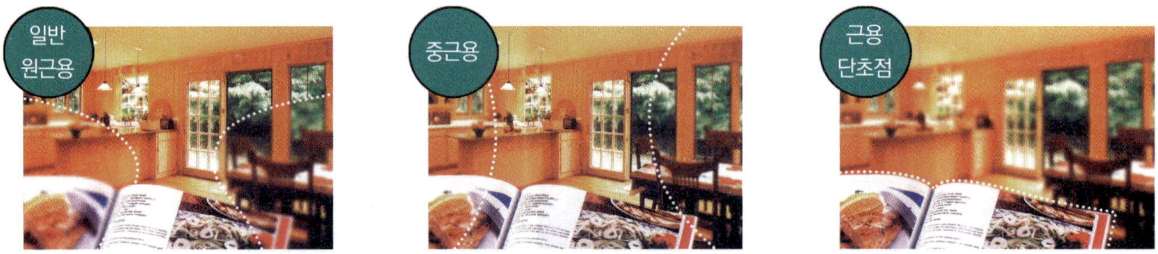

그림 5-15 여러 누진굴절력렌즈와 근용단초점렌즈의 시계

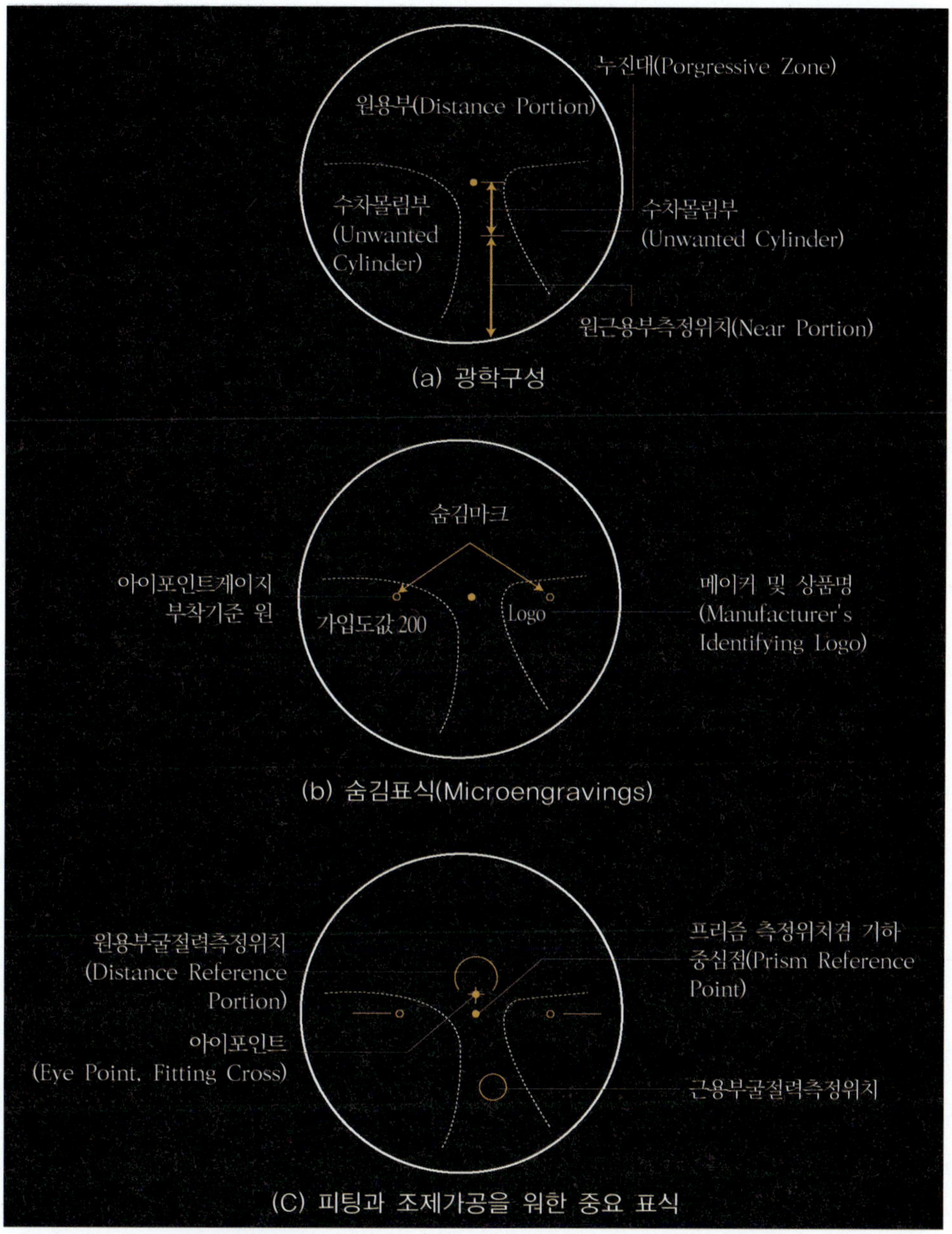

그림 5-16 오른쪽 누진굴절력렌즈 표면 표식의 예

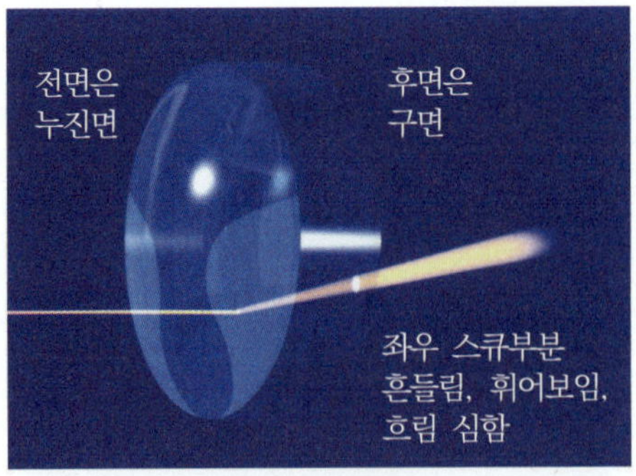

(a) 일반설계

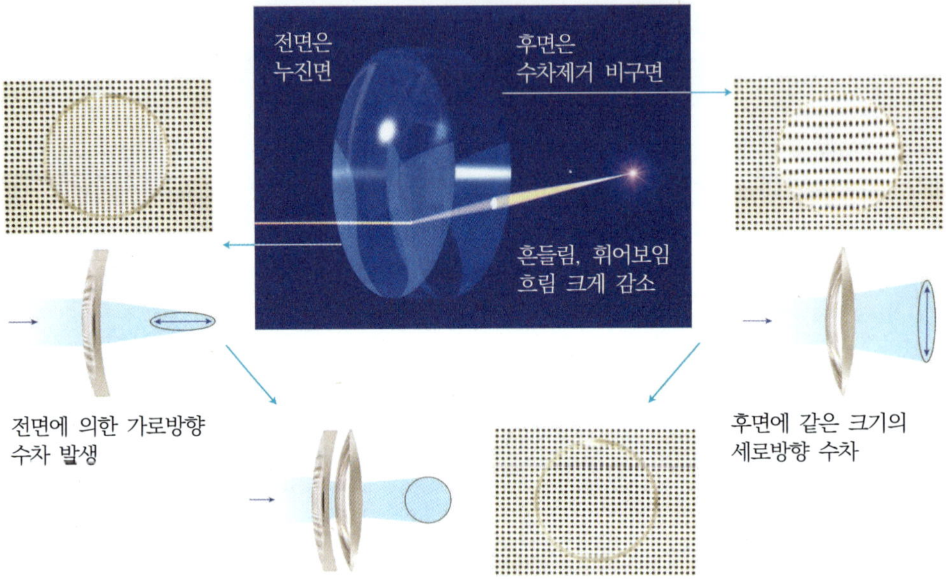

(b) 전후면 수차가 상쇄되어 선명상

그림 5-17 양면 누진비구면 수차제거 설계의 한 예(일본 N사)

좌우 주변의 비점수차 등을 덜기 위한 설계조작을 누진굴절력렌즈의 **광학적 변조**(Optical Modulation)라고 한다. 최근 제품에는 양면누진설계에 그림 5-17의 (b)와 같이 전면의 비점수차량을 후면의 반대 방향수차로 상쇄시키는 설계를 한 렌즈도 나와 있다.

누진굴절력렌즈의 단점은

첫째, 원용부에서 좌우 쪽 주변으로 갈수록 (+)방향으로 굴절력이 커져 상이 흐려보임.

둘째, 특히 **가입굴절력(Add)이 많으면 많을수록 그림 4-77과 같이 원, 근용부 시야가 좁아진다. 또 중간거리용 누진대와 근용부와 폭이 좁아지며** 그림 4-72와 같이 상의 흔들림이 커진다.

셋째, 측방시를 하지 않고 머리를 돌려 **정면시를 하여야** 선명한 상을 얻을 수 있으므로 머리 운동을 빈번히 하여야 한다.

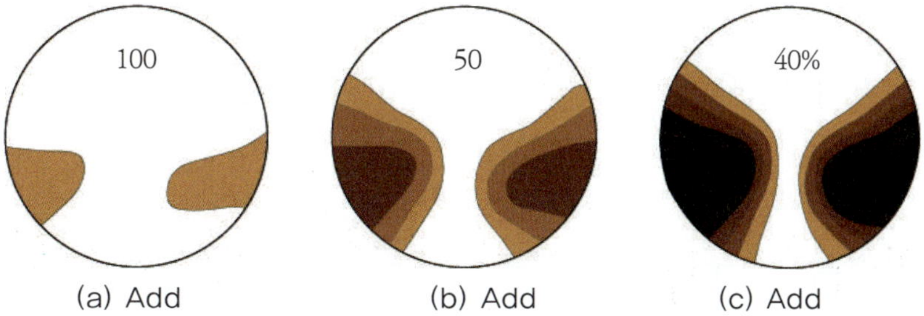

그림 5-18 가입도증가에 따른 시야의 좁아짐(Add 1.00D를 100%로 했을 때)

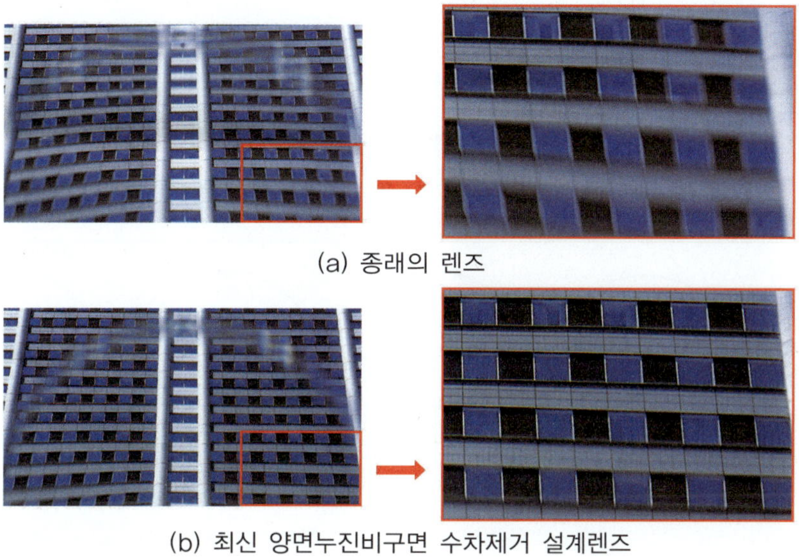

그림 5-19 주변부의 비점수차 등을 제거한 광학적 변조(일본 N사)

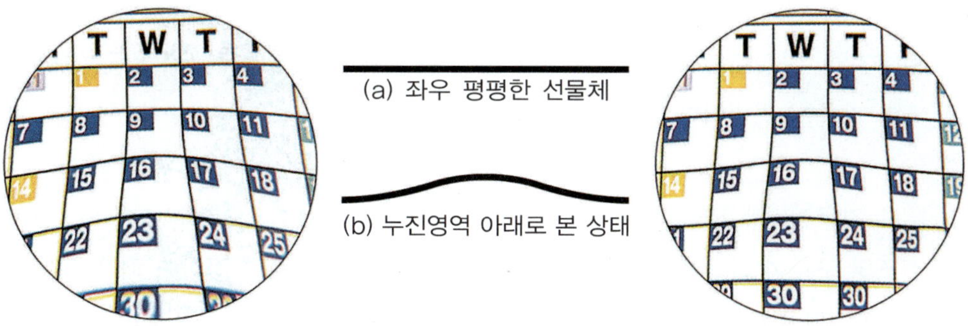

그림 5-20 상의 흔들림

원근렌즈의 누진대의 길이는 일반적으로 10~16*mm*이고, 근용부중심점(Near Portion Center)은 원용부 광학중심점(Distance Optcal Center)에서 코방향으로 2.0~2.8*mm*에 오도록 설계되어 있다. 최근에는 짧은 누진대를 선호하는 경향이 있어 8*mm*부터 최장 18*mm*까지 주문 가능한 회사들도 있다. 하지만 누진대는 프레임 상하폭 뿐만 아니라 안구 회선량, 주변부의 울렁임과 왜곡 등에 영향을 미치는 매우 중요한 요소이다. 누진대가 짧아질수록 주변부의 울렁임과 왜곡이 심해지게 되며, 중간부 시야의 폭이 좁아지게 되므로 누진대 선정은 아주 중요한 업무이다.

	원용중시	원근 밸런스 형		근용중시
		원거리	근거리	
11*mm*				◎
13*mm*			◎	
15*mm*		◎		
17*mm*	◎			

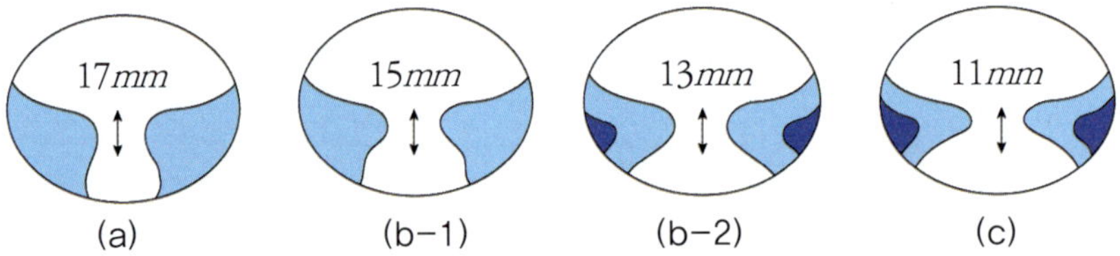

그림 5-21 중점 사용거리에 따른 누진대의 길이

설계와 조제가공에서 문제가 되는 것은 위 그림 5-16에서 점선으로 된 좌우 경계선 바깥쪽에 있는 **수차몰림부**(Skew Area, Astigmactic Error or Unwanted Cylinder Error Area)이다.

이 부분이 적은 렌즈를 사용하여야 **적응실패**가 없다. 또, 수차몰림부(Skew Area)에 시선이 닿지 않도록 조제 가공하여야 한다. 근용부를 넓게 설계할수록 그리고 가입도가 많을수록 좌우 '수차몰림부'의 수차량이 많아진다. 가입도가 적은 **중근용렌즈** 또는 **근근용렌즈부터** 적응한 후 **원근용렌즈**를 사용하는 것도 적응실패를 피하는 방법이다.

설계에 따른 누진굴절력렌즈의 분류는

첫째, 좌우렌즈의 구분이 없이 한 개의 렌즈로 근용부를 코방향으로 회전하여 좌측용과 우측용 렌즈로 사용하는 **수평대칭형 설계렌즈**(Symmetric Design Lens)와 좌우렌즈를 구별하여 서로 다른 설계로 만든 **수평비대칭형 설계렌즈**(Asymmetric Design Lens)가 있다. **수평비대칭형 설계렌즈**(Asymmetric Design Lens)는 측방시, 즉 옆으로 볼 때 양안이 같은 굴절력과 같은 수차의 영향을 받아 균형 잡힌 양안시를 할수 있어 대부분 '수평비대칭형 설계'로 제작한다. 수평비대칭설계로 하면 보다 넓고 쾌적한 양안시를 할 수 있다.

그림 5-22에서 정면의 Q점을 보다가 Q′점을 보기 위해 측방으로 양안시할 때 좌우 시선의 이동량의 각이 다르다. 오른쪽 눈이 귀 방향으로 이동하는 각은 왼쪽 눈이 코방향으로 이동하는 각보다 크다. 좌우의 시선이 지나는 렌즈의 시점인 VL과 VR은 같은 굴절력이 되도록 설계하지 않으면 안 된다. 근거리를 측방으로 양안시할 때도 마찬가지로, 근용부의 코측과 귀측 좌우 부분 모두 비대칭으로 할 필요가 있다.

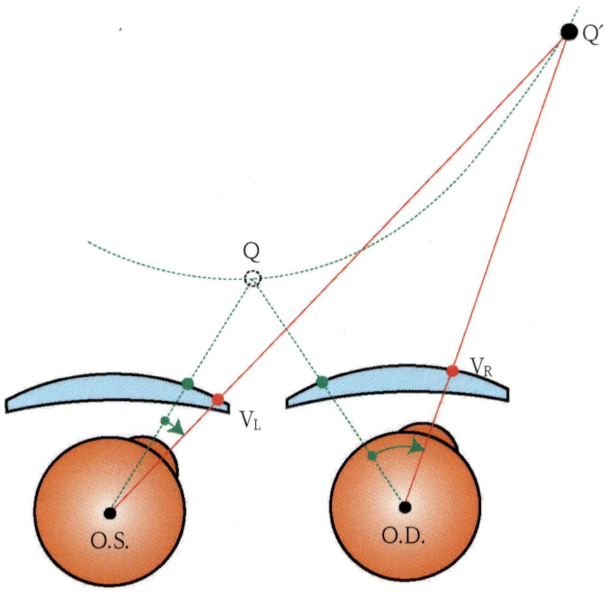

그림 5-22 양안시를 위한 수평비대칭 설계

둘째, 표 5-4의 위의 우측 그림과 같이 원용부 아이포인트(Eyepoint) 상반부는 전부 정확하게 구면설계를 하고 아래쪽 좌우로 수차몰림을 크게 배치한 것을 **하드설계**(Hard Design)라고 한다. 좁은 면적의 수차몰림부(Unwanted Cylinder)에 많은 수차가 발생하도록 한 것이여서 **원용부 구면설계**(Spherical Upper Front Surface)라고도 한다. 표 5-4의 그림에서 등고선이 촘촘할수록 비점수차가 많다는 것을 뜻한다. 이와 비교해서 표 5-4의 좌측 그림과 같이 수차몰림부(Unwanted Cylinder)의 면적을 윗부분 원용부 좌우까지 확대하여 원근용부에 배치하여 수차가 완만하게 변하도록, 즉 단위면적에 적은 양이 분포되도록 한 **원용비구면설계**(Aspheric Upper Front Surface)가 **소프트설계**(Soft Design)이다.

이 둘의 비교점을 표 5-4에 실었다.

▼ 표 5-4 소프트설계와 하드설계의 비교

	소프트설계(Soft Design)	하드설계(Hard Design)
주변부수차의 등고선 그림	① 지형도 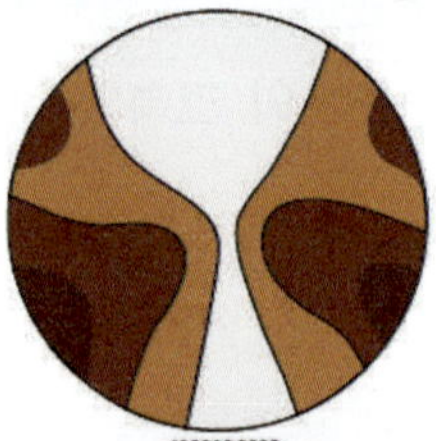 ② 입체분포도 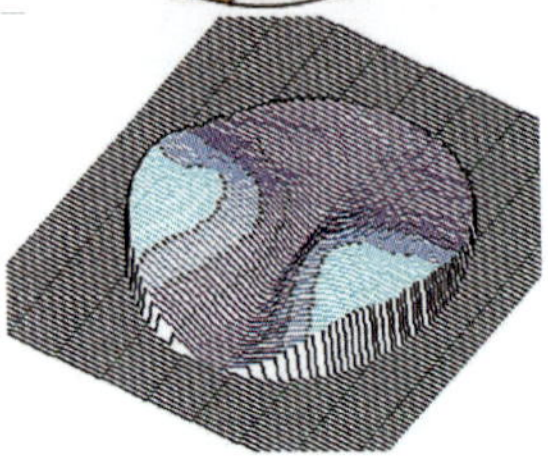 수차몰림부의 수차등고선이 적고 넓게 분포되어 있어 원근용부 모두 안정적이다.	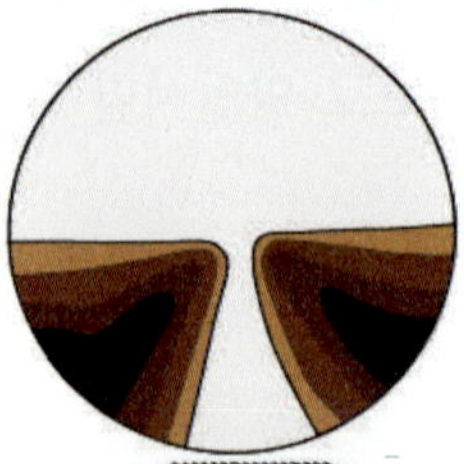 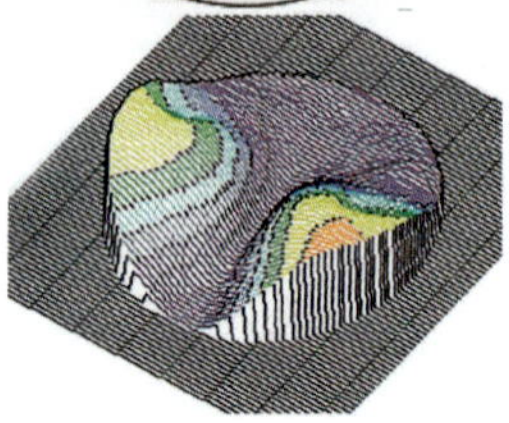 수차등고선이 많고 좁은 간격에 급격한 수차변화가 있어 수차몰림부와 중간누진대 및 근용부의 경계를 확실하게 느낀다.
누진굴절력 변화	단계별로 작은 굴절력 변화량이 누진대에 분포되므로 누진대가 길다.	급격한 변화량을 가지고 있어 근용부까지의 수직길이가 짧다.
누진대의 폭	좁다	넓다
적응기간	짧다	길다
휨, 울렁임	작다	크다
원근용부시야	가입도가 많을수록 좁아진다.	가입도가 많을수록 넓어진다.
중간시야	가입도가 많을수록 넓어진다.	가입도가 많을수록 좁아진다.

셋째, 모노디자인(Monodesign)과 멀티디자인(Multidesign)이 있다.

가입도가 적으면 '수차몰림부(Unwanted Cylinder)'의 상흔들림이 적고 근용부와 누진대가 넓어서 기본적인 설계로도 큰 지장이 없다. 작은 가입도에서 유효한 모노디자인(Mo-nodesign)은 나이가 듦에 따라 가입도가 증가하면서 상의 흔들림이 심해지고, 근용부와 누진대가 점점 좁아진다.

가입도에 따라 설계를 다르게 하여 가입도가 클 때는 그림 5-23의 (b)와 같이 누진대의 폭과 길이가 길고 좁게 하되 근용부의 넓이는 가입도가 적을 때와 큰 차가 없도록 만드는 것이 멀티디자인(Multidesign)이다.

최근의 누진굴절력렌즈의 설계 흐름은 좌우비대칭설계(Asymmetric Design)에 멀티디자인(Multidesign)이다.

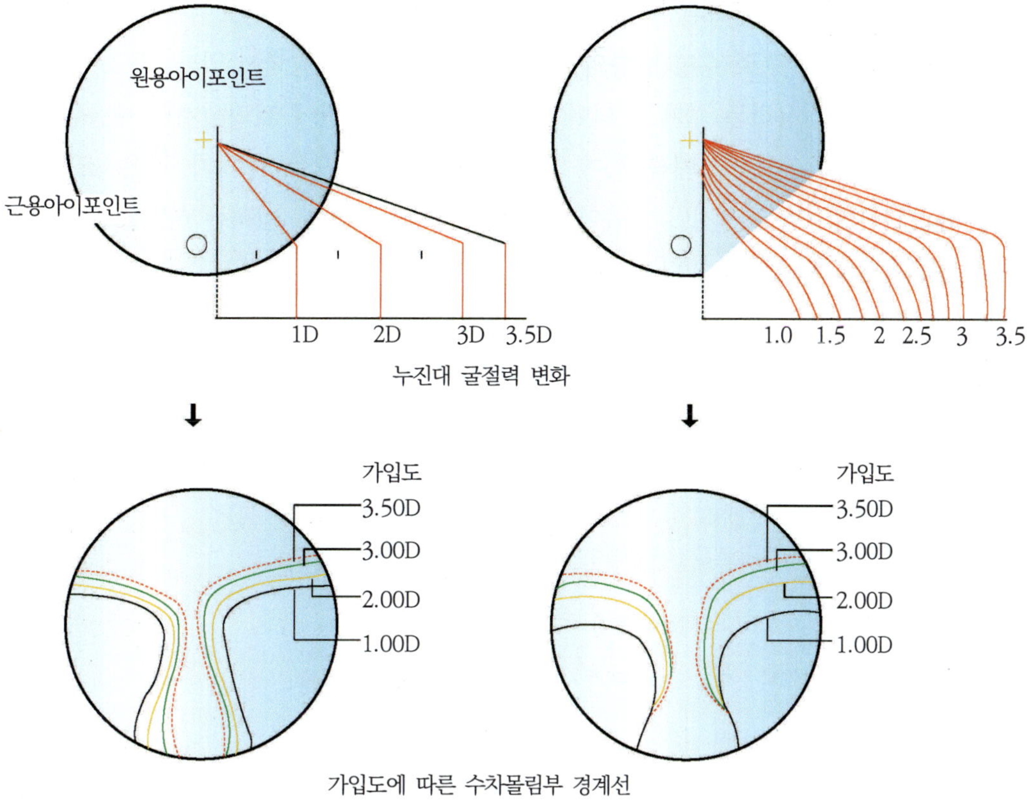

(a) 모노디자인 (b) 멀티디자인

그림 5-23 모노디자인과 멀티디자인

또 최근에는 내면을 누진면으로 하여 누진굴절력을 넣는 **내면누진가입설계**를 하거나 또는 전후면 모두에 누진굴절력을 넣은 **양면누진가입설계**를 하여 시야를 넓히고 수차를 줄인 렌즈도 나오고 있다.

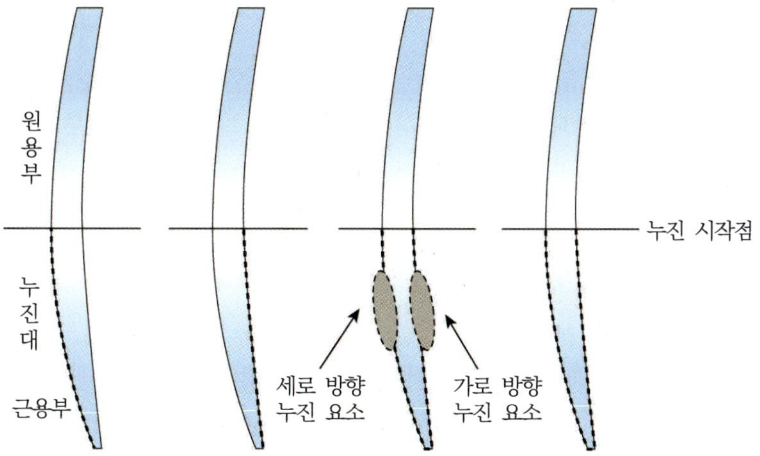

(a) 외면설계 (b) 내면설계 (c) 양면설계 (d) 양면설계

그림 5-24 누진면 설계에 따른 분류(점선은 누진 굴절력면)

양면복합렌즈는 H사에서 제품화된 누진굴절력렌즈로 렌즈 전면에는 주로 수직 방향의 누진굴절력 요소가 배치되고, 후면에는 주로 수평 방향의 누진굴절력 요소가 배치되어 있다. 렌즈 양면을 투과하여 봤을 때에 누진으로 작용하는 설계로 되어 있으며 난시는 내면에 토릭설계로 대응한다.

가입도가 적은 사람은 흔들림, 왜곡 등에 민감하므로 상대적으로 수차가 적은 **소프트설계**(Soft Design)로, 가입도가 많으면 근용시야가 좁아지므로 이를 조금이라도 넓히는 **하드설계**(Hard Design)로 구분하여 **가입도별설계**도 하고 있다.

그 밖에 일본의 H사에서 채택한 '전영역 투과설계'와 '기능공학적 설계'에 대하여 알아보자.

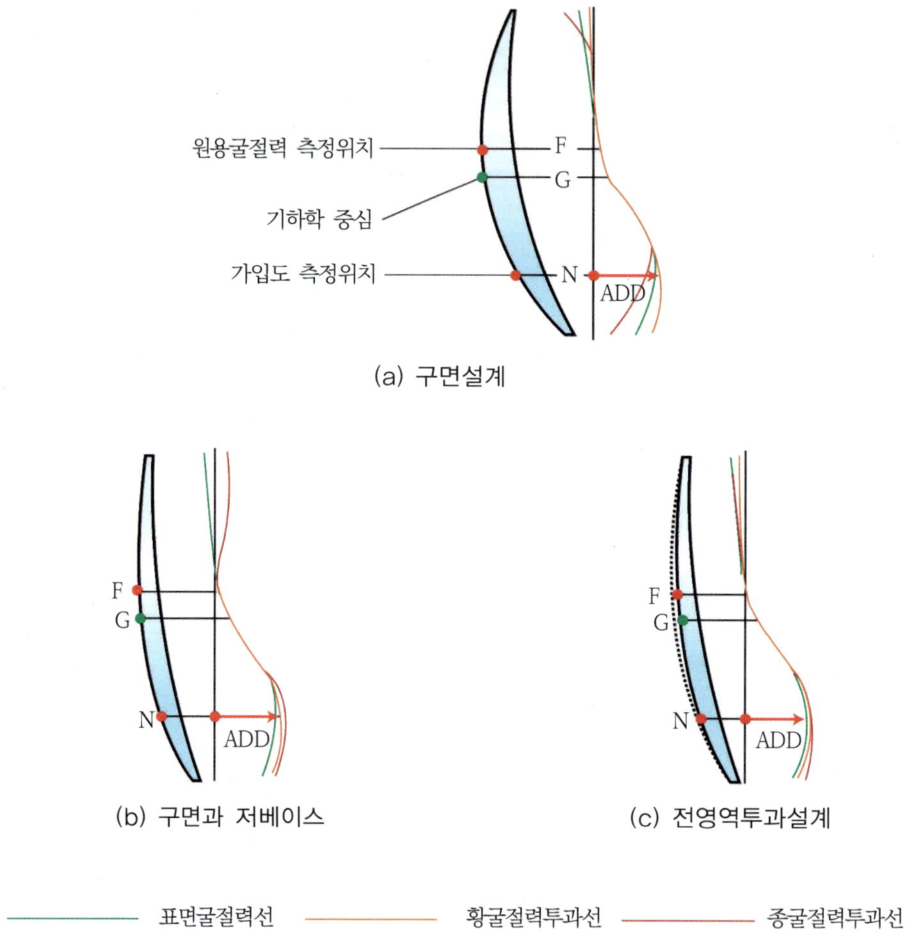

(a) 구면설계

(b) 구면과 저베이스

(c) 전영역투과설계

그림 5-25 S+2.25 D, Add 2.00 D의 굴절력선

'전영역 투과설계'에는 원용부와 근용부를 비구면으로 설계하여 수차를 최소화하고 시야확대를 꾀하여 자연시에 가까운 시야 제공을 목적으로 한 것이다. 비구면으로 만들어 그림 5-25의 (c)에서와 같이 얇고 가볍게 하려는 의도도 있다.

그림 5-25의 (c)은 '전영역 투과설계'의 내용을 나타낸 것이다.

그림 5-26의 (a)에서와 같이 근시성난시는 (-)렌즈의 원용안경을 쓰고 가까운 곳을 보아 왔으므로 정시보다 적은 폭주량으로 가까운 곳을 보는데 익숙하고, 그림 4-78의 (b)처럼 원시 또는 원시성 난

시인 사람은 반대로 큰 폭주량에 익숙하다. 이러한 점을 고려하여 원용부 굴절력에 따라 근용부의 인셋(Inset)량을 달리하는 설계를 한다. 이것을 '**기능공학적 설계(Ergonomic Inset Design)**'라고 이름하여 판매하고 있다.

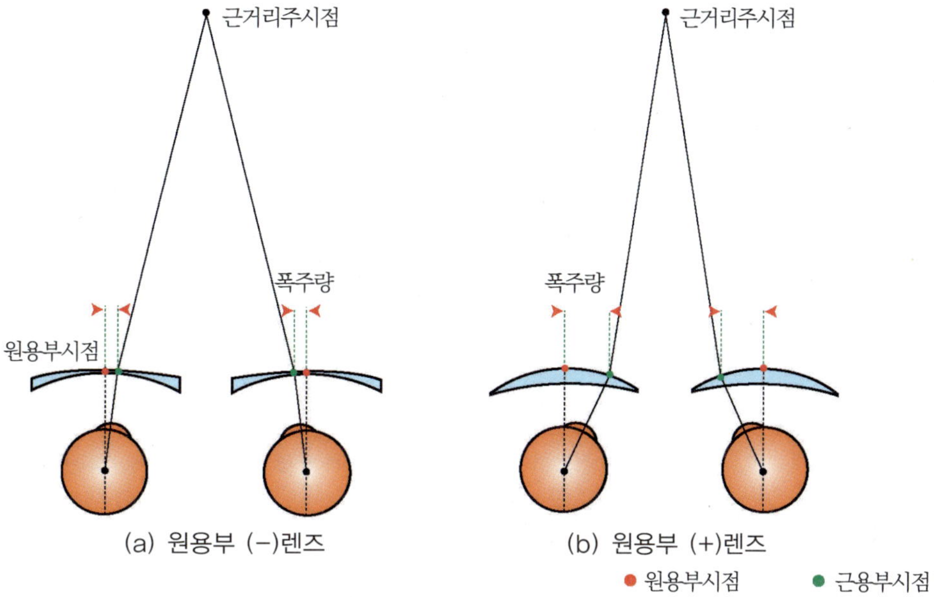

그림 5-26 원용부처방에 따른 인셋(Inset)량 변화

또 그림 5-27와 같이 최신의 개인 맞춤가공법인 **프리폼(Free-Form)**가공은 비구면, 전자제어 3D CNC 가공으로 아토릭, 누진굴절력렌즈처럼 복잡한 형태의 렌즈면을 만드는 가공기술을 뜻한다. 일반적으로 상하좌우, 그리고 앞뒤로도 움직여서 렌즈의 표면을 가공할 수 있는 컴퓨터 수치 제어(CNC) 가공기기로 가공한다. 3축으로 움직일 수 있는 절삭기는 실제로 어떤 종류의 렌즈이든지 정확하게 고른 렌즈면을 생산해낼 수 있고 부드러운 연마 패드를 사용하여 컴퓨터로 정밀하게 제어해서 렌즈 표면을 고광택으로 연마할 수 있다.

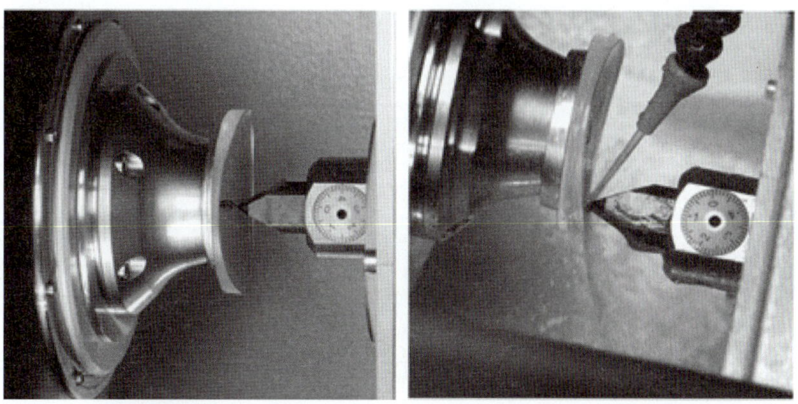

그림 5-27 프리폼(free-form, 자유곡면) 가공 장치

프리폼 제조 방식을 사용하면 원하는 대로 커브를 만들 수 있는 것 이외에도 반가공 렌즈 블랭크(Blank)를 가지고 다양한 렌즈 디자인을 할 수 있다.

후면 누진굴절력렌즈는 전면은 구면 몰드로 되어 있고 후면은 프리폼 제조 방식으로 구성되어 있다. 성능이 향상된 반가공 렌즈 블랭크(Blank)의 전면은 제조사의 몰드 공법으로 만들어진 누진면으로 되어있고 후면에는 광학적으로 최적화되어 있는 원용, 다목적용, 근용 중심의 세 가지 다른 형태로 만들 수 있는 프리폼면으로 되어 있다.

누진굴절력렌즈의 광학적 품질은 공장에서 만들어 내는 몰드의 품질에 달려 있다. 양면 렌즈는 전면은 대부분의 가입도가 들어가 있는 몰드 공법으로 만들어 낸 누진면으로 되어 있고 후면은 잔여 가입도를 포함한 프리폼 누진면과 처방에 따라 최적화할 수 있는 커브의 조합으로 구성되어 있다. 그림 5-28에서와 같이 양면렌즈의 광학적인 품질은 두 개의 렌즈 표면 특성을 어떻게 나누느냐에 달려 있다.

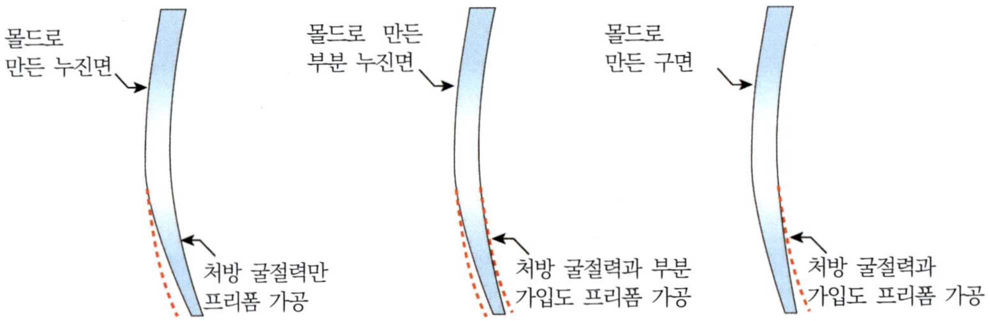

(a) 향상된 반가공 프리폼 (b) 양면 프리폼 (c) 내면 프리폼

그림 5-28 프리폼 가공 위치에 따른 세 종류의 누진렌즈

실제 누진대가 들어가 있는 누진 광학면의 위치가 전면인지 후면인지, 아니면 전후면의 양쪽으로 나눠져 있는 세 가지 형태의 프리폼에 상관없이 비점수차 양은 최소한이 된다. 왜냐하면 일반적으로 안경렌즈는 렌즈의 두께를 무시할 만한 광학시스템이기 때문이다. 따라서 누진굴절력렌즈가 가지고 있는 고유의 비점수차의 양은 누진 광학면의 위치에 의해 그다지 크게 영향을 받지 않는다.

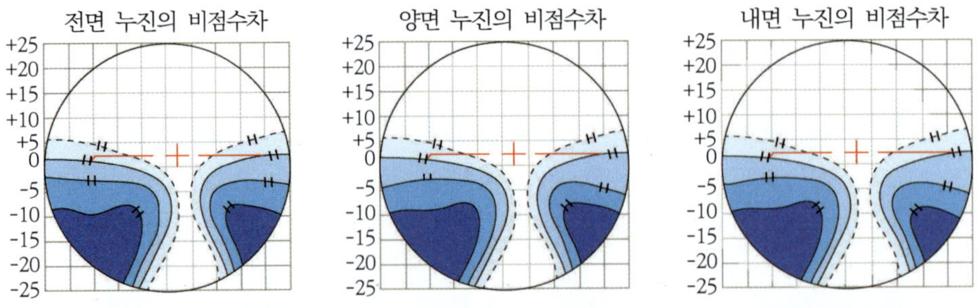

(a) S0.00D Add 2.00D (b) S0.00D Add 2.00D (c) S0.00D Add 3.00D

그림 5-29 프리폼 가공 위치에 따른 누진굴절력렌즈의 비점수차 비교

누진렌즈 디자인은 손님의 시각적 요구사항에 맞춰 충분히 맞춤제작할 수 있다. 1990년대에 독일의 렌즈 디자이너들이 처음으로 프리폼기술을 이용한 누진굴절력렌즈를 맞춤제작하기 시작했다. 안경처방검사값이 복잡한 계산을 하는 강력한 광학 디자인 엔진이 있는 중앙서버컴퓨터에 온라인으로 전송된다.

디자인은 손님의 안경 처방과 피팅 기하학 및 안경테의 정보에 맞춘 누진굴절력렌즈로 만들어진다. 렌즈디자인의 이상적인 형상은 최적의 누진대 길이와 최적의 근용 인셋을 중요한 요소로 한다.

누진 설계면을 후면에 두면 원치 않는 배율의 효과를 최소화할 수 있다. 누진굴절력 렌즈의 주변부를 통해서 볼 때 사물이 변형 또는 굽어 보이는 원인이 되는 비틀림(Skew) 수차는 전면을 가로지르는 커브의 차이에 의해서 생기는 배율의 변화와 커브의 차이에 의한 결과인, 원치 않는 난시 도수에 의해 생기는 배율의 변화, 이 두 가지가 원인이다. 렌즈의 후면에 누진굴절력렌즈의 광학면을 두는 것은 이런 배율의 변화를 전면 커브의 영향으로부터 최소화시킬 수 있기 때문이다. 그리고 누진 설계면이 후면에 있으면 전면에 있을 때보다 좀 더 눈에 가깝게 붙여 주기 때문에 약간 더 넓은 시야가 얻어질 수 있다. 이렇게 광학 성능을 중시하여 최적화 설계를 실시한 새로운 누진굴절력렌즈는 시선의 방향과 프레임 착용상태까지 고려한 값으로 비구면 보정을 실시한다. 이 때문에 문제가 되는 것은 그림 5-30에서 굴절력 측정기준점(•)과 조제가공 설계점(Major Reference Point)인 아이포인트(Eye Point)(+)의 굴절력 불일치이다. 그림 5-30에서 ①은 원용부 측정 참고원 중심을 통과하는 시선 방향이고 ②는 원용부 굴절력을 측정하는 광선 방향이다.

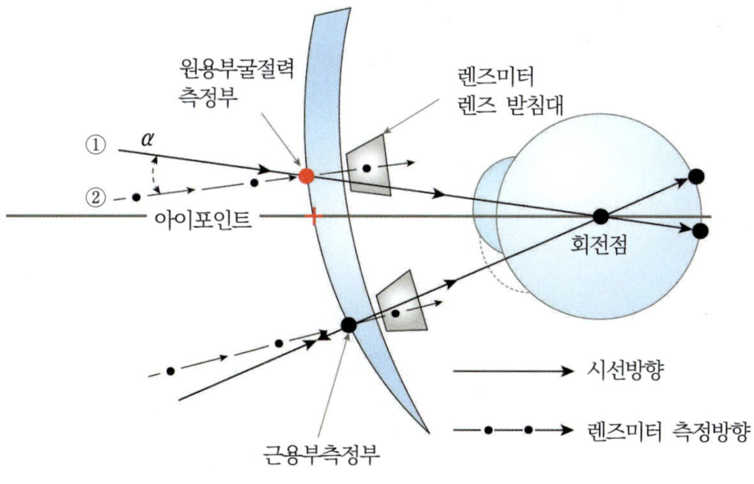

그림 5-30 누진굴절력 렌즈의 이중 표기

안경을 썼을 때 처방값이 정확하게 망막상에 반영될 수 있도록 설계된 누진굴절력렌즈를 렌즈미터에서 일반 렌즈와 동일한 방법으로 측정하게 되면 렌즈원용부의 측정기준점(•)에 평행한 광선을 수직으로 측정하기 때문에 사용고객의 시선(Visual Axis), 즉 조준선(Line of Sight) 방향과 일치하지 않고 그림에서 각 α만큼 기울어 처방 굴절력과는 약간 상이한 구면굴절력 S값과 실린더 값 C값이 생성된다. 자칫 잘못 만들어진 것이란 오해를 해소시키기 위하여 완성된 렌즈를 출하할 때 처방값과 함께 측정기준점에서 렌즈미터로 측정한 굴절력 값을 참고로 렌즈 봉투 등에 함께 기입한다. 이를 **참고 굴절력**이라고 부른다.

다음 그림 5-31에서 보면 처방값은 구면굴절력 S-5.75 Add 1.75D로 정확히 만들어 졌고 렌즈미터에서 측정했을 때의 참고 도수는 S-5.52D⊃C-0.21D, AX 90°, Add 1.93D 이다.

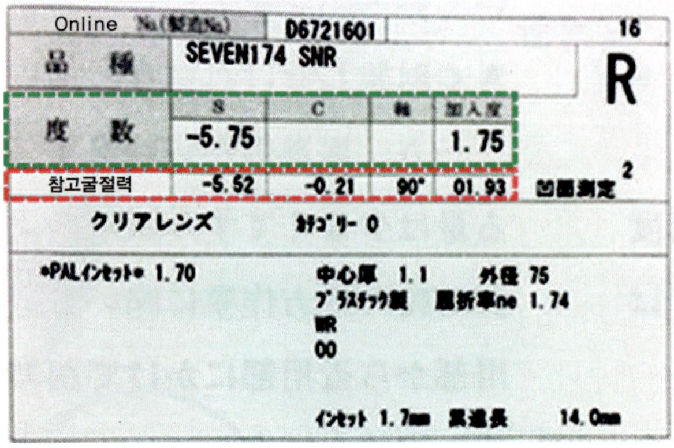

그림 5-31 처방굴절력(녹색점선)과 참고 굴절력(적색점선)

그러니까 원용부 측정 기준점을 통해 측정되는 굴절력이 참고 굴절력값으로 측정되면 처방값으로 정상적으로 제작된 렌즈인 것이다. 0.01D 단위로 측정되는 렌즈미터가 아니고 0.25D 단위라면 구면기준 S-5.52D이므로 S-5.75D가 아닌 S-5.50D으로 측정된다.

누진굴절력렌즈의 세미블랭크(Semiblank)는 대량으로 공장에서 성형된다. 이런 렌즈들은 12개의 가입도수가 가능하며 최다 12개의 재질로 제공된 각 베이스 커브 당 몇 백 개의 세미블랭크(Semiblank)를 만들 수 있다.

그림 5-32의 (a)에서 보면 근용부는 (+)굴절력이 가입되므로 (+)면의 곡률이 커져 아래 가장자리가 얇아지게 된다.

가입도가 많거나 원용부의 (+)굴절력이 클수록 아래 부분은 아주 얇아지고 그에 비례하여 원용부는 두꺼워져서 렌즈가 무거워지고 외관도 좋지 않게 된다. 이를 그림 4-84의 (a)~(f)와 같이 가공하면 원용부의 두께를 줄일 수 있다. 이와 같이 베이스다운(Base Down)의 프리즘효과가 나도록 윗부분을 많이 깎는 가공을 **프리즘디닝가공(Prism Thinning)** 또는 **요크드 베이스다운 프리즘가공(Yorked Base Down Prism)**이라고 한다. 굴절부등시용 이중 또는 삼중렌즈의 근용부에서 실시하는 **슬래브 업(Slab-off)** 가공과 같은 프리즘가공이지만 슬래브업가공에서는 베이스다운(Base Down)이 아닌 베이스업(Base Up) 효과의 프리즘가공을 했었다.

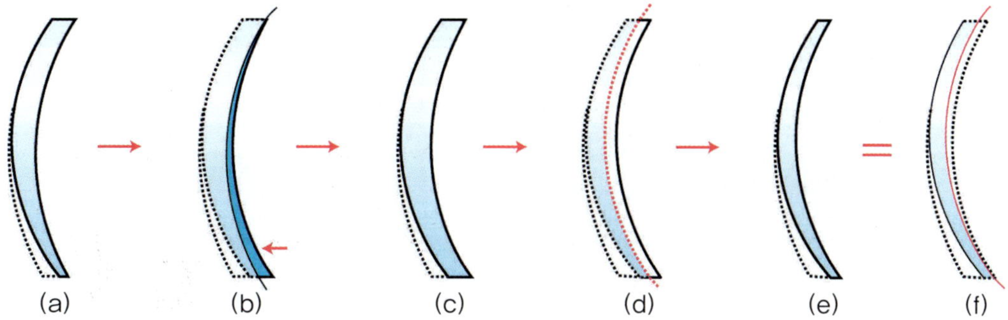

(a) 점선은 프리즘디닝가공을 하지 않은 때(점선은 단초점렌즈의 전면)
(b) 아래쪽 두께를 위쪽과 같게 하기 위해 B.D.의 프리즘을 (-)면에 가한 상태
(c) (b)의 (-)면의 중간경계선을 없앤 상태
(d) (-)면 적색점선 따라 상하 같은 양을 깎음
(e) (a)에서 보다 윗부분 두께 얇아짐
(f) (a)의 상태에서 (f)의 뒷부분 적색선 따라 윗 부분을 많이 깍아 베이스다운효과가 나도록 하면 (e)의 상태와 같다.

그림 5-32 프리즘디닝(Prism Thinning)가공

최근의 누진굴절력렌즈의 설계 경향은 누진부의 길이에 따라 **실외전용, 일반사무용, 근용업무전용**으로 나누어 제작하고 있으며, 특히 실내 업무에 사용하도록 근용과 중간거리를 중점적으로 잘 보이게 한 **중근용**이 호평을 받고 있다. 이 렌즈는 그림 5-33에서와 같이 중간거리굴절력 변화영역, 즉 누진대의 길이를 19~20*mm*하여 중간거리로부터 근거리까지의 시야가 꽤 넓고 1~2m의 먼 곳의 목적거리를 보는데 상의 흔들림과 뒤틀림을 거의 느끼지 못하여 컴퓨터 작업과 함께 실내 사무용으로 사용하는데 불편함이 없다. 중근용 또는 근근용 누진굴절력렌즈는 고령화 사회에서 노인인구의 사회활동이 많아지고 사회활동의 대부분이 실내에서의 업무처리가 주종을 이루고 있어 사용자가 늘어갈 확률이 많다(그림 5-33, 5-34 참조).

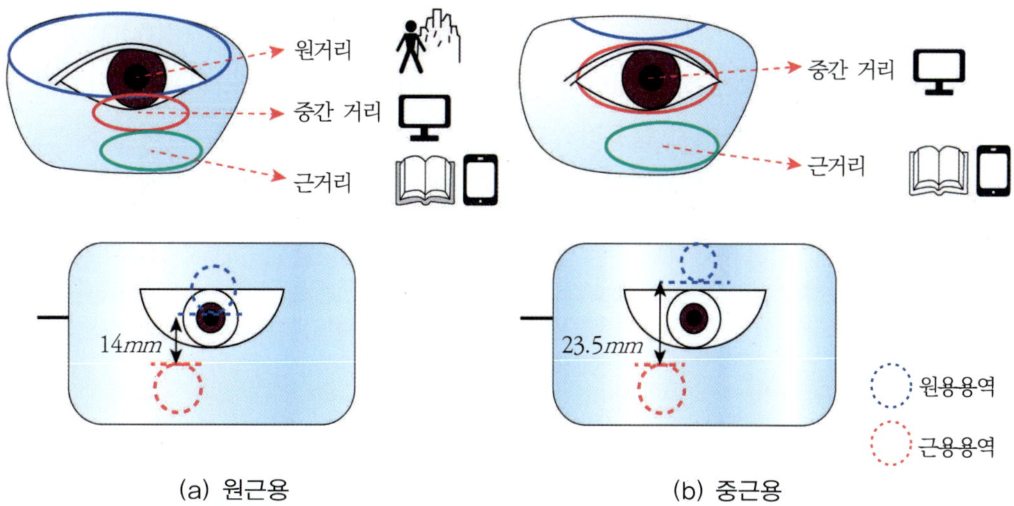

그림 5-33 원근용과 중근용 누진굴절력렌즈의 레이아웃

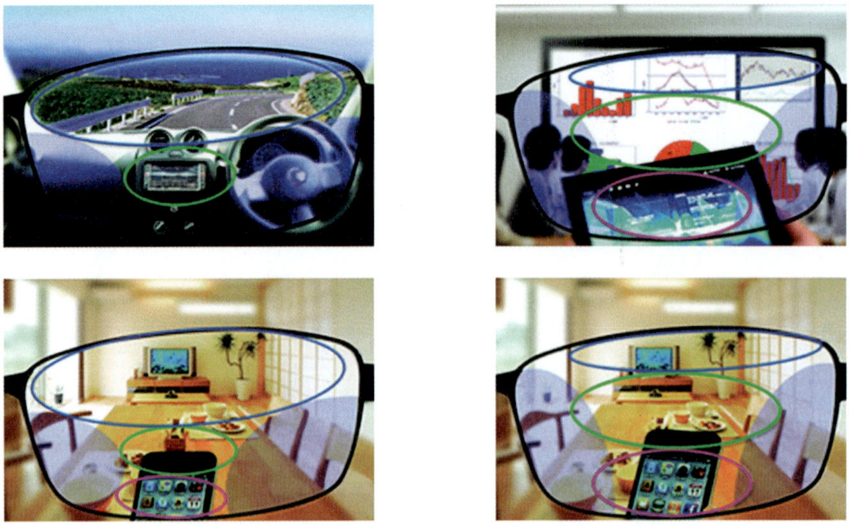

(a) 원근용 (b) 중근용

(좌우 파란 필터 부분은 수차 몰림부)

그림 5-34 원근용과 중근용 누진 굴절력 렌즈 시야

실내 업무처리 중에서도 많은 시간을 컴퓨터 작업을 해야 하고 모니터까지의 시거리와 키보드까지의 시거리 또는 상담자까지의 시거리는 최단 20*cm*부터 최장 2*m*까지로, 이 범위를 선명하게, 시야를 넓게 사용할 수 있는 것이 중근용, 근근용 누진굴절력렌즈이다. 실내작업 시에 사용할 안경으로 첫째, 단초점근용안경이 있다. 단초점근용안경은 선명하게 볼 수 있는 시거리가 한 곳에 고정되어 있다고 해도 지나치지 않아서 조금만 먼거리를 보려면 안경을 벗고 다시 써야 한다.

둘째, 기존 1m 사이 물체를 봐야 할 중간거리부의 누진대와 근용부는 시야가 좁아 장시간 작업에는 피로가 따르게 되며, 원용부 아래쪽에 있는 근용부까지의 거리가 길어 근거리 작업시 턱을 들어 올리고 머리를 뒤로 하여 조준선을 아래로 내리는 부자연스러운 자세로 어깨 결림, 두통 등을 유발할 수도 있다.

중근, 근근 누진굴절력렌즈는 정시로 교정하는 원용부 굴절력에 +0.50D~+1.00D 정도를 가하여 원점을 눈 앞 2*m*에서 1*m*에 오게 하여 선명시역을 눈 앞으로 당긴 것이다. (+)값이 가해진 원용부로부터 근용부까지 수직 길이에 나머지 근용값까지의 많지 않은 누진굴절력을 가하게 되므로 각 실내 시거리를 볼 굴절력 변화영역, 즉 누진대의 간격이 넓어져 시야가 넓어지고 각 시거리를 선명하게 볼 수 있는 것이다.

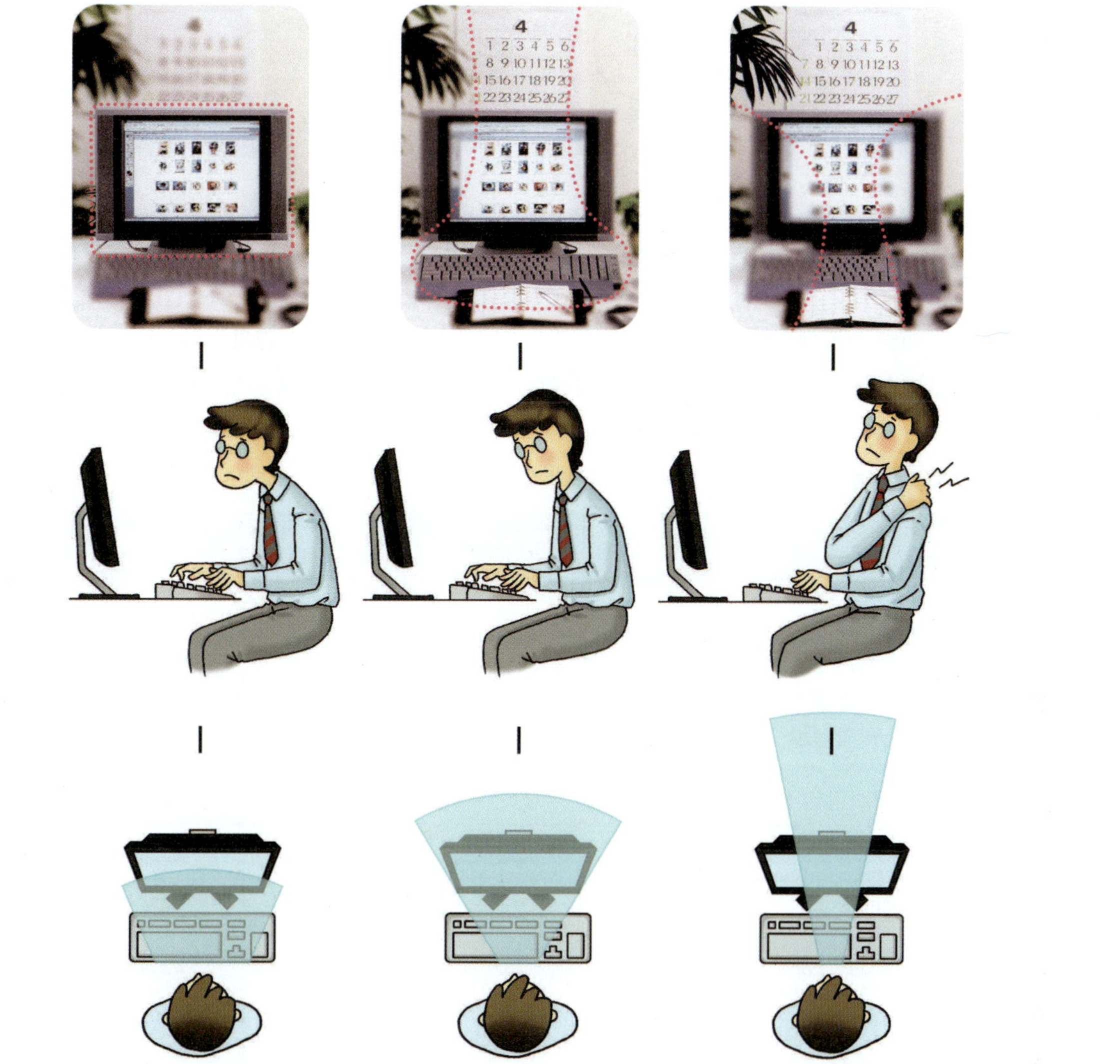

(a) 근용단초점렌즈 - 선명역이 짧다. (b) 실내용누진굴절력렌즈 (c) 원근누진굴절력렌즈는 고개를 들어야

그림 5-35 실내용 중근, 근근 누진굴절력렌즈의 필요성

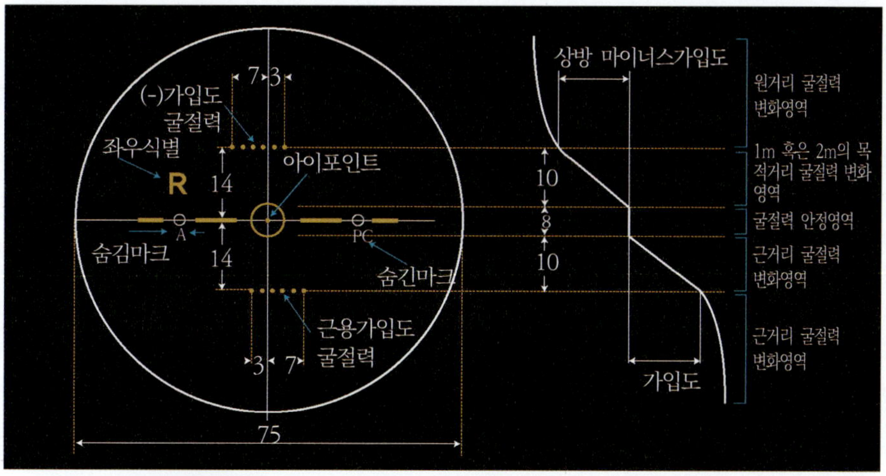

그림 5-36 실내용 근근 누진굴절력렌즈의 규격과 표식

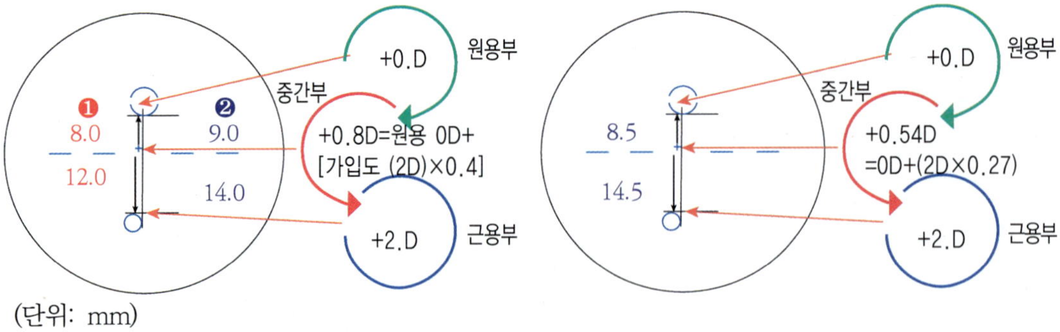

(a) 누진대 길이 20*mm* (b) 누진대 길이 23*mm*

그림 5-37 국내 S사의 두 타입 중근용 렌즈의 각 부위 굴절력(원용처방 'S 0.00D, Add 2.00D')

▼ 표 5-5 각 국내 여러 회사의 시판 중근용 렌즈의 사양

	상품명	설계	누진대	누진 시작점에서 아이포인트까지	아이포인트 가입율	Inset값 (0.0~0.5*mm*)
S사	INDOOR LD	내면	23	8.5*mm*	27%	지정 가능
	INDOOR MD	내면	20·23	8·9*mm*	40%	지정 가능
H사	TACT 트루폼	외면	23.5	10*mm*	40%	고정
	ID 워크스타일 v+	내면	23.5	약 9*mm*	40%	지정 가능
N사	홀&오피스	내면	22	10*mm*	25%	고정
T사	INDOOR	외면	23	10*mm*	25%	고정
	INDOOR NEX	외면	23		25%	고정
	레조나스프레스 (Long type)	내면	21, 23		25%	지정 가능
	레조나스프레스 (Wide type)	내면	21, 23		37%	지정 가능

그림 5-36에서 **(−)가입도 굴절력** 위치는 선명하게 보일 가장 먼거리(1m~2m)를 볼 때의 굴절력 위치로 가장 (−)방향의 굴절력을 갖게 된다. 아이포인트에서의 굴절력은 다음과 같이 구한다.

$$\text{근용부 굴절력} - \frac{(-)\text{가입도의 절댓값}\times 5}{4}$$

이 렌즈는 2가지 또는 3가지 형으로 나누게 되는데 (−)가입도의 크기에 따라 나눈다. 즉 **상방 −1.00D 가입도형, 상방 −1.50D 가입도형,** 그리고 **−2.00D 가입도형**이 있다. 그림 5-39에서 보는 바와 같이 선명시 범위는 마이너스 가입도의 크기가 작을수록 좌우로 넓어지고, 아래쪽의 근용부 가입도가 많을수록 전후거리는 짧아진다.

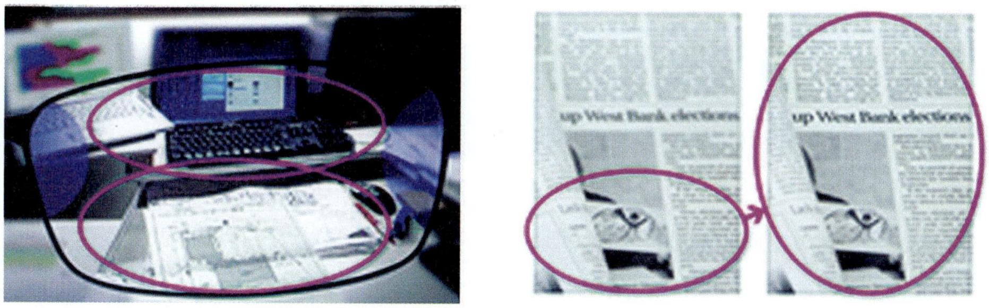

(a) 컴퓨터 화면과 앞쪽서류　　　　(b) 원근용(좌)과 근근용(우)

그림 5-38 근근용 렌즈의 선명시야 이미지

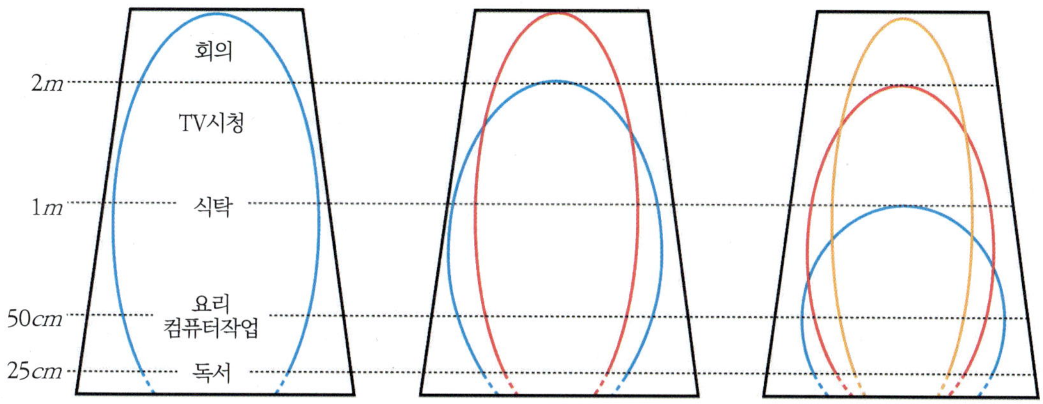

(a) Add 1.00D　　(b) Add 1.50D　　(c) Add 2.00D

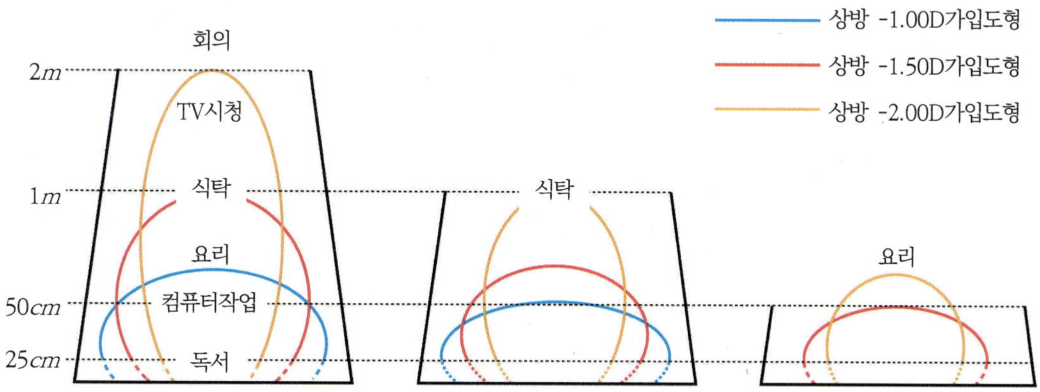

(d) Add 2.50D　　(e) Add 3.00D　　(f) Add 3.50D

그림 5-39 중근, 근근렌즈에서 근용가입도별 선명시야의 개략도

▼ **표 5-6** 중근, 근근렌즈에서 최대 선명시거리

근용가입도 \ 상방(-) 가입도	-1.00D 형	-1.50D 형	-2.00D 형	근용단초점 안경(고정)	근용가입도 \ 상방(-) 가입도	-1.00D 형	-1.50D 형	-2.00D 형	근용단초점 안경(고정)
0.75	-	-	-	1.33m	2.25	0.67m	1.00m	2.00m	0.40m
1.00	∞	-	-	1.00m	2.75	0.57m	0.80m	1.33m	0.36m
1.25	4.00m	-	-	0.80m	3.00	0.50m	0.67m	1.00m	0.33m
1.50	2.00m	∞	-	0.67m	3.25	0.44m	0.57m	0.80m	0.31m
1.75	1.33m	4.00m	-	0.57m	3.50	0.40m	0.50m	0.67m	0.29m
2.00	1.00m	2.00m	∞	0.50m	3.75	0.36m	0.44m	0.57m	0.27m
2.25	0.80m	1.33m	4.00m	0.44m	4.00	0.33m	0.40m	0.50m	0.25m

▼ **표 5-7** 근용부 굴절력 2.00D인 근근, 중근 누진굴절력렌즈의 각 위치 굴절력

위치 \ 타입	상부 -1.0D 가입도형	상부 -1.50D 가입도형	상부 -2.00D 가입도형
최장 선명역시작점	+1.00D	+0.50D	0.00D
피팅포인트 4*mm* 위	+1.50D	+1.25D	+1.00D
피팅포인트	+1.75D	+1.62D	+1.50D
근용부	+2.00D	+2.00D	+2.00D

위 표에서 보는 바와 같이 동공의 기준 위치인 피팅포인트(Fitting Point)에서 상부 최장거리 굴절력 시작점과 아래 방향의 근용부까지 굴절력차가 상부 -1D 가입도형은 2단계 0.50D 차이로 누진영역에서 누진되는 굴절력 범위가 넉넉하여 각 시거리의 시야가 넓고 선명하다.

과거에 원근용 누진굴절력렌즈에 실패했거나, 울렁임에 예민한 손님에게 먼저 중근용 타입으로 적응하기를 권하는 것도 하나의 방법이 될 수 있다. 중근용이라고는 하지만 렌즈 윗부분에 원거리가 보이는 도수도 들어있어 실제로는 멀리도 보인다. 하지만 중간~근거리 영역이 넓은 반면, 원거리 영역이 렌즈의 상부에 좁게 제한되어 있어 약간 눈을 치켜뜨고 원방을 봐야하는 등 원방시 영역이 불편해지며, 운전에는 부적합하다. 때문에 시생활에서 무한대의 원거리를 볼 필요가 없는 손님에게 중근렌즈를 추천한다.

메이커에 주문시에는 타입과 근용안경 처방값을 알려 주면 되고 조제 방법은 조제 및 가공에서 설명하겠지만 근용 P.D.와 근용 Oh_N을 데이터로 설계한 설계점에 이 렌즈의 피팅포인트를 일치시키면 된다.

최근의 유행은 안경테의 렌즈삽입부가 작은 형이여서 상하 길이가 짧다. 이러한 소형 안경테에 맞는 누진굴절력렌즈도 개발되어 있다.

최적 크기를 그림 5-40에 실었다.

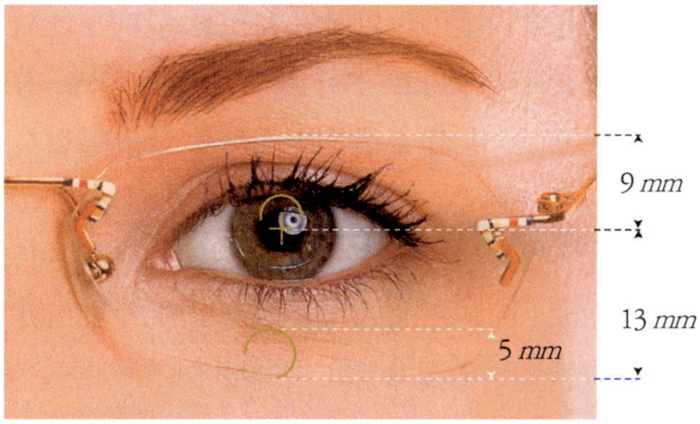

그림 5-40 소형안경테용 누진굴절력렌즈

누진굴절력렌즈는 조제 및 가공을 위하여 숨긴 마크의 위치, 원용부 및 근용부 측정위치, 각 아이포인트(Eye Point) 및 수평선의 좌우 구별 등의 표시가 흰색 또는 노란색 선으로 표시되어 있다. 조제 가공이 끝나면 이 표시들을 아세톤 등 유기용제로 지우게 된다. 표시가 지워진 누진굴절력렌즈를 다시 렌즈미터에서 굴절력 등을 측정해야 될 때라든가, 미조정 피팅(Fitting)을 해야 될 때는 원용부의 위치와 수평기준선의 자리를 재생하려는 목적으로 그림 5-41과 같이 투명 비닐 위에 기준선 등이 인쇄되어진 **아이포인트 게이지(Eye Point Gauge)**를 사용한다. 아이포인트 게이지는 렌즈 봉투에 렌즈와 같이 넣어 공급된다.

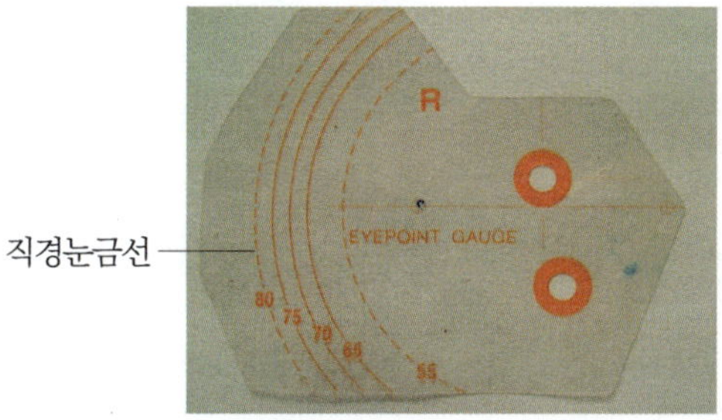

(a) 아이포인트 게이지

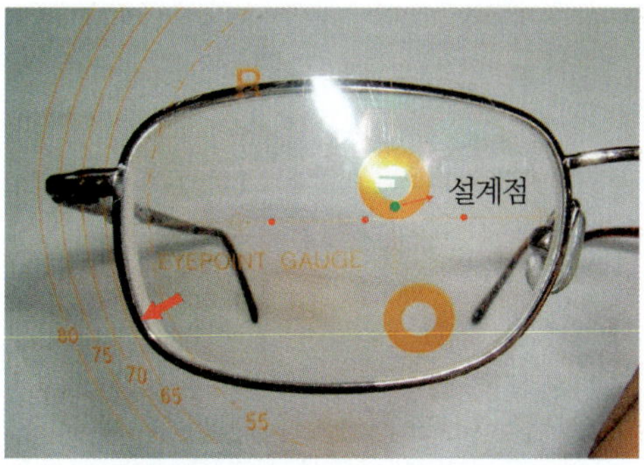

(b) 아이포인트게이지(Eye Point Gauge)
부착으로 최소직경 구하기(70*mm*)

그림 5-41 누진굴절력렌즈용 아이포인트 게이지(Eye Point Gauge)

결국 누진굴절력렌즈의 좋고 나쁨은 다음 네 가지의 요소를 살펴야 한다.

① 원용부의 좌우 주변부의 (+)굴절력 증가로 인한 상의 흐림을 어느 정도로 개선했는가다.

② 누진부의 상하 길이를 어느 정도까지 짧게 하여야 심하게 턱을 올리지 않고 자연스럽게 시선을 아래로 움직여 근용부를 사용할 수 있는가 하는 점이다. 이 길이는 10*mm* 정도면 이상적이다.

③ 누진부와 근용부의 좌우 폭을 어느 정도 넓게 했느냐 하는 점이다. 이상적으로는 누진부와 근용부 모두 20*mm* 정도면 좋으나, 이 폭을 넓게 할수록 누진대의 길이가 길어지고 근용부의 폭이 넓으면 누진부의 폭은 좁아지는 것이 설계상의 제약이다.

끝으로 2017년 현재 여러 유명 누진굴절력렌즈 메이커들의 시판 렌즈들을 살펴본다.

① 프랑스의 에실로(Essilor)

에실로사의 Varilux Comfort는 지금까지 다른 어떤 누진렌즈보다 많이 판매되었다. 이 Varilux Comfort보다 나은 설계로 2000년에 나온 Varilux Panamic은 Varilux Comfort 렌즈의 장점에다 주변부에 부드러움을 더하였다. 또 시야 전체영역을 편안하게 볼 수 있게 되었다.

에실로사의 가장 최신 제품은 손님이 렌즈의 중간 혹은 근거리를 볼 때 안구와 머리의 회전 정도를 중점적으로 고려하여 설계하고 손님의 머리와 안구 움직임에 맞추어 디자인되었다.

Varilux는 광학중심점의 일반적 높이를 18*mm*로 권장하나 최근 추가된 Varilux Ellipse 경우는 보다 유행에 맞는 작은 안경테로 만들 수 있게 제작되어 최소 적합 높이가 14*mm*이다. 최근에는 리버티, 컴포트3.0, 피지오3.0 그리고 S시리즈로 등급을 나누어 판매하고 있다.

② 일본의 Nikon

이 회사의 Presio-I는 굴절률 1.50에서 1.74까지 4개의 각기 다른 소재로 주문이 가능하다. 누진대 길이는 13*mm*와 15*mm*가 있다. Presio i-13은 근거리 가시영역이 넓어서 모든 손님들이 쉽게 적응할 수 있다. Presio i-13의 경우 Oh가 18*mm*이며, Presio i-15는 21*mm*까지 유효하다. 둘다 윗 림(Rim)까지는 9*mm*는 유지되어야 한다.

Nikon의 가장 최신 제품은 Presio W로 양면 디자인이다. 1.60 또는 1.67 굴절률 소재로 주문 가능하다.

③ 독일의 짜이스(Zeiss)

독일의 짜이스(Carl Zeiss)사의 Gradal은 내면에 누진면을 적용하고 비구면 혹은 난시교정 안경처방은 어토릭(Atoric) 내면을 결합하고 있다. 단안 피디와 중심점 높이에 덧붙여 안경사는 안경테에 적합한 수직거리와 경사각을 고려한 개인맞춤(Gradal Individual)이 있다.

작은 안경테를 위해 짜이스사는 Gradal Brevis와 개인별 맞춤화된 Gradal Short I 을, 중간 혹은 근거리 작업과 관련된 렌즈로는 Clatlet Business와 Gradal RD가 있다. 최근에는 운전전용 렌즈(드라이브 세이프)나 콘택트렌즈 착용자를 위한 기능성 렌즈 등 다양한 제품들을 판매하고 있으며, 최신 장비들을 사용하여 0.01D 단위로 처방 가능한 렌즈를 제안하고 있다.

④ 독일의 Rodenstock

독일 최초의 시력교정용 안경렌즈를 개발하였고 유럽최초의 변색렌즈를 출시하였다. 타사 대비 가장 큰 특징은 원거리에서 근거리를 볼 때 눈의 회선운동으로 인한 난시축의 변화(생리학적 측면)와 원용부에서 근용부를 볼 때 생기는 비점수차를 고려(광학적 측면)한다는 점이다. 이에 Eye Lens Technology(EyeLT)를 사용하여 원용부와 근용부의 구면교정굴절력, 난시교정굴절력과 축을 따로 설정할 수 있다. Progressiv 시리즈, Multigressiv 시리즈, Impression 시리즈로 출시되고 있다.

⑤ 일본의 HOYA Lens

양면복합누진설계인 Hoyalux iDSD 시리즈가 인기다. 수직적 변화를 일으키는 (+), 즉 외면의 누진요소와 그림 5-42의 (b)와 같이 수평적 변화를 일으키는 (-), 즉 내면의 누진요소를 통합하여 전시야에 걸쳐 자연스러운 물체 인식이 가능한 양면복합누진설계(iDSD, Integrated Double Surface Design)를 한 것이다.

(a) 그래프 용지　　(b) 축경선 수직으로 하여 봤을 때

그림 5-42 (+)실린더렌즈의 수평확대상

그림 5-43은 축경선을 90°, 즉 수직으로 한 (+)실린더렌즈를 통해 보이는 그래프 모눈의 상태다. 사각형 모눈은 (+)굴절력을 갖는 수평경선에 의해 수평방향으로 길어지고 굴절력이 없는 수직 축경선의 영향을 받는 세로선은 변화가 없는 것이다. 축경선을 180°, 즉 수평으로 한 (+)실린더렌즈를 통해 보면 수직모눈이 길어진다.

iDSD 시리즈의 시초인 Hoyalux iD 렌즈는 누진대 길이 14*mm*와 11*mm*의 2개 제품이 있다. 누진대 14*mm*의 것은 원용 아이포인트 높이를 최소 18*mm*에 설계할 수 있고, 동공중심에서 안경테의 윗부분 림(Rim)까지 최소 10*mm*까지의 높이가 확보되는 프레임이면 충분하다. 누진대 11*mm* 제품은 원용 아이포인트 높이 14*mm*, 윗부분 림까지 최소한 10*mm*, 그러니까 렌즈삽입부의 높이 24*mm*의 작은 테에도 무리없이 사용할 수 있다.

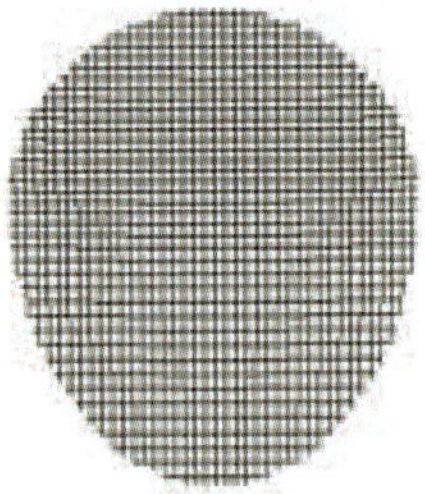

(1) 외면의 누진성분으로 수직 확대

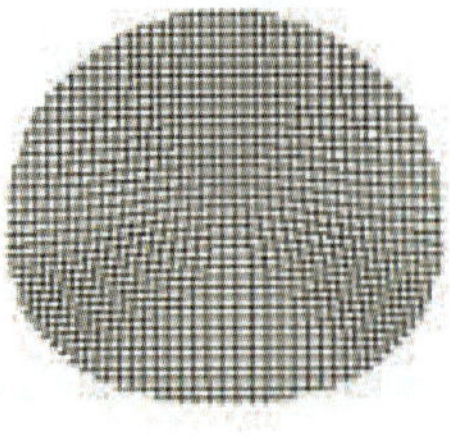

(2) 종전 내면의 수평누진성분으로 수평확대

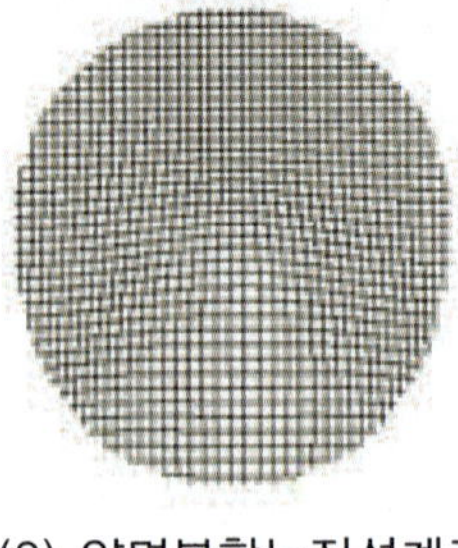

(3) 양면복합누진설계로 수직수평의 균형

그림 5-43 Hoya iDSD 누진렌즈의 양면 복합 누진 설계

⑥ 일본의 SEIKO Lens

일본 최초로 플라스틱렌즈와 플라스틱 누진굴절력렌즈를 출시했고, 세계 최초로 내면누진굴절력렌즈를 출시했다. 최근에는 근시에서는 상이 원래 크기보다 작아 보이고, 원시에서는 상은 커보이며 울렁임과 왜곡이 심하다는 점에 착안하여 「Cross Surface Design」 양면 제어 기술을 개발하여 특허를 취득했다.

그중 배율 컨트롤은 외면의 근거리 커브를 근시에서는 더 깊게, 원시에서는 더 얕게 가입하여 상배율을 원래의 크기와 비슷하게 만들었다. 이 기술이 적용된 렌즈가 Pursuit CV-X와 Pursuit AC-X이다. 또, 누진굴절력렌즈에 프리즘처방을 하면 수차가 발생하게 되어 적응이 힘든데 세이코는 프리즘 수차를 보정하는 기술을 보유하여 쾌적한 시야를 제공한다.

⑦ 일본의 TOKAI Lens

업계 최초로 뇌과학 기술을 접목시킨 뉴로사이언스 RESONAS 시리즈를 판매하고 있다. 안경렌즈를 착용했을 때 뇌파의 변화를 측정하여 이를 설계에 반영한 제품으로 울렁임과 왜곡이 적다는 특징을 갖는다.

가장 높은 굴절률 1.76의 플라스틱 소재의 누진굴절력렌즈를 제작하고 있으며, 황반의 루테인을 보호하는 안경렌즈와 근적외선 차단 코팅 등 눈 건강을 위한 다양한 제품을 제공하고 있다. 그 중 일본 내에서 의료보험적용을 받는 안질환전용 렌즈인 차광렌즈 CCP 시리즈(26색)를 국내에 유일하게 판매하고 있으며 이 모든 제품에 누진굴절력렌즈의 주문이 가능하다.

03 렌즈의 표면처리

상품의 특성을 높이기 위해 렌즈의 표면에 여러 목적의 피막을 입히게 된다. 가장 일반적인 것은 렌즈의 투과율을 올리기 위한 **반사광선억제피막처리렌즈(Antirefractive Coated Lens, A.R.Lens)**가 있다. 이 피막처리는 진공증착법으로 행하여진다.

다음은 플라스틱렌즈의 표면경도를 높여 흠이 잘 나지 않도록 내마찰성을 높이는 **경막처리렌즈**(Hardening Coated Lens)가 있다. 그리고 백색 투명렌즈에 색을 띠게 하기 위한 **컬러피막처리렌즈**(Color Coated Lens)가 있다. 그 외 자외선 흡수제 용액에 담그는 디핑(Dipping)방법으로 렌즈 표면에 흡수제를 흡수처리 시킨 **자외선 흡수처리렌즈**(U.V. Pro-tected Lens, U.V.Lens)와 불소실리콘 용액 등의 이형제(離型劑) 및 이물질 부착 방지제에 렌즈를 디핑(Dipping)하여 물, 손지문 얼룩 등을 지게 하지 않는 '물, 기름 얼룩 방지 처리렌즈(시중에서는 수막처리렌즈라고 한다)' 등이 있다. 반사광선억제막과는 반대의 속칭 미러코팅(Mirror Coating), 즉 반사증폭막코팅도 있다. 부수적으로 '기름번짐 방지코팅, 김서림 방지코팅'이 있다.

(1) 반사광선 억제피막처리렌즈(Antirefractive Coated Lens)

주시물체에서 온 유효광선속 가운데 일부분의 빛에너지는 렌즈 표면에서 반사되어 공기의 매질로 되돌아가서 눈으로 들어오지 못한다. 따라서 반사된 광선량 만큼 어둡게 보이게 된다. 안경렌즈에서 전체 입사광선속의 에너지 중 몇 %가 반사광선으로 되는가는 렌즈 재질의 굴절률과 렌즈에 빛이 입사하는 방향, 곧 입사각의 크기에 따른다. 굴절률이 클수록 그리고 입사하는 빛의 방향이 렌즈면에 비스듬할수록 반사광선량은 많아지게 된다. 렌즈 재질의 특정 파장에 대한 굴절률을 n으로 두면, 반사율(R)의 식 $\left(\frac{n-1}{n+2}\right)^2$으로 렌즈 한 면에서 가시광선 내의 각 단파장이 반사되는 양을 구할 수 있다. 이 식은 가장 반사율이 적은, 입사각이 0도일 때, 즉 렌즈면에 광선이 수직으로 입사했을 때의 양이다. 이 식을 이용하여 전통적인 안경렌즈 소재인 굴절률 1.525의 크라운 유리(Crown Glass)의 반사율을 구하면 약 0.043이 되어 한 면에서 약 4% 정도가 반사량으로 소실된다. 요즈음 안경렌즈의 대종을 이루고 있는 굴절률 1.5~1.7의 플라스틱렌즈는 0.04~0.067의 반사율을 가져 약 4~7%의 반사광선이 생긴다. 굴절률이 큰 재질로 된 렌즈일수록 반사율은 크다.

반사광선이 생기지 않도록 하려면 어떻게 해야 될까? 빛은 파동성을 가진 횡파다. 빛 에너지가 파동으로 움직이고 두 개의 파도가 서로 만나면 파고가 높아지기도 낮아지기도 하는 것과 같이, 가시광선 내의 단파장도 서로 만나 빛에너지를 높이기도 하고 없어지게도 한다. 이 현상을 빛의 간섭(Interference)이라고 한다. 안경렌즈 표면에 불화마그네슘(MgF_2), 산화알루미늄(Al_2O_3) 등의 피막재(코팅재)를 진공 상태에서 증착시켜 약 100nm 전후의 두께로 얇게 입혀서 코팅막을 만든다. 그림 5-45에서 보는 바와 같이 물체로부터 온 투명광선은 먼저 렌즈 표면의 코팅막 전면에서 반사가 일어나 1차 반사광선이 생긴다. 계속하여 코팅막에서 굴절하여 진입한 대부분의 광선은 다시 렌즈의 전면에서(매질이 다른 경계면) 대부분의 빛은 굴절되어 렌즈로 투과하여 들어가지만 일부는 반사되어 2차 반사광선이 만들어지게 되는데 이 광선들은 동일한 물체에서 오는 가간섭성 빛들이어서 서로 간섭할 수가 있다.

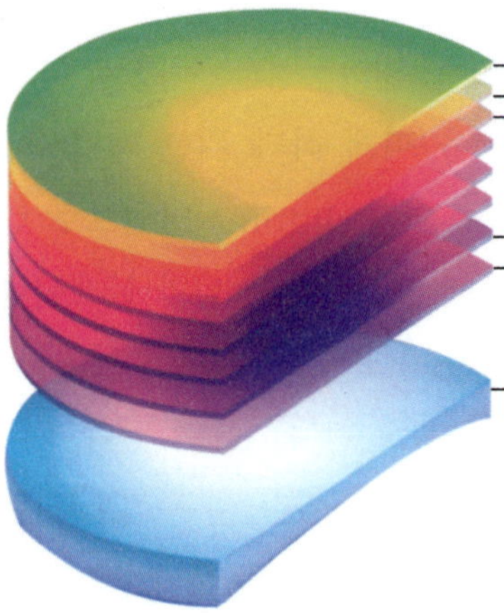

그림 5-44 코팅렌즈의 일반적인 코팅층

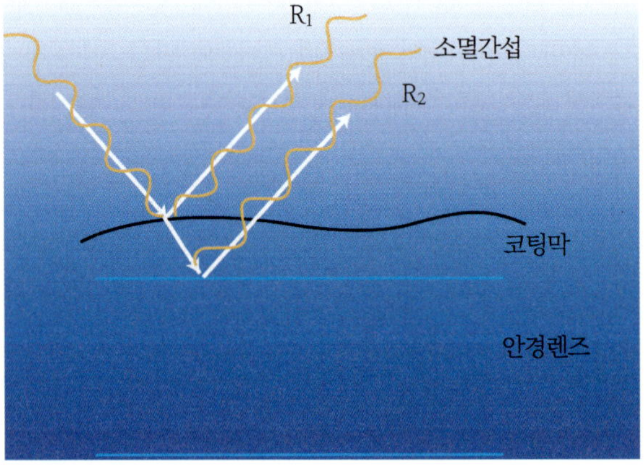

그림 5-45 코팅렌즈에서 반사광선의 소멸간섭

1차, 2차 반사광선이 파동운동을 하면서 만나는 위상을 골과 마루가 되게 하면 빛에너지는 서로 상쇄되는 소멸간섭을 하여 전체적인 반사광선이 없어지게 된다. 반사광선의 에너지가 없게 되면 에너지 보존법칙에 따라 물체로부터 온 빛에너지는 전부 투과되어 눈으로 들어가 보다 밝고 맑은 망막상을 만들게 된다.

한 층의 코팅으로 억제할 수 있는 반사광선은 C선 또는 F선 등 한 파장의 색광만 일부 제거된다. 따라서 여러 파장이 혼합된 자연반사광 가운데 선택된 한 파장만이 억제된다. 이와 같이 한 층의 피막만 입힌 것을 **단층막코팅렌즈(Mono-Coated Lens)**라고 한다. 또다시 억제되지 않은 나머지 파장들 중에서 한 파장을 선택해서 2차 코팅재를 일차 코팅막 위에 입히는 작업을 하면 2차로 선택된 파장의 반사광선의 에너지 양을 그만큼 줄이게 되는데 수천 층의 코팅막을 만들어도 반사광선을 완전히 없앨 수 없다. 안경렌즈는 보통 3~5개의 층으로 된 속칭 **멀티코팅**이라는 **다층막코팅렌즈(Multi Antirefractive Coated Lens)**이다. 억제되지 않은 나머지 파장들은 렌즈 표면에서 반사하게 되어 렌즈 표면을 보는 사람의 눈에 들어가 파장들의 혼합된 색감인 엷은 녹색, 청자색, 보라색, 금색 등의 혼합반사색으로 보이게 된다. 이 반사색은 코팅층의 두께에 따라서 변한다.

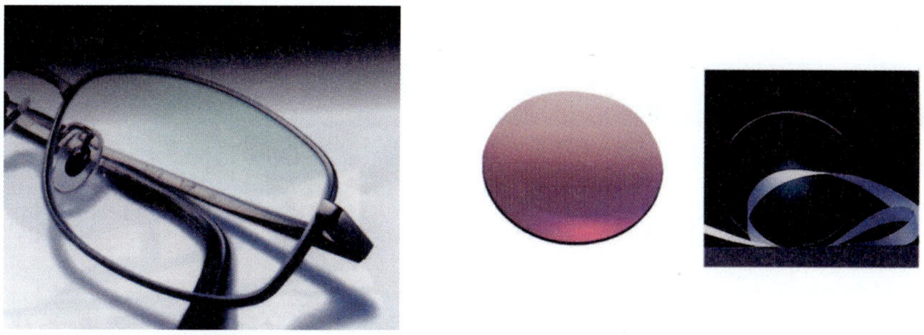

그림 5-46 코팅렌즈 표면 반사광에 의한 반사색

▼ 표 5-8 코팅층 두께에 따른 반사색

두께(nm)	색	두께(nm)	색
0~100	회색	130	적색을 띠는 자색
110	황적색	134	자색
120	황색을 띠는 엷은 적색	138	청색을 띠는 자색
126	자색을 띠는 엷은 적색	150	자색을 띠는 청색
128	적자색	180	청색

표 5-9에 대표적인 코팅재를 코팅 순서를 그림 5-48에 실었다.

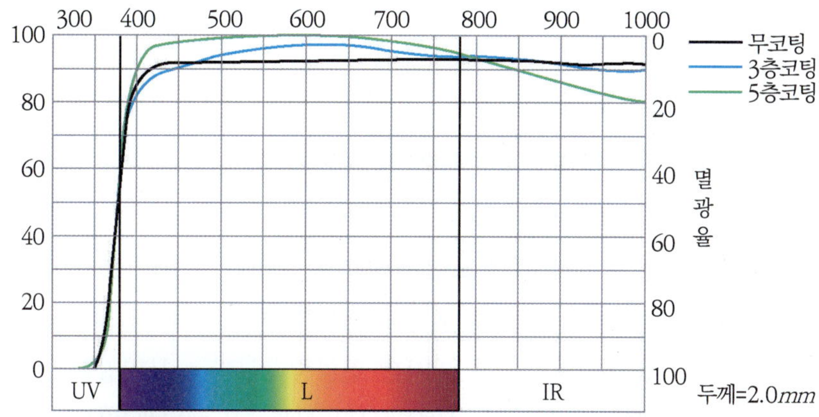

그림 5-47 코팅에 의한 투과율 증가 (자료: Carl Zeiss사)

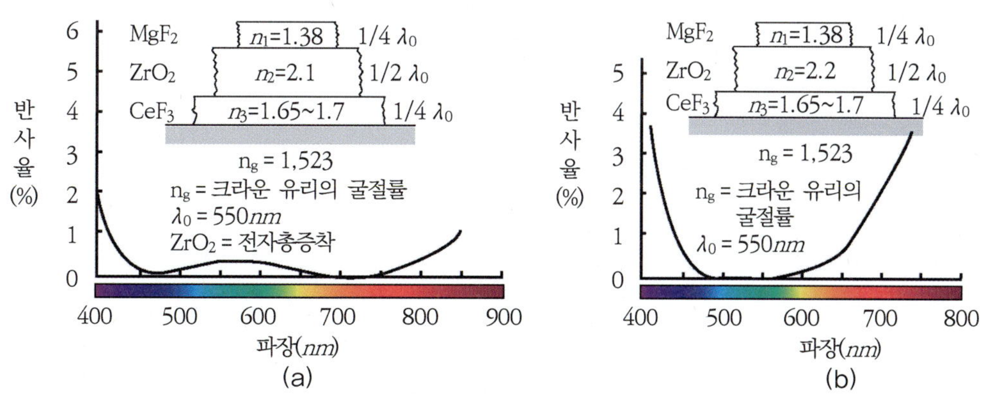

그림 5-48 멀티코팅의 실제

▼ 표 5-9 코팅재

물질명	화학식	융점(℃)	굴절률
빙정석	$AlF_3 \cdot 3NaF$	1000	1.35
불화마그네슘	MgF_2	1395	1.38
불화하토륨	ThF_4	1068	1.45
불화세륨	CeF_4	1324	1.62
일산화실리콘	SiO	>1000	1.45~1.90
이산화지르코늄	ZrO_2	2700	2.10
황화아연	ZnS	>1900	2.30
이산화티타늄	TiO_2	1850	2.4~2.9
이산화세륨	CeO_2	1950	2.30
실리콘	Si	1420	3.50
게르마늄	Ge	937	3.8~4.2
테르븀화납	PbTe	917	5.10

코팅의 실제 효용성은 전방주시물체를 밝게 보기 위한 투과율의 제고 보다는 안경렌즈 뒷면에서 반사로 생기는 후방물체의 유령상(Ghost Image)의 제거 및 약화에 있다. 강한 스포트 라이트를 받는 TV출연 등에서 렌즈의 표면 반사로 눈 언저리가 잘 보이지 않을 때 코팅렌즈를 쓰면 자연스럽게 눈 언저리가 촬영된다는 장점도 있다.

(2) 경질막처리렌즈(Hard Coated Lens)

플라스틱 안경렌즈는 전통적인 유리렌즈에 비하면 잘 깨지지 않고, 가벼우며 고굴절 소재를 사용하면 얇게도 할 수 있어 안경렌즈가 상품으로 꾀하는 목적에는 거의 가까워 왔으나 표면에 흠이 잘 간다는 결정적인 약점이 있다. 이를 보완하기 위해 표면에 고경도 실리콘 계열의 막을 입혀 표면을 단단하게 한다. 단단한 경질막을 입히는 방법은 열경화법, 자외선 경화법, 전자빔경화법과 일부 하드콘택트렌즈에서 사용하는 플라스마(Plasma)법, 규소(SiO_2)를 진공증착시키는 무기강화코팅법 그리고 안경렌즈에 주로 사용하는 유기강화코팅법이 있다. 시중에서는 이를 **하드코팅렌즈(Hard Coating Lens)**라고 부르고 있다. 그림 5-49에서와 같이 경질 유기용액에 렌즈를 담그는 침잠법인 **디핑(Dipping)** 방법으로 만든다. 표 5-10에 경질막물질의 특성을 실었다.

▼ 표 5-10 하드코팅물질의 특성

각종 피막제	성질
다관능(多官能) monomer계	내마모성이 높고 내약품성이 있지만 중합할 때 생기는 수축으로 인해 왜곡이나 밀착성 저하가 발생하기 쉽다. 경화과정에서도 산소를 차단하는 공정이 필요하며 복잡한 형상의 제품에 적용하기에는 제약(制約)이 따른다.
멜라민계	내마모성, 용제에 대한 저항성, 대전 방지성이 있으며 또한 bending성이 있기 때문에 자연적인 구부림 변형에는 견디지만 긁힘에 대한 저항력이 약하며 밀착성이 약간 모자란다.
폴리실록신산계	고밀도의 가교구조(架橋構造)이므로 내마모성, 내찰상성(耐擦傷性), 내약품성이 우수 하지만 반면 bending성이 떨어진다.
기타	실리카(SiO_2)를 기판재 표면에 진공증착법으로 코팅하면 대단히 높은 표면경도를 얻을 수 있으나 기판재와의 밀착성이 결여되어 냉열(冷熱) cycle tset 등에서 막이 갈라지기 쉬운 것으로 알려져 있다.

하드코팅렌즈는 염색착색법으로 컬러렌즈를 만들 수 있고 이 위에 반사광선 억제피팅코팅(Antirefractive Coating)을 한다. 반사광선 억제피막처리를 하면 염색착색법에 의한 착색은 되지 않고 컬러코팅으로 색깔을 입힌다.

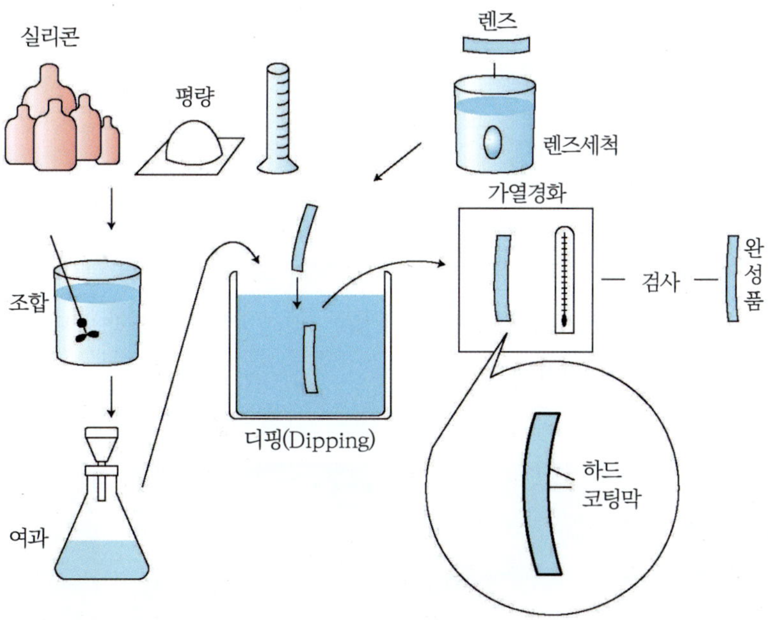

그림 5-49 디핑 방법으로 플라스틱 렌즈의 내마찰성 강화

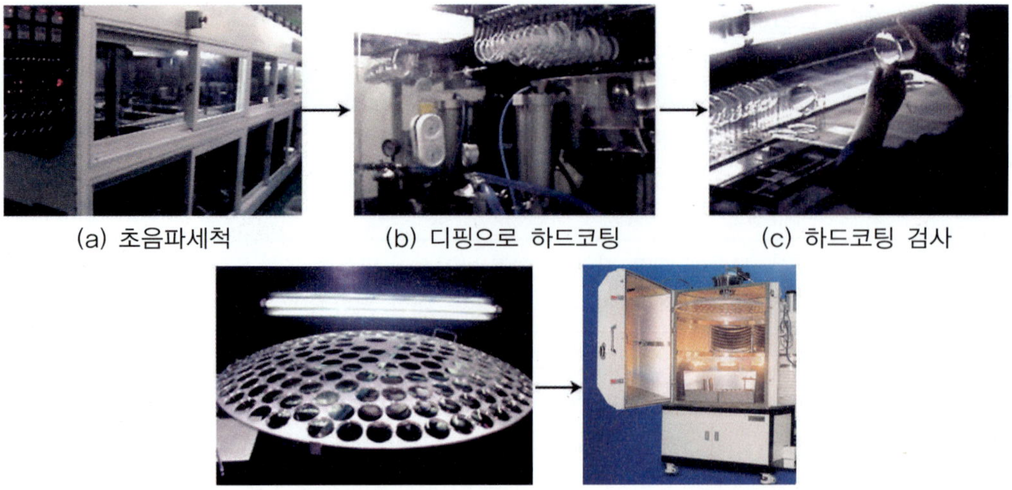

(a) 초음파세척 (b) 디핑으로 하드코팅 (c) 하드코팅 검사

(d) 벨져돔에 렌즈 배치 (e) 반사광선억제 멀티코팅

그림 5-50 플라스틱렌즈의 경질막과 반사광선억제막 표면처리 공정

(3) 물, 기름얼룩 방지코팅(Water and Dirt-Repellent Coating)

반사광선 억제멀티코팅렌즈 표면에 물, 기름 등이 오래 있게 되어 건조하거나 굳어지면 얼룩져서 잘 닦여지지 않고 더러운 흔적이 남는다. 표면에 자국이 남으면 광선의 투과를 막아 시력, 시야에도 좋지 못한 영향을 주게 된다.

특히 멀티코팅된 렌즈는 일반 무코팅렌즈보다는 손지문 자국 등이 잘 남게 된다. 증착된 코팅층이 다공성(Porous)을 갖기 때문에 그 틈새로 오염된 물질이 침투하기 때문에 얼룩이 오래 남게 된다. 이러한 단점을 없애려고 소수성(疏水性) 유기물질을 코팅하게 된다. 이 코팅층을 속칭 **수막방지코팅**이라고 하는 **물, 기름얼룩 방지코팅**(Water and Dirt-Repellent Coating)이라고 부른다. 코팅층에서 최상층에 입히게 된다. 이 코팅을 한 렌즈 표면은 미끄러운 상태가 되어 물, 기름 등이 미끄러져 내리게 되고 닦으면 바로 없애기 쉽다. 또 미끄러운 상태가 되어 있는 것이 렌즈 표면의 내마찰성을 증가시켜 더러운 안경닦기로 닦을 때 흠이 덜 생기게 된다.

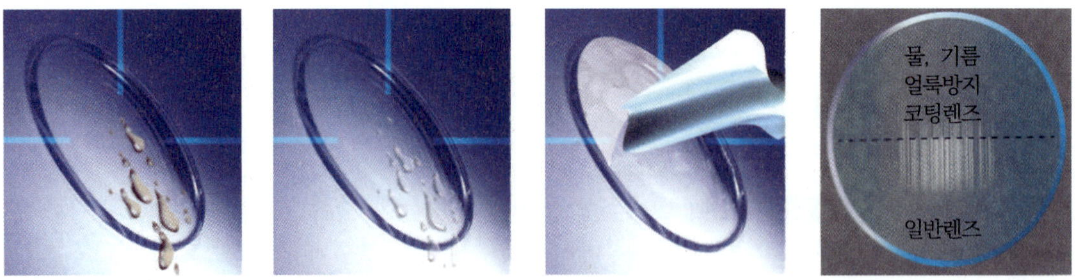

(a) 물얼룩 방지 (b) 기름얼룩 방지 (c) 쉽게 닦인다. (d) 닦을 때 흠이 덜 난다.

그림 5-51 물, 기름얼룩 방지코팅의 여러 효과

(4) 김서림 방지코팅(Anti-Fog Coating)

유리나 플라스틱에 대해서 공기의 수증기압이 그 온도에 대한 포화증기압보다 높아지는 경우 다시 말해서 방안의 온도가 결로점(dew point) 이하로 내려갈 때 렌즈 표면에 작은 이슬이 맺혀 작은 물방울로 렌즈 위에 있기 때문에 빛이 산란되어 우유빛 유리(불투명 유리)와 같은 형태로 되는 현상이 렌즈의 김서림이다. 목욕탕이나 식당에서, 뜨거운 음식 앞에서 또는 겨울철 또는 장마철의 전철 내에서 김서림을 경험할 수 있다.

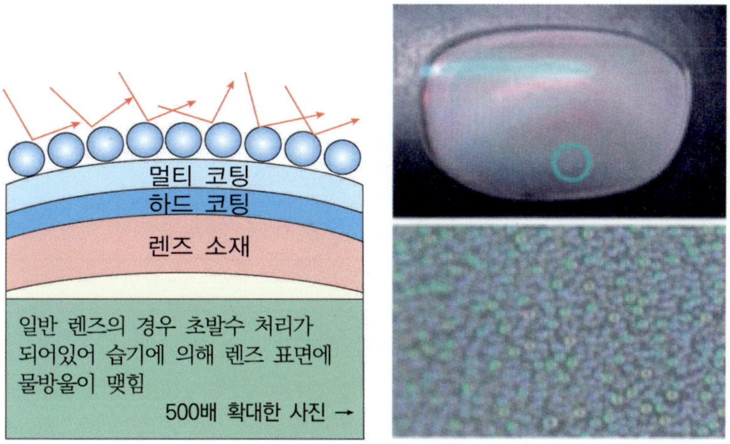

그림 5-52 김서림

이와 같이 수증기가 맺히는 것을 방지하기 위한 목적으로 행하는 코팅을 김서림 방지코팅(Anti-Fogging Coating)이라 한다. 주로 플라스틱렌즈에 이 코팅을 실시하고 있으며 또한 수증기 맺힘을 방지하는 용액도 판매되고 있다.

렌즈 표면에 방습성을 부여하는 조건은

① 표면 온도를 결로점 이상으로 유지함으로서 수증기가 표면에서 응축하지 못하게 한다.

② 표면과 물과의 접촉각을 작게 함으로써 물방울을 퍼지게 하여 수막을 형성시킨다.

③ 표면에 부착하는 물방울을 흡수시킨다.

김서림방지렌즈에 관련하여 여러 가지 방법들이 제시되고 있으며 현재로는 렌즈 표면에 친수성(hydrophilic) 수지 또는 계면활성제를 포함하는 코팅막을 입히는 방법이 사용되고 있다. 이러한 렌즈들은 계면활성제에 의해 부착되는 물방울을 수막으로 만든 다음 친수성 수지에 흡수시키는 방법으로 방습성을 가지게 한 것이며 계면활성제만 도포하는 방법보다는 방습 지속성이 뛰어나다. 그러나 친수성 수지를 포함하고 있는 코팅막은 충분한 표면 경도가 얻어지지 않는다든지 안경렌즈의 주류를 이루고 있는 반사방지렌즈에는 완전하게 코팅이 가능하지 않아 불안정하다는 결점이 있다. 코팅에 의해 형성되는 방습막(防濕膜)의 성능 예를 표 5-11에 제시하였다.

▼ 표 5-11 코팅법에 의해 제조된 방습막의 특성

항목		성능
광 투과율		90~92%
연필경도	흡수 전	4H~5H
	흡수 후	8H
Steel wool에 의한 할큄 경도(비흡수시) [230g 하중, 50회 마찰]		현저하게 상처가 생김(CR-39 수지보다 상처가 쉽게 생기며 아크릴 수지보다는 상처가 생기기 어려움)
내열성(80℃, 200시간 가열)		균열(龜裂), 박리(剝離)와 같은 이상(異常)없음
내냉열(耐冷熱) cycle성 (80 ↔ 25℃ 5cycle)		균열, 박리와 같은 이상 없음
내수성(耐水性)	25℃, 1개월간 담금	균열, 박리와 같은 이상 없음
	45℃, 24시간 담금	균열, 박리와 같은 이상 없음

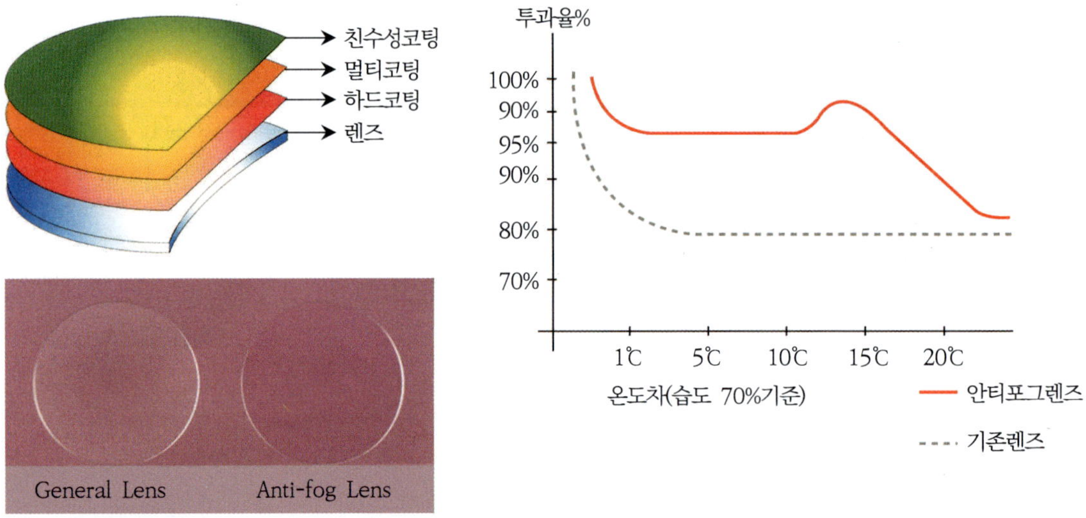

그림 5-53 김서림방지 코팅렌즈 코팅층과 비방습성렌즈와 비교(자료: 진명광학)

한편 방습액을 도포하는 방법은 계면활성제를 주성분으로 하는 수용액을 도포하는 것으로 렌즈 표면에 계면활성제 막을 형성하며 따라서 표면에 부착되는 물방울을 수막으로 변화시킴으로 방습성을 유지하도록 한다. 이 방법은 렌즈의 종류, 반사방지막의 유무에 상관없이 효과가 있지만 물방울에 의한 얼룩 방지 처리를 한 렌즈에는 적용이 곤란한 경우가 있다. 초기 방습성(김서림 방지)은 뛰어나지만 계면활성제가 렌즈 표면과 결합하여 있지 않기 때문에 일단 형성된 수막이 제거되는 경우 계면활성제도 동시에 제거되어 방습성의 지속성이 없어지는 결점이 있다. 일상 생활에서 요구되는 정도의 방습성은 한 번 도포하면 하루 정도 유효하다.

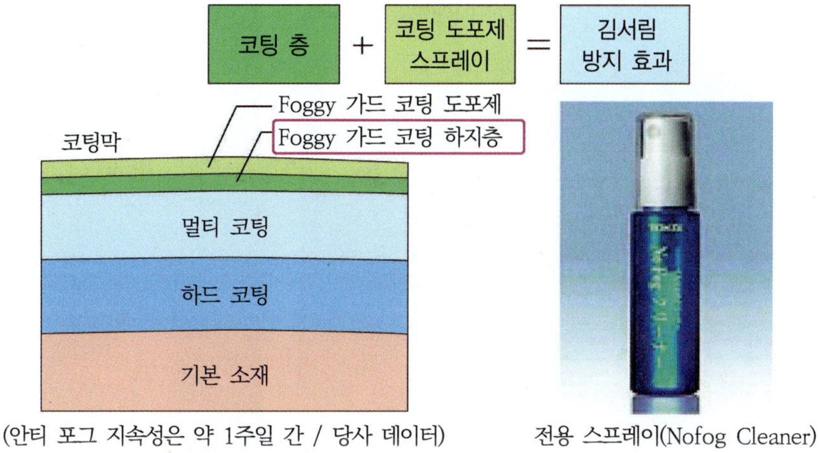

그림 5-54 스프레이를 사용하는 타입

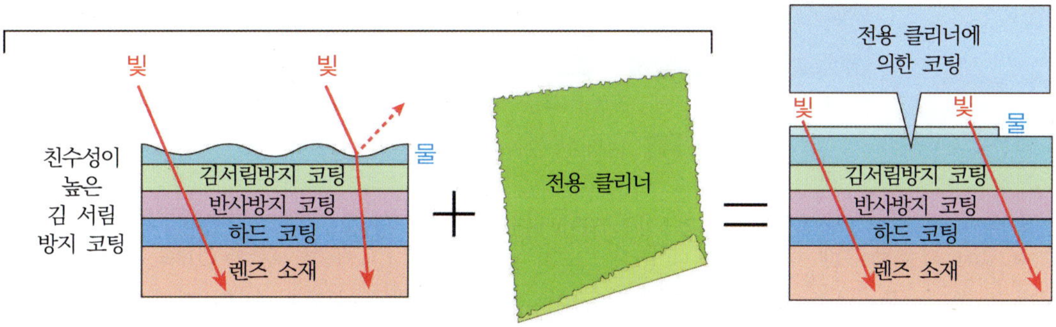

그림 5-55 전용 클리너를 사용하는 타입

전용 클리너의 경우에는 세탁이나 물로 헹구지 못하도록 되어있으며 특수성분을 포함하므로 어린이들이 입에 넣지 않도록 주의해야 한다.

이런 김서림 방지코팅을 판매할 경우 '김이 잘 서리지 않는 렌즈'이지 '김이 서리지 않는 렌즈'는 아니라는 사실을 손님에게 확실하게 인지시켜야 클레임을 막을 수 있다.

렌즈 표면에 오염 물질 등이 부착된 경우, 극단적인 온도나 습도 변화가 있을 경우 또는 다습한 환경에서 장시간 사용한 경우 등에는 김이 서리는 경우가 있다.

마스크를 사용할 경우 입김이 렌즈면에 증기로 부착되어 시야가 흐릿하게 보이는 경우가 있다. 이것은 김이 서렸다고 하기보다 수분이 응집되어 시야에 장애가 발생된 상태이므로 수분을 제거하는 것이 좋다.

(5) 내열코팅

다음 그림은 왼쪽부터 안경렌즈의 외관 부분을 확대한 사진과 왜곡 검사사진이다. 가로 방향 3장의 사진은 모두 동일한 렌즈로 총 4개의 안경을 검사한 결과이다.

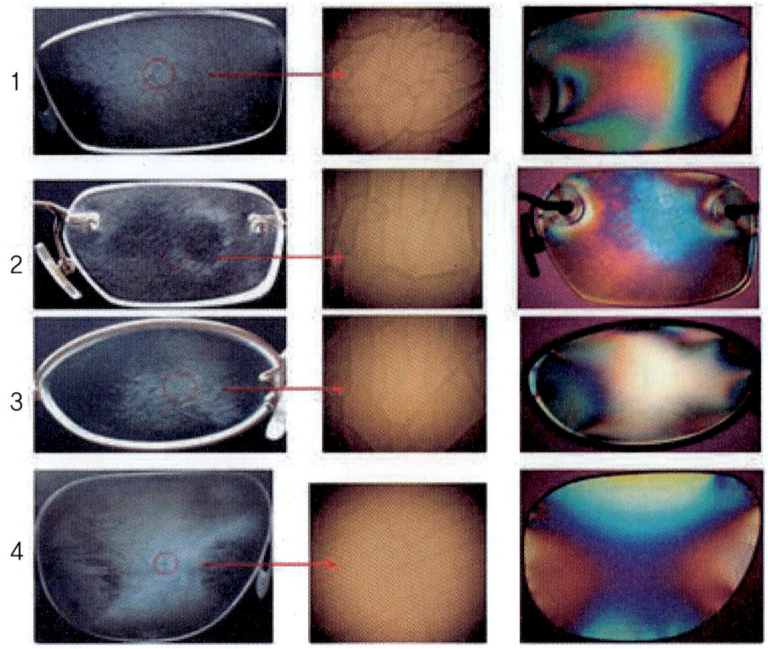

그림 5-56 크랙에 의한 렌즈 검사 사진

보는 것처럼 안경렌즈에 코팅막에 금이 가고, 갈라진 것을 확인할 수 있다. 이를 **크랙**(Crack, **코팅의 균열**)이라고 한다. 플라스틱렌즈는 열이나 압력이 가해지면 렌즈 소재가 변형(팽창과 수축)되는 성질을 갖고 있지만, 렌즈 표면의 코팅막에는 변형되는 성질이 없기 때문에 렌즈의 변형에 따라가지 못하여 금이 가거나 갈라지는 현상 즉, 크랙이 발생하게 된다.

크랙에도 다양한 종류가 존재한다.

첫째, 크랙의 가장 대표적인 원인인 열크랙이다.

플라스틱렌즈는 소재를 보호하기 위해 하드코팅, 반사방지코팅, 그리고 가장 표면에 발수(멀티)코팅층으로 구성되어 있다.

렌즈의 기본이 되는 소재는 유기질로 일반적인 환경에서는 안정되어 있지만 렌즈가 어떤 요인에 의해 60℃ 정도 이상의 고온이 되면 팽창하고 열이 식으면 수축하게 된다. 하지만 그 위에 있는 반사방지 코팅은 무기질의 성질을 갖기 때문에 팽창하지 않아 열의 영향을 받아 소재가 팽창해도 코팅은 그 팽창을 따라가지 못해 금이 가게 되는 것이 열크랙이다.

이에 내열코팅은 멀티코팅의 구성 성분을 무기물이 아닌 유기물로 맞춰 소재가 팽창하면 코팅도 함께 팽창하고, 소재가 수축하면 코팅 재질도 같이 수축될 수 있도록 만들어 놓은 코팅이다. 각 렌즈회사마다 정도의 차이는 있지만 가공 후 80~115℃의 열에서도 크랙이 생기지 않도록 하고 있다.

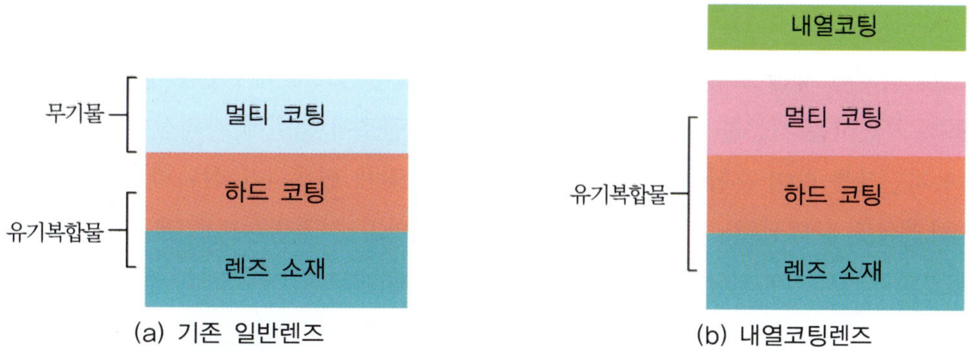

그림 5-57 기존 일반 렌즈와 내열코팅렌즈의 구성

반사 방지막을 유기 AR코팅으로 제조하면 일반적으로 렌즈의 반사색(렌즈에 비치는 빛)이 푸른 빛을 띄게된다. 가열의 원인이 될 수 있는 요인으로는 여름철 자동차 안 방치(87℃)나 헤어 드라이기(90℃), 혹은 겨울철 난방의 열풍 등이 일반적이지만 모닥불이나 보일러 등에 가깝게 다가갔을 경우 또는 캠핑장에서의 바베큐, 고깃집의 불판 등에 얼굴을 가깝게 하였을 때 등 일상적인 상황에서도 발생할 수 있다.

둘째, 압력 크랙이다.

안경렌즈에 인위적인 힘이 가해졌을 경우에도 크랙이 생길 수 있다. 압력에 의한 크랙은 안경렌즈를 가공할 때에도 발생할 수 있으므로 너무 강한 힘으로 옥습기에 고정시키게 되면 렌즈 표면에 동그란 형태의 크랙이 생기기도 한다. 적정한 압력으로 렌즈를 고정시킬 수 있도록 주의가 필요하다. 아래 그림은 안경 렌즈를 8*mm* 압축시킨 상태이다. 내열코팅의 경우 8*mm* 압축시킨 상태에서도 크랙이 발생하지 않는다. 단, 내열코팅의 경우 렌즈 소재와 코팅이 유기적으로 잘 움직여야 하므로 1.60 소재에만 적용 가능하다.

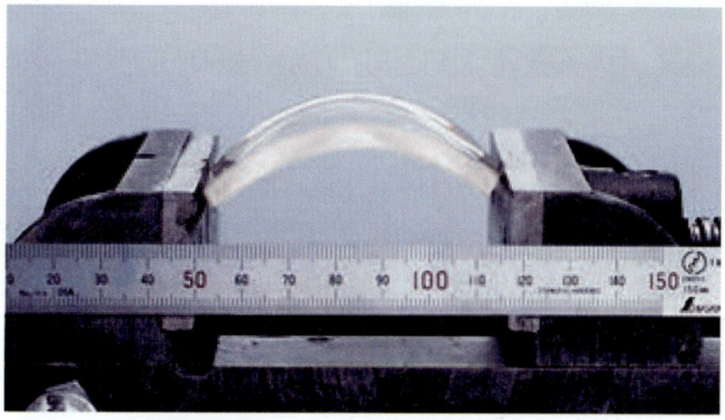

그림 5-58 압력에 의한 크랙 실험

(6) 후면 자외선 차단 코팅

일반적으로 자외선 차단 코팅이 되어있다고 생각했던 안경렌즈의 대부분은 정면에서 들어오는 자외선을 약 99% 차단하는 기능을 갖고 있다. 예전에는 안경렌즈에 재질에 자외선 차단제를 혼합하여 생산하였으나 차단제를 많이 혼합할 경우 렌즈의 색상이 노랗게 변색되기 쉬워져 최근에는 렌즈의 투명도를 유지하면서도 자외선 차단 효과를 갖도록 각 회사마다 적정한선으로 유지하고 있다.

이에 렌즈 재질에서의 자외선 흡수차단 효과는 30% 정도이고 나머지 70% 정도는 반사시켜서 차단한다. 따라서 전면 자외선은 99%(약 100%) 차단이 가능하나, 렌즈 뒷면에서 반사되어 들어오는 자외선은 차단할 수 없었다.

자외선은 산란되기 쉬운 빛으로 노출되는 자외선의 약 50%는 지면이나 건물 등에 의해 산란되거나 반사되므로 태양에 등을 돌리고 있더라도 실외에 있다면 자외선에 노출된다. 이러한 사실에 집중하여 렌즈 후면에 반사방지·자외선 저감코팅을 추가하여 자외선을 차단한다. 현재 렌즈 후면 자외선 차단율은 최대 95%이다.

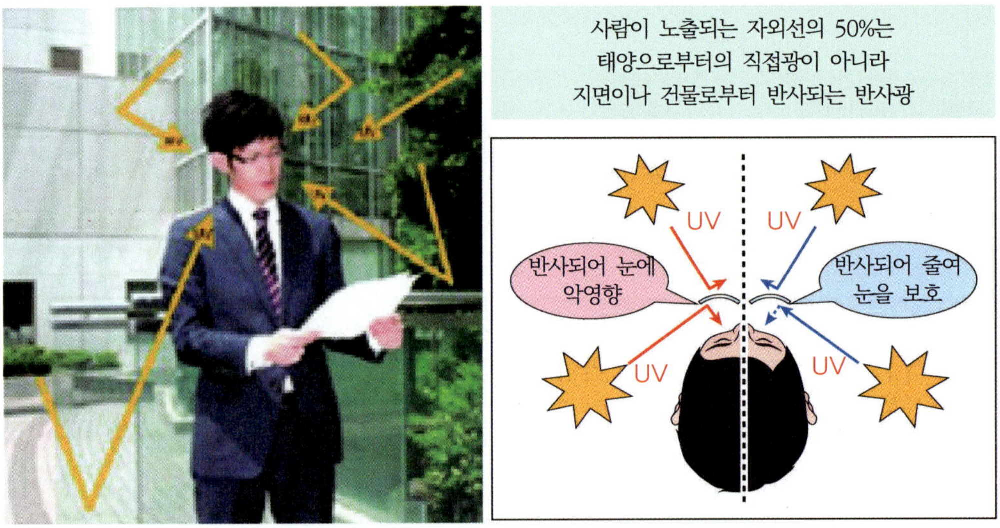

그림 5-59 자외선의 50%는 반사산란광

나안 상태보다 약 25배의 자외선 방지효과가 기대된다는 것을 의미하는 「E-SPF 25」 인증제도가 있다. 「E-SPF 25」란 Eye-Sun Protection Factor의 줄임 말로 에실로사가 개발하여 2011년 미국의 제 3기관에 의해 인증된 렌즈의 자외선 방지 성능을 나타내는 지표이다. 단, 이 기준은 안경렌즈에서의 기능으로 E-SPF의 지표는 외부요인에 의해 눈에 직접 조사되는 자외선의 영향은 포함하지 않는다.

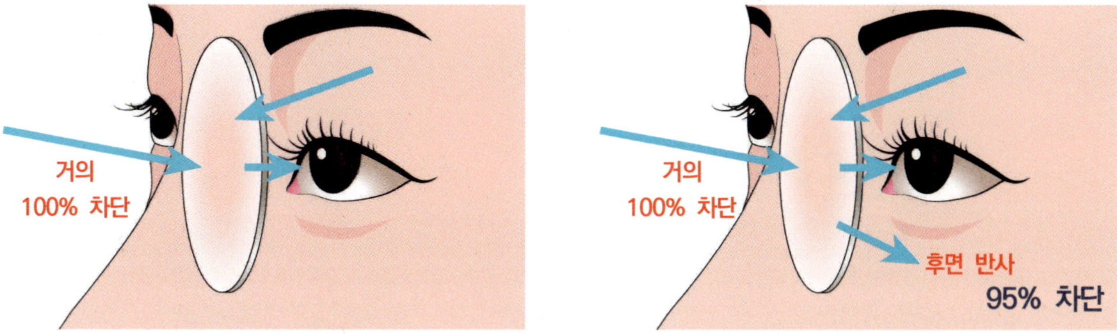

(a) 일반렌즈　　　　(a) 후면 자외선 차단렌즈

그림 5-60 일반 자외선 차단렌즈와 후면 자외선 차단렌즈

그림 5-61은 차단효과를 나타내는 분광투과율 곡선이다.

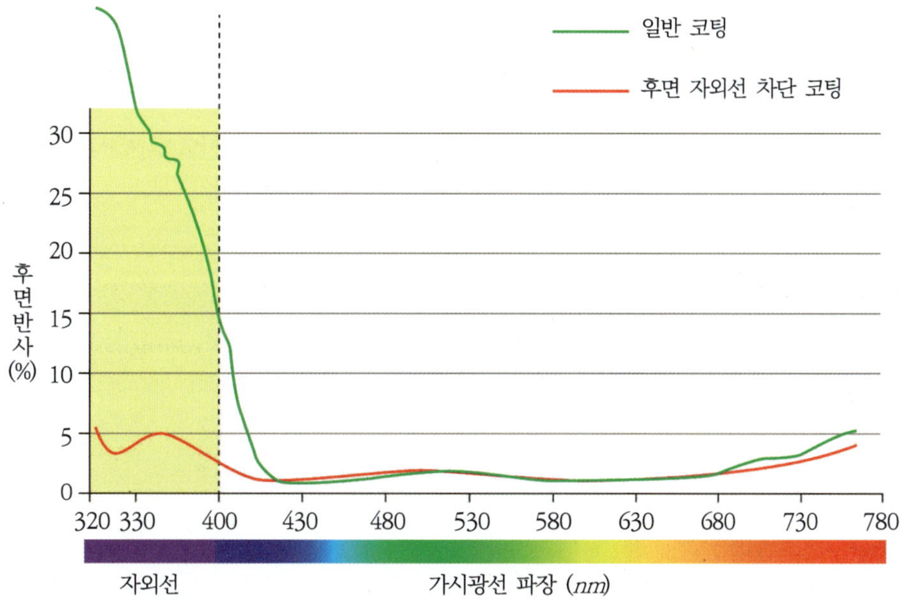

그림 5-61 후면 자외선차단코팅의 분광투과율 곡선

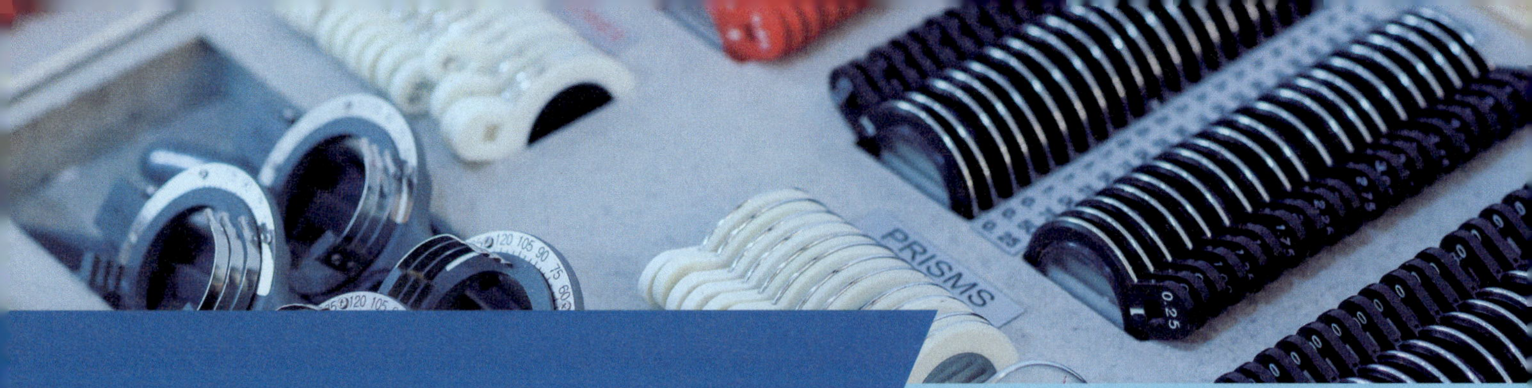

CHAPTER

06

콘택트렌즈

01 콘택트렌즈의 역사

콘택트렌즈(이하 CL)에 대한 착상은 1508년에 이탈리아의 레오나르도 다빈치(Leonar-do da Vinci)가 처음이다. 물이 가득 찬 원형의 유리 용기에 물을 가득 채우고 얼굴을 담그고 눈을 떴을 때 밖의 경치가 다르게 보인다는 것을 발견했다. 망막에 어떠한 상이 맺히는가 실험을 했다. 물에 접촉하여 사물을 보는 최초의 실험으로 CL의 시초로 보고 있다.

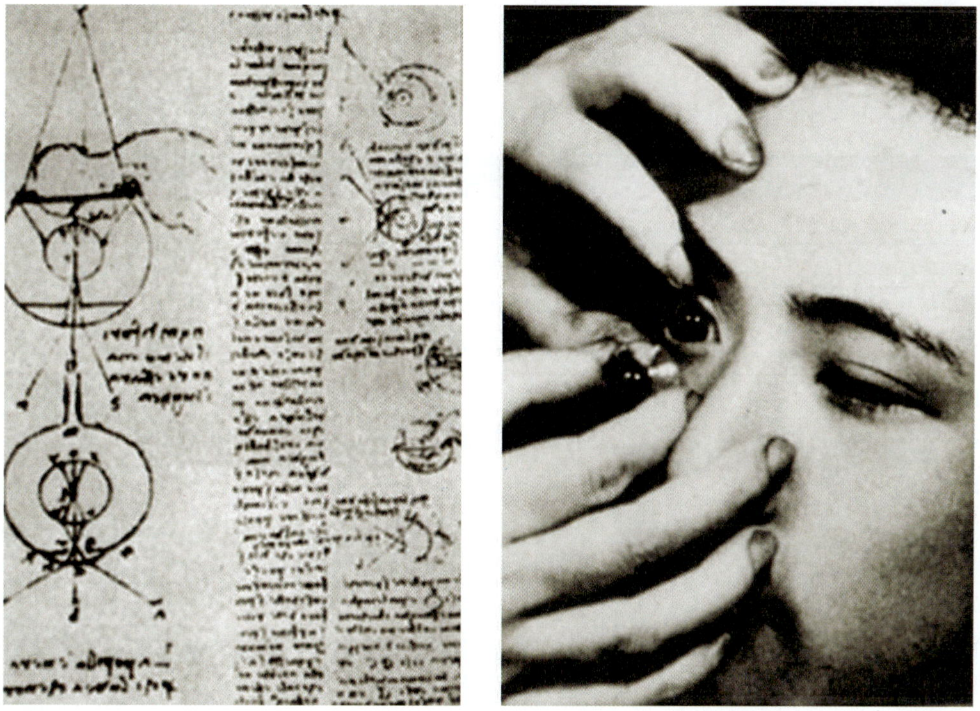

그림 6-1 다빈치의 원리(좌), PMMA 소재 공각막 렌즈를 원추각막에 착용(우, 1951년)

1600년 경에는 유리 재료를 써서 실제로 눈에 사용했다. 이때까지는 지름이 30 *mm* 가까운 것으로 눈의 전안부의 공막까지를 덮는 것으로 재질은 유리인 **공막렌즈**였다.

1859년 쿠퍼(William White Cooper)는 화상으로 생기는 검구유착을 막기 위해 유리렌즈(Glass Mark)를 사용하였으며, 1888년 스위스의 휘크(A. Eugen Fick)는 처음으로 콘택트렌즈란 용어를 사용하여 콘택트렌즈를 시력교정으로 쓸 수 있도록 하였다.

플라스틱 공업이 발달한 1940년 경에 이르러 이 플라스틱 재료를 이용해 오늘날과 같은 작은 콘택트렌즈가 탄생하게 되었다. 1942년 플라스틱 피.엠.엠.에이(P.M.M.A.)로 공막렌즈를 만들었고, 1946년에는 영국의 리들레이(Ridley)가 선반절삭으로 하드콘택트렌즈를 제조하기에 이른다. 1955년부터 1970년까지 피.엠.엠.에이.(P.M.M.A.) 하드콘택트렌즈의 사용이 절정에 달했다. 한편, 1955년 체코 슬로바키아 국립고분자연구소(Institute of Macro-Molecular Chemistry) 위치테르(Prof, Otto

Wichterle) 교수는 주연구원인 림(Dr. Drahoslay Lim) 박사와 같이 친수성 소재인 헤마(H.E.M.A. Hydroxyethylmethacrylate)를 **소프트콘택트렌즈**(Soft Contact Lens)의 재질로 사용하였고, 1971년 미국의 식품의약청(F.D.A.)은 이 소프트콘택트렌즈 판매허가를 내주었다. 그 후 발전을 거듭하여 1988년 Jonson & Johnson회사는 연성 일회용 소프트콘택트렌즈(Disposable Soft Contact Lens) 사용을 승인 받았고, 1994년 이후에는 일일1회용렌즈(one day disposable lens)가 보급되고 있다. 표 6-1에 콘택트렌즈의 발달사를 표로 나타내었다.

최근에는 소프트콘택트렌즈로 인한 합병증을 줄이기 위해 산소 투과율이 좋은 다양한 소재를 개발하여 눈의 건강에 더 좋은 고산소투과성 하드콘택트렌즈(R.G.P., Rigid Gas Permeable) 및 실리콘 하이드로겔렌즈(Silicone Hydrogel Contact Lens)가 사용되고 있다.

▼표 6-1 콘택트렌즈의 발달사

년도	사람 및 제조회사	발 달 사
1508	Lenonardo da Vinci(이태리)	유리 콘택트렌즈를 묘사
1636	Rene Descartes(프랑스)	각막굴절력의 중화를 위해 물이 채워진 튜브 사용
1801	Thomas Young	데카르트의 원리를 이용하여 눈을 연구함
1827	John F. W. Herschel(영국)	콘택트렌즈연마법 설명(눈에 주입시키는 방법)
1887	F. Müller(독일)	눈을 보호하기 위해 환자의 눈에 glass-blow 렌즈를 피팅함
1880	A. Eugen Fick(스위스)	시력교정용 유리렌즈를 처음으로 **콘택트렌즈**의 명명
1888	E. Kalt(프랑스)	유리 각막 콘택트렌즈의 설계 및 피팅(렌즈 피팅시 각막곡률계 사용)
1936	William Feinbloom(미국)	중심부는 유리로 주변부는 플라스틱으로 만든 혼합렌즈제조(최초로 플라스틱 사용)
1938	Theodore Obrig(미국)	순수 플라스틱(P.M.M.A.)렌즈 제조
1947	N. Bier Kelvin M. Touhy(미국)	미세구멍을 뚫는 최소간극의 햅틱렌즈 제조 순수 플라스틱(PMMA) 각막렌즈 제조
1950	Butterfield	각막과 평행한 각막렌즈 설계(주변부 커브 사용)
1955	Otto Wichterle와 Drahaslay Lim	콘택트렌즈용 친수성 플리머 **소프트콘택트렌즈** 개발
1968		미국 F.D.A.에서 콘택트렌즈 규제 시작
1971	Bausch & Lomb, Inc.	미국 F.D.A.에서 처음 친수성렌즈(소프트 렌즈) 승인 제작
1973	J. Decarle (Rynco Scientific Lab)	연속착용 고함수 친수성렌즈 개발 C.A.B. 폴리머를 콘택트렌즈에 사용 소프트 실리콘렌즈가 소개됨
1978	Danker Laboratories	미국 F.D.A.에서 C.A.B. 렌즈 승인
1979	Syntex Ophthalmics	미국 F.D.A.에서 P.M.M.A. - Silicone 공중합체 렌즈 승인
1984		Denmark에서 1회용 콘택트렌즈 소개(Dana Lens)
1987	Vistakon, Inc.	미국 FDA에서 1회용 렌즈를 처음 승인(Acuve)
1995	Vistakon, Inc.	일일 1회용렌즈(1 Day Acuve)
1998	CIVA vision Bausch & Lomb	실리콘 하이드로젤(Silicon hydrogel lenses) Focus Night & Day, Pure vision

02 콘택트렌즈 디자인과 명칭

후면이 하나의 곡률 커브면으로 되어 있는 렌즈를 단일커브면 렌즈(Monocurve Lens)라고 한다. 후면 커브면의 곡률은 각막의 만곡도와 일치하도록 만들어야 한다. 전면 커브면을 굴절력 커브라고 하여 콘택트렌즈의 전체 굴절력에 의해서 그 곡률이 결정된다.

후면이 2개의 곡률 커브면으로 되어 있는 렌즈를 이중커브면 렌즈(Bicurve Lens)라고 한다. 이들 2개의 커브는 **중심부커브**(Central Curve or Bass Curve ; B.C.)와 주변부커브(Peripheral Curve ; P.C.)로 되어 있다. 렌즈의 중심부위에 있는 베이스 커브면의 곡률은 각막 전면 곡률에 가장 가깝게 결정되어 있고, 이 부위의 양쪽 옆에 있는 주변부 커브면의 곡률은 베이스커브면의 곡률보다 더 완만한 상태로 되어 있다. 전면 커브면의 곡률은 단일 커브면 렌즈와 같이 콘택트렌즈의 굴절력에 의해 결정된다.

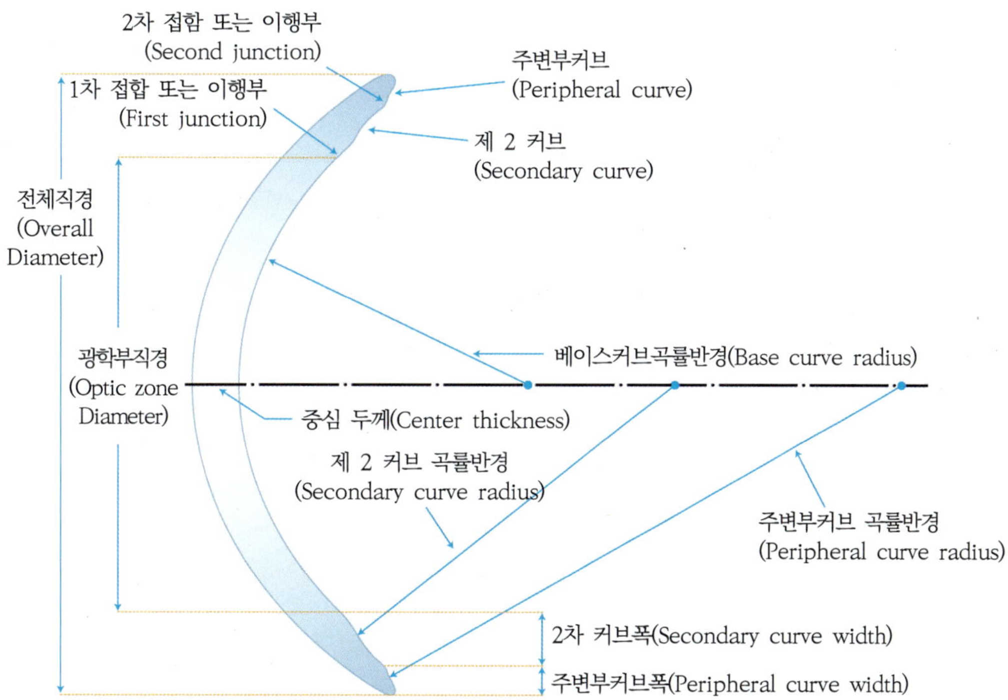

그림 6-2 삼중커브면렌즈(Tricurve Lens)의 각 부위 이름

이행부(Junction) 또는 접합부는 렌즈면에서 서로 다른 2개의 커브면이 경계를 이루는 부분을 말한다. 이중커브면 렌즈 같으면 베이스커브와 주변부 커브가 만나는 곳을 가리킨다. 렌즈 이행부는 예각을 이루기 때문에 부드럽게 처리해야 하며, 부드럽게 처리된 것을 **블렌딩(Blending)**이라고 부른다.

후면이 세 개의 서로 다른 커브면으로 되어 있는 렌즈를 **삼중커브면렌즈(Tricurve Lens)**라고 한다. 이 경우 중심부 커브면(B.C.)과 주변부 커브면(P.C.) 사이의 중간커브를 제 2 커브(Secondary Curve)라고 한다. 주변부 커브는 세 개의 커브면 중에서 곡률이 가장 작다.

후면이 세 개 이상의 커브로 되어 있는 렌즈를 다중커브면렌즈(Multicurve Lens)라고 한다. 중간에 있는 커브면은 중앙에서부터 주변부로 가면서 제 2 커브, 제 3 커브라고 한다.

콘택트렌즈의 설계에서 각 부분의 명칭은 다음과 같다. **광학부(O.Z. Optical Zone)**는 다음에 설명할 베이스커브(B.C., Base Curve)로 이루어진 중앙 부분으로 교정을 위한 광학적 성능을 가지는 부분으로 동공보다는 커서 최소한 직경 7 *mm* 이상은 되어야 하는데 일반적으로 직경 7~12 *mm* 정도의 범위를 가지고 있다.

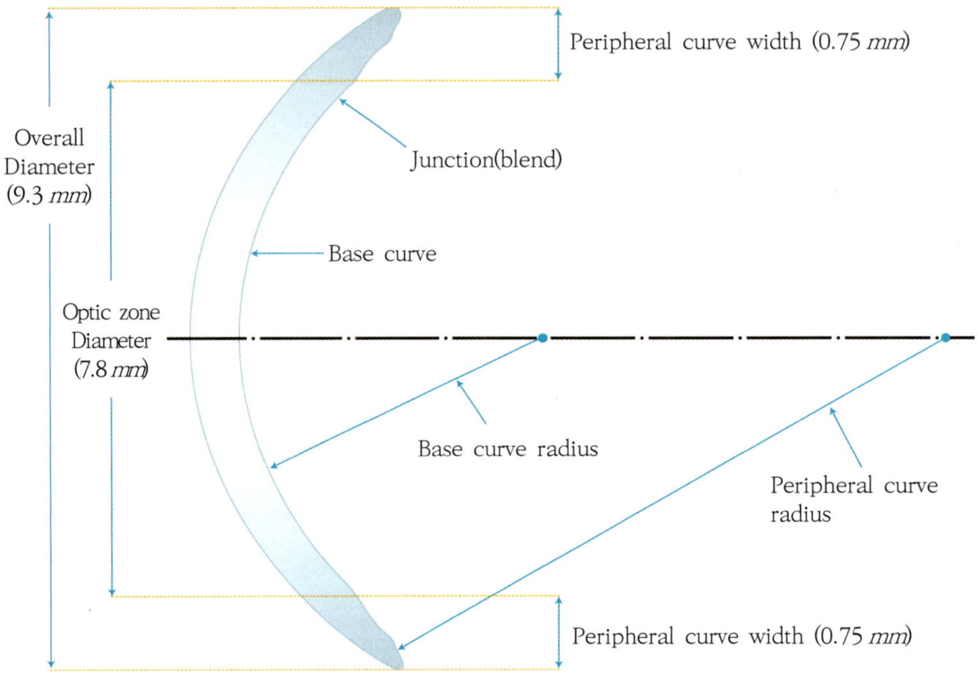

그림 6-3 광학부 직경과 전체 직경의 예

(1) 전체 직경(O.A.D., Overall Diameter)

콘택트렌즈 전체 직경을 말한다.

보통 하드렌즈의 직경은 8.0 ~ 9.3 mm 정도이고, 소프트렌즈는 13.0 ~ 14.5 mm의 것이 대부분이다. 일반적으로 사이즈(Size) 또는 직경이라고 불린다.

(2) 베이스커브(B.C., Base Curve)

렌즈 후면의 중심부 곡률반경을 말한다. 렌즈를 눈에 삽입했을 때 각막의 표면에 밀착되는 곳으로서 각막의 전면 곡률에 되도록 가까워야 된다. 피팅에서 가장 중요한 요인이 된다. 이 베이스 커브를 기본만곡이 비구면인 콘택트렌즈에서는 콘택트렌즈반경을 렌즈 중심 부분의 만곡반경을 측정하는데 이를 그림 5-3에서와 같이 정점부위의 곡률반경을 따로 정점곡률반경(P.A.R., Posterior Apical Radius)이라고 부른다. 비구면 만곡은 중심부에서 주변부로 갈수록 편평해지는데, 이 편평해지는 정도를 편심률(eccentricity or e-value)로 나타낸다. e가 0이면 구(sphere)의 형태이고, e가 1보다 적으면 타원(ellipse), e가 1이면 포물선(parabola), e가 1보다 크면 쌍곡선(hyperbola)형태를 나타낸다.

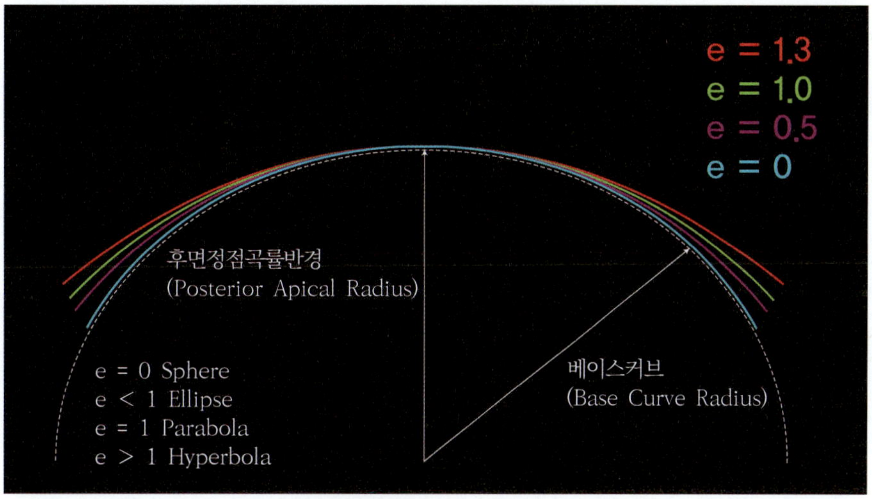

그림 6-4 베이스커브

(3) 굴절력 커브(Refractive Power Curve)

콘택트렌즈 전면의 광학부의 곡률을 말하며 굴절력을 결정하게 되므로 파워 커브라고도 한다. 일반적으로 근시 및 원시 렌즈는 단일구면이지만 난시 교정용은 토릭면을 가진다.

(4) 렌티큘러 커브(Lenticular Curve)

전면광학부 바깥쪽 부분의 곡면을 말한다. 그림 6-5에서와 같이 굴절력이 클 때, (-)렌즈에서는 가장자리가, (+)렌즈는 중심두께가 두꺼워지는 것을 얇게 하기 위한 주변부위를 캐리어(Carrier)라고 하고 이 부위의 전면을 말한다. 이렇게 제조된 것을 렌티큘러(Lenticuar) 설계 가공이라고 한다.

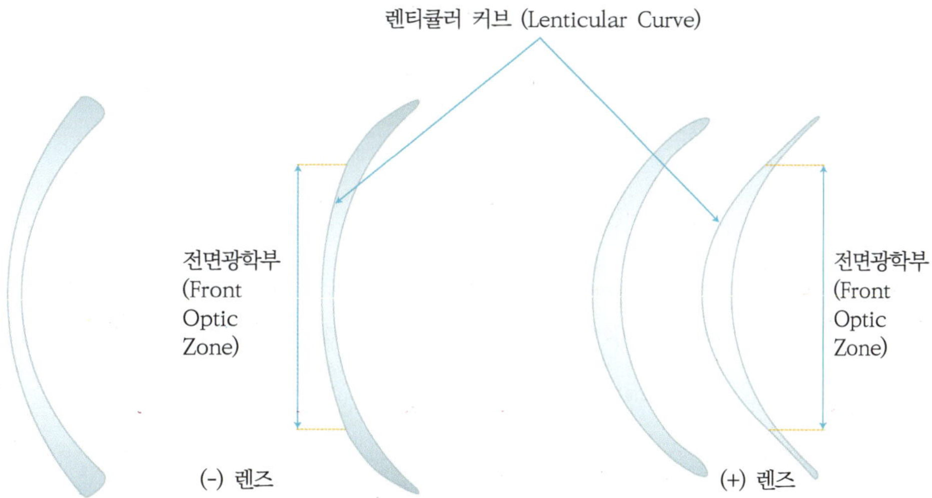

그림 6-5 렌티큘러 설계

(5) 베벨(Bevel, Peripheral Curve)

콘택트렌즈의 가장자리부에서 전면과 후면이 접하는 부분을 **엣지(Edge)**라고 부른다. 이 부위에서는 엣지가 각막면을 압박하거나 각막면에 박히는 것을 방지하고 렌즈 바깥에 있는 눈물이 렌즈 밑으로 쉽게 들어가서, 눈물 교환이 원활해지도록 베벨(Bevel)을 만든다.

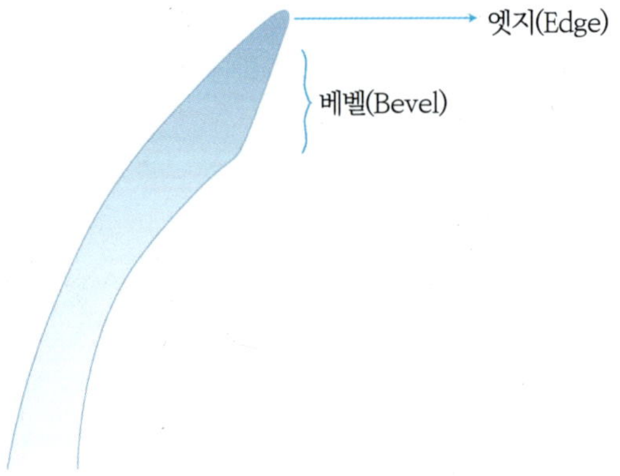

그림 6-6 베벨(Bevel)과 엣지(Edge)

베벨은 렌즈의 후면이나 전면에 만들어질 수 있으며 일반적으로 후면베벨(Posterior Bevel)이 많다. 후면베벨은 렌즈 후면의 가장자리 근처에서 휘어져 올라가면서 전면쪽으로 기울어지는 부분을 말하며, 주변부커브라고도 한다. 이때 렌즈의 가장자리는 렌즈를 착용했을 때 각막위에 약간 떠있게 되는데 이 사이를 가장자리들림(edge lift)이라고 한다. 엣지 부근에서 후면이 아닌 전면이 얇게 되어 있는 부분은 전면베벨(Anterior Bevel)이라고 한다. 전면 베벨은 주로 고도의 마이너스 렌즈에서 있다. 현재까지 베벨에 관하여 정확한 용어가 규정되지 않은 상태이기 때문에 주의할 필요가 있다.

(6) 중심두께(Center Thickness)

렌즈의 중심두께가 두꺼우면 광학적인 성능은 좋게 유지할 수 있으나 착용감과 산소 투과량이 적어지므로 알맞은 두께를 가져야 한다. 보통 (-) 렌즈인 경우, **하드렌즈의 중심두께는** 0.10 ~ 0.30 mm 정도이고, **소프트렌즈는** 0.03 ~ 0.12 mm 정도가 일반적이다.

(7) 접합부(Blend, Junction)

전면의 굴절력 커브(Refractive Power Curve)와 렌티큘러 커브 및 후면의 베이스 커브(Base Curve)와 베벨 커브(Beverl Curve)가 연결되는 부분으로 곡률이 다르므로 각이 지게 된다. 이것을 매끄럽게 처리한 것을 블렌딩(Blending)이라고 한다.

03 소프트토릭렌즈의 안정화(Soft Lens Stabilization, SCL)

지금까지는 1D 정도의 난시라도 구면 SCL만으로 교정시력이 1.0이 나오면 그대로 구면 SCL을 처방하는 경우가 많았다. 하지만, 이렇게 처방을 하면 실용 시력의 저하나 안정피로로 연결되므로 적극적으로 난시용 SCL을 처방하길 권장한다. 난시용 SCL은 경선방향에 의해 도수가 다른 SCL로 기본적으로는 내면에 토릭면을 사용하므로 토릭 SCL이라고도 불린다(이하, 토릭 SCL).

눈의 순목운동으로 콘택트렌즈는 조금씩 회전하게 된다. 난시교정을 목적으로 하는 소프트토릭렌즈(Soft Toric Lens) 또는 이중초점렌즈는 회전되지 않도록 하기 위해 일반구면렌즈와 다른 디자인을 하게 된다. 각막상에서 30° 회전하면 난시 교정효과가 없어진다는 것을 기억하고 처방에 임해야 한다. 회전되는 것을 막기 위한 방법으로는 **절단형 렌즈(Truncated Lens)**, **프리즘 안정형 렌즈(Prism Ballast Lens)**, **이중쐐기형 렌즈(Double Thin Zone Lens)** 등이 있다.

(1) 절단형 렌즈(Truncated Lens)

절단형 렌즈(Truncated Lens)의 디자인은 렌즈의 하단 또는 상하단을 잘라 놓아 눈꺼풀에 의해 고정시켜 회전을 막는다. 고정은 잘 되지만 절단된 부분이 두꺼우면 눈꺼풀에 걸려 착용감이 좋지 않은 경우가 많다.

또, 절단형(Truncation) 방식에 프리즘(Prism)을 가하여 만든 토릭렌즈도 있다.

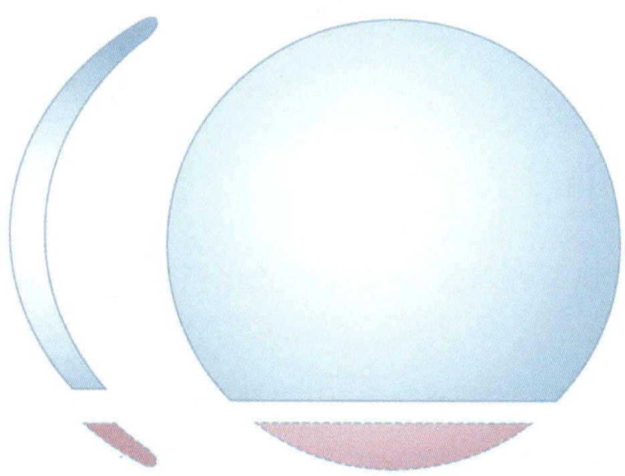

그림 6-7 절단형 렌즈(Truncated Lens)

(2) 프리즘 안정형 렌즈(Prism Ballast Lens)

렌즈의 회전과 위로 올라가는 성질을 막기 위해 렌즈의 상단을 얇게, 아래 부분을 두껍게 하여 프리즘을 가한 토릭렌즈이다. 상하의 두께 차로 생긴 프리즘으로 인해 아래쪽에 무게중심이 있게 되고, 이것을 이용하여 회전과 위로의 이동을 막는다. 이를 쐐기효과(Wedge effect) 또는 수박씨 법칙(Watermelon Sted Principle)이라고 한다.

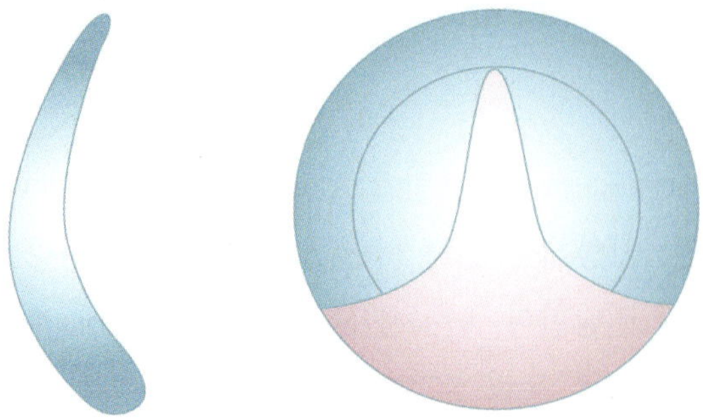

그림 6-8 프리즘 안정형 렌즈(Prism Ballast Lens)

(3) 이중쐐기형 렌즈(Double Thin Zones Lens)

토릭렌즈의 위와 아래를 얇게 해서 위·아래 눈꺼풀에 얇은 부분이 들어가 고정되는 이른바 쐐기효과를 이용하여 렌즈를 고정하는 것으로 두께가 얇아지고 산소투과율도 좋다. 이중슬래브업렌즈(Double Slab Off Lens) 라고도 한다. 다른 디자인 렌즈보다 착용감은 좋으나 회전하려는 것을 완전히 막지 못하여 고정이 잘 되지 않는 단점이 있다.

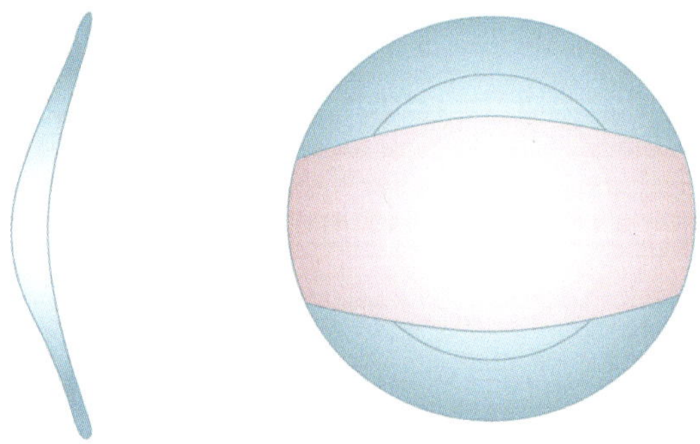

그림 6-9 이중쐐기형 렌즈(Double Thin Zones Lens)

▼ 표 6-2 가장 많이 사용되는 프리즘 안정형과 이중쐐기형의 장단점

	프리즘 안정형	이중쐐기형
난시축의 안정	◎	○
착용감	○ 하방에 이물감	◎ 돌아가면 이물감
교정시력	◎ 하드렌즈보다는 떨어짐	○
두께	○ 회사에 따라 차이있음	◎ 회사에 따라 차이있음

SCL에 의한 난시교정에는 교정이 간단한 경우와 어려운 경우가 있다. 간단한 경우는 직난시와 전각막난시이고 약간 어려운 경우는 C1.00D ~ 2.5D의 도난시로 C2.50D 이상의 직난시, 전난시 ≠ 각막난시 그리고 사난시고 어려운 경우는 부정난시와 3D 이상의 난시다

사용하는 렌즈는 가능하면 두 가지 타입으로 일일 착용 타입과 2주 착용 타입의 총 4 종류가 적합하다. 일일 착용 타입만으로는 가격에 민감한 고객에게 접근이 어렵고, 2주 착용 타입만으로는 알레르기 등 조건이 나빠지는 경우에 착용이 불가능한 경우가 많기 때문이다.

이중쐐기형을 처방하고 축 이탈이 심한 때에는 프리즘 안정형으로 변경해보는 것이 좋다. 그럼에도 SCL의 축 이탈이 발생하거나 축이 불안정한 경우에는 소프트계열로는 무리이므로 하드콘택트 렌즈로 처방하는 것이 좋다. 도난시, 사난시는 하드 계열에서도 어려운 경우가 있다.

04 콘택트렌즈 재질의 물성

(1) 습윤성(Wettability)

액체가 고체 표면에 퍼지는 정도를 습윤성(Wettability)이라고 하며, 이것은 액체와 고체가 접촉될 때 일어나는 응집력(Cohesion)과 부착력(Adhesion)에 의하여 결정된다. 그림 6-10에서와 같이 한 방울의 액체표면과 고체표면이 이루는 각을 접촉각이라 한다. 이 각이 작으면 작을수록 액체에 젖는 정도의 친수성(Hydrophilic), 즉 습윤성은 좋다. 접촉각이 0°에 가까울수록 친수성이 좋다. 접촉각이 0°와 90° 사이의 친수성 재질이 콘택트렌즈의 재질로 사용될 수 있다. 종래의 하드콘택트렌즈에 사용되었던 피.엠.엠.에이.(P.M.M.A.)의 접촉각은 약 60°로 매우 약한 친수성을 나타내기 때문에 콘택트렌즈를 착용할 때 습윤액을 사용해야 한다. 접촉각이 180°가 되면 고체 표면은 완전한 소수성(Hydrophobic)의 특성을 갖게 된다. 콘택트렌즈의 재질로 자주 사용되는 실리콘은 접촉각이 110° 정도이기 때문에 표면을 친수성으로 변화시키기 위하여 특수한 처리를 하지 않으면 콘택트렌즈의 재질로 사용하기 어려운 결점이 있다. 요즈음 각광을 받고 있는 에프·에스·에이, 즉 불소실리콘계 아크릴수지(F.S.A., Fluorosilicone Acrylate)는 접촉각이 10~30°으로 친수성 소재이다. 콘택트렌즈 소재의 습윤성이 좋아서 친수성이 되어야 눈물층의 점액이 렌즈에 잘 묻어 퍼지게 되어 각막 표면이 마르지 않고 렌즈에 오염물질과 침착물이 생기지 않는다.

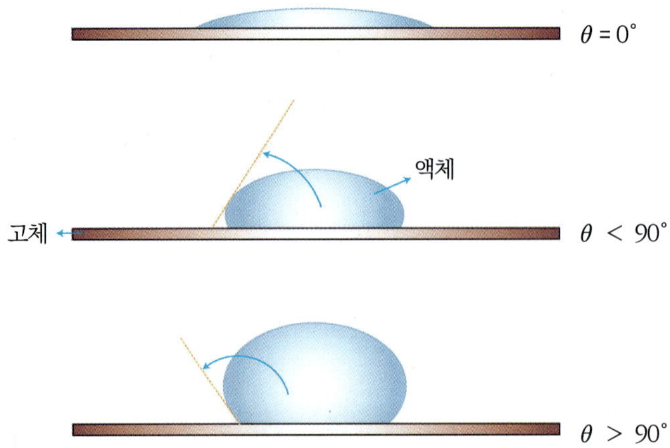

그림 6-10 접촉각

피.엠.엠.에이.(P.M.M.A.) 하드콘택트렌즈는 비침투성으로 미세구멍이 없는 상태이다. 알.지.피.콘택트렌즈(R.G.P. Rigid Gas Permeable Contact Lens)나 소프트콘택트렌즈는 분자구조의 배열상태에 따라서 일정한 크기의 구멍이 규칙적으로 분포되어 있다. 즉, 분자구조의 배열상태에 따라서 일정한 크기의 구멍이 규칙적으로 분포되어 있다. 즉, 분자구조의 배열상태가 느슨하게 되면 구멍의 크기가 커져서 산소가 잘 침투하게 되고, 구멍의 크기가 작으면 산소가 잘 침투하지 못할 것이다. 따라서 분자구조 사이의 구멍의 크기와 숫자(다공성, Porosity)가 크고 많으면 산소 또는 이산화탄소 등 기체의 가스투과성(Gas Permeability)이 좋아진다.

(2) 산소침투성(Oxygen Permeability)

보통 산소침투성을 Dk로 표기한다. 단위는'$10^{-11}cm^2/sec \cdot ml(O_2)/(ml \times mmHg)$'이고 표기는 생략한다. 여기에서 D는 용해된 산소분자가 얼마나 빠르게 재질 내에서 이동할 수 있는지를 측정한 확산계수의 값이고, k는 재질 내에 산소가 용해될 수 있는 정도를 측정한 용해계수의 값이다.

Dk값은 콘택트렌즈 재질의 물리화학적인 성질이며 본질적으로 산소를 통과시킬 수 있는 능력을 나타낸다. 즉, 단위 압력차가 있을 때 단위 두께와 단위 면적의 콘택트렌즈 재질을 통과할 수 있는 산소량을 나타낸다. 소프트콘택트렌즈에서는 함수율이 증가하면 산소침투성 Dk값도 로그함수로 증가한다. 소프트렌즈의 함수율이 38%, 55%, 75%면 각각 산소침투성 Dk값은 9, 18, 36 정도이고 현재 **가장 높은 Dk값은 약 40**이다. 고산소투과 하드콘택트렌즈를 간단히 알.지.피(R.G.P. Rigid Gas Permeable)렌즈라고 하는데 이 렌즈는 높은 Dk값(Super Dk : 61~100, hyper Dk 〉 100)을 갖는다. 산소침투성은 재질의 형태나 두께와는 무관하며 온도에 따라서 달라진다. 온도가 높을수록 Dk값은 크다.

(3) 산소투과성(Oxygen Transmissibility)

산소투과성은 Dk/t로 나타내며, 단위는'10^{-9} $cm/sec \cdot ml(O_2)/ml \times mmHg$)'이다. 여기서 t는 렌즈의 중심두께이고, D와 k는 산소침투성에서 설명한 내용으로 이 산소투과성은 렌즈 재질의 산소침투성(Dk)과 렌즈의 두께(t)에 따라 달라지는데 그 관계식은 다음과 같다.

$$\text{산소투과성}(Dk/t) = \frac{\text{산소침투성}(Dk) \times 0.1mm}{\text{렌즈중심두께}(mm)}$$

Dk/t(Central Transmissibility)는 렌즈 중심부에서 전면으로부터 후면에 이동될 수 있는 산소의 양을 나타낸다. 따라서 같은 산소투과성을 갖는 재질로 만든 렌즈에서 두께가 두꺼우면 산소투과성은 낮아진다. 중심두께 t값은 일반적으로 ±3.00D 굴절력의 렌즈에 대한 평균 두께이다. 이 범위 바깥의 렌즈에 대해서는 환산표를 적용해야 한다. $\overline{Dk}/t$ (Average Overall Transmissibility)로 표시하면 렌즈 전체의 평균 산소투과율을 뜻한다. 매일착용(daily wear)렌즈의 경우 각막부종을 막기 위해 적어도 산소투과성(Dk/t)이 24 이상 값이 요구 되므로, 산소침투성(Dk)이 30인 재질의 렌즈는 두께가 0.12 *mm*, 60인 재질의 렌즈는 0.25 *mm* 이하가 되면 일일 착용렌즈 기준을 맞출 수 있다. RGP렌즈의 경우 렌즈의 중심 두께를 0.10 *mm* 이하로 만들기는 산소침투성(Dk)이 최소한 25는 되어야 각막의 부종이 생기지 않게 된다.

(4) 당량산소백분율(E.O.P., Equivalent Oxygen Performance)

대기 중의 산소량에 대한 각막 표면에 있는 산소량의 백분비(%)를 표시하는 값으로 대기 중에서 최대로 이용 할 수 있는 산소량은 20.9%이다. 눈을 감고 있을 때는 주로 상검결막의 혈관으로부터 산소를 공급받으므로 이는 당량산소백분율로 약 8% 해당 된다. 콘택트렌즈를 연속착용하고 각막부종을 방지하기 위해서는 콘택트렌즈의 당량산소백분율(E.O.P)이 12.1%(Dk/t 34.3) 이상이어야 하고 수면 중에 각막부종이 거의 생기지 않으려면 당량산소백분율(E.O.P)이 18%이고 산소투과성은(Dk/t)은 87 이상이어야 한다.

각막면에서 산소분압은 눈을 떴을 때 155 *mmHg*, 눈을 감았을 때 55 *mmHg*이다. 눈을 감았을 때의 산소분압이 연속착용 렌즈의 사용과 관련된다. 함수율이 40%인 소프트콘택트렌즈에서 눈을 떴을 때 렌즈의 최대 두께는 0.14 *mm* 이하가 되어야 하고, 감았을 때는 0.04 *mm* 이하일 때 각각 각막의 산소요구량이 만족된다. 함수율 70%인 렌즈에서는 각각 0.47 *mm*와 0.13 *mm*일 때 각막의 산소요구량을 만족시킨다. 그림 5-10에 각막부종을 피하기 위한 여러 렌즈의 당량산소백분율을 실었다.

소프트콘택트렌즈의 광학정수인 굴절률은 재질의 특성과 함수율에 의해 결정된다. 함수율이 높으면 굴절률은 감소한다. 소프트콘택트렌즈의 제품 포장에 표시되어 있는 렌즈의 굴절률 값은 완전히 물이 흡수되었을 때의 굴절률이다. 일반적으로 **소프트콘택트렌즈**의 **굴절률**은 1.43 근처이다.

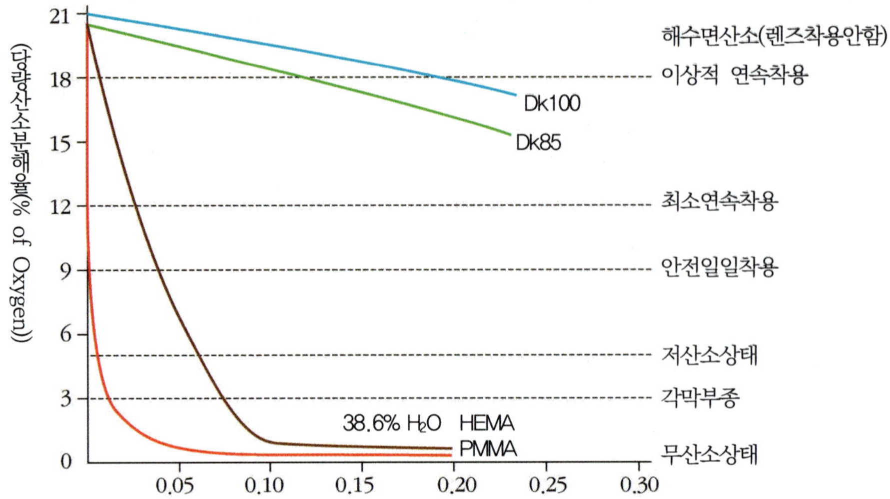

그림 6-11 하드 및 소프트콘택트렌즈재질의 당량산소백분율(E.O.P)값(%)

(5) 소프트렌즈의 흡수작용

소프트콘택트렌즈의 재질을 물 속에 넣으면 수분이 흡수되어 보다 투명하고 유연해진다. 그 이유는 그림 6-12에서와 같이 소프트콘택트렌즈의 주재질인 **페마**(P.H.E.M.A.)의 분자구조 끝에 부착되어 있는 수산기(-OH)가 물분자와 반응하여 물분자의 일부가 수소이온(H^+)과 수산이온(OH^-)으로 분해되고, 분해된 수소이온은 (H^+)은 페마(P.H.E.M.A.)의 OH기와 반응하여 다시 물(H_2O)분자를 만들어 렌즈 내부에 물 성분이 많아진다.

페마(P.H.E.M.A.)의 흡수는 스펀지가 물을 흡수하는 것과는 다른 전기화학적 반응에 의한 것이다. 즉, 렌즈 재질 내에 함유된 물은 렌즈를 건조시키면 증발하여 없어지지만 압력을 가하여 짜도 나오지 않는다.

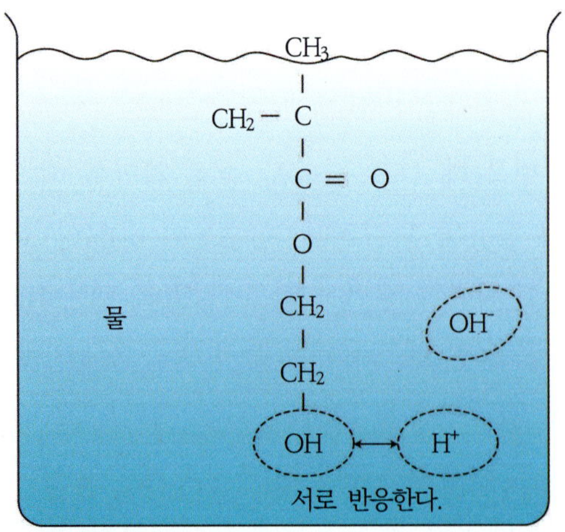

그림 6-12 소프트콘택트렌즈의 흡수기전

05 콘택트렌즈의 제조

콘택트렌즈의 제조법은 첫째, **선반절삭법(Lathe Cutting)**과 **회전주조법(Spin Casting)** 그리고 **주형주조법(Cast Moulding)**의 세 방법이 있다. 같은 재질을 사용하더라도 렌즈의 제조방법이 다르면 렌즈의 특성이 달라진다. 세 종류 모두 이용하여 만든다. 국내 제품의 거의 대부분은 절삭연마법으로 만들며, 바슈롬(Bausch & Lomb)사는 대다수의 렌즈를 원심회전주조법으로 죤슨앤죤슨(Johnson & Johnson)의 상품명 아큐브렌즈(Aquver Lens)는 주형주조법으로 만든다. 콘택트렌즈의 각 제조법의 공정을 정리하면 다음과 같다.

(1) 선반절삭법(Lathe Cutting)

앞뒷면을 정확한 곡률로 하나하나 절삭연마하여 생산하므로 면 정밀도가 좋으나 대량 생산에 어려움이 있다. 공정은 아래와 같이 절삭연마 가공 후 수화시킨다.

증류(원재료의 불순물이나 중합방지제 제거 공정) → 배합(교차결합제와 단량체를 배합한다) → 여과(티끌, 먼지 등을 없앤다.) → 주형(상하 두 장의 판유리 사이 또는 유리봉에 모노머를 주입시킨다.) → 중합(항온조에 넣고 온도를 가하여 중합시킨다.) → 탈형(판재가 된 폴리머를 꺼낸다.) → 소입(고온에서 미반응된 단량체를 반응시킨다.) → 가공(판유리를 사용하여 중합시킨 경우에는 중합체를 원통 모양으로 정해진 곡률로 절삭하고 연마한다. 이때 베이스커브, 굴절력 및 중심두께가 결정된다.) → 주변부 가공 및 완성(필요한 크기로 렌즈를 자르고 주변부에 베벨을 붙여 선단부를 곡면으로 완성시킨다.) → 하드렌즈는 렌즈검사(완성된 렌즈의 규격 및 표면 검사) 소프트콘택트렌즈는 계속해서 다음 공정을 거친다.) → 팽윤처리(완성된 렌즈를 증류수에 넣어 미반응물질을 제거한다.)

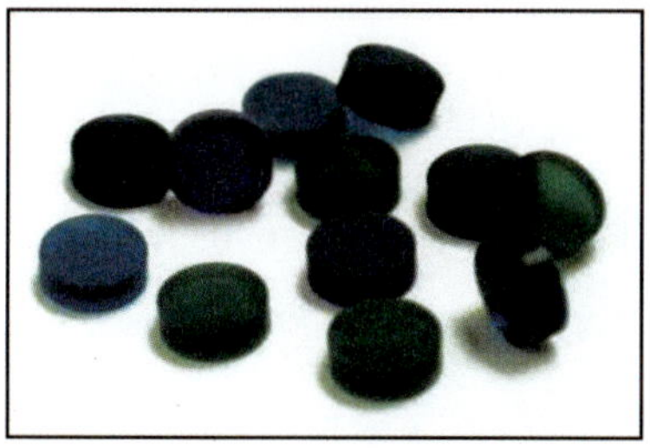
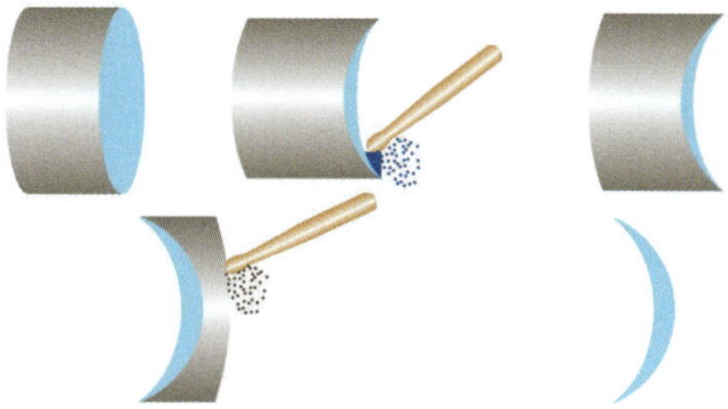

그림 6-13 절삭연마(Lathe Cutting)의 모형 그림

(2) 회전주조법(Spin Casting)

회전하는 주형 안에 액체상태의 모너머를 주입시키고 주형 내에서 원심력에 의해 폴리머가 가장자리로 퍼지면서 렌즈의 형상이 완성된다. 렌즈의 크기와 형상은 세 가지 변수, 즉 주형의 곡률, 모노머

의 양, 주형의 회전속도와 세 가지 정수, 즉 표면장력, 재질의 농도, 중력에 의해 결정된다. 렌즈의 굴절력 결정에 영향을 미치는 것은 주형의 회전속도이다. 속도를 빠르게 하면 원심력이 커지면서 중심부는 얇고 주변부가 두꺼운 (-)메니스커스렌즈가 된다. 속도를 줄이면 굴절력이 커지는 (+)매니스커스렌즈의 대량생산에 많이 사용된 제조법이다. 수요가 적은 특수렌즈, 프리즘디자인의 내면 토릭렌즈 등은 제작할 수 없다. 렌즈를 엄밀하게 보면 비구면으로 만들어져 정밀도가 떨어진다.

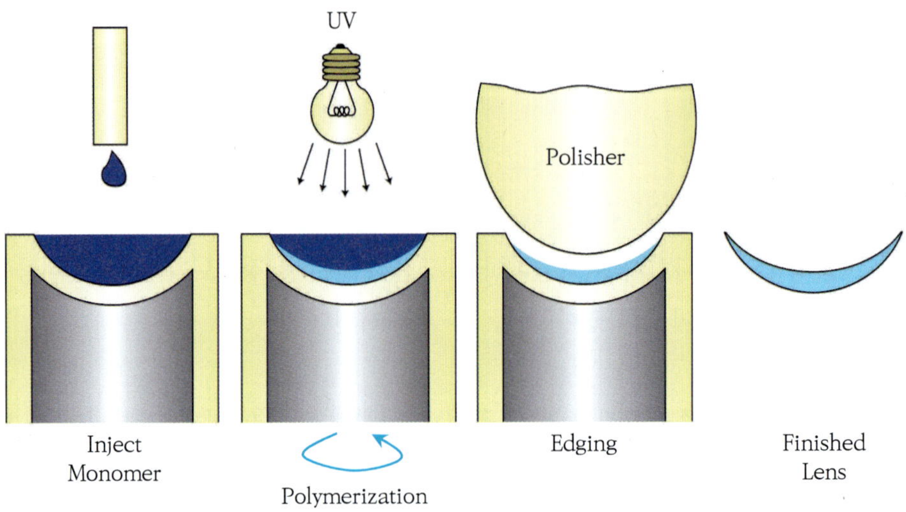

그림 6-14 회전주조법(Spin Casting) 모형

(3) 주형주조법(Cast Moulding)

오목형의 암수 한 세트로 조합된 주형 속에 액체상태의 모노머를 주입하고 열과 압력을 가하여 중합시킨다. 양쪽 주형(Mould)의 형상과 간격이 렌즈디자인을 결정한다. 이 제조법에서는 전면과 후면의 곡률을 자유롭게 설계할 수 있으며 균일한 품질의 렌즈를 대량생산할 수 있다. 건조된 상태에서 성형되고 가장자리가 연마되는 건식성형법과 일회용 렌즈 제조에서와 같이 재질이 수화된 상태에서 성형되는 습식성형법 두 가지가 있다.

수많은 주형이 필요하여 모든 곡률의 완전한 세트를 가질 수 없는 것이 단점이고 또 중합 시에 렌즈재질의 부피가 적어지면서 주형의 곡률과 같은 커브가 만들어지지 않을 수도 있다.

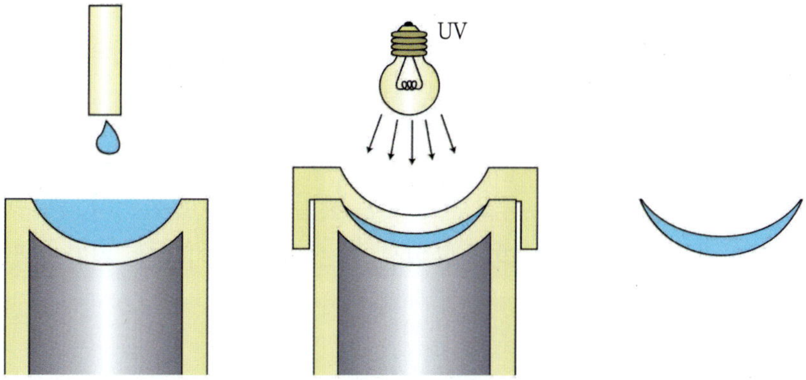

그림 6-15 주형주조법(Cast Moulding)

06 콘택트렌즈의 재질별 분류

안경에 대한 콘택트렌즈의 장점은 다음과 같은 것이 있다.
① 망막에 맺히는 상 크기의 변화가 나안으로 볼 때와 거의 같다.
② 안경테로 인한 불편함이 없고 안경보다 시야가 넓다.
③ 흘러내리거나 김이 서리는 일이 없다.
④ 안경렌즈처럼 깨지지 않아 안전하다.
⑤ 주로 광학중심점을 통해서 보기 때문에 수차(Aberration)가 적다.
⑥ 눈으로 전달되는 빛의 양이 약간 많아진다.
⑦ 안경을 안 써 외모가 좋아진다.
⑧ 두 눈의 굴절상태의 차이가 많아도 양안시를 할 수 있다.
⑨ 부정난시(Irregular Astigmastism)는 안경보다 시력 교정이 더 잘된다.

반면 안경에 대한 콘택트렌즈의 단점은 다음과 같다.
① 착용과 관리가 불편하다. 이 점이 가장 큰 단점이다.
② 각막과 결막에 질병을 초래할 위험이 있다.
③ 어차피 안경과 병행하여 사용하여야 한다.

콘택트렌즈를 용도에 따라 나누면 **원용시력보정용**, 원근양용 이중초점, 각막치료용, 검사용 등이 있으나 수요의 대부분은 원용시력보정용 콘택트렌즈이다. 또, 디자인(Design)에 따라 나누면 **구면**, 토릭렌즈를 포함하는 **비구면(Aspheric)**, **렌티큘러(Lenticular)렌즈** 등이 있다. 기준되는 굴절력 S-3.00 D의 소프트렌즈에서 표준중심두께 0.10 ~ 0.12 *mm*를 가지는데, 0.10 *mm* 미만의 극히 얇은 렌즈를 **울트라신 렌즈(Ultrathin Lens)**라고 한다. 홍채의 색을 회색, 갈색, 홍색 등으로 변하게 보이게 하기 위한 미용적인 목적으로 **컬러렌즈**, 자외선을 흡수 차단하는 **유·브이(U.V.)렌즈** 등으로 상품의 다양성을 넓히고 있다. 그러나 위 모든 분류 내용보다 중요한 분류는 재질에 따른 분류이다. 왜냐하면 어느 재질로 만든 콘택트렌즈인가에 따라 부작용과 관리의 용이성, 산소투과성, 이물감, 친각막생리성 등에 결정적으로 영향을 끼치기 때문이다.

▼**표 6-3** 산소투과성 R.G.P. 렌즈와 P.M.M.A. 하드렌즈의 비교

렌즈 종류 / 성질	알.지.피. 렌즈	피.엠.엠.에이. 렌즈
산소투과율	높다	매우 낮다
착용감	좋다	나쁘다
착용시간	길다	짧다
적응 기간	짧다	길다
각막의 합병증	적다	많다
안경 불명료(spectacle blur)	드물다	잘 생긴다.
직경(mm)	더크다(8.8~9.8mm)	작다(8.0~8.8mm)
재질	약해서 잘 휘거나 깨지고 흠집이 잘 생긴다.	강하다
침착물(deposit)	잘 생긴다.	덜 생기고 쉽게 제거된다.
열의 전도(conductivity)	높아서 각막상피의 산소 투과율을 줄인다.	매우 낮아 각막상피의 기초 대사율을 높인다.

재질의 물리적, 화학적인 특성에 따라 콘택트렌즈는 크게 **하드렌즈(Hard Lens)**, **탄성렌즈(Rubbery Lens)** 그리고 **소프트렌즈(Soft Lens)**로 나눌 수 있다.

하드 렌즈는 다시 **피.엠.엠.에이.(P.M.M.A., Polymethylmethacrylate)** 재질렌즈로 대표되는 **산소불투과성렌즈**와 씨.에이.비.(C.A.B., Cellulose Acetate Butylate), 실록사닐/메타크릴레이트(Siloxany/Methacrylate), 실리콘수지(Silicon resin) 등의 재질로 만든 **산소투과성 렌즈(Oxygen Permeabel Lens)**, 즉 알.지.피.(R.G.P., Rigid Gas Permeable Lens)렌즈로 나눈다.

소프트렌즈는 함수율에 따라서 **중함수렌즈**(함수율 35~50%)와 **고함수렌즈**(함수율 50%이상)로 나눈다. 사용기간과 방법에 따라서는 **매일착용(Daily-Wear)**, **연속착용(Extended-Wear)**, **일회용(Disposable)렌즈**로 나눈다.

(1) 하드렌즈(Hard Lens)

산소불투과성 하드 렌즈 재질인 피.엠.엠.에이(P.M.M.A., Polymethylmethacrylate)는 광학적으로 투명하고 색이 잘 변하지 않으며 제조가 용이하다. 그러나 습윤성(Wettability)이 좋지 않은 단점이 있어 습윤액(Wetting Solution)을 사용해야 하고, 산소침투성이 좋지 않아 요즈음에는 주된 재질로 이용되지 않고 있다.

산소투과성 재질인 씨.에이.비.(C.A.B., Cellulose Aetate Butylate)는 1974년 처음으로 미국의 식품의약청에서 인정된 콘택트렌즈로 그림 6-16에서와 같이 펄프 등에서 자연적으로 형성된 중합체인 셀룰로오스(Cellulose)의 수산기(-OH)가 아세틸기와 부틸기로 대체된 유도화합물이다. 수산기와 대체된 아세틸기와 부틸기의 숫자를 각기 다르게 할 수 있다.

따라서 물리적 및 화학적 특성은 부틸기와 아세틸기의 구성비에 따라 달라진다. 부틸기를 많이 함유하면 유연성(Flexibility)이 좋아지는 반면 습윤성(wettability)이 떨어진다.

씨.에이.비.(C.A.B., Cellulose Acetate Butylate)는 Dk값이 약 13 정도로 산소투과성이 그리 좋은 편은 아니다. 소프트렌즈의 재질인 페마(P.H.E.M.A., Polyhydroxyethylmethacrylate)와 거의 같다. 열경화성수지이므로 주조공법으로 제조할 수 있다. 렌즈가 두껍고 침착물이 잘 생기며 교차결합이 되지 않기 때문에 습윤상태에서 가끔 뒤틀리는 경향이 있어 요즈음은 잘 쓰이지 않는 재질이다.

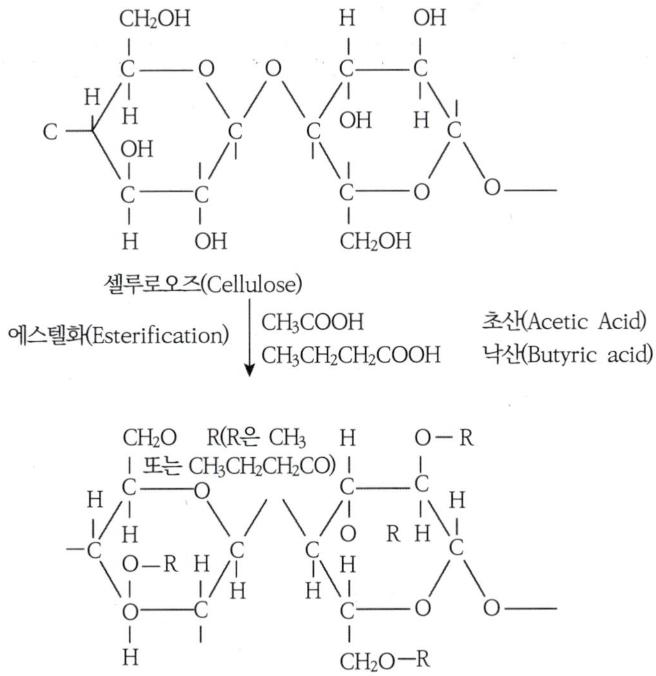

그림 6-16 씨.에이.비.(C.A.B., Cellulose Acetate Butylate)의 구조

실록사닐/메타크릴레이트(Siloxanyl/Methacrylate)의 공중합체는 그림 6-17에서와 같이 P.M.M.A. 콘택트렌즈의 산소침투성을 증가시키기 위해서 메틸메타크릴레이트(M.M.A., Methylmethacrylate)에서 메틸에스테르(Methylester)가 대신에 실록사닐기(Siloxanyl Mo-iety)를 갖는 에스테르(Ester)를

포함하는 메타크릴레이트 유도물과 공중합시킨다.

이 재질은 피.엠.엠.에이(P.M.M.A.)와 같은 견고성을 가지면서도 실록산의 양이 많아지면 산소투과성은 잘생기며, 소수성이어서 열에 약하게 된다. 습윤성(Wettability)도 좋지 않다.

실리콘섬유(Silicone Resin)재질은 단단한 상태의 실리콘 중합체로 열결화성(Thermosetting) 플라스틱이다. 산소투과성이 최고 Dk값 340 정도로 아주 좋다. 고온에 잘 견딜 수 있으므로 열소독에 좋다. 소수성이어서 습윤성(Wettability)은 표면처리를 해도 젖지 않을 정도로 아주 좋지 않다.

에프.에스.에이.(F.S.A., Fluorosilicone Acrylate)는 실록사닐 메타 아크릴레이트에 불소화된 단량체를 첨가하여 만든다(그림 6-18). 80년대 말에 개발된 이 렌즈는 산소투과성외에도 습윤성이 좋아 실리콘 아크릴레이트렌즈 착용시 느끼는 건조감이 적게 느껴져 착용감이 좋으며, 참척물이 잘 달라붙지 않고 세척이 쉬운 장점이 있다. 단점으로는 단백질 침착이 잘되는 실리콘 아크릴레이트 렌즈 재질과 달리 지방성분의 침착물이 잘 생긴다. 90년대 말에서 2000년대 초기에 걸쳐 이 재질의 렌즈는 한층 개선되어 높은 Dk값(super Dk61-100, hyper Dk 〉 100)을 보이면서도 물리적 특성도 우수한 재질이 개발되어 최근에 가장 많이 쓰이는 알.지.피(R.G.P)렌즈 재질이다.

에프.에프.피.(F.F.P., Flexible Filuoropolymer)는 실리콘은 포함하지 않는 불소화된 단량체의 중합체로 산소투과성이 높고, 표면처리 없이도 친수성이어서 습윤성이 아주 좋고 부드럽다. 다만 아직은 제조원가가 높아 경제적이지 못하다.

탄성렌즈(Rubbery Lens)는 촉감이 고무와 비슷하고 최대로 잡아당기면 두 배 길이로 되고 놓으면 원래 길이로 돌아간다. 구성 물질은 고무상태의 실리콘(Silicone)이다.

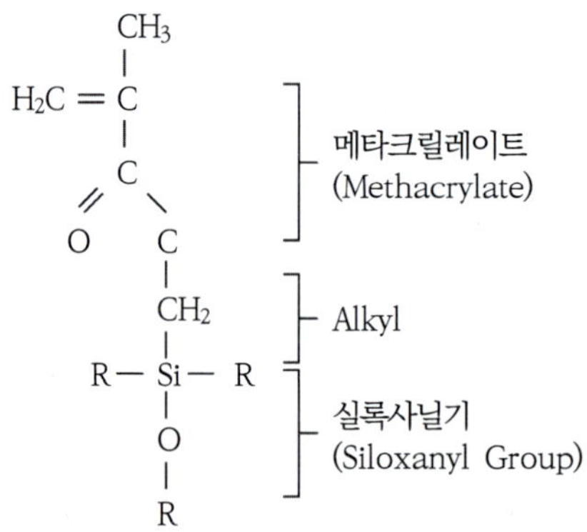

그림 6-17 실록사닐/알킬메타크릴레이트(Siloxanvl/Alkyl Methacrylate)의 단량체(Monomer)

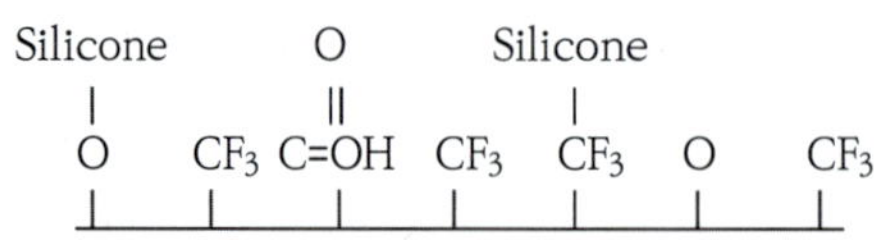

그림 6-18 플루오로실리콘 아크릴레이트(Fluorosilicone-acrylate ; FSA)의 표면

▼ 표 6-4 최근 사용되는 알.지.피(R.G.P) 렌즈 재질의 특성

Trade Name	Manufacturer	Color	Material	Dk
BOSTON II	Bausch + Lomb	Clear, blue, green	Silicone Acrylate	12 (1)
BOSTON IV		Clear, blue, electric blue	Silicone Acrylate	19
BOSTON EQUALENS (2)		Clear, blue, electric blue	Fluorosilicone Acrylate	47
BOSTON ES (2)		Blue, ice blue, green, gray, brown, clear	Fluorosilicone Acrylate	18
BOSTON EO (2)		Blue, ice blue, green, gray, brown, ice green, electric blue	Fluorosilicone Acrylate	58
BOSTON EQUALENS II (2)		Clear, blue, green, red, yellow	Fluorosilicone Acrylate	85
BOSTON XO (2)		Blue, ice blue, violet, green, red, yellow, clear	Fluorosilicone Acrylate	100
BOSTON XO2 (2)		Visibility tint, blue, ice blue, violet, green, red, yellow		
			Fluorosilicone Acrylate	141
FLUOROPERM 30 (2)	Paragon Vision Sciences	Clear, blue, green, gray, majestic blue, crystal blue	Fluorosilicone Acrylate	30
		Clear, blue, green, brown, crystal blue		
FLUOROPERM 60 (2)		Clear, blue, green	Fluorosilicone Acrylate	60
FLUOROPERM 92 (2)		Blue, crystal blue	Fluorosilicone Acrylate	92
FLUOROPERM 92 (2)		Blue	Fluorosilicone Acrylate	151
OPTACRYL 60		Forest green, emerald green, sapphire blue, crystal blue	Silicone Acrylate	18
PARAGON HDS (2)			Fluorosilicone Acrylate	58
		Blue, green		
PARAGON HDS NON-UV		Blue, green	Fluorosilicone Acrylate	58
PARAGON HDS 100 (1)		Blue, green	Fluorosilicone Acrylate	100
PARAGON HDS HI 1.54		Clear, blue, green, electric blue	Fluorosilicone Acrylate	22
PARAPERM O_2		Clear, blue, green	Silicone Acrylate	15.6
PARAPERM EW		Blue, green	Silicone Acrylate	56
PARAGON THIN (2)			Fluorosilicone Acrylate	29
MENICON Z (2,4)	Menicon	Light blue and clear	Fluoro-Siloxanyl Styrene	163

(1) ISO/Fatt method (2) UV absorber/inhibitors available (3) gas-to-gas method (4) Approved for 30-day extended wear

실리콘 고무(Silicone Rubber)는 실리콘과 산소로 구성된 유기성-무기성 중합체이다. 다른 재질보다는 산소침투성이 탁월하기 때문에 콘택트렌즈 재질로 좋다. 습윤성(Wetta-bility)은 좋지 않아서 습윤성을 개선시키기 위해 중합체(Siloxyane)의 실리콘 원자에 부착된 유기성기에 수산기(-OH)와 같은 친수성기를 입히는 표면처리를 한다.

(2) 소프트콘택트렌즈

많은 유기화합물의 분자들, 즉 **단량체(Monomer)**끼리 사슬처럼 연결되어 가는 것을 **중합반응(Polymerization)**이라고 하며, 그 결과 형성된 것을 **중합체(Polymer)**라고 한다. 이때 사슬들이 그물처럼 입체적으로 연결되어 가는 것을 가교(Crosslink)라 한다. 소프트콘택트렌즈의 재질은 중합가교된 중합체(Polymer)들이다. 중합가교된 정도에 의해 **소프트콘택트렌즈**의 재질과 특성이 다르게 된다. 다음은 소프트콘택트렌즈 재질의 대표적 단량체(Monomer)들이다.

▼표 6-5 R.G.P. 렌즈와 소프트콘택트렌즈

성질 \ 렌즈 종류	알.지.피.(R.G.P.)	소프트(Soft)
재질의 함수	물이 거의 없다.	물을 함유한다.
재질의 강도	강해서 수명이 길다.	약해서 수명이 짧다.
산소투과율	높다.	낮다.
직경	9.3 mm	13.0~14.5 mm
초기 착용감	나쁘다.	좋다.
적응 기간	길다.	짧다.
검사 시간	오래 걸린다.	짧다.
각막난시교정	잘 된다.	토릭렌즈가 필요하다.
불규칙 각막난시의 교정	잘 된다.	잘 안 된다.
소독 및 취급	쉽고 비용이 적게 든다.	복잡하고 비용이 많이 든다.
이물감	많다.	적다.
눈물의 순환	잘 된다.	잘 안 된다.
침착물	덜 생긴다.	잘 생긴다.
미생물에 의한 오염	적다.	많다.
각막, 결막의 합병증	적다.	많다.

(1) 헤마, 즉 2-하이드록시에틸 메타크릴레이트(H.E.M.A., 2-Hydroxye thylmethacry-late)

소프트렌즈 초기재질이고 지금도 다른 단량체 또는 교차결합체와 함께 쓰이는 중요한 기본 재질이다. 엠.엠.에이.(M.M.A., Methamethye acrylate) 또는 스티렌(Styrene)의 양이 많은 페마 중합체일수록 함수율이 낮고, 엔비닐 피로리돈(N.V.P., N-Vinyl Pyrrolidone) 또는 엠.에이.에이.(M.A.A., Methacylic Acid)가 많은 중합체는 함수율이 높다. 자체 함수율은 약 38%이다. 헤마(H.E.M.A.)의 화학구조식은 그림 6-19와 같다.

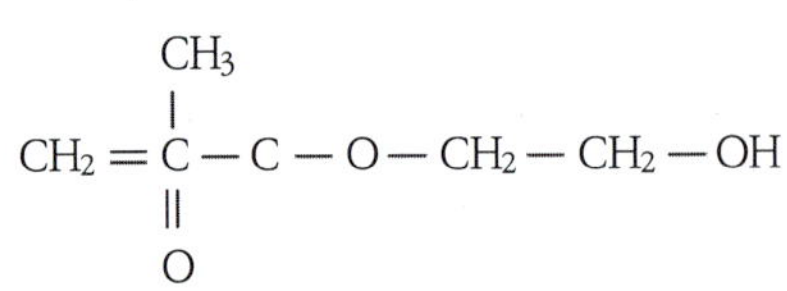

그림 6-19 헤마(H.E.M.A.)의 화학구조식

(2) 에틸렌-글리콜-디 메타크릴레이트(E.G.D.M.A., Ethylene Glycol Dimethacrylate)

두 개의 메타크릴레이트기를 가지고 있어 주로 교차결합제로 사용된다. 기능은 중합체(Polymer)의 안정성을 높이는 것이다. 이 단량체(Monomer)를 교차결합체로 많이 가할수록 딱딱해지고 함수율이 낮아진다. 화학구조식은 그림 6-20과 같다.

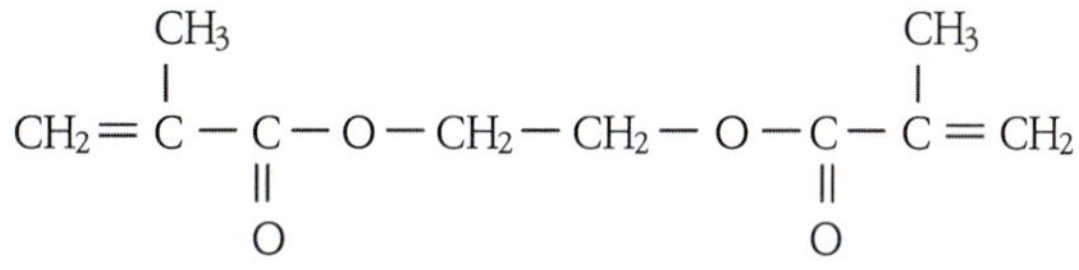

그림 6-20 에틸렌 글리콜 디 메타크릴레이트(E.G.D.M.A.)의 화학구조식

(3) 엠.에이.에이., 메타크릴산(M.A.A., Methacrylic Acid)

이 단량체(Monomer)는 소프트콘택트렌즈의 함수율을 높이기 위해 사용되며, 화학구조식은 그림 6-21과 같다.

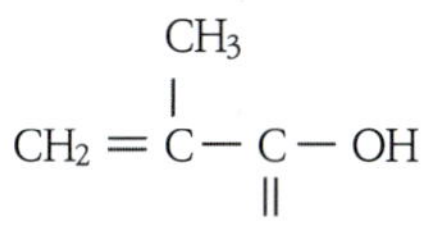

그림 6-21 엠.에이.에이(M.A.A.)의 화학구조식

(4) 엠.엠.에이., 즉 메틸 메타크릴레이트(M.M.A., Methylmethacrylate)

이 단량체(Monomer)는 피.엠.엠.에이.(P.M.M.A.) 하드콘택트렌즈를 만드는데 사용되는 것이다. 일부 소프트콘택트렌즈에서 함수율을 낮추거나 견고성 및 강도를 증가시키기 위해 사용되며, 화학구조식은 그림 6-22과 같다.

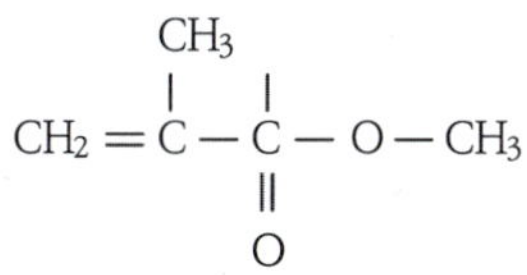

그림 6-22 엠.엠.에이(M.M.A.)의 화학구조식

(5) 엔비닐피로리돈(N.V.P., N-Vinly pyrrolidone)

메타크릴레이트에 첨가되는 중요한 단량체(Monomer)이다. 친수성이기 때문에 함수율을 증가시키기 위해 사용되며, 화학구조식은 그림 6-23과 같다.

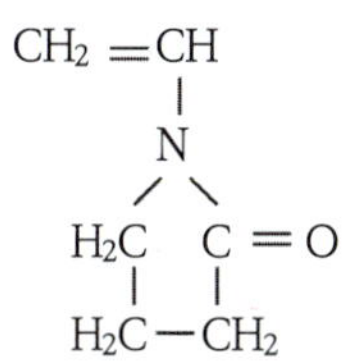

그림 6-23 엔비닐피로리돈의 화학구조식

(6) 스틸렌(Stylene)

친수성이고 불수용성이다. 소프트렌즈, 즉 하이드로겔렌즈에서 굴절률을 높이고 함수율은 낮추려고 할 때 사용한다. 화학구조식은 그림 6-24와 같다.

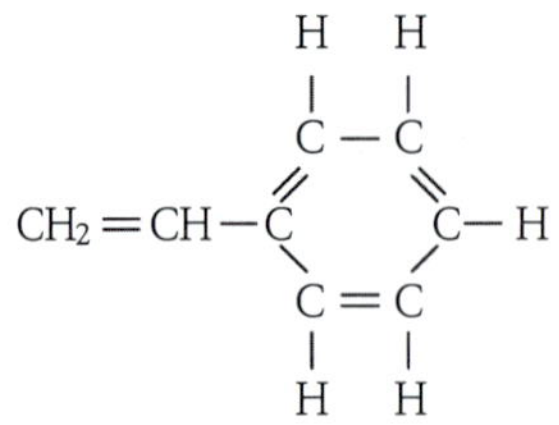

그림 6-24 스틸렌의 화학구조식

(7) 디.뷔.비., 즉 디비닐벤젠(D.V.B., Divinylbenzene)

두 개의 중합 가능한 비닐기를 갖고 있어 교차결합제로 자주 사용되며, 화학구조식은 그림 6-25와 같다.

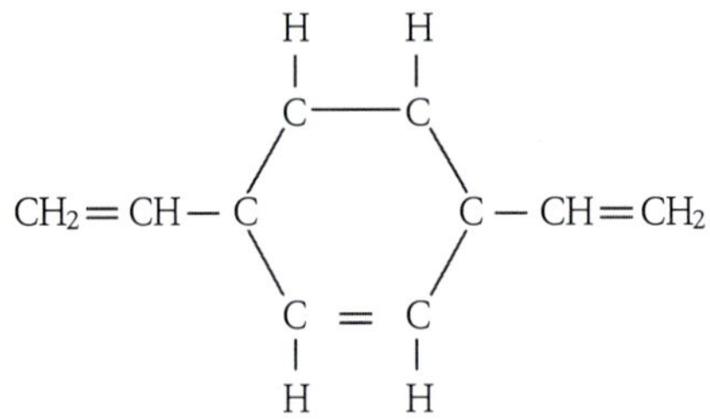

그림 6-25 디비닐벤젠(D.V.B.)의 화학구조식

소프트콘택트렌즈의 재질에 따라서 함수성이나 비함수성으로 분류한다. 여기서는 함수성 콘택트렌즈에 대해서만 설명한다.

함수율의 변화는 산소투과율이나 렌즈 매개변수에 영향을 준다. 함수율이 낮아지면 산소투과율이 저하되고 렌즈의 크기나 베이스 커브(*mm*)가 작아진다. 미국의 식품의약국(F.D.A.)에서는 표 6-6에서와 같이 재질의 함수율 등을 기준으로 하여 소프트콘택트렌즈를 다음 네(4) 그룹으로 분류하였다.

저함수(50%까지), 비이온성 중합체(Polymer)는 그룹 1로, 고함수, 비이온성 중합체는 그룹 2로, 저함수, 이온성 중합체는 그룹 3으로 그리고 고함수, 이온성 중합체는 그룹 4로 하였다.

▼ 표 6-6 미국 식품의약국(FDA) 규정에 따른 친수성렌즈의 분류

1군(Group 1)	2군(Group 2)	3군(Group 3)	4군(Group 4)
Low Water(< 50% H_2O) Nonionic Polymers	High Water(> 50% H_2O) Nonionic Polymers	Low Water(< 50% H_2O) Ionic Polymers	High Water(> 50% H_2O) Ionic Polymers
tefilcon(38%)(Dk=8) • Cibasoft • Softint	lidofilcon b(79%)(Dk=38) • CW 79	bufilcon A(45%)(Dk=12) • Hydrocurve Ⅱ 45	bufilcon A(55%)(Dk=16) • Hydrocurve Ⅱ
tetrafilcon A(43%)(Dk=9) • AOSoft • Aquaflex Standard	surfilcon(74%)(Dk=35) • Permaflex	deltafilcon A(43%)(Dk=10) • Amsoft • Amsoft Thin	deltafilcon A(43%)(Dk=10) • Amsoft • Amsoft Thin
crofilcon(38%)(Dk=12) • CSI Clarity	lidofilcon A(70%)(Dk=31) • B & L 70 • LL 70	droxifilcon A(47%)(Dk=17) • Acugel	droxifilcon A(47%)(Dk=17) • Accugel
hefilcon A & B(45%)(Dk=12) • B & L Toric • Unilens • Optima Toric	netrafilcon A(65%) • Gentle Touch	phemfilcon A(38%)(Dk=8) • DuraSoft 2	etafilcon A(58%)(Dk=28) • Acuvue
isofilcon(36%)(Dk=12) • AL-47	hefilcon C • Gold Medalist Toric	ocufilcon(44%)(Dk=16) • Tresoft • Tresoft Thin	methafilcon(55%)(Dk=18) • Edge Ⅲ 55 • Hydrasoft
mafilcon(33%)(Dk=4) • Menicon		Hifilcon A(47%)(Dk=13) • OXY-thin • SOFT-O	ocufilcon A(44%)(Dk=16) • Tresoft • Tresoft Thin
sefilcon A(38%)(Dk=11) • semisoft		vifilcon A(55%)(Dk=16) • Softcon	ocufilcon B(53%)(Dk=16) • Ocu-Flex • Continental
polymacon(38%)(Dk=9) • SeeQuence • SeeQuence 2			ocufilcon C(55%)(Dk=16) • UCL 55
			perfilcon(71%)(Dk=34) • Permalens • Permalens XL • Permalens Therapeutic
			phemfilcon A(55%)(Dk=16) • DuraSoft 3 • DuraSoft 3 Optifit

▼ 표 6-7 최근 사용되는 소프트콘택트렌즈의 특성

GROUP 1
Low Water (<50% H_2O)
Nonionic Hydrogel Polymers

tefilcon (38%) (Dk = 8.9)
- LL Bifocal

tetrafilcon A (43%) (Dk = 9)
- Preference
- Preference Toric
- Preference Toric XR

helfilcon A&B (45%) (Dk = 12)
- Continental Toric
- Flexlens Aphakic
- Flexlens
- Optima Toric
- Flexlens Toric

mafilcon (33%) (Dk = 4)
- Menicon

polymacon (38%) (Dk = 9)
- Alden Classic 38 Sphere and Toric
- LifeStyle Toric Bifocal
- Clearcolor lenses
- LL-38
- Esstech PS Multifocal
- Metrosoft II
- Esstech PSD
- Metrosoft Toric
- Esstech SV
- Natural Touch
- HD
- Occasions
- HD-T
- Optima 38
- HDX
- Simulvue 38
- HDX-T
- Sof-form II
- Horizon 38
- SofLens 38
- Ideal Soft
- SofLens Multi-Focal
- LifeStyle MV2
- Unilens 38
- LifeStyle Xtra
- Westhin Toric
- LifeStyle 4Vue

hioxifilcon B (49%) (Dk = 15)
- Alden HP Sphere
- Intelliwave Multifocal Toric
- Alden HP Toric
- Aquaease
- Quattro
- Essential Soft Toric Multifocal
- Satureyes
- Satureyes Toric and Multifocal
- Flexlens
- Intelliwave Aspheric
- SpecialEyes 49 Toric and Sphere
- Intelliwave Aspheric Toric
- Intelliwave Multifocal

Note: All X-Cel lenses are available in helfilcon A, hioxifilcon A, hioxifilcon B, and methafilcon A.

GROUP 2
High Water (>50% H_2O)
Nonionic Hydrogel Polymers

alfafilcon A (66%) (Dk = 32)
- SofLens Toric for Astigmatism

omafilcon A (59%) (Dk = 33)
- Biomedics XC
- Proclear 1-Day
- Proclear Multifocal
- Proclear Multifocal Toric
- Proclear Sphere
- Proclear Toric

hioxifilcon A (59%) (Dk = 28)
- Alden HP 59 Sphere
- Alden NovaKone
- Extreme H_2O 59% Thin
- Extreme H_2O 59% Extra
- Extreme H_2O Monthly
- Eyedia Precise Monthly, Fresh Daily Disposable, Precise Monthly for Astigmatism
- Miru 1Day Menicon Flat Pack
- SpecialEyes 59 Toric and Sphere

hioxifilcon D (54%) (Dk = 21)
- Alden HP 54 Sphere and Toric
- Astera Multifocal
- Astera Multifocal Toric
- C-Vue Advanced Custom Toric, SV, Multifocal, Toric Multifocal
- Extreme H_2O 54%
- Extreme H_2O 54% Toric
- Extreme H_2O Monthly
- SpecialEyes 54 Toric, Sphere, Multifocal, Bifocal

nelfilcon A (69%) (Dk = 26)
- Dailies AquaComfort Plus
- Focus Dailies
- Focus Dailies Toric
- Focus Dailies Progressive
- FreshLook One-Day
- Novakone, Novakone Toric
- Synergy
- Triton

nesofilcon A (78%) (Dk = 42)
- Biotrue Oneday

hilafilcon B (59%) (Dk = 22)
- SofLens Daily Disposable
- SofLens Daily Disposable for Astigmatism

acofilcon A (58%) Dk = (25.5)
- Flexlens Tricurve Keratoconus

samfilcon A (46%) Dk = 163
- Bausch + Lomb Ultra

GROUP 3
Low Water (<50% H_2O)
Ionic Hydrogel Polymers

deltafilcon A (43%) (Dk = 10)
- Metrosoft

GROUP 4
High Water (>50% H_2O)
Ionic Hydrogel Polymers

etafilcon A (58%) (Dk = 28)
- 1-Day Acuvue Define
- A+ Wave
- 1-Day Acuvue Moist
- Acuvue 2
- 1-Day Acuvue Moist Brand Multifocal
- Eyedia Soft
- NaturalVue Multifocal 1 Day

focofilcon A (55%) (Dk = 16)
- Fre-Flex

ocufilcon A (46%) (Dk = 15)
- UCL Tresoft
- UCL PR-46

ocufilcon B (53%) (Dk = 16)
- ClearSight 1 Day
- Ocu-Flex 53
- Continental

ocufilcon C (55%) (Dk = 16)
- UCL 55
- UCL-Pediatric

ocufilcon D (55%) (Dk = 19.7)
- Biomedics 55 Premier
- Biomedics Toric
- ClearSight 1 Day Toric

ocufilcon E (65%) (Dk = 22)
- Ocuflex 65

phemfilcon A (55%) (Dk = 16)
- Freshlook
- Freshlook Colorblends Colors Dimensions
- Freshlook Toric

methafilcon A (55%) (Dk = 18)
- Alden Classic 55 Sphere
- Alden Classic 55 Toric
- Biocurve Advanced Aspheric
- Biocurve 1-Day
- Biocurve Toric & Sphere
- C-Vue 1 Day ASV and ASV
- C-Vue 55 Multifocal and Custom Toric
- Elite AC
- Elite Daily
- Elite AC Toric
- Eyedia Soft 55
- Flexlens
- Frequency 55 Sphere & Multifocal
- HD2
- HDX2
- Horizon 55 Bi-Con
- iSight Sphere, Toric, Multifocal
- Kontur
- LL 55
- New Horizons
- Sof-form 55 EW and Aphakic
- Softcon EW-2
- Vertex Sphere
- Vertex Toric

methafilcon B (55%) (Dk = 18)
- Frequency 55 Toric
- Hydrasoft Toric
- Hydrasoft Sphere

vilfilcon A (55%) (Dk=16)
- Focus Monthly Softcolors
- Soft 55
- Soft 55 EW

GROUP 5
Silicone Hydrogel Polymers

lotrafilcon A (24%) (Dk = 140)
- Air Optix Night & Day Aqua

lotrafilcon B (33%) (Dk = 110)
- O_2Optix
- Air Optix for Astigmatism
- Air Optix Aqua Multifocal
- Air Optix Aqua

narafilcon A (46%) (Dk = 100)
- 1-Day Acuvue TruEye

senofilcon A (38%) (Dk = 103)
- Acuvue Oasys
- Acuvue Oasys for Astigmatism
- Acuvue Oasys for Presbyopia

comfilcon A (48%) (Dk = 128)
- Biofinity
- Biofinity Toric
- Biofinity Multifocal
- Biofinity XR

enfilcon A (46%) (Dk = 100)
- Avaira
- Avaira Toric

balafilcon A (36%) (Dk = 112)
- C-Vue Hydravue Multifocal
- PureVision
- PureVision Multi-Focal
- PureVision Toric
- PureVision2
- PureVision2 Toric for Astigmatism
- PureVision2 Multi-Focal for Presbyopia

efrofilcon A (74%) (Dk = 60)
- C-Vue Hydravue
- C-Vue Hydravue Custom Toric
- C-Vue Hydravue Multifocal
- C-Vue Hydravue Toric Multifocal
- Intelliwave Aspheric
- Intelliwave Aspheric Toric
- Intelliwave Multifocal
- Intelliwave Multifocal Toric
- KeraSoft IC
- Metrofocal Definitive
- Metrofocal Toric Definitive
- Metrosoft Definitive
- Metrosoft Toric Definitive
- Revitaleyes Post-Refractive Definitive

delefilcon A (33% core, ≥80% surface) (Dk = 140)
- Dailies Total 1

somofilcon A (56%) (Dk = 60)
- Clariti 1 Day
- Clariti 1 Day Toric
- Clariti 1 Day Multifocal

소프트콘택트렌즈(Soft Contact Lens)의 가장 큰 단점은 보관, 소독 등 취급이 아주 번거롭다는 것이다. 이 점을 극복하려는 아이디어로 나온 것이 연속착용으로 길게 1주 정도 착용하고 뺀 다음 새 것으로 바꿔 쓰는 1회용 콘택트렌즈(Disposable Contact Lens)이다. 미국 존슨 앤 존슨(Johnson & Johnson)사에서 아큐브(Acuvue)라는 상표명으로 낸 후 여러 회사에서 제조되어 나오고 있다.

한 번 끼고 일주일을 연속착용한 뒤 버리는 일회용콘택트렌즈는 1987년 미국에서 처음 소개되었으며, 요즘은 연속착용으로 1주일을 착용하든지, 매일착용으로 2주일을 착용함을 기본 스케줄로 하고 있다. 1~6개월마다 교환하는 일정(Planned 혹은 Programmed Re-placement)으로 만들어진 렌즈도 있으며, 1회 또는 몇 번 끼고 버리는 렌즈(Disposable Lens)도 있다. 일회용렌즈로 나온 렌즈는 존슨 앤 존슨(Johnson & Johnson)사에서 원데이 아큐브 모이스트(1-DAY ACUVUE MOIST), 바슈롬(Bausch&Lomb)사의 바이오투루 원데이(BIOTRUE ONEDAY), 알콘(Alcon)사의 데일리스 아쿠아컴포트 플러스(DAILIES AQUACOMFORT PLUS) 등이 있고, 최근 사용되는 일일 일회용렌즈 표 6-8과 토릭 일회용렌즈 표 6-9의 특성은 다음과 같다.

일회용 소프트콘택트렌즈(Disposable Contact Lens)의 장점은 다음과 같다.

① 표면의 침착물이 적기 때문에 충혈이 적고, 시야가 깨끗하여 장시간 착용시 편안하다.
② 한 꾸러미에 4개 이상 들어 있으므로 쉽게 새 것으로 바꿀 수 있다.
③ 소독을 하지 않아 편리하다. 그러나 정해진 기간을 넘겨 착용하거나 눈에 불편이 있을 때는 소독을 하지 않으면 더욱 위험할 수 있으므로 소독을 위한 용액을 가지고 있어야 한다.
④ 거대유두결막염(Giant Papillary Conjunctivitis)의 발생 빈도가 적다.

단점은 다음과 같다.

① 렌즈 세척이나 소독을 전혀 하지 않아 오히려 렌즈가 오염될 수 있다.
② 정해진 기간을 넘겨 착용할 가능성이 많다.
③ 기존의 렌즈에 비해 산소투과율이 더 좋은 것은 아니다. 그러므로 연속 착용할 경우 기존의 렌즈처럼 저산소증으로 각막에 변화를 초래할 수 있다.

소프트렌즈는 촉감이 부드럽고 매우 유연하다. 구성 재질은 하이드로겔(Hydrogel Lens) 렌즈이다. 겔은 액체를 흡수하는 중합체 구조로, 고체와 액체의 중간 상태이다. 이 하이드로겔 렌즈는 재질 내에 친수성기가 있어 물을 흡수할 수 있는 능력을 갖는다. 하이드로겔 렌즈, 즉 소프트렌즈는 함수율에 따라 분류한다고 했다.

표준 두께를 갖는 중함수렌즈는 아침에 끼고 취침 전에는 빼는 **매일착용렌즈(Daily Wearing Lens)**이다. 중함수렌즈에서 두께를 아주 얇게 하면 끼고 잠잘 수 있는 **연속착용렌즈(Extended Lens)**로 사용할 수 있다. 고함수렌즈는 일반적으로 연속착용렌즈(Extended Lens), **일회용렌즈(Disposable)**로 사용한다. 중함수렌즈부터 살피기로 한다.

CHAPTER 06

▼ 표 6-8 최근 사용되는 일회용 렌즈의 특성

Trade Name	Manufacturer	Material	%H_2O	Thickness	Diameters	Base Curves (*mm*)	Powers
1-DAY ACUVUE MOIST	Johnson & Johnson Vision Care, Inc.	HEMA/MA Visibility tint UV blocker (Class 2) Lacreon Technology	58	0.084	14.2	8.5, 9.0	-12 to +6 0.50D steps beyond -6
1-DAY ACUVUE	Johnson & Johnson	**Silicone hydrogel**	46	0.085	14.2	8.5, 9.0	-12 to +6
TRUEYE	Vision Care, Inc.	Visibility tint, UV blocker (Class 1) Hydraclear 1 Technology					0.50D steps beyond -6
BAUSCH + LOMB ULTRA	Bausch + Lomb	**Silicone hydrogel** Visibility tint MoistureSeal Technology	46	0.07	14.2	8.5	-12 to +6 (0.50D steps above .6)
BIOTRUE ONEDAY	Bausch + Lomb	Hypergel Visibility tint UV blocker	78	0.10	14.2	8.6	-9 to +6 (0.50D steps beyond -6.50)
CLARITI 1 DAY	CooperVision	Silicone hydrogel	56	0.07	14.1	8.6	-10 to +8 0.50D steps 〉±6 Aspheric
DAILIES AQUACOMFORT PLUS	Alcon	PVA Visitint	69	0.10	14.0	8.7	-10 to -0.50 +0.50 to +6
DAILIES TOTAL1	Alcon	**Silicone hydrogel**	33	0.09	14.1	8.5	-6 to -0.50
		core material; High-water, non-silicone hydrogel surface material Visibility tint	Surface water content ≥80				(0.25D steps) -6.50 to -10.00 (0.50D steps)
FOCUS DAILIES	Alcon	PVA AquaRelease, visitint	69	0.10	13.8	8.6	-10 to -0.50
				0.146	13.8	8.6	+0.50 to +6
PROCLEAR 1 DAY	CooperVision	HEMA/PC	60	0.09	14.2	8.7	-12 to +8 0.50D steps 〉-6

▼ 표 6-9 토릭 디스포저블 렌즈의 특성

Trade Name	Manufacturer	Material	%H_2O	Diameters	Base Curves	Spheres	Cylinders	Axis	Ballast
1-DAY ACUVUE MOIST FOR ASTIGMATISM	Johnson & Johnson Vision Care, Inc.	HEMA Visibility tint UV blocker (Class 2) Lacreon Technology Scribe marks at 6 and 12 o'clock	58	14.5	8.5	-6 to Plano (0.25D steps) -9 to -6.50 (0.50D steps)	-0.75, -1.25, -1.75	10°, 20°, 60°, 70°, 80°, 90°, 100°, 110°, 120°, 160°, 170°, 180°	Blink Stabilized Design
						-6 to Plano (0.25D steps) -9 to -6.50 (0.50D steps)	-2.25	20°, 90°, 160°, 180°	
						+0.25 to +4 (0.25D steps)	-0.75, -1.25, -1.75	180°±20° 90°±20 20° steps	
ACUVUE OASYS FOR ASTIGMATISM	Johnson & Johnson Vision Care, Inc.	**Silicone hydrogel** Visibility tint UV blocker (Class 1) Hydraclear Plus Technology	38	14.5	8.6	-6 to +6 (0.25D steps) -9 to -6.50 (0.50D steps)	-0.75, -1.25, -1.75, -2.25	Full circle 10° steps	Blink Stabilized Design
AIR OPTIX FOR ASTIGMATISM	Alcon	**Silicone hydrogel** Visibility tint	33	14.5	8.7	-6 to +6 (0.25D steps) -10 to -6.50 (0.50D steps)	-0.75, -1.25, -1.75, -2.25	Full circle 10° steps	Precision Balance 8|4
AVAIRA TORIC	CooperVision	**Silicone hydrogel**	48	14.5	8.5	-10 to Plano	-0.75, -1.25, -1.75, -2.25	Full circle 10° steps	
BIOFINITY TORIC	CooperVision	**Silicone hydrogel**	48	14.5	8.7	-10 to +8	-0.75, -1.25, -1.75, -2.25	Full circle 10° steps	Horizontal ISO thickness
CLARITI 1 DAY TORIC	CooperVision	**Silicone hydrogel**	56	14.1	8.6	-9 to plano 0.50D steps after -6.50D	-0.75, -1.25, -1.75	10°, 20°, 60°, 70°, 80°, 90°, 100°, 110°, 120°, 160°, 170°, 180°	Prism ballast
						+0.25 to +4 0.25D steps	-0.75, -1.25, -1.75	20°, 70°, 90°, 110° 160°, 180°	
						-9 to plano 0.50D steps after -6.50D	-2.25	10°, 20°, 90°, 160°, 170°, 180°	
DAILIES AQUACOMFORT PLUS TORIC	Alcon	PVA Blue visitint	69	14.4	8.8	-6 to +4 (0.25D steps) -8 to -6.50 (0.50D steps)	-0.75, -1.25, -1.75	90°±20° 180°±20° 10° steps	
PUREVISION TORIC	Bausch + Lomb	**Silicone hydrogel** Visibility tint	36	14.0	8.7	-9 to +6	-0.75, -1.25, -1.75, -2.25	Full circle 10° steps	Prism
PUREVISION 2 TORIC FOR ASTIGMATISM	Bausch + Lomb	**Silicone hydrogel** Visibility tint	36	14.5	8.9	-9 to +6 (0.50D steps above -6.50)	-0.75, -1.25, -1.75, -2.25	Full circle 10° steps	Hybrid Peri and Prism
SOFLENS DAILY DISPOSABLE FOR ASTIGMATISM	Bausch + Lomb	HEMA Visibility tint	59	14.2	8.6	-9 to plano (0.50D steps above .6.50)	-0.75, -1.25, .1.75	20°, 90°, 160°, 180°	
SOFLENS TORIC FOR ASTIGMATISM	Bausch + Lomb	HEMA Visibility tint	66	14.5	8.5	-9 to +6 (0.50D steps above .6.50)	-0.75, -1.25, -1.75, -2.25, -2.75	Full circle 10º steps	Prism

(1) 중합수렌즈

중합수렌즈로 미국에서 최초로 개발된 소프트렌즈는 그림 6-26에서와 같이 헤마(H.E.M.A.) 단량체(Monomer)가 에틸렌글리콜디메타크릴레이트(E.G.D.M., Ethylene Gly-coldimethacrylate)에 의해 교차결합된 중합체인 페마(P.H.E.M.A., Polyhydroxyethyl Methacrylate)이다. 페마(P.H.E.M.A.)의 좋은 점은 그 당시로는 산소투과성이 좋았다는 점이다. 그러나 렌즈가 두꺼울 때는 충분한 양의 산소가 통과하지 못한다. 단점은 견고하지 못하다는 점이다.

함수율을 높이기 위해 헤마(H.E.M.A.)에 엔비닐피롤리돈(N.V.P., N-vinyl pyrrolidone)을 중합시킨다.

미국에서 페마(P.H.E.M.A.) 다음에 등장함 중합수계 렌즈가 엔.뷔.피.(N.V.P.) 및 엠.엠.에이.(M.M.A.)의 삼중합체이다. 그림 6-26과 같이 이 삼중합체의 단량체가 디비닐벤진(D.V.B., divinyl benzene)에 의해 교차결합된 것으로 아쿠아플렉스(Aquaflex)렌즈로 불린다.

그 외 중합수렌즈로 트리소프트 렌즈(Tresoft Lens)로 불리는 헤마(H.E.M.A.)와 아이소 부틸 메타크릴레이트(B.M.A., Isobutyl Methacrylate)를 공중합시킨 것이 있다.

듀라소프트 렌즈(Durasoft Lens)로 불리는 것은 헤마(H.E.M.A.)와 에독시에틸 메타크릴레이트(E.O.E.M.A., Ethoxyethyl Methacrylate)와 공중합체로 재질의 강도가 높아서 잘 찢기지 않는다.

또, 하이드로마크(Hydromarc)로 불리는 콘택트렌즈는 헤마(H.E.M.A.)와 엠.에이.(M.A., Metha-crylate)의 중합체이고, 씨.에스.아이.(C.S.I., Crofilcon A, Syntex Ophthalmics회사)로 불리는 것은 엠.엠.에이.(M.M.A.)와 글리세롤 메타크릴레이트(Glycerol Methacrylate)의 공중합체로 헤마(H.E.M.A.)와 위 물질들을 중합시키면 렌즈의 습윤성과 물흡수율을 증가시킨다.

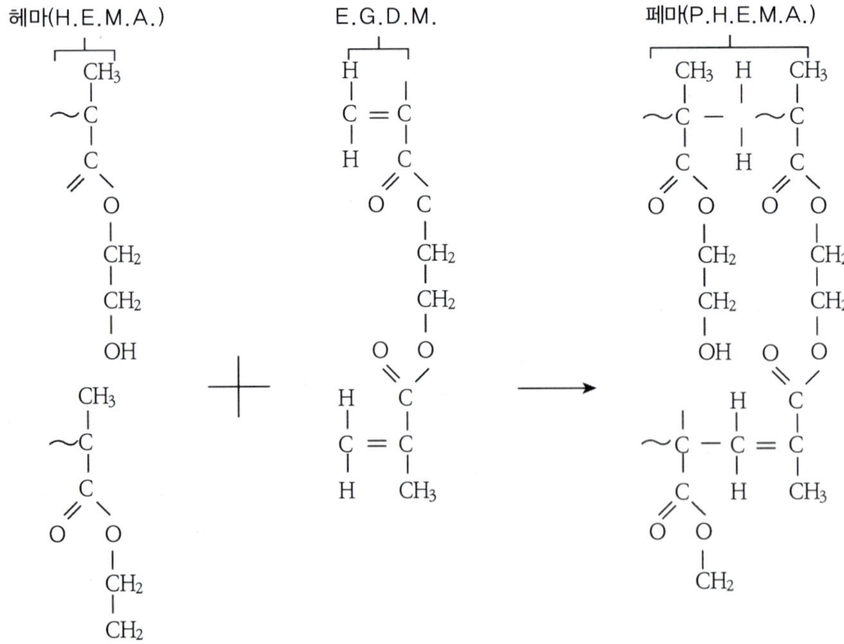

그림 6-26 소프트렌즈의 대표적 재질 페마(P.H.E.M.A., Polyhydroxyethyl Methaacrylate)의 합성

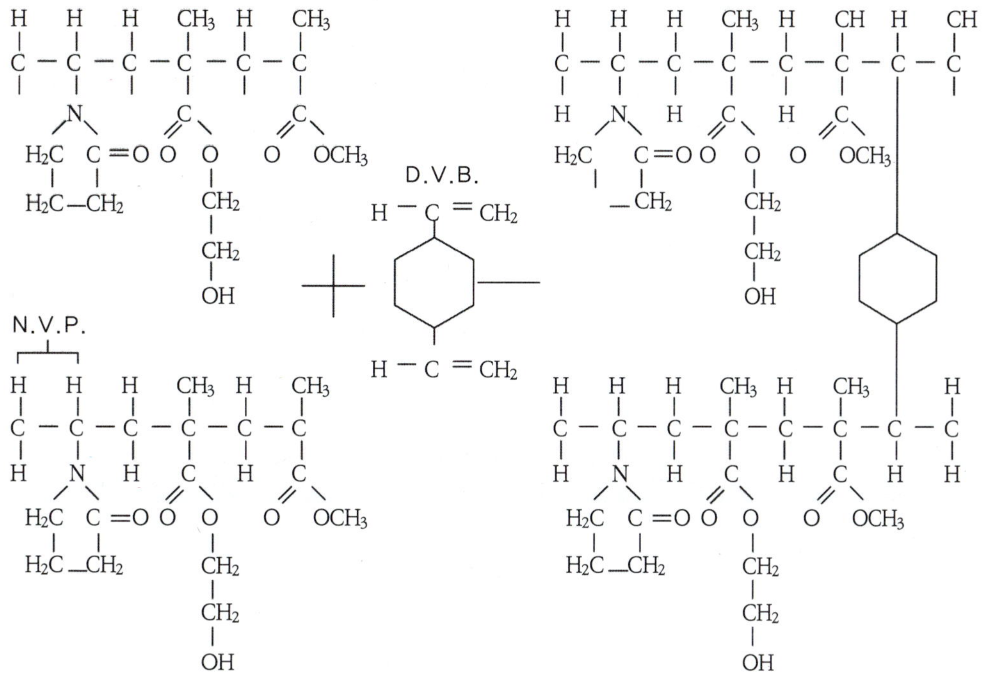

그림 6-27 아쿠아플렉스(Aquaflex)렌즈의 중합

(2) 고함수렌즈

상품명 퍼마렌즈(Permalens)는 헤마(H.E.M.A.), 엠.에이.(M.A.) 그리고 엔.뷔.피.(N. V.P.)의 삼중합체이다. 이들 모노머가 에틸렌 글리콜 디 메타크릴레이트(E.G.D.M.A., Ethylene Glycol Dimethacrylate)에 의해 교차결합된다. 엠.에이.(M.A.)를 첨가시키는 목적은 습윤성을 증가시키기 위함이다.

브렌드명 하이드로커브렌즈(Hydrocurve Lens)로 이름 지어진 고함수 콘택트렌즈는 헤마(H.E.M.A.), 디아세톤 아크릴아미드(D.A.A., Diacetone Acryamide) 및 아크릴산(A.A., Acrylic Acid)의 삼중합체이다. 교차결합제 트리메드프로페인 트리메드프로페인 트리메타크릴레이트(T.M.P.T.M.A., Trimeth-propane Trimethacrylate)을, 디아세톤 아크릴아미드(D.A.A.)는 함수율을 올려 산소투과율을 증가시키기 위해 첨가된다.

또, 엠.엠.에이.(M.M.A.) 그리고 엔.뷔.피(N.V.P.) 중합체를 에틸렌 글리콜디 메타크릴레이트(E.G.D.M.A.)로 교차결합시킨 소우프론(Sauflon) 브렌드가 있는데 이 렌즈는 두 가지 다른 함수율, 즉 70%와 79%의 상품이 나와 있다.

콘택트렌즈를 만드는 단량체, 즉 모노머와 교차결합제를 표 6-10과 표 6-11에 실었다. 교차결합제는 중합체의 연결을 유지시켜 주는 것이 주된 작용이지만 중합체의 물리적 성능에도 영향을 준다. 특히 소프트렌즈에서는 교차결합제 종류와 그 양이 약간만 변해도 콘택트렌즈의 경도, 함수율, 습윤성 등의 특성이 상당히 다르게 된다.

▼ 표 6-10 교차결합제

종류	약어
디비닐벤젠(Divinly Benzene)	D.V.B.
에틸렌글리콜 디메타크릴레이트(Ethylene Glycol Dimethacrylate)	E.G.D.M.A.
테트라에틸렌글리콜디메타크릴레이트(Tetraethylene Glycol Dimethacrylate)	T.E.G.D.M.
트리메틸프로판 트리메타크릴레이트(Trimethylpropance Trimethacrylate)	T.M.P.T.M.A.

▼ 표 6-11 단량체(Monomer)의 종류

모노머의 종류	약어	중합체의 장점	중합체의 단점
아크릴산(Acrylic Acid)	A.A.	유연함 친수성 함수율 양호 습윤성 양호	pH에 민감, 산성임, pH 약간 변화시 전해질에 용해됨.
메타아크릴산 (Methacrylic Acid)	M.A.A.	친수성, 단단함	
메틸메타그릴레이트 (Methyl Methacrylate)	M.M.A.	단단함, 쉽게 가공할 수 있음	소수성 물 흡수율 좋지 않음 습윤성 좋지 않음 산소투과성 좋지 않음
부틸메타크릴레이트 (Butyl Methacrylate)	B.M.A.	유연함 부드러움	소수성 물 흡수 습윤성
에톡시에틸메타크릴레이트 (Ethoxyethyl Methacrylate)	E.O.E.M.A.	유연함 부드러움	소수성 물 흡수율 좋지 않음 산소투과성 좋지 않음
하이드록시에틸 메타크릴레이트 (Hydroxyethyl Methacrylate)	H.E.M.A.	유연함, 부드러움 습윤성 양호 물흡수율 높음 산소투과율 높음	건조시 깨지기 쉬움 제조가 어려움
글리세릴메타크릴레이트 (Glyceryl Methacrylate= Dehydroxypropyl Methacrylate)	G.M.A.	습윤성 양호 물흡수율 양호 산소투과율 양호	건조시 깨지기 쉬움 제조가 어려우나 허용범위
엔비닐피로리돈 (N-Vinyl Pyrrolidone)	N.V.P.	친수성 습윤성 함수율 높음 쉽게 이용가능	변색 가능 제조용이성 허용범위
이타코네이트(Itaconate)		단단함	함수율 좋지 않음 습윤성 부적절

▼ 표 6-12 단량체(Monomer)의 종류 (계속)

모노머의 종류	약어	중합체의 장점	중합체의 단점
실록세인(Siloxane) Dimethyl Siloxane Diphenyl Siloxane Methyl Phenyl Siloxane Methyl Vinyl Siloxane	D.M.S. D.P.S. M.P.S. M.V.S.	탄력적임 산소투과율 매우 좋음 산소투과율 양호 산소투과율 양호 산소투과율 양호	강도 약함(찢어지기 쉬움) 소수성 함수율 없음 습윤성 없음
실록사닐/메타크릴레이트 (Siloxanyl/Methacrylate)		단단함 산소투과율 적절함	성형 곤란 습윤성 부적절(표면처리필요)
셀룰로이즈이세테이트부틸레이트 (Cellulose acetate butyrate)	C.A.B.		습윤성 적절치 못함 물리적 안정성 적절치 못함

(3) 실리콘 하이드로겔(silicone hydrogels) 렌즈

실리콘 하이드로겔성분이 렌즈의 산소 및 이산화탄소의 투과성을 증가시킨다는 것은 70년대 말에 이미 알려졌으며 소수성인 실리콘(silicone rubber)과 하이드로겔 모노머(hydrogel monmer) 혼합시키는 어려운 과정을 해결하고 만들어진 소프트 콘택트렌즈가 실리콘 하이드로겔 렌즈이다. 이런 재질은 실리콘 성분으로 산소침투성(oxygen permeable)이 매우 높아진 하이드로겔 성분(표 6-12)으로 렌즈가 부드럽고 편안한 착용감을 준다. 그러나 렌즈 재질의 비습윤성으로 인해 단백질과 지방질 침착이 잘 생긴다. 이를 막기 위해 소수성인 실리콘 성분이 렌즈표면에 노출이 되지 않도록 처리하는 방법으로 플라즈마 반응(Plasma reaction)을 통한 중합체이식(Grafting) 방법과 습윤제가 시간에 따라 렌즈 표면으로 배어나오게 만드는 방법이 있다.

(4) 미용 컬러 콘택트렌즈(Cosmetic colored contact lens)

컬러 콘택트렌즈는 크게 두 가지로 나눌 수 있는데, 단순히 눈의 색깔을 바꾸어주는 미용 목적으로 사용되는 미용렌즈(cosmetic lens)와 보지 못하는 눈의 모양을 바꾸어 줄 수 있는 보조기구로서의 렌즈(prosthetic lens)이다.

미용 컬러 콘택트렌즈는 원래 투명하게 만들어졌으나 근래에는 다음과 같은 목적으로 렌즈에 다양한 색을 넣고 있다.

- 렌즈를 다루고, 렌즈를 넣고 빼는 과정을 보다 용이하기 위해서
- 다른 종류의 렌즈와 구별하기 위해서
- 눈의 색깔을 다양하게 보이기 위해서
- 눈부심을 완화하기 위해서

▼ 표 6-13 최근 사용되는 실리콘 하이드로겔(silicone hydrogels) 렌즈의 특성

Proprietary	Focus Night & Day	AIR OPTIX	PureVision	Acuvue Oasys	Acuvue Advance	Biofinity
United States Adopted Name	Iotrafilcon A	Iotraiflcon B	balafilcon A	senofilcon A	galyfilcon A	comfilcon A
Manufacturer	CIBA Vision	CIBA Vision	Bausch & Lomb	Vistakon	Vistakon	CooperVision
Mater content	24%	33%	36%	38%	47%	48%
Oxygen permeability Dk $\times 10^{-11}$	140	110	99	103	60	128
Tensile modulus(psi)	238	190	148	68	65	105
Initial modulus(MPa)	1.4	1.2	1.1	0.6	0.4	0.8
Elast mod@5kHz(kP)	58	43	44	36	28	40
Initial advancing contact angel (°)	80	78	95	68	65	n/a
Relative initial dehydration rate	1	1.5	1.9	1.8	2.4	2.3
Surface treatment	Plasma coating	Plasma coating	Plasma oxidation	Internal wetting agent (PVP)	Internal wetting agent (PVP)	None

미용컬러 콘택트렌즈는 정상적인 눈과 손상된 눈에서 홍채의 색깔을 변화시키고 강조하는 효과적인 수단으로 미적인 목적이 가장 크며, 그 종류는 홍채의 색을 더 강조하는 컬러증진(enhancement)렌즈와 홍채의 색깔을 다른 색으로 바꾸어 주는 불투명(opaque tint)렌즈가 있다(그림 6-28).

미용목적의 컬러 콘택트렌즈는 현재 여러 렌즈 회사에서 생산되고 있으며, 다양한 색상의 렌즈가 제조되고 처방되고 있다(그림 6-29, 표 6-14).

염료를 렌즈에 부착하는 방법에 크게 pigment application method, pigment inlay method, sandwich method, binding method로 나눌 수 있다.

Pigment application method는 렌즈의 전면이나 후면에 염료를 부착하는 방법으로 이물감이나 착용감 저하, 시간 경과에 따라 부착력 감소로 염료가 떨어지는 단점이 있다. pigment inlay method는 렌즈내부로 염료를 침투시키기 때문에 pigment application method보다 이물감이 적고 각막에 안전하다는 장점이 있다. Sandwich method는 렌즈 전면과 후면의 사이에 염료를 넣고 접합시킨 형태로 염료누출의 면에서는 컬러 콘택트렌즈 공법 중 가장 안전하다.

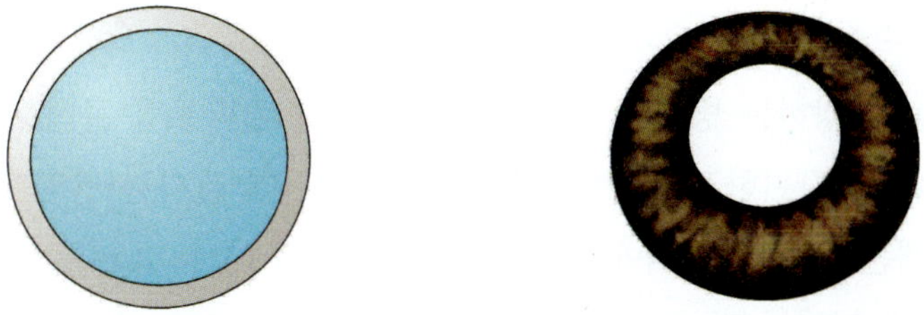

(a) 컬러증진 콘택트렌즈 (Enhancement tint contact lens)

(2) 불투명 컬러콘택트렌즈 (Opaque tint contact lens)

그림 6-28 컬러증진 콘택트렌즈와 불투명 컬러콘택트렌즈

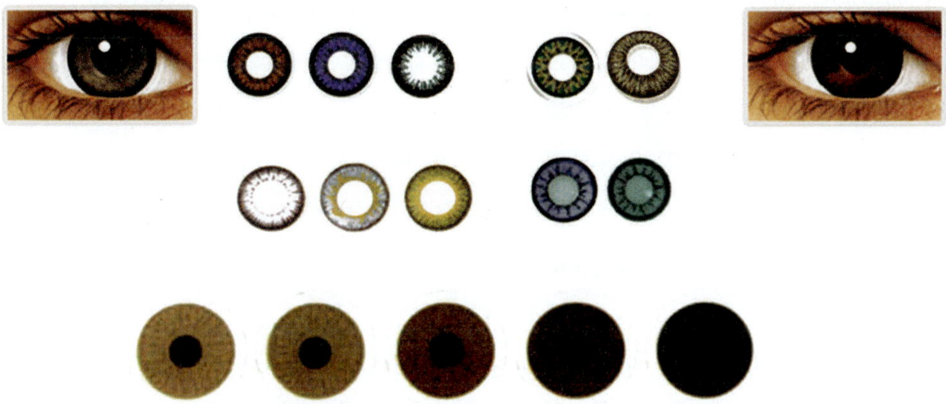

그림 6-29 최근 사용되는 컬러콘택트렌즈

▼ 표 6-14 최근 사용되는 컬러콘택트렌즈

Trade Name	Manufacturer	Material	%H_2O	Thickness	Diameters	Base Curves	Powers
1-DAY ACUVUE DEFINE	Johnson & Johnson Vision Care, Inc.	HEMA/MA Peripheral limbal ring tint to clear at center UV blocker (Class 2 Lacreon technology Natural Sparkle, Natural Shimmer, Natural Shine, Accent, Vivid	58	0.084	14.2	8.5	-6 to -0.75 (0.25 steps) +1.00 to -0.50 & -6.50 to -9 (including plano, 0.50D steps)
AIR OPTIX COLORS	Alcon	Silicone hydrogel Subtle colors: Pure hazel, blue, green, gray, brown Vibrant colors: Honey, brilliant blue, gemstone green, sterling gray	33	0.08	14.2	8.6	-6 to +6 0.25D steps -8 to -6 0.50D steps
FRESHLOOK ONE-DAY	Alcon	PVA Blue, green, pure hazel, gray ColorBlends	69	0.10	13.8	8.6	-8 to -0.25
FRESHLOOK DIMENSIONS	Alcon	HEMA/MMA Caribbean aqua, Pacific blue, Sea green	55	0.08	14.5	8.6 0.50D steps	-8 to +6 >-6 and +2

(5) 노안용 콘택트렌즈

콘택트렌즈로 노안을 처방하는 방법은 모노비젼 처방법과 멀티포컬 콘택트렌즈 처방법이 있다. 모노비젼 처방법은 처방하기 간편하고 처방에 필요한 소요시간이 짧다는 장점이 있으나 입체시력이 떨어지는 단점이 있기 때문에 모든 거리에서 좋은 시력을 요구하는 경우 불편함을 동반한다.

2007년에 바슈롬사에 의하여 멀티포컬 콘택트렌즈가 국내에 처음 소개되었고 현재는 다양한 종류의 동시보기 멀티포컬 콘택트렌즈를 이용할 수 있다.

최근 소개된 멀티포컬 콘택트렌즈는 초기 노안부터 고도 노안까지 처방할 수 있도록 다양한 가입도의 디자인이 제공되고 있으며 건조함의 증상을 해결할 수 있는 실리콘 하이드로젤 소재로 발전되었다. 동시보기 Center-Near 디자인의 멀티포컬 콘택트렌즈는 광학부의 중심부에 근용 교정도수가 가입되고 주변부에는 원용 교정도수가 가입되어 있다.

동시보기 디자인은 콘택트렌즈의 원용부와 근용부를 통한 상이 망막에 동시에 결상된다. 주시하려는 부분에 따라서 선명하게 보기 위하여 대뇌 시피질에서 선명한 상을 채택하고 흐린 상을 억제시켜서 원거리에서 근거리까지 모든 거리를 동시에 볼 수 있는 원리이다. 하지만, 원거리에서 근거리 까지 상이 동시에 결상하기 때문에 대비감도가 저하된다. 이러한 동시보기 멀티포컬 콘택트렌즈의 디자인은 동공직경이 시력에 영향을 줄 수 있다. 또한 조명이 어두운 곳에서는 초점심도가 감소하여 시력이 저하될 수 있다.

▼ 표 6-15 연속착용 소프트 멀티포컬 콘택트렌즈

제품명	회사명	재질	함수율	전체 직경	베이스 커브	도수(Add)	가입도	디자인
ACUVUE OASYS	Johnson & Johnson Vision Care, Inc.	**Silicone hydrogel**	38	14.3	8.4	-.9 to +6 Low (+0.75 to +1.25) step	Low (+0.75 to +1.25), Mid (+1.50 to +1.75), High (+2.00 to +2.50)	Zonal aspheric Stereo Precision Technology
AIR OPTIX AQUA MULTIFOCAL	Alcon	**Silicone hydrogel** Handling tint Aqua Moisture System	33	14.2	8.6	-10 to +6 (0.25D steps)	Lo, Med, High	6-pack/49.99
PUREVISION MULTI-FOCAL	Bausch + Lomb	**Silicone hydrogel** Visibility tint	36	14.0	8.6	-10 to +6	Low add to +1.50 High add +1.75 to +2.50	Front surface aspheric center near
PUREVISION 2 MULTI-FOCAL FOR PRESBYOPIA	Bausch + Lomb	**Silicone hydrogel**	36	14.0	8.6	-10 to +6 (0.25D steps)	Low: +0.75 to +1.50 High: +1.75 to +2.50	spectacle add spectacle add

07 콘택트렌즈의 관리

콘택트렌즈를 착용하다 보면 눈이 아프거나 충혈될 수 있는데 이럴 때는 빨리 콘택트렌즈를 빼고 안경을 써야 한다.

무리하게 콘택트렌즈를 계속 끼게 되면 심각한 합병증이 생길 수 있으므로 모든 콘택트렌즈 착용자는 관리의 기본요소인 **세척(Cleaning) → 소독(Disinfection) → 헹구기(Rinsing)**를 잘해야 한다. 그리고 대용 안경을 항상 가지고 있어야 한다.

먼저 소프트콘택트렌즈는 착용 시간이 오래되면 단백질, 지방, 무기질 등이 렌즈 표면에 침착하게 되며 이에 따라 렌즈 착용 상태가 변하거나, 착용감이 나빠지고 렌즈의 산소투과율이 감소하게 되어, 시력이 떨어지거나 시야가 흐려지고 거대유두결막염(G.P.C.) 등이 생기게 된다. 또한 이러한 렌즈 표면에는 세균이나 곰팡이 등의 미생물이 잘 붙기 때문에 각막염의 발생 빈도가 높아진다. 소독을 철저히 해서 보관해야 한다. 콘택트렌즈 관리를 위한 기본 3단계에 쓰이는 약제는 다음 4가지 종류로 구분할 수 있다.

(1) 세척액(Cleaning Agents, Cleaner)

렌즈에 묻은 침착물(단백질, 지방, 무기물, 점액, 공기오염물질)은 렌즈를 뺀 후 바로 세척을 해야 쉽게 제거할 수 있다. 렌즈 세척제는,

첫째, **계면활성세척제(Surfactant Cleaner)**로 렌즈 표면에 침착된 단백질, 지방, 광물질 등을 제거하고 렌즈에 미생물이 붙는 것을 방지한다. 매일 착용렌즈에 많이 사용된다. 비이온성 세척액으로 Poloxamine, Poloxamer, tweens, Tyloxapol과 이온성 세척액으로 비.에이.케이.(B.A.K.)가 있다.

둘째, **효소세척제(Enzyme Cleaner)**는 단백질제거제라고도 하여 단백질을 용해시키는 파파인(Papain)과 단백질, 지방, 점액을 용해시키는 판크레아틴(Pancreatin)이 있다.

셋째, **침착물 파괴인자를 이용한 연마세척제**는 연마입자와 계면활성제를 혼합한 세척제(White Suspension)로 알지피(R.G.P.)렌즈에 붙은 단단한 부착물을 렌즈에 상처를 주지 않고 비벼서 떨어뜨릴 수 있다.

넷째, **산화제(Oxidizing Agents)**로 붕산나트륨(Sodium Perborate), 과탄산소다(Sodium Percarbonate) 등이 있다. 콘택트렌즈 재질에 좋지 않은 영향을 주어 현재는 사용하지 않는다.

다섯째, **유기용매제(Organic solvents)**로 아이소프로필 알코올(Isopropyl alcohol), 헥실렌글리콜-프로필렌글리콜(Hexylene Glycol & Propylene Glycol)은 세척제와 같이 사용하여 지질성의 불순물들을 제거한다. 그러나 아이소프로필 알코올(Isopropyl alcohol)은 실리콘 아크릴레이트(Silicone Acrylate)로 된 알지피(R.G.P.)렌즈 재질에 좋지 않은 영향을 준다.

마지막으로 **킬레이트제(Chelating agents)**로 이.디.티.에이.(E.D.T.A., Disodium Edetate)는 킬레이

트제제로서 보존제의 항균성을 증가시키기 위해서 사용된다. 다른 킬레이트제제로 Sodium Hexametaphosphate와 Citrate가 있는데 이는 칼슘 침착물을 제거하고 방지하는 화학적 소독제이다.

그 외 초음파 세척기를 사용하여 하드 및 소프트콘택트렌즈의 세척을 할 수 있다.

(2) 소독(Disinfection)

렌즈 표면에 묻거나 렌즈 재질 내로 침투된 미생물은 단순히 세척만 해서는 완전히 멸균되지 않으므로 반드시 소독을 해야 한다. 함수율이 낮은 콘택트렌즈는 **열소독**과 **화학소독** 중 한 가지 방법을 택해서 하면 되지만, 함수율이 높은 콘택트렌즈는 열 소독을 반복하면 렌즈 재질이 손상된다.

먼저 열소독은 열 소독기를 사용하거나 생리식염수를 넣은 끓는 물에 렌즈 케이스를 넣고 20~30분 열을 가하면 되는데, 식염수는 언제나 새 것으로 갈아 주어야 감염의 위험이 줄어든다. 멸균에 효과적인 방법이지만 열소독 전에 완전히 세척되지 않고 단백질이 남아 있으면 단백질이 렌즈에 완전히 붙어 버리므로 주의해야 한다.

다음 화학 소독에서 쓰이는 소독제는 **3% 과산화수소**(Peroxides, H_2O_2)가 대표적이다. 이 소독제에 렌즈를 오래 담가 둘수록 살균력이 증가하는데 최소한 20분은 담가 두어야 한다. 과산화수소에서 꺼낸 후에는 효소, 촉매제, 식염수 등으로 과산화수소를 제거하여야 한다. 그 외 항균성 소독제는 폴리콰드(Polyquad), 클로르헥시딘(Chlorohexidine), 다이메드(Dymed) 등의 용액을 사용할 수도 있는데, 이들 용액에는 렌즈를 몇 시간 이상 담가 두어야 한다.

(3) 헹구기(Rinsing)

세척 및 소독 후에는 렌즈 표면에 남은 세척제와 부유물을 없애기 위해 헹굼액(Rinsing Solutions)이 필요하다. **티메로살**(Thimerosal)이나 **벤잘코늄**(B.A.K., Benzalkonium) 같은 보존액은 알러지 반응을 일으킬 수 있으므로 가능하면 낮은 농도의 것이 좋다. 생리식염수를 가장 보편적으로 사용하는데 증류수와 소금정제(Salt Tablet)로 만든 식염수나 수돗물은 아칸트아메바(Acanthamoeba) 감염의 위험이 높아 사용해서는 안 된다.

(4) 윤활용액(Lubricating and Rewettign Drops)

비행기 안처럼 매우 건조한 환경이거나 건성안(Dry Eye)이 있는 환자는 렌즈 표면이 쉽게 마르게 되어 시력이 흐려지고 착용감이 나빠지며 충혈되기도 한다. 이럴 때는 렌즈 윤활용액을 점안하는 것이 좋다.

하드콘택트렌즈는 소프트콘택트렌즈와 달리 렌즈 표면의 침착물이 비교적 쉽게 제거되고 렌즈 재질 내로 미생물 등이 침투하기 어려우므로 효소 세척제나 소독 과정은 필요하지 않다. 그러나 **보관액**(Soaking Solution)은 사용하여야 하며 이 보관액에 있는 염화벤잘코늄 등으로 어느 정도 소독이 된다. 렌즈를 뺄 때와 낄 때 세척액으로 렌즈 표면에 묻은 침착물을 제거하고 헹구기를 하면 된다. 알.

CHAPTER 06

지.피.(R.G.P.)렌즈는 피.엠.엠.에이.(P.M.M.A.) 렌즈보다 재질이 약하므로 연마입자와 계면활성제를 혼합한 세척제(White Suspension) 등 알지피 전용 세척제를 사용하여야 한다.

관리용액 가운데 가장 많이 쓰이는 것이 **생리식염수(Saline Solution)**이다. 콘택트렌즈에 사용되는 식염수(Saline Solution)는 약 0.9%의 염화나트륨 등장성 완충용액(Isotonic Buffer Solution)이다. 이것의 용도는 다목적으로 주로 렌즈의 습윤상태를 유지해 주는 **보관액(Soaking Solution)**으로 사용하여 렌즈의 파라미터 변화를 방지한다. 열소독시 끓이는 용액, 세척 후 헹굼액, 침전제거액 및 인공누액 등으로 이용하는 등 렌즈의 전반적인 관리에 사용된다.

식염수는 염도(Tonicity) 조절을 위한 염화나트륨(NaCl)뿐만 아니라 완충작용을 하도록 칼륨(K^+), 나트륨(Na^+) 같은 알칼리금속이온을 포함하는 붕산염(Borate Salts)과 인삼염(Phosphate Salts)이 녹아 있다.

시판되고 있는 식염수는 방부제(Antiseptic)가 들어 있는 것과 없는 것이 있다. 방부제로 티메로살(Thimerosal), 폴리콰드(Polyquad), 다이메드(Dymed) 등이 사용되고, 방부제가 없는 식염수는 미생물이 부착하거나 서식하지 않는 디자인의 용기에 넣어야 한다.

(5) 다목적 용액(Muti-purpose solution, MPS)

1980년대 후반에 처음 소개된 다목적관리용액은 콘택트렌즈의 세척과 헹굼, 소독과 보관을 모두 할 수 있는 용액으로 사용이 간단하고 편리한 장점으로 짧은 시간 안에 가장 보편적으로 사용되는 렌즈 관리방법이다. 현재 사용되고 있는 다목적관리용액은 렌즈의 소독을 위해 양전하를 띈 고분자량의 보존제를 함유하고 있으며 이 성분이 미생물의 세포막과 빠르게 결합하여 세포막을 파괴하므로 살균작용을 한다. 현재 국내에서 사용되고 있는 다목적관리용액은 표 6-16과 같다.

▼ 표 6-16 소프트콘택트렌즈용 다목적 용액

Manufacturer	Trade Name	Formulation
Abbott Medical	Complete MPS Easy Rub Formula	A sterile, isotonic, buffered solution, preserved with polyhexamethylene biguanide (0.0001%), a phosphate buffer, Optics (AMO) Poloxamer 237, edetate disodium, sodium chloride, potassium chloride, and purified water. Complete Multi-Purpose Solution contains no chlorhexidine or thimerosal
	RevitaLens OcuTec Multi-Purpose Disinfecting Solution	A sterile, buffered aqueous solution with alexidine dihydrochloride 0.00016% and polyquaternium-1 0.0003% as preservatives/disinfectants, boric acid, sodium borate, Tetronic 904, edetate disodium, sodium citrate, sodium chloride, and purified water
Alcon	Opti-Free Express MPDS	A sterile, buffered, isotonic, aqueous solution containing sodium citrate, sodium chloride, boric acid, sorbitol, Tetronic 1304, aminomethylpropanol, edetate disodium 0.05%, Polyquad (polyquaternium-1) 0.001% and Aldox (myristamidopropyl dimethylamine) 0.0005% preservatives
	Opti-Free PureMoist MPDS	A sterile, buffered, aqueous solution containing sodium citrate, sodium chloride, boric acid, sorbitol, aminomethylpropanol, disodium EDTA, two wetting agents (Tetronic 1304 and HydraGlyde Moisture Matrix [EOB-41 - polyoxyethylene- polyoxybutylene]) with Polyquad (polyquaternium-1) 0.001% and Aldox (myristamidopropyl dimethylamine) 0.0006% as preservatives
	Opti-Free Replenish Multi-Purpose Disinfecting Solution	A sterile, buffered, isotonic, aqueous solution used to clean, rinse, disinfect, store and recondition silicone hydrogel and soft contact lenses. Contains sodium borate, sodium chloride, propylene glycol, sodium citrate, TearGlyde (Tetronic 1304 and C-9 ED 3A) as a reconditioning agent and Polyquad and Aldox as preservatives
Bausch + Lomb	Biotrue Multi-Purpose Solution	A sterile, isotonic solution that contains hyaluronan, sulfobetaine, poloxamine, boric acid, sodium borate, edetate disodium and sodium chloride, preserved with a dual disinfection system (polyaminopropyl biguanide 0.00013% and polyquaternium 0.0001%)
	Renu Fresh Multi-Purpose Solution With Protein Remover	Sterile isotonic solution containing Hydranate (hydroxyalkyl phosphonate), boric acid, edetate disodium, poloxamine, sodium borate, and sodium chloride, preserved with Dymed (polyaminopropyl biguanide) 0.0001%
	Renu Sensitive Multi-Purpose Solution Gentle Formula	Sterile isotonic solution containing boric acid, edetate disodium, poloxamine, sodium borate, and sodium chloride. Preserved with Dymed (polyaminopropyl biguanide) 0.00005% and edetate disodium 0.1%
Sauflon	Sauflon All in One Lite Pharmaceuticals No Rub Multipurpose Solution	A sterile, isotonic solution that contains poloxamer, sodium phosphate buffer, sodium chloride, and disodium edetate; preserved with polyhexanide 0.0001%. Contains no chlorhexidine or thimerosal

08 콘택트렌즈의 착용

콘택트렌즈를 처음 끼는 사람은 매일착용부터 시작해야 눈이 산소 공급의 감소에 잘 적응한다. 요즈음 연속착용렌즈도 매일착용 방식으로 사용하도록 권하고 있으며, 연속착용을 하더라도 최소한 일주일에 두 번은 소독을 해야 한다. 미국 식품의약청에서도 연속착용은 5일을 넘기지 말도록 경고하고 있으며, 근시가 심할수록 콘택트렌즈의 전체 두께가 두꺼우므로 고도근시의 경우엔 가능한 한 연속착용을 하지 않는 것이 좋다. 콘택트렌즈를 끼고 자면 밤에 찌꺼기가 렌즈 밑에 고이게 되므로 아침에 일어나서 렌즈 윤활용액을 점안하고 렌즈를 살짝 움직여 주어 찌꺼기를 제거해 주는 것이 좋다. 렌즈 윤활용액을 가지고 다니면서 눈이 불편할 때마다 점안하는 것이 좋으며, 그래도 눈이 불편하거나 충혈되면 즉시 렌즈를 빼어 세척해 주고 필요하면 소독을 해야 한다.

▼ 표 6-17 과산화수소 소독액

Manufacturer	Trade Name	Formulation
Abbott Medical Optics (AMO)	The Oxysept UltraCare Formula Disinfecting/Neutralizer	Oxysept disinfecting solution: Microfiltered Hydrogen peroxide 3% (stabilized with sodium stannate and sodium nitrate, and buffered with Phosphates) and purified water in a preservative-free, sterile solution
		Oxysept neutralizing tablets: Smooth, round, tablets that contain catalase, hydroxypropyl methylcellulose, and cyanocobolomine (vitamin B12) with buffering and tableting agents
		Oxysept Cup: A specifically designed lens cup that must be used with the UltraCare system. It consists of a single flared cup and a lens holder attached to the cap. The left lens basket and the gasket inside the top of the cap are blue. This will distinguish this cup from other lens cases
Alcon	Clear Care No Rub	Cleaning and disinfecting solution (red tip) 3% hydrogen peroxide, 0.79% sodium chloride, stabilized with phosphoric acid, a phosphate buffered system and Pluronic 17R4 (a cleaning agent). One solution for cleaning, disinfecting and removing protein for all soft contact lenses
	Disposable cup/disc packaged with product	Platinum-coated catalytic disc used for automatic neutralization
	Clear Care Plus	A preservative-free, aqueous solution containing hydrogen peroxide 3%, phosphonic acid (stabiliser), sodium chloride (0.79%), phosphate (buffer system), Pluronic 17R4 (a cleaning agent), and HydraGlyde Moisture Matrix (EOBO-21 - polyoxyethylenepolyoxybutylene)

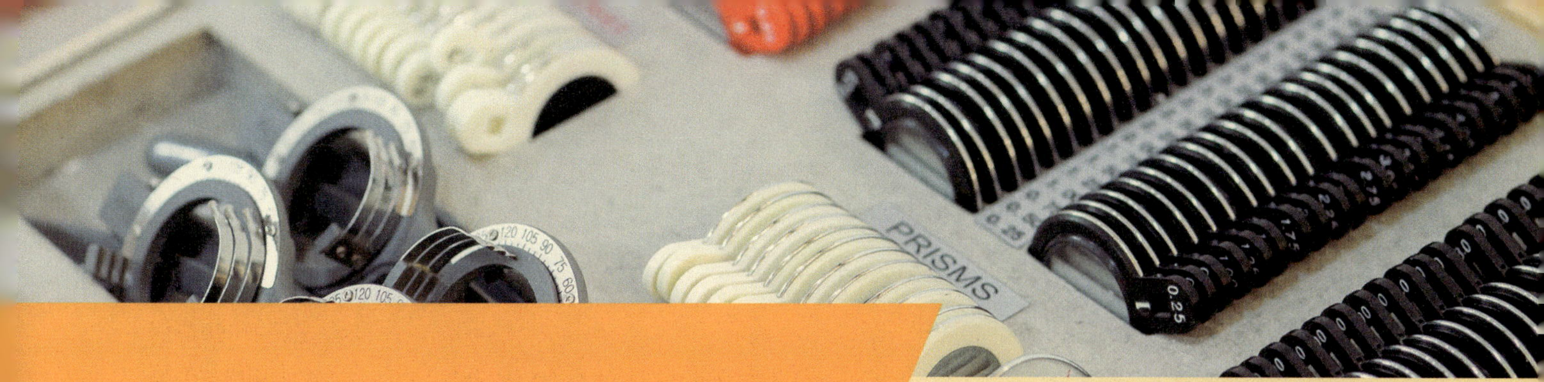

CHAPTER

07

안경테
(Sptectacle Frame)

01 안경테의 기능과 조건

안경테는 안경렌즈를 적절한 위치에 고정하여 유지시키는데 그 본래 기능이 있는 것이다. 그러나 패션(Fashion)적인 상품 기능에 무게가 실리면서 여러 가지 형태의 디자인, 재질 등이 다양한 종류로 유행에 따라 만들어지고 있다. 좋은 안경테의 조건을 우선 순위로 나열하면

① 처방된 안경렌즈의 광학적 조건을 충족시킬 수 있을 것
② 안전하게 고정시킬 수 있고 신체에 해가 없을 것
③ 가볍고 변형이 없을 것
④ 쓰고 벗는데 용이할 것
⑤ 외관이 아름다울 것

등이다.

02 안경테의 소재

안경이 최초에 나왔을 무렵인 13세기에서부터 **안경테(Spectacle Frame)**는 철을 필두로 한 납, 구리 등 금속 소재와 대나무, 동물의 뼈, 상아, 거북등 그리고 조개껍질 등의 비금속소재가 사용되어 왔다. 그림 7-1에 정리된 안경테의 소재들은 1990년대에 들어서서 개발되어진 것으로 요즈음의 금속 소재는 **티타늄(TItanium)**과 **니켈합금**이 주류이고 비금속 소재는 **아세테이트(Acetate)**를 필두로 인공수지인 플라스틱(Plastics)이 주소재로 사용되고 있다. 그리고 최신 소재로 TR, **울템(Ultem)**이 각광을 받고 있다.

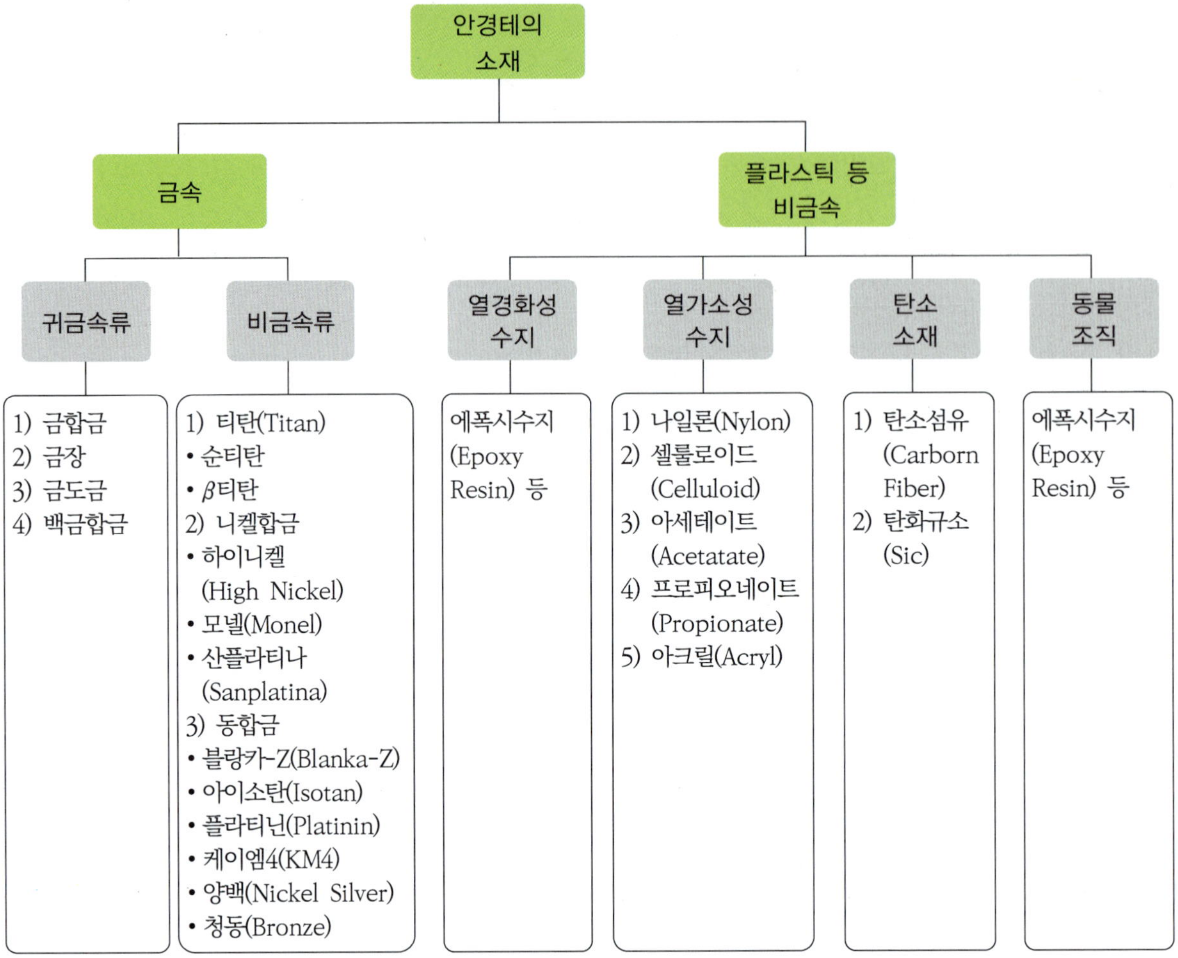

그림 7-1 안경테의 소재

03 안경테의 분류와 각 부분의 이름

국내에서는 안경에 관여되는 '안경용어의 통일'이 되어있지 않으므로 이 교재는 국제 상품시장에서 주로 사용되는 용어를 채용하여 요즈음 유행하는 포인트 테(Point Frame)는 그림 7-2에 실었다. 그 외 여러 테와 테를 구성하는 부품과 그 명칭도 그림 7-3에 나타냈다.

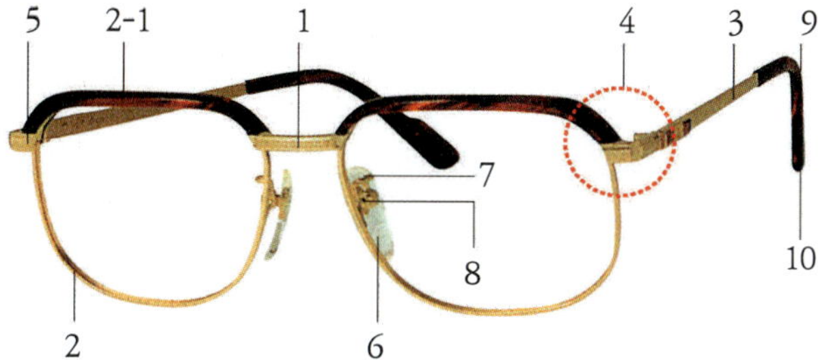

(a) 써몬트 브라우(Sirmont Brown) 컴비테

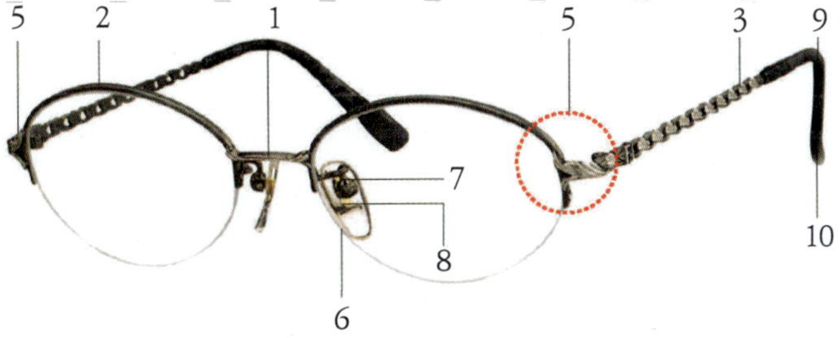

(b) 하프림테, 속칭 반무테(Half Rim Frame, Nylon Cord Frame)

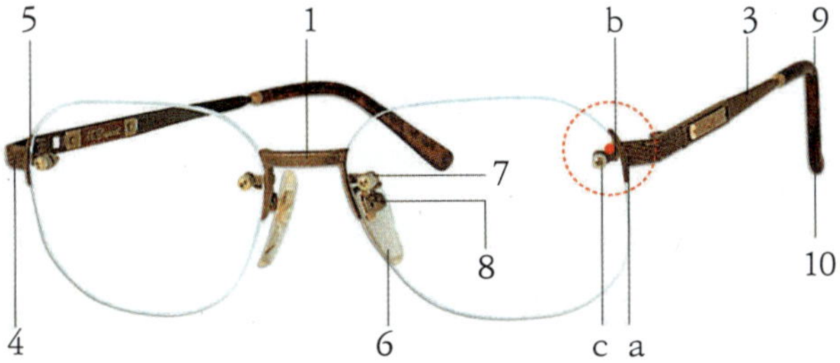

(c) 투 포인트테, 속칭 무테(Two Point Frame, Rimless Frame)

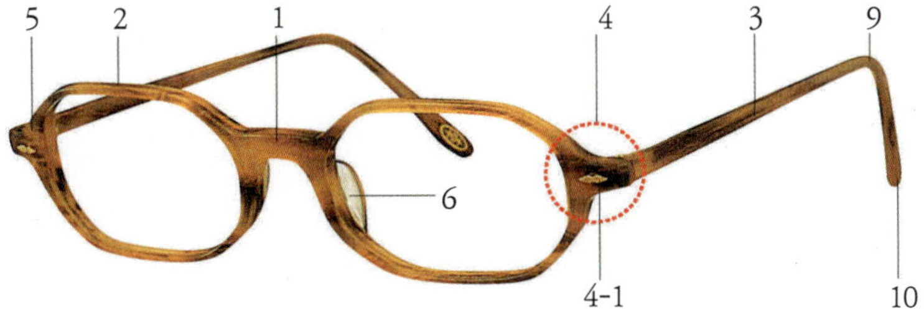

(d) 플라스틱테(Plastics)

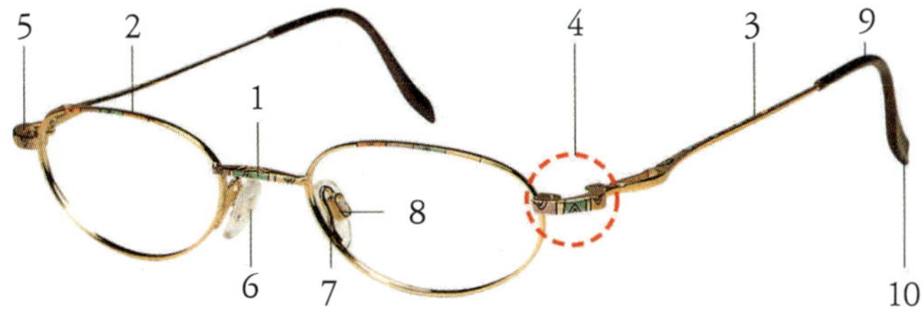

(e) 메탈테(Metal Frame)

1. 연결부(Bridge)
2. 림(Rim), 렌즈삽입부[속칭 반무테(Half Rim Frame)에서는 암(Arm) 또는 바(Bar)]
   2-1. 윗덮개(Upper Rim Cover)
3. 다리몸대(Shaft, Shank)
4. 귀부분(Endpiece)
   4-1. 장식(Shield)
5. 경첩(Hinge)
6. 코받침(Nose Pad)
7. 코받침지지(Clings, Pad Arm)
8. 코받침고정나사
   a. 측엽(Collar)
   b. 지엽(Tongue, Ear)
   c. 포인트나사(Point Screw)
9. 꺾임부(Bend, Shoe)
10. 귀바퀴 받침(Earpiece), 모던 또는 팁(Modern or Temple Tip)

그림 7-2 종류별 안경테의 각 부분 이름

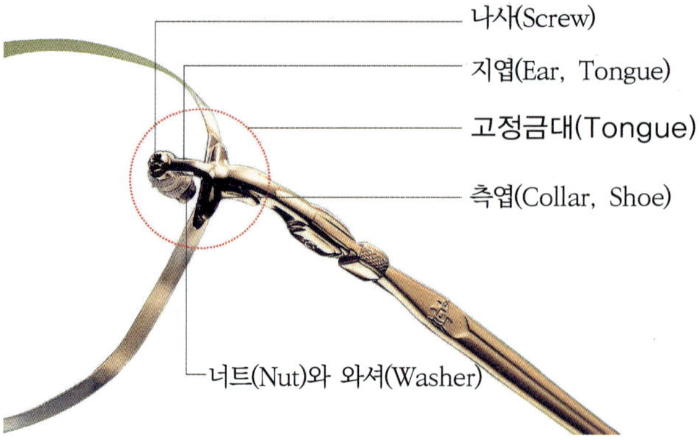

그림 7-3 포인트테(Point Frame)의 귀방향 고정금대(Strap)의 각 부분 이름

안경테의 분류는 다리의 퀴바퀴 부분(Earpiece)의 모던(Modern, Temple Tip) 즉, 퀴바퀴 플라스틱 커버와 코받침(Nose Pad)의 플라스틱 재질을 제외하고 나머지 주요 부분 전체가 똑같은 재질로 되어져 있는 '단일재질테'와 금속과 비금속 재질을 부분별로 나누어 만든 '복합재질테(Combination Frame)'로 나눈다.

단일재질테는 크게 **플라스틱테(Plastic Frame)**와 금속, 즉 **메탈테(Metal Frame)**로 구분할 수 있다. 플라스틱으로 된 단일재질테는 첫째로 오랜 동안 사용되어진 '셀룰로우즈 니트레이트(Cellulose Nitrate)'로 만든 **셀룰로이드(Celluloid)테**가 있고, 그 다음으로 '셀룰로우즈 아세테이트(Cellulose Acetate)'로 만든 **아세테이트(Acetate)테**가 있다. 셋째로는 '에폭시수지(Epoxy Resin)'로 만든, 상품명이 옵틸(Optyl)인 테가 있다. 그리고 셀룰로오즈 프로피오네이트(Cellulose Propinate)로 만든 **프로피오네이트테**, 탄소섬유소재로 만든 **카본(Carbon)테**, 탄화규소(SiC)로 만든 **위스커(Wisker)테** 등이 있다.

금속으로 된 단일재질테는 메탈테(Metal Frame)로 많이 불리고 있으며 그 소재는 오래된 순서대로 청동, 황동 등의 동합금, 모넬(Monel), 하이니켈(High Nickel) 등의 니켈금속 합금, 금도금, 금장, 티탄(Titan)으로 된 것들이 있다.

복합재질테(Combination Frame)는 위에 든 단일재질테의 소재인 금속과 플라스틱을 부분별로 나누어 혼합하여 만든 것을 말한다. 이 종류의 테의 이름은 관례적으로 부르는 이름들이 많아서 혼동스럽다. 전면 렌즈삽입부만 플라스틱 재질로 되고 나머지 부분은 금속으로 된 테를 '컴비브라우 프레임(Combibrow Frame)' 또는 '소프트림 프레임(Softrim Frame)'이라하고 있고, 렌즈삽입부 림(Rim)의 아랫부분만 금속재질이고 나머지는 비금속으로 된 컴비네이션 프레임을 '브라우라인 프레임(Browline Frame)' 또는 '오토브라우 프레임(Auto Brow Frame)'이라고 불렀다.

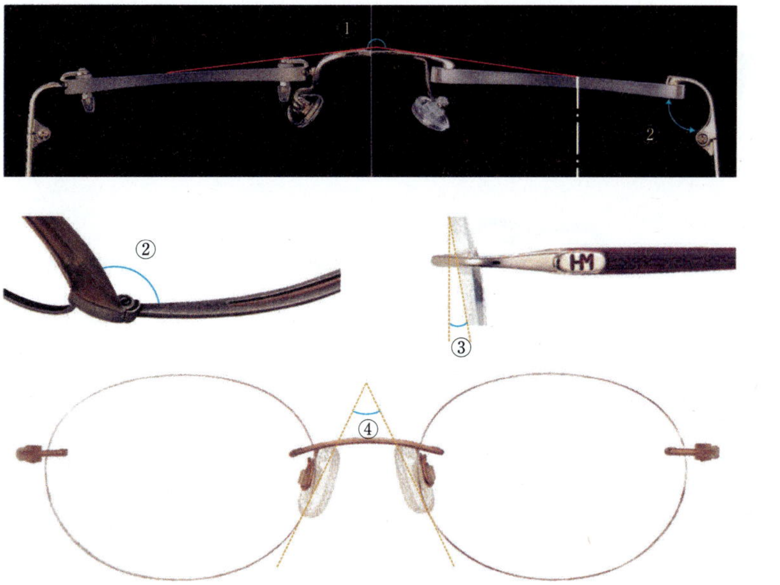

① 앞 수평면 휨각(Face Form Alignment) ② 다리벌림각(Temple Spread)
③ 경사각 (pantoscopic Angle) ④ 코받침 옆퍼짐각(Frontal Angle of Pad)

그림 7-4 안경테의 여러각과 곡률

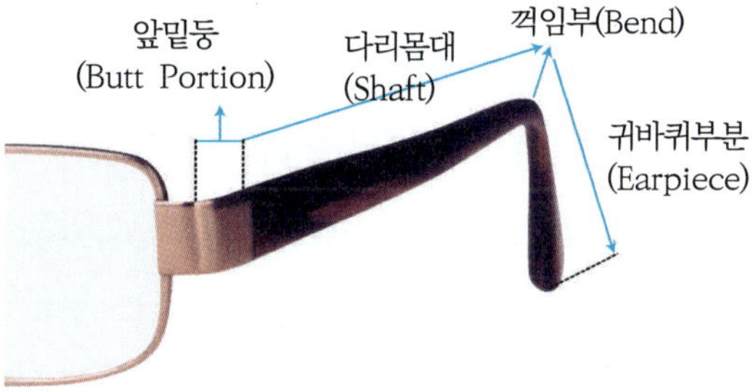

그림 7-5 다리의 각 부분

컴비네이숀테 가운데 가장 많은 것은 그림 7-6의 (c)와 같은 '써몬트브라우테(Siremont Brow Frame)'로 앞면 렌즈삽입부의 림(Rim) 윗부분의 덮개(Hood)만 플라스틱으로 된 것을 말한다. 써몬트프레임(Siremont Frame)이라는 이름이 더 일반적이었다.

중년 여인용으로 된 '셀림프레임(Cellrim Frame)'은 '소프트림테'와 같은 형식이지만 림(Rim)이 셀롤로이드로 만들어졌고 가늘다. 복합재질테는 메이커에 따라 제 각각으로 이름을 붙이고 있다. 서몬트 프레임 등에서 다리 부분이 금속으로 되어 있으면 '금속다리 써몬트테'라고 구분하기도 한다.

요즈음 가장 많이 쓰고 있는 안경테는 그림 7-7 (a)과 (b)와 같은 **포인트 프레임(Point Frame)**과 그림 7-7의 (c)와 같은 **하프림테(Rim Half Frame)**이다. 이들은 림(Rim)부분이 없거나 반 정도만 있다. 더욱 무게를 줄이기 위하여 포인트(구멍)로 안경렌즈를 고정하는데 나사조임을 하지 않고 그림 7-7의 (d)와 같이 핀(pin)만 찔러 넣어 고정하는 **핀고정안경테(Pinfill Frame)**가 있다. 포인트 테는 무게를 줄일 수 있어 가볍다는 장점 외에 패션적으로 현대적이고 지성적인 면이 풍긴다.

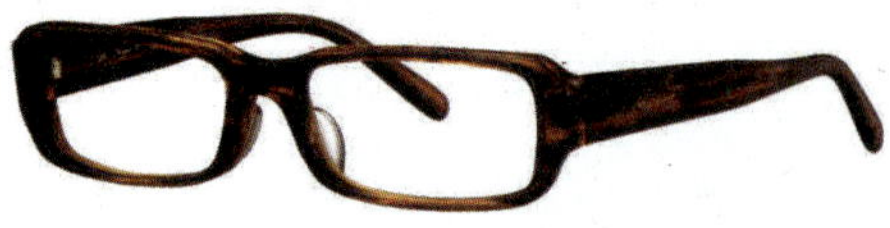

(a) 플라스틱테(Plastic Frame)

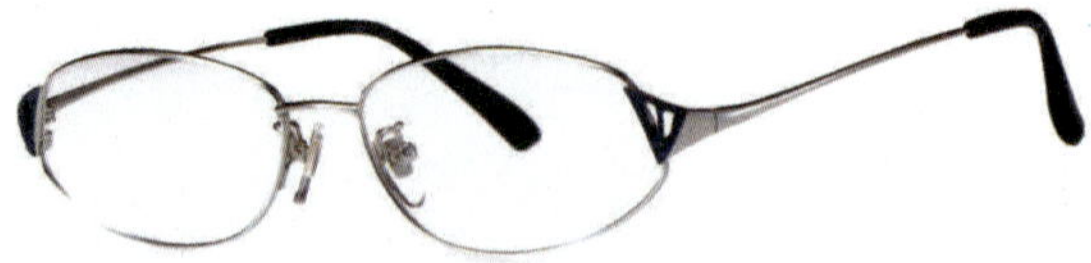

(b) 메탈테(Metal Frame)

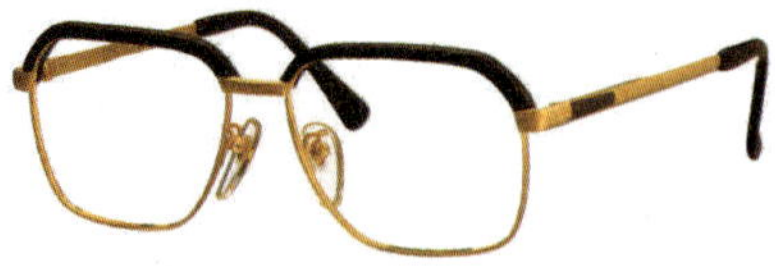

(c) 복합재질테(Combination Frame)

그림 7-6 플라스틱, 메탈소재의 대표적인 테

포인트(Point)는 렌즈를 테에 고정시키려고 렌즈에 뚫은 구멍을 뜻하는 것으로 한 렌즈에 뚫은 구멍 수로 원 포인트(One Point), 그림 7-7의 (a)의 **투 포인트(Two Point)**, 그림 7-7의 (b)와 같은 쓰리 포인트(Three Point) 등의 이름을 붙였다. 그러나 구멍 두 개가 가장 많아 구멍 수의 구별 없이 투포인트테(Two Point Frame)로 불리고 있고, 림레스(Rimless)테 또는 속칭 **무테**라고 하기도 한다.

하프림테(Rim Half Frame)는 림·론(Rim-lon), 소프론(Soflon)테 또는 나이롤(nyrol)테로 불리고도 있는 것에서 알 수 있듯 그림 7-7의 (c)과 같이 렌즈 삽입부분의 아래쪽 림(Rim)은 나일론실로 렌즈를 고정시키게 되어 있다. 시장에서 속칭 '**반무테**'로 불리고 있다. 일반적인 플라스틱테와 메탈테 이외 요즈음 안경사가 취급하는 테를 그림 7-6에 실었다.

그림 7-7 (e)는 2중림(Rim)테 또는 알바이트(Albeit)테로 불리고 있는 것으로 좌우 1개조의 렌즈를 넣도록 된 단식과 2개조의 렌즈를 넣도록 된 복식이 있다. 이 테는 원근양용 및 선글라스와 일반용으로 사용하도록 앞부분 렌즈삽입부를 위로 제쳐 올리고 내릴 수 있다. 요즈음은 원근양용으로는 거의 사용되고 있지 않고 낚시 등 레져용으로 많이 사용하고 있다.

그림 7-7의 (f)은 주로 돋보기용의 접는테(Folding Frame)로 소지하기 편하게 하기 위한 것이다.

그림 7-7의 (g), (h)은 '걸림테(Attachment)'로 선글라스용 또는 근용의 목적으로 사용되는 안경테로, 다리(Temple)가 없으며 쓰고 있는 원용 안경테에 덧씌워 쓰인다. 그림 7-7의 (g)는 선글라스용의 '앞걸림테'이고 그림 7-7의 (h)은 근용으로 쓰이는 '뒷걸림테'이다. 그 외에 안경사가 취급하는 안경으로 그림 7-7의 (i)의 스포츠용안경의 테와 그림 7-7의 (j)의 보호용 안경인 고글(Goggle)이 있다.

테의 이름은 유행에 따라 변하고 없어지기도 한다. 따라서 안경사는 각 메이커의 신제품 목록(Catalog)을 비치하여 상품명과 그 특성을 숙지하는 것이 중요하다.

안경테의 **다리(Temple)의 모양**에 따라 '반걸개(Scull, Temple Drop End)', '곧은 다리(Straight Temple)', '케이블 다리(Cable Temple)' 및 '나선다리(Curl temple)'로 나눈다.

반걸개다리가 가장 많고, 케이블다리 및 나선다리는 고정성이 뛰어나 스포츠용과 어린이용으로 많이 쓰인다.

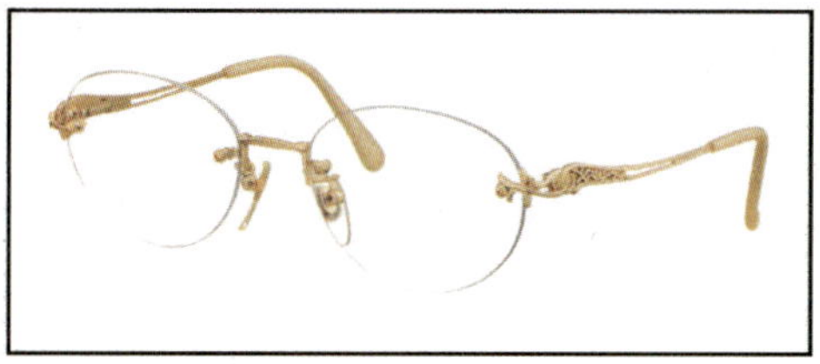

(a) 투포인트테(Two Point Frame)

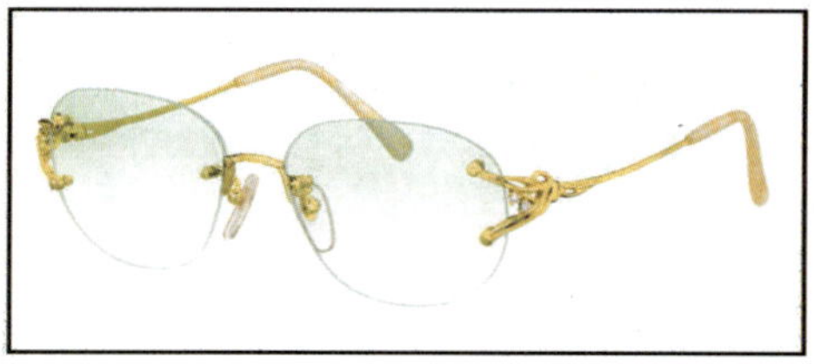

(b) 쓰리포인트테(Three Point Frame)

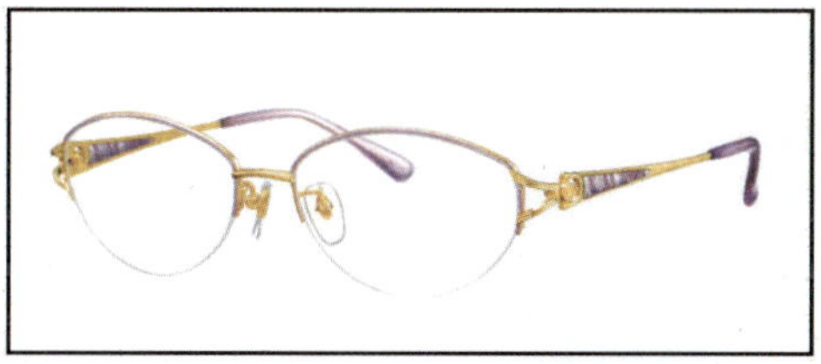

(c) 하프림테(Rim Half Frame)

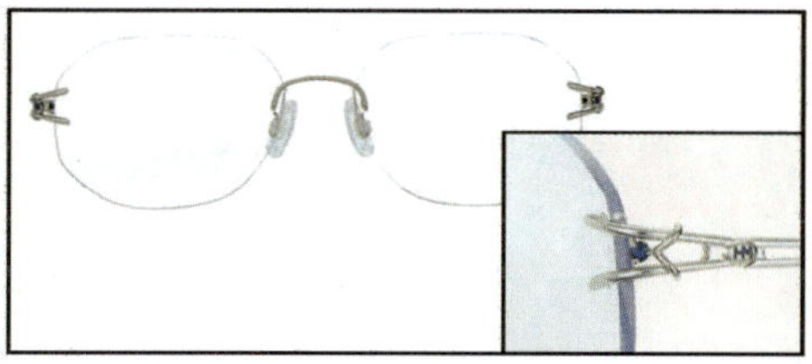

(d) 핀고정테(Pin Frame)

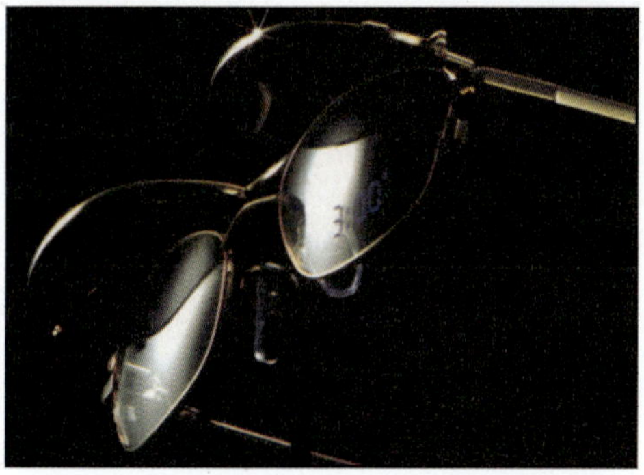

(e) 알바이트테(Albeit Frame)

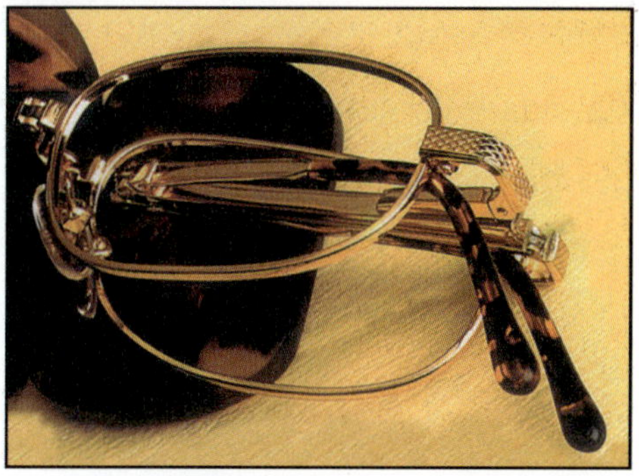

(f) 접는테(Folding Frame)

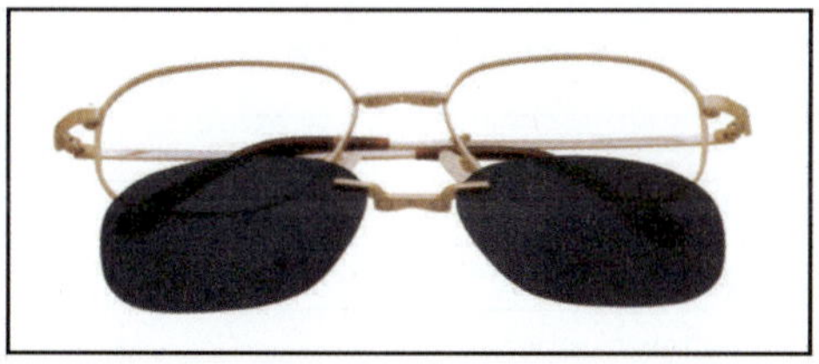

(g) 앞걸림테(Front Attachments)

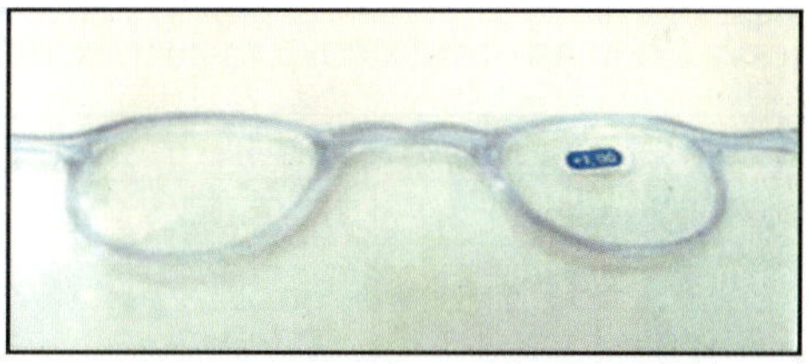

(h) 뒷걸림테(Rear Attachment)

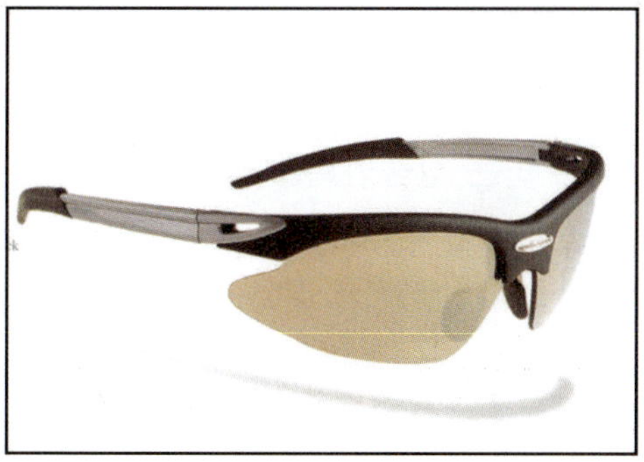

(i) 스포츠글라스(Sports Glass)

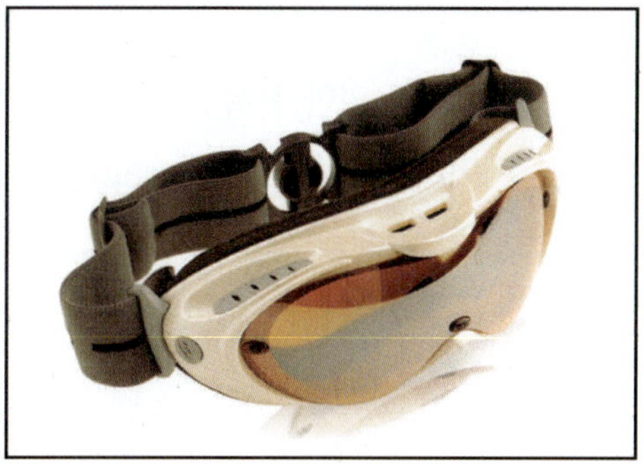

(j) 고글(Goggle)

그림 7-7 안경사가 취급하는 다양한 안경테 (2007년 현재)

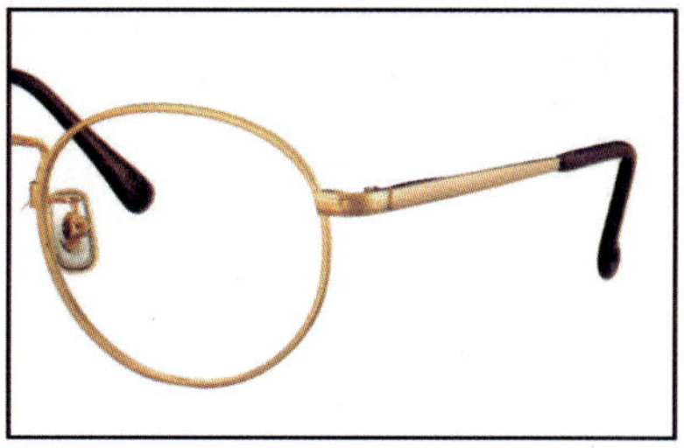

(a) 반걸개식(Scull)

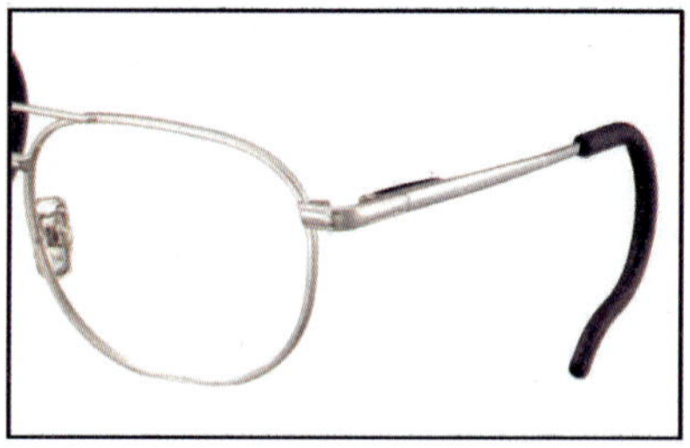

(b) 케이블식(Cable)

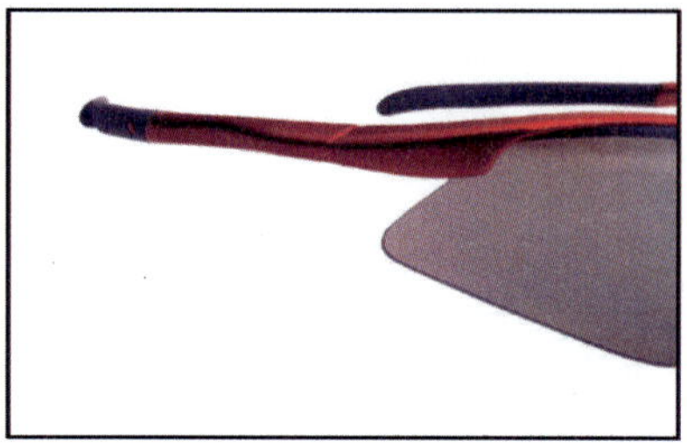

(c) 곧은다리(Straight)

그림 7-8 안경 템플의 종류

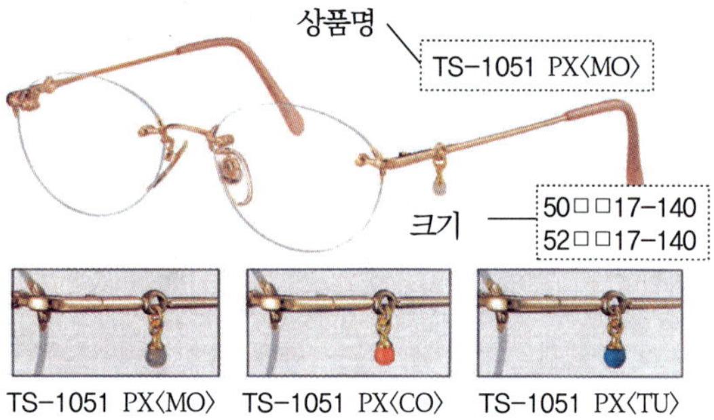

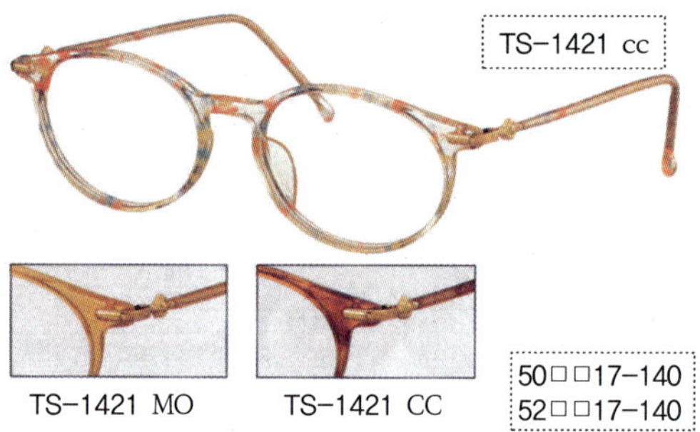

컬러	표면처리	재질
PX〈MO〉(금색, Moonstone)	GP(도금)	Metal
PX〈CO〉(금색, 산호)	GP(도금)	
PX〈TU〉(금색, 터키석)	GP(도금)	

컬러	재질
CC(Crystal)	Plastic
MO(Milky Orange)	
YA(Yellow Amber)	

그림 7-9 안경테 상품목록(Catalog) 예

렌즈 삽입부분의 모양에 의한 분류는 다음과 같이 나눌 수 있으나 다양한 디자인의 신제품이 나오고 있어 이것도 각 메이커의 상품목록(Catalog)에서 상품명 또는 상품번호를 숙지하여야 한다. 그러나 디자인의 기본은 그림 7-10의 (d), (e)의 보스턴(Boston)형과 웰링통(Wellington)형이고 여기서부터 변형되어 각진형 등 혼합 디자인이 많다.

① 원형(Round)
② 보스턴형(Boston)
③ 각진형(Squared)

④ 오벌형(Oval)
⑤ 폭스형(Fox)
⑥ 웰링톤형(Wellington)
⑦ 계란형(MacArthur)

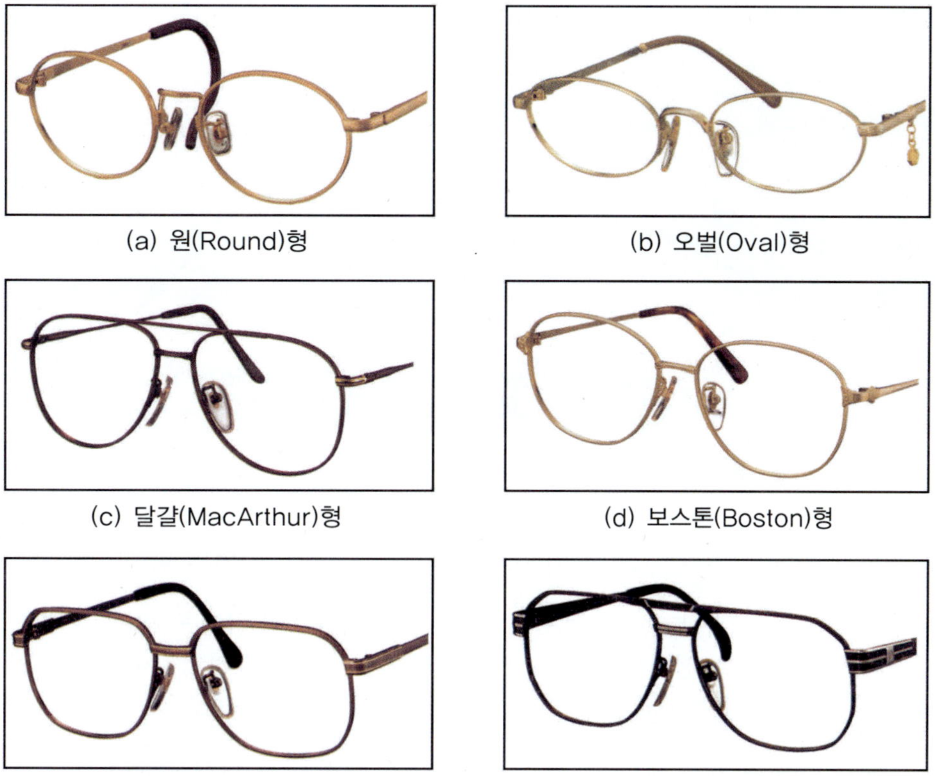

(a) 원(Round)형 (b) 오벌(Oval)형
(c) 달걀(MacArthur)형 (d) 보스톤(Boston)형
(e) 웰링톤(Wellington)형 (f) 각진형

그림 7-10 렌즈삽입부 형태에 따른 명칭

04 테에 쓰여진 기호와 숫자

안경테(Frame)의 크기 계측에는

① 박싱 시스템(Boxing System)
② 데이텀 라인 시스템(Datum Line System)
③ 상공련 시스템(商工聯 System)

의 세 가지 계측기준이 있다. 지금은 모두 박싱 시스템(Boxing System)을 채택하고 있다.

박싱 시스템은 독일의 RAL(RG) 914에서 규정된 것이다. 다양한 안경테(Frame) 디자인에 가장 합리적으로 대응하기 위해 만들어진 것으로 어떠한 형상의 안경테도 그림 7-11에서와 같이 렌즈삽입부분(Eyeware), 즉 삽입할 렌즈의 좌우상하의 가장 돌출된 부분의 접선으로 이루어지는 사각형의 상자(Box)로 크기의 기준을 삼는다.

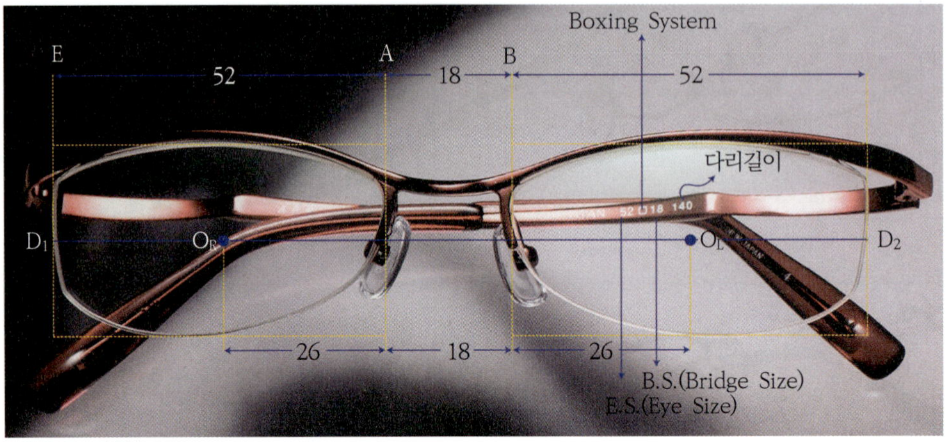

그림 7-11 박싱 시스템(Boxing System)의 계측 표시

이 사각형의 가로 길이 AE를 **렌즈삽입부의 크기[Eye Size]**로 하며 단위는 *mm*로 하는데 단위표시는 하지 않는다. 또, 좌우 렌즈삽입부의 사각형의 간격 AB를 **연결부의 크기[Bridge Size]**로 채택한다.

'다리부(Temple)의 크기'는 전면부와 분리 또는 결합시키는 다리의 경첩(Hinge) 나사 구멍을 기준으로 다리를 일직선으로 폈을 때의 끝단까지의 길이로 하며 단위는 *mm*이다.

계측된 안경테(Frame)의 크기 표시는 그림 7-11에서와 같이 주로 다리부(Temple) 안쪽에 표시하지만 드물게는 다른 곳에 표시하기도 한다.

안경테(Frame)에는 각 부분의 크기 표시 이외에 주로 메탈테의 재질과 표면처리에 사용된 금속 및 표면처리방법에 관한 표시를 한 경우도 있다. 지금은 메탈테의 대부분이 티타늄 재료여서 도금 내용 표시는 고급 18K테 이외는 보기 힘들다. 다음 기호는 세계적 메이커들이 채용하고 있는 재질의 기호이다.

① All TITAN : 순티타늄 재질
② βTITAN : β티타늄 재질
③ WD : White Gold 피복에 로듐 도금
④ WR : 로디움(Rodium) 도금
⑤ WM : 크롬(Chrome) 도금
⑥ SPM : 쌘프래티너(Sanplatina) 재질

금도금 및 금발림 표면처리를 한 안경테에서 금 함유량은 다음과 같이 표시한다.

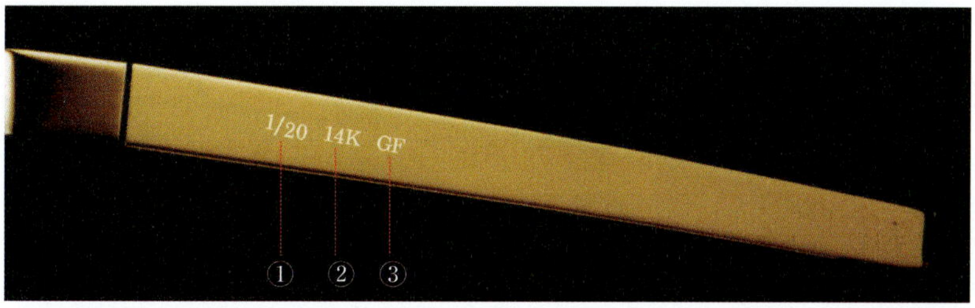

① $\frac{1}{20}$: 안경테에 사용된 금속부분 전체 중량의 20분의 1이 표시된 순도(14K)의 금합금의 중량임을 의미
② 14K : 14캐럿의 순도임(100% 순도는 24K)
③ G.F. : Gold Field 금발림 또는 금피복
④ G.P. : Gold Plate, 금도금

이밖에 안경테에는 메이커명, 상품명 또는 상품번호 그리고 컬러표시 또는 컬러번호 등이 쓰여 있기도 하다. 이들은 테를 주문할 경우 중요한 데이터가 되는데 특히 컬러표시는 메이커에 따라 독자적 표시방법을 취하고 있으므로 상품목록(Catalog)을 보고 확인하여야 한다.

05 테에 쓰이는 금속, 금합금과 플라스틱

1. 금속테(Metal Frame)

메탈테는 비금속(卑金屬)소재와 귀금속(貴金屬)소재로 나누게 된다. 비금속소재는 현재 거의 모든 메탈테에 재료로 사용하는 티탄(Titanium)과 양백 등의 합금 형태이고, 귀금속 소재는 18캐럿(K) 순도의 금테와 비금속소재로 된 바탕금속에 금도금 및 금피복 형태로 금, 화이트골드, 백금 등 이 주로 사용되고 그 외의 귀금속은 로디움(Rh) 그리고 팔라디움(Pd)이 있다.

(1) 티타늄 또는 티탄(Titanium Metal, Ti)

티타늄(Titanium, Ti)은 안경테의 금속재질로 가장 각광을 받는 소재이다.

티타늄 금속은 1795년 헝가리산 금홍석에서 추출한 것으로 당시 3,000℃ 이상의 높은 융점을 가진 금속으로 그리스 신화에 나오는 거인 타이탄(Titane)의 이름을 빌려 티탄 또는 티타늄(Titanium, Ti)으로 명하였다. 1984년 미국의 왓트맨(Wattman)에 의해 처음으로 공업적으로 생산하게 되었다. 티탄은 자연계에는 이산화티타늄(TiO_2)의 형태로 바위, 흙에도 있으며 금홍석 또는 사철에 많이 포함되어 있어 알루미늄, 철, 마그네슘에 이어 네 번째로 많은 금속 자원으로 알려져 있다. 순수한 티탄은 회백색을 띠고 있다. 단단하지만 부숴지기 쉬운 성질을 가지고 있어 열처리를 하여야만 비로소 물리

적, 화학적으로 뛰어난 성질을 띠게 된다. 이 금속의 특징은,

① 비중이 4.57*g*/*cm*²로 니켈 동합금 중량의 약 1/2의 무게로 아주 가볍다.
② 백금 정도의 소금물, 땀 등에 대한 내부식성을 가진다.
③ 철의 1/2의 영(Young)율을 가져 부드러운 탄성을 지니고 있다.
④ 가벼우면서도 알루미늄의 3배의 강도를 가진다.
⑤ 인체에의 적응력이 좋다.
⑥ 높은 융점(1,670℃)과 열전도율 및 열팽창계수가 작아 물리적으로 안정되어 있다.

금속조직적으로 티탄을 분류하면 알파티탄(α Titan), $\alpha+\beta$티탄 그리고 베타티탄(β Titan)으로 나눈다. 99% 이상의 순도를 가진 순티탄을 α형, 99% 미만은 타금속과의 합금으로 티탄합금이 된다.

티탄안경테의 종류에는 표 7-2와 같이 **순티탄안경테(All Titan Frame)**, 티탄을 바탕금속으로 하여 그 위에 동, 금 등을 바른 **티탄금피복(Ti-Au)테**, **티탄니켈금피복(Ti-Ni-Mn)테** 그리고 부분적으로 순티탄과 금발림테를 섞어 만든 테[Partial Titan Frame] 등 세 가지 종류가 있다. 순티탄테(All Titan Frame)는 아주 가벼운 대신 공기 중의 산소와 반응하여 표면에 이산화 티타늄(TiO_2)피막을 만들어 용접이 곤란하였다. 요즈음은 알곤 개스를 불어 넣어 산소를 제거하면서 용접할 수 있게 됐다. 안경테에는 주로 β티탄계열의 소재를 사용한다. 2013년 현재 물성과 가공성이 획기적으로 개량된 티탄소재의 안경테가 나와 있다.

처음 소재 개발에 앞장섰던 일본 메이커들이 니켈을 사용하지 않고서 초탄성과 형상기억을 가지는 **엑셀런스티탄(Excellence Titan)**, 니오븀(Nb)을 넣어 부드러움과 탄성이 좋게 되어 가공성을 높인 **굼메탈(Gummetal)**, 인체친화성을 높힌 **바이오타이탄 렉스(Bio-Titan Lex)** 등 안경테용 신 티탄합금이 속속 시장에 나오고 있다.

▼ 표 7-1 안경테용 티탄재료의 화학성분 구성 [자료 : (주)대한경금속]

	금속성분(%)							
	H	N	C	O	Fe	Al	V	Ti
순티타늄 (선, 판)	0.0125 이하	0.03 이하	0.10 이하	0.25 이하	0.30 이하	0	0	나머지
티탄 합금 TIVEC	0.0125 이하	0.02 이하	0.05 이하	0.12 이하	0.25 이하	2.50~3.50	2.00~3.00	나머지
티탄 합금 β Titanium	0.015 이하	0.05 이하	0.10 이하	0.20 이하	1.00 이하	3.50~4.50	20.00~23.00	나머지

▼ 표 7-2 여러 티탄(Titan)테의 물리적, 화학적 성질

성질 \ 종류		Ti-Ni 금피복 (티탄라이트 Ⅰ)	Ti-Cu 금피복 (티탄라이트 Ⅱ)	Ti-Au 금피복 (티탄라이트 Ⅲ)	순티탄 (All Ti)
구조	바탕재	Ti	Ti	Ti	순 Ti
	표면	Ni	Cu-Ni-Mn	Au(12k)	
탄력성		좋음	매우 좋음	매우 좋음	좋음
내부식성		매우 좋음	좋음	매우 좋음	매우 좋음
표면처리		귀금속 도금 도장	귀금속 도금 도장	불필요	이온플레이팅 도장
가공성	press성	매우 좋음	매우 좋음	매우 좋음	보통
	절삭성	매우 좋음	매우 좋음	매우 좋음	보통
표면광택		매우 좋음	좋음	매우 좋음	보통
용접		매우 좋음	매우 좋음	매우 좋음	보통
디자인		매우 좋음	매우 좋음	매우 좋음	보통
비중(g/cm^3)		5.1	5.1	5.4	5.4
경제성		좋음	좋음	보통	매우 좋음

(2) 금(Gold)

금은 기계적, 화학적으로 안정되어 있으며 전성과 연성이 좋다. 변색되지 않고 광택이 변하지 않아서 고급테의 재질로 오랫동안 쓰여졌다. 금의 품위를 나타내는 단위로 K(캐럿, Karat)이나 ‰(퍼밀, Per mill, 천분율)이 사용된다. 순도 24캐럿(K)의 순금은 물러서 은(Ag), 구리(Cu), 니켈(Ni)과 아연(Zn) 등 다른 금속과 혼합하여 경도와 강도가 높은 합금으로 사용된다. 금도금, 금피복에는 14K, 12K 그리고 10K 등이 주로 사용되고, 고급용 테에'18금테'라고 불리는 것은 전체 안경테의 금속이 18캐럿(K)으로 된 것이다. 표 7-3에서 보는 바와 같이 합금의 성분비에 따라 여러 색상의 금 메탈테를 만들 수 있다.

▼ 표 7-3 18K 합금의 성분금속 백분율에 따른 색상

색상 \ 합금성분	금(Au)	은(Ag)	구리(Cu)	니켈(Ni)
노랑(Yellow)	75%	12%	13%	-
핑크(Pink)	75%	6%	19%	-
빨강(Red)	75%	1%	24%	-
백색(Wihte)	75%	-	12%	13%

금합금 중 **화이트골드(WG, white gold)**는 WG로 표시된 것으로 금(Au)에 니켈(Ni), 구리(Gu), 아연(Zn)을 사용한 금합금과 금에 파라듐(Pd), 은(Ag)의 합금으로 된 것이 있다. 색조는 백색이며 백금(Pt)의 대체 소재로 널리 사용된다. 표 7-4에 금순도별 화이트골드의 합금 조성비를 실었다.

표 7-4에서 14캐럿(K)의 화이트골드가 안경테 소재로 가장 많이 쓰인다. 표 7-4의 화이트골드는 첨가된 니켈의 비중이 커서 '니켈계 화이트골드'라고 한다. 금(Au) 75%, 파라듐(Pd) 16~20%, 나머지는 은(Ag)으로 조성된 것을 '파라듐계 화이트골드'라고 한다.

▼ 표 7-4 화이트골드의 품위별 표준 조성

	무게 조성 백분율			
	금(Au)	니켈(Ni)	아연(Zn)	구리(Cu)
18K	75.0%	16.5%	5.0%	3.5%
14K	58.3%	17.6%	6.0%	18.0
12K	50.0%	20.0%	10.0%	20.0%
10K	41.7%	17.3%	14.0%	27.0%
9K	37.5%	17.5%	17.4%	27.6%

표 7-5와 같은 조성비로 구리가 함유되면 10캐럿(K), 12캐럿(K) 그리고 14캐럿(K)은 핑크색을 띠게 된다. 이러한 금합금을 핑크골드(Pink Gold)라고 부르고 있다. 안경테에서는 도금재, 금피복재로 주로 쓰이고 있다.

▼ 표 7-5 핑크골드의 합금 조성비 (무게 %)

조성 / 캐럿	금 (Au)	은 (Ag)	구리 (Cu)	니켈 (Ni)	아연 (Zn)
10K	41.6	9.2	41.0	1.9	6.3
	41.6	4.6	43.4	5.0	5.4
12K	50.0	4.0	37.1	4.3	4.6
	50.0	-	42.0	6.0	2.0
14K	58.3	4.9	31.6	5.2	-
	58.3	3.3	31.0	3.5	3.9

(3) 백금(Platinum, Pt)

귀금속으로 반지, 목걸이 등에 주로 사용되고 안경테의 바탕 소재로는 이리듐(Ir)과 합금으로 품위 950/1000으로 사용되었다. 그러나 무겁고 고가이므로 지금은 거의 사용되지 않는다. 단, 백금족 금속인 백금(Pt), 파라듐(Pd), 이리듐(Ir), 오스뮴(Os), 로듐(Rh) 그리고 루테늄(Ru) 가운데 로듐은 반사율이 좋아 도금재로 많이 쓰이고 있다. 품위표시는 '550/1000'과 같이 천분율로 표시하기도 한다.

금, 백금, 금강석 등의 귀금속 함유량을 나타내는 '품위표시'로는 캐럿(K), 1000분비, 100분비 등이 있다. 이 중 캐럿(K) 단위가 제일 많이 사용된다. 순금을 24캐럿(K)으로 하여 금 이외의 첨가물의 양이 많아짐에 따라 20K, 18K, … 10K 등으로 표시된다.

다음 표 7-6에 금의 품위 표시의 대조를 실었다.

▼ 표 7-6

캐럿(K)	순금비	1000분비 품위	비중
24K	순금	1000/1000	19.3
22K	0.917	917/1000	17.9
20K	0.835	835/1000	16.0
18K	0.750	750/1000	15.5
14K	0.585	585/1000	13.1
12K	0.500	500/1000	12.5
10K	0.417	417/1000	11.2

(4) 니켈(Ni) 합금

① **모넬(Monel Metal)**은 표 7-7에서와 같이 니켈(Ni)이 63~70%, 구리(Cu)가 28%, 나머지는 소량의 철(Fe), 규소(Si), 알루미늄(Ae)으로 된 합금으로 색조는 투명 반사색을 띤 고광택의 백색으로 비중은 8.8g/cm^{3}이다. 내식성이 뛰어나고 인장강도, 기계적 경도가 좋다. 경도를 높이기 위하여 약 3%의 알루미늄을 첨가한 K모넬, 내식성을 높이기 위하여 약 2.7%의 규소를 첨가한 H모넬과 약 3.7%의 규소를 첨가한 S모넬과 절삭성을 좋게 하려고 약 0.035% 유황을 첨가한 R모넬 등이 있다. 안경테 앞부분의 림(Rim)에 적재이다. 금장재료로 쓰이고 있다. 표 7-7, 7-8에 모넬의 성분금속과 특성을 실었다. 안경테 소재로는 특이하게 소량의 철(Fe)을 포함하고 있다.

② **산플라티나(Sun-Platium)**는 비중 8.7g/cm^3으로 비교적 가볍고 내식성이 좋으며 광택도 오래 가고 탄력성, 가공성이 좋아 대중용 안경테 소재로 쓰인다. 치과보철재료로도 많이 쓰인다. 백색으로 성분은 니켈(Ni)이 83%, 크롬(Cr)이 15%, 은(Ag)이 1%, 코발트(Co)와 구리(Cu) 등 기타 금속이 1%의 합금이다.

③ **하이니켈(Hi-Nickel)**은 니켈 85%, 크롬 13%, 은 1%, 구리 1%의 합금이다. 은백색이고 비중은 8.69g/cm^3로 비교적 가볍다. 내식성, 탄력성 그리고 땜질 등 가공성이 좋다. 렌즈삽입부 림(Rim)소재로 적합하다.

▼ 표 7-7 모넬(Monel)의 금속성분 (%)

합금 종류	니켈(Ni)	구리(Cu)	철(Fe)	규소(Si)	알미늄(Al)	기타 불순물
M-M	64~70	26~32	1.8~2.5	0.5	-	탄소 0.05~0.25 황 0.05~0.25 망간 0.25~1~
K 모넬	63	31	1.5	0.2	3.5	
H 모넬	60~64	26~32	1~2	2.5~3.0	-	
S 모넬	58~63	32~34	2.3~3.0	3.5~4	-	

▼ 표 7-8 모넬의 성분과 여러 성질 [자료 : (주)대한경금속]

<table>
<tr><td>성분</td><td>Ni
(니켈)</td><td>Cu
(동)</td><td>C
(탄소)</td><td>Mn
(망간)</td><td>Fe
(철)</td><td>S
(황)</td><td>Si
(규소)</td><td>Al
(알루미늄)</td><td>Ti
(티타늄)</td></tr>
<tr><td>무게(%)</td><td>63이상</td><td>28~34</td><td>0.15이하</td><td>1.25이하</td><td>1.0~2.5</td><td>0.024이하</td><td>0.50이하</td><td>0.50이하</td><td>0.20이하</td></tr>
</table>

<table>
<tr><td rowspan="2">물리적 성질</td><td>비중</td><td>비열</td><td>전기저항</td><td>융점</td><td>열전도도</td><td>팽창계수</td></tr>
<tr><td>8.80(g/cm^3)</td><td>427(J/kg·℃)</td><td>0.547($\mu\Omega \cdot m$)</td><td>1,300~1,350(℃)</td><td>21.8(W/m·℃)</td><td>13.9(μm/m·℃, 21.93℃)</td></tr>
</table>

<table>
<tr><td rowspan="4">기계적 성질</td><td>조건</td><td>인장강도
(N/m^2)</td><td>항복강도
(N/m^2)</td><td>연신율
(%)</td><td>경도
(Hv)</td></tr>
<tr><td>롯드</td><td>450~600</td><td>200~300</td><td>30~45</td><td>120~150</td></tr>
<tr><td>선
(950℃ 열처리)</td><td>480~570</td><td>250~320</td><td>30~40</td><td>120~150</td></tr>
<tr><td>선
(800℃ 열처리)</td><td>510~600</td><td>270~330</td><td>30~40</td><td>120~150</td></tr>
</table>

(5) 동(Cu) 합금

① **양백(Nickel or German Silver Metal)**은 안경테로 사용되는 소재는 구리(Cu)가 64%, 니켈(Ni)이 18%, 아연(Zn)이 18%의 3금속 합금으로 용접, 도금, 절삭 등 가공성이 양호하여 메탈테의 초기 제품에 많이 사용되었지만 구리가 있어 녹청이 생기기 쉬운 단점이 있다. 금장, 즉 금피복 테의 바탕금속(Base Metal)으로 사용되고 있다.

② **황동(Brass)**은 속칭 '신쭈'라는 것으로 구리(Cu)가 63~65%이고, 그 외에는 아연(Zn)으로 된 2금속 합금으로 색조는 황색이다. 쉽게 변색되고 녹이 잘 스는 결점이 있다. 요즈음은 거의 사용되지 않고 있다.

③ **블랑카-Z(Blanka-Z)**는 구리(Cu)가 62%, 니켈(Ni)이 23%, 아연(Zn)이 13%, 주석(Sn)이 2%의 4금속 합금이다. 독일의 로덴스톡(Rodenstock)사에서 다리 소재로 개발한 것으로 구리색을 띠고 비중은 8.8g/cm^3이다. 동합금 중에서는 특히 탄력성 그리고 도금성과 내식성이 뛰어나 주로 다리(Temple), 연결부(Bridge) 등에 사용되어 진다.

④ **청동(Bronze)**은 약 91%의 구리(Cu)와 약 8% 주석(Sn)의 2금속 합금으로 약간의 인이 첨가된다. 주석(Sn)의 비율이 달라짐에 따라 전혀 다른 성질의 합금으로 된다. 약간 고가이고 가공성이 좋지 않으나 탄력성이 좋아 다리(Temple)의 소재로 좋다.

⑤ **베릴륨동(Beryllium Copper)**은 대부분의 구리(Cu)에 베릴륨(Be) 약 2% 그 외 코발트(Co), 니켈(Ni), 그리고 철(Fe)을 극소량 첨가한 구리 합금으로 가장 높은 강도와 경도를 가진다. 안경테에서는 엔드피스(Endpiece)로 사용한다.

▼ 표 7-9 양백의 금속 합금 성분비와 특징 [자료 : [주]대한경금속]

제품	화학성분(%)						특색 및 용도 보기
	Cu(동)	Pb(납)	Fe(철)	Zn(아연)	Mn(망간)	Ni(니켈)	
A	62.0~68.0	0.10 이하	0.25 이하	나머지	0~0.50	8.5~11.5	• 광택이 아름답고, 내피로성, 내식성이 우수함 • 제품 C는 피절삭성이 우수함 • 봉은 작은나사, 볼트, 너트, 전기기기부품, 악기 및 의료기, • 선은 특수 스프링 재료에 적당함 • 직선스프링, 코일스프링으로서 계전기, 계측기, 의료기 장식품, 안경부품 • 연질재는 헤더(header)재 등
B	61.0~67.0	0.10 이하	0.25 이하	나머지	0~0.50	16.5~19.5	
C	59.0~65.0	0.10 이하	0.25 이하	나머지	0~0.50	12.5~15.5	
D	54.0~58.0	0.10 이하	0.25 이하	나머지	0~0.50	16.5~19.5	

(6) 스테인리스강(Stainless Steel)

스테인리스강은 합금 배합 조성비에 따라 성질이 다르게 되는데, 안경테에 쓰이는 것은 소위 '18Cr-8Ni', 즉 18-8 스테인리스강이다. 이는 철(Fe)이 71%, 크롬(Cr)이 18%, 니켈(Ni)이 8%의 합금으로 내식성과 탄력성이 뛰어난 것이 주특징이다. 탄력성이 좋은 것은 다리(Temple)에 사용된다. 납(Pb)을 1~1.5% 넣어 강도를 높여 안경테용 나사를 만드는데 이용된다. 금장재의 바탕금속으로도 사용되지만 용접성이 떨어져 안경테 전체를 이 금속으로 사용하지는 않는다.

(7) 듀랄루민(Duralumin)

대부분의 알루미늄(Ae)에 구리(Cu) 4%, 마그네슘(Mg) 0.5%, 망간(Mn) 0.5%, 규소(Si) 0.5%를 첨가한 합금으로 비중 2.7g/cm^2로 아주 가벼운데 비하여 강도가 연강철의 3배이다.

(8) NT초탄성 합금(형상기억합금)

본래 상태로 복원하는 능력이 뛰어나려면 아주 큰 탄성이 있어야 하는데 현재 이러한 초탄성 금속을 합금 형태로 하여 여러 분야에서 사용되고 있다. 초탄성 합금은 안경테에 사용되는 니켈·티타늄(Nickel-Titatium, NT) 합금을 필두로 하여 표 7-10에서와 같은 구리합금, 철합금 등이 있다.

▼ 표 7-10 여러 초탄성(형상기억) 합금 금속(%)

합금	조정	변형온도(℃)
Ni-Ti	49~51%(Ni)	~40
Ag-Cd	44~49%(Cd)	~15
Au-Cd	46.5~50%(Cd)	~15
Cu-Al-Ni	{14~14.5%(Al) 3~4.5(Ni)	~35
Cu-Au-Zn	{23~28%(Au) 5~47%(Zn)	~6
Cu-Sn	~15%(Sn)	~10
Cu-Zn	38.5~41.5%(Zn)	~4
In-Ti	18~23(Ti)	~10
Ni-Al	36~38%(Al)	~4
Fe-Pt	~25%(Pt)	
Fe-Pd	~30%(Pd)	
Mn-Cu	5~35%(Cu)	~25

외부 힘이 가해졌을 때 형태가 변하고, 힘을 없애면 온전히 원래의 상태로 되돌아가지 않고 약간의 변형을 남기게 되는 것이 일반 물질의 성질이다. 그런데 NT 초탄성 합금은 0~40℃의 상온에서는 원형으로 되돌아가게 된다. 0℃ 미만에서는 변형된 상태로 남게 되지만 상온으로 온도를 올리면 원상태로 되돌아가며, 40℃ 이상에서 생긴 변형은 80℃ 이상으로 가열하면 다시 원상태를 기억하게 된다. 그러나 80℃ 이상으로 가열해서 원상태로 돌아간 때는 소재가 단단해져서 무리하게 힘을 가하면 파손된다.

온도조건에 따라 원상태로 되돌아가는 형상기억상태를 가진 **초탄성금속**과 상온에서 외부의 힘이 가해졌을 때 일반금속과 마찬가지로 변형이 생겼다가 일정온도 이상으로 열을 가하면 원상태로 되돌아가는 **형상기억금속**으로 세분할 수 있다. 안경테에서는 탄성이 필요한 다리부분(Temple)과 연결부(Bridge)에만 사용되는 것은 주로 NT 초탄성 합금이다. 그림 7-12는 NT 초탄성 합금 안경테의 뛰어난 탄력성을 나타낸 것이다. 특성은

① 탄력성이 좋아서 피팅감이 좋고 얼굴에서 흘러내리지 않는다.
② 피팅한 후 접촉부에 가하는 힘이 적어 장시간 사용해도 압박감이 없다.
③ 오랜 시간이 흘러도 변형이 없다.
④ 가볍고 녹슬지 않는다.
⑤ 외부 충격이 가해졌을 때 충격을 흡수하므로 안전성이 높다.

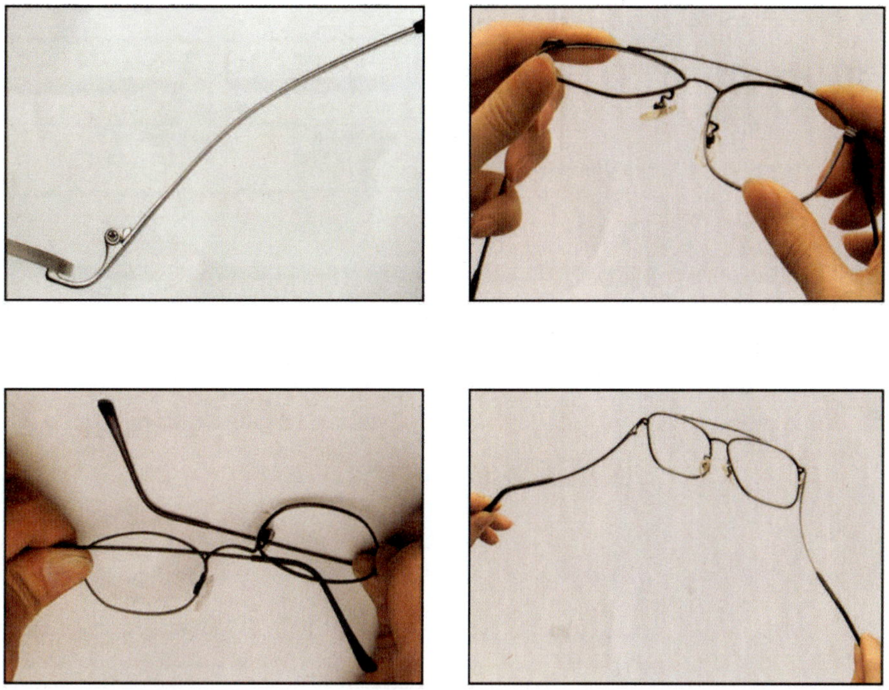

그림 7-12 NT 초탄성 합금 안경테의 연결부와 다리의 탄력성

▼표 7-11 형상기억합금의 금속원소 성분 [자료 : (주)대한경금속]

원소	Ni(니켈)	Co(코발트)	Ti(티타늄)
무게(%) at(%)	54.56 49.63	1.45 1.31	나머지 나머지

2. 플라스틱테(Plastic Frame)

(1) 아세테이트(Acetate)

열가소성수지이고, 셀룰로이드와 함께 오랫동안 안경테 소재로 사용되어 왔다. 제조법은 셀룰로오스에 무수초산(CH_3COOH)과 황산(H_2SO_4)을 가해서 '트리아세틸 셀룰로오스'를 만들고 여기에 물을 첨가하면 '디아세틸 셀룰로오즈(Diacetylcellulose)'가 된다.

아세테이트는 셀룰로이드의 타기 쉬운 결점을 보완할 수 있는 난연성 수지로 셀룰로이드에 비해서 인장강도, 충격강도 등 기계적 성질에서는 열등하지만, 자외선에 의해 노랗게 변하지 않고 무엇보다 불에 쉽게 타지 않는 장점을 지니고 있다.

아세테이트(Acetate)의 특성은 다음과 같다.

① 비중이 1.28~1.32(g/cm^3)로 셀룰로이드보다 약간 가볍다.

② 쉽게 불에 타지 않는 **난연성 소재**다.

③ 자외선으로 변색되지 않는다.

④ 복원성은 셀룰로이드 보다 좋지 않다.

⑤ 다른 플라스틱보다 내충격성은 좋으나 셀룰로이드 보다는 낮다.

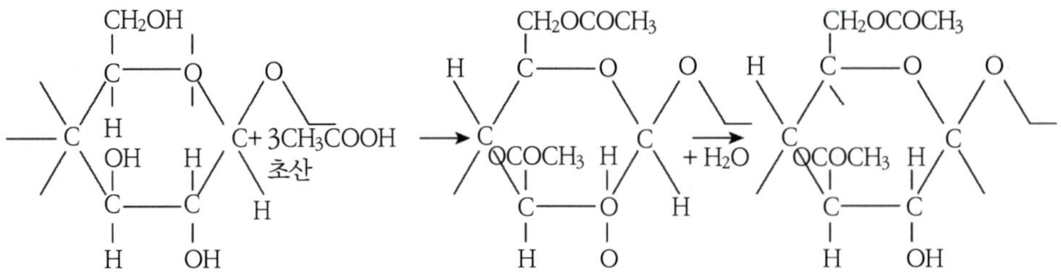

그림 7-13 아세테이트의 구조식

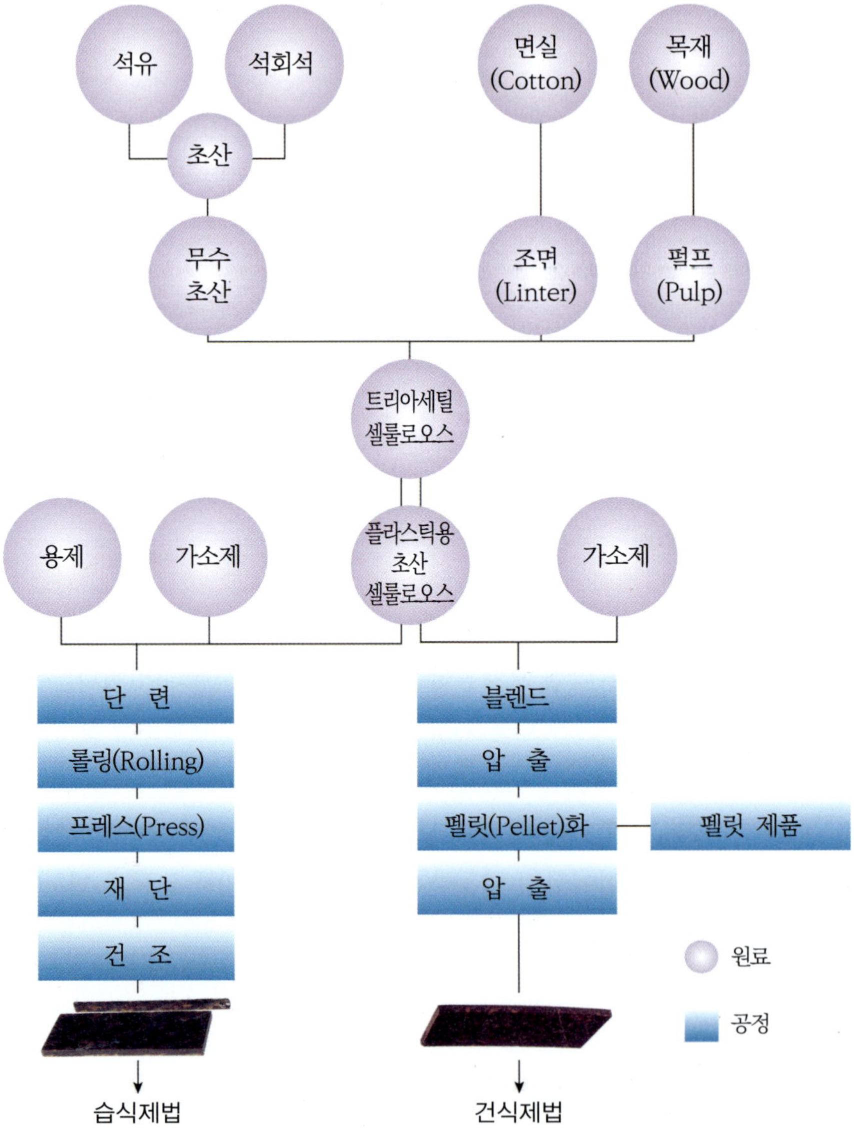

그림 7-14 아세테이트의 제법

(2) 셀룰로이드(Celluloid)

셀룰로이드(Celluloid)도 아세테이트(Acetate)와 같이 열가소성수지(Thermoplastic Resin)이다. 즉 가열하면 연화되어 자유롭게 형을 바꿀 수 있고, 냉각하면 단단하게 굳어진다. 그리고 이 변화가 가역적인 수지로 전통적으로 오래동안 안경테에 쓰였던 소재이다. 제조법은 주원료로 조면(Cotton Linter), 목재펄프(Pulp) 등과 같은 천연섬유인 셀룰로오스(Cellulose, $C_6H_{10}O_5$)에 질산(HNO_3)과 촉매로 작용하는 황산(H_2SO_4)의 혼합액을 가해서 니트로화(Nitrification)시켜 만든다.

즉, 셀룰로오스의 수산기(-OH)와 질산의 질산기($-NO_2$)가 치환되면 '니트로셀룰로오스'가 된다. 그런데 반응정도에 따라 치환되는 질산기의 양이 다르게 된다. 안경테 소재로 쓰이는 셀룰로이드는 그림 7-15의 구조식에서 보는 바와 같이 질산기 2개가 치환된 디니트로셀룰로오스(Dintrocellulose) 75%를 가소제로 하고 여기에 약 25%의 나프탈린을 약 25%의 알콜에 용해시켜, 원하는 색의 염료를 넣고 가열, 가압하여 만들게 된다. 셀룰로이드는 안경테 소재로서의 좋은 점인 피부와의 적응성, 탄력성, 색깔의 다양성, 가공의 용이성 등 때문에 오랫동안 사용되어 왔다. 그런데 이 소재의 최대 결점의 하나인 불에 타기 쉬운 점 때문에 근래에는 사용되지 않고 있다.

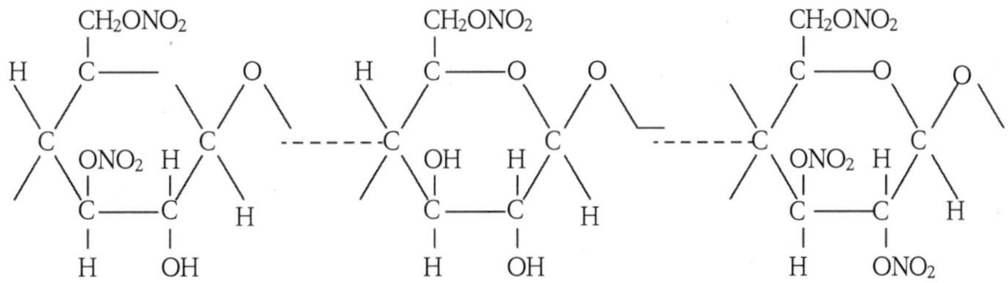

그림 7-15 셀룰로이드 구조식

셀룰로이드의 특성은 다음과 같다.

① 비중은 1.32~1.35(*g/cm³*)이다.

② 자외선은 투과되고 이 자외선에 의해 변색된다. 적외선은 투과되지 않는다.

③ 상온에서는 탄력성이 있고 60℃ 이상이면 연화되면서 탄력성이 떨어진다.

④ 130℃ 이상으로 가열하면 내부에 기포가 발생한다.

⑤ 복원성이 좋다.

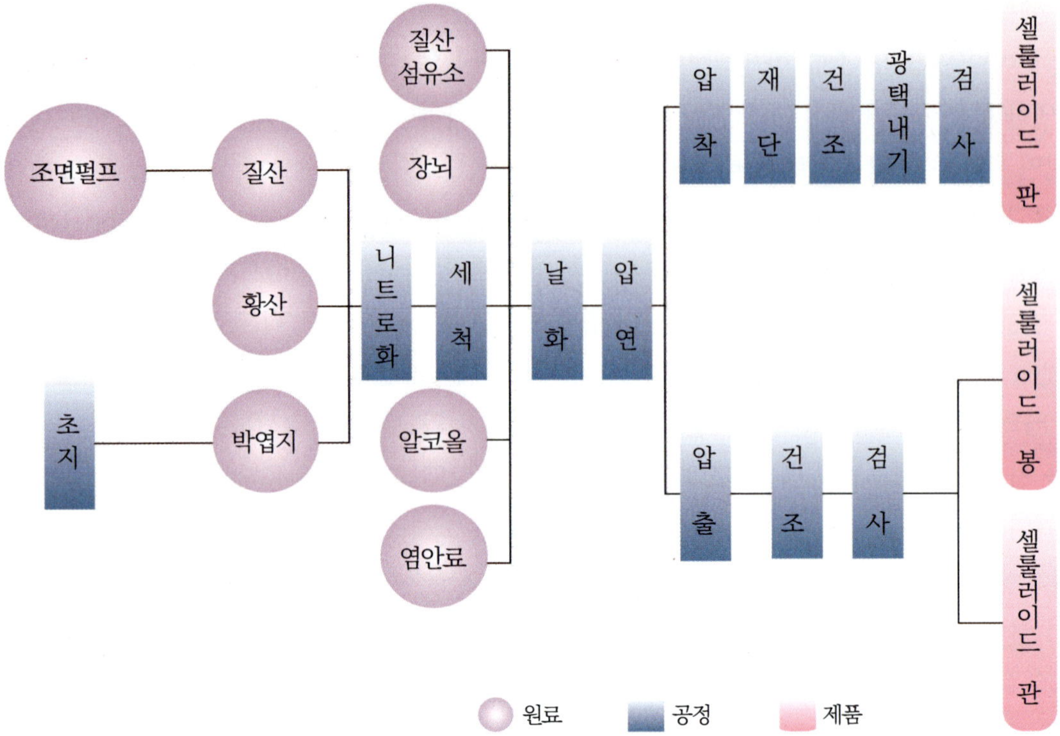

그림 7-16 셀룰로이드 제법

(3) 플로피오네이트(Propionate)

셀룰로이드와 아세테이트의 합성에 사용되어진 기본 소재인 섬유소, 즉 셀룰로오스(Cel-lulose)를 사용한다. 셀룰로이드는 섬유소를 니트로화(Nitrification)시키는 것이고, 아세테이트는 아세틸화(Acetylation)시키는 것에 대하여 프로피오네이트는 피로피온산(Propionic Acid, C_2H_5COOH)을 섬유소에 가해서 프로피온기(C_2H_5COO-)를 섬유소{$C_6H_7O_2(OH)_3$}의 수산기(OH-)와 치환시켜 물분자가 제거되는 축합반응으로 에스텔화(Esterification)시킨 것이다. 안경테로서의 가공, 조정의 조건은 아세테이트와 거의 같은 성질을 가지고 있으나, 렌즈 끼워 넣기에서 테를 연화시키기 위한 가열온도를 조금 높여야 한다. 또, 위 두 소재에 비해서 수축성이 적어 조제 가공시에 렌즈 크기를 정확하게 가공하여야 한다.

프로피오네이트(Propionate)의 특징은 다음과 같다.

① 셀룰로이드와 같은 정도의 강인성을 갖고 있다.
② 내기후성이 좋고 색이 변하지 않는다.
③ 형태 변화가 없어 크기, 모양이 안정적이다.
④ 사출성형과 압출성형의 어느 제조법으로도 형태를 만들 수 있다.
⑤ 습기를 흡수하는 성질은 좋지 않다.
⑥ 전기를 띠는 성질, 즉 대전성이 작다.

피로피오네이트의 펠릿(Pellet)은 성형성이 아주 좋아 코받침, 플라스틱 윗 덮개(Plastic Hood) 그리고 다리와 메탈테의 모던(Modern)을 만드는데 주로 쓰인다.

이상의 셀룰로이드, 아세테이트, 프로피오네이트가 안경테 소재로 택하여진 이유는 다음과 같다.

① 테의 디자인, 색깔을 자유롭게 만들고 넣을 수 있다.
② 투명성이 뛰어나고 광택이 좋다.
③ 크기와 모양의 변화가 없다.
④ 내충격성이 좋다.
⑤ 기후 변화에 잘 견딘다.
⑥ 화학약품에 변화를 일으키지 않는다(단, 알코올, 알카리에는 약하다).
⑦ 쉽게 가공할 수 있다.
⑧ 렌즈 고정성이 좋다.

▼ 표 7-12 대표적 열가소성 플라스틱 안경테의 성질 대비표

재료 항목	셀룰로이드		아세테이트 (Block Sheet)		아세테이트 (사출성형)		프로피오네이트	
연소성	×	발화성(170℃~190℃)	○	난연성	○	난연성	○	난연성
비중	△	1.32~1.35	○	1.28~1.32	○	1.28~1.32	◎	1.22
변색	△	자외선을 장기간 쬐면 황색으로 변함	△	자외선을 장기간 쬐면 황색으로 변함	○	없음	◎	없음
복원성	◎	크다	○	작다		작다	○	보통
경도	○	90~115(R)	○	95(R)		80(R)	○	95(R)*
휨강도	○	600~800(S)	△	500~700(S)	△	500~700(S)	○	600~800(S)*
변형온도		75℃		60℃		60℃		85℃
흡수성	◎	1~2%(24시간침수)	△	2~4%	△	2~4%	○	2.1%
냄새	×	많다	○	보통	○	보통	◎	무취
착색		여러 가지 색의 재료가 있다.		여러 가지 색의 재료가 있다.		투명성이 좋다.		투명성, 염색성이 좋다.
재료납기	×	4~5개월	×	4~5개월	○	20~30일	○	10~20일
경제성	×	좋지 않다	×	좋지 않다.	△	보통	○	좋음

(◎ 아주좋음, ○ 좋음, △ 보통, × 나쁨) * 경도단위 R : 록크웰, 휨 강도단위 S : 살비

(4) 에폭시수지(Epoxy Resin) - [옵틸]

앞에 기술한 세 종류의 열가소성 소재와는 달리 에폭시수지(Epoxy Resin)는 열경화성수지(Thermosetting Resin), 즉 상온에서는 유동성을 가지고 있으나 가열하면 딱딱하게 경화되는데 이 변화가 비가역적인 수지이다.

에폭시수지의 비중은 1.16~1.7(g/cm^3) 정도이다. 열경화성수지는 가열에 의해서 가교반응을 일으켜 3차원의 망상구조를 형성하면서 경화된다.

열가소성수지가 고분자인데 대하여 열경화성수지는 중합반응 하기 전 단량체(Monomer)는 저분자이며 분자량은 500 이하가 많다. 표준틀에 넣어 가열하면 중합반응이 일어나 분자가 결합에 의해서 고분자화합물(Polymer)로 변한다. 이 현상을 경화라고 한다. 일단 경화되어 생긴 성형품은 가열한다 해도 연화되지 않고, 분해되거나 경화가 더 진행될 따름이다.

열경화성수지는 옵틸테의 소재가 되는 에폭시수지(Epoxy Resin)를 비롯하여 페놀수지(Phenol Resin), 요소수지, 멜라민수지(Melamin Resin), 우레탄수지(Uretan Resin) 등이 있다.

안경테의 재질로 사용되는 것은 경화제를 아민(Amine)계로 사용하여 만든 에폭시수지의 일군으로 상품명을 **옵틸(Optyl)**이라고 이름 지은 소재이다. 에폭시수지의 특성은 분자구조에서 비롯된다. 에폭시기($\underset{\diagdown O \diagup}{CH_2-CH-}$)를 포함하는 유기화합물을 총칭하는 이름이 에폭시수지이다.

그림 7-17에 기본적인 에폭시수지의 화학구조식을 나타내었다. 기본수지는 분자의 양끝 부분에 에폭시기를 1개씩 가지고 있다. 다시 말하면 반응할 수 있는 손이 2개이다. 분자구조 내부에도 반응할 수 있는 수산기(-OH)가 들어 있다. 즉, 기본 에폭시수지는 손이 2개 이상이다. 여기에 경화제를 혼합하여 적절한 온도조건을 주게 되면 불포화 폴리에스테르의 경화모델과 유사하게 3차원적인 그물구조를 형성하게 된다.

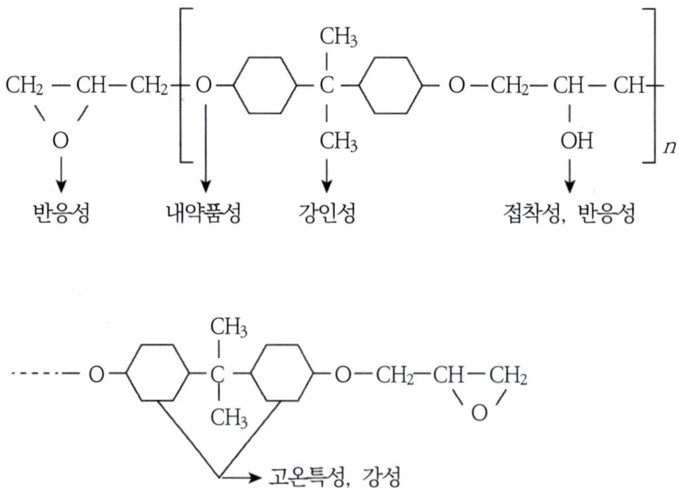

그림 7-17 에폭시수지의 화학구조식과 각 부분의 기능

사용하는 경화제도 손이 2개 이상 있는 반응성 유기화합물이다. 실제 이용되고 있는 에폭시수지는 손이 2개인 기본수지 외에도 손이 3개 혹은 4개인 수지들이 있다. 손이 많아지며 3차원적인 그물구조가 형성되어서 그물눈의 밀도가 높아지므로 기계적인 특성이 더 좋아진다.

다른 열경화성 수지들은 그림 7-18의 (b)에서와 같이 구조 안에 칸막이 이음새가 일정한 간격으로 연결되어 형태를 유지하고 있다. 가열하여 연화되려면 이 칸막이의 길이가 약간 길어서 여유가 있어야 하는데 그렇지 못하다.

안경테는 탄력성을 가져야 하므로 위에서 든 일반 열결화성 수지의 구조로는 곤란하다. 바로 옵틸(Optyl)은 이 칸막이가 '코일스프링(Coil Spring)'으로 결합을 이루고 있어 탄력성을 가지게 된다.

옵틸(Optyl)은 기계적 성질이 강한 점, 금속과의 밀착성이 좋은 점 그리고 쉽게 타지 않는 점 등 안경테 소재로서 좋은 조건을 가지고 있다.

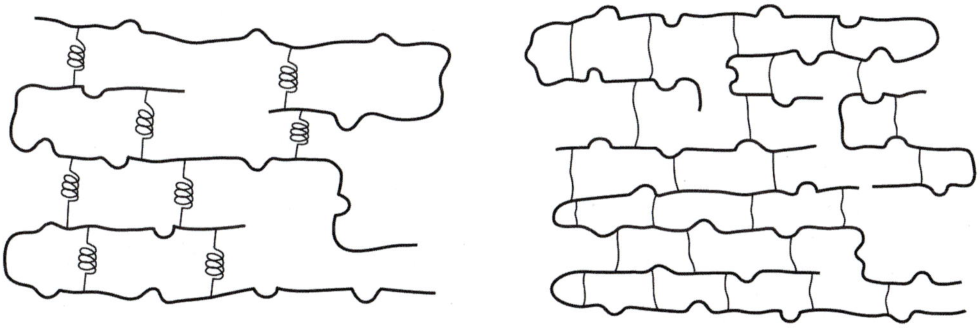

(a) 옵틸　　　(b) 일반 열경화성 수지

그림 7-18 옵틸(Optyl)과 일반경화성 수지의 그물구조

오스트리아의 빌헬름 앙거(Wilhelm Anger)사가 1963년 안경테의 소재로서 개발한 것이다.

이 옵틸(Optyl)의 특성은

① 아세테이트(Acetate)에 비하면 20~30% 가볍고 셀룰로이드 보다는 약 40% 가볍다.
② 형의 변형이 없고 탄력성이 있다.
③ 주입 성형가공을 하기 때문에 모양을 다양하게 디자인 할 수 있다.
④ 알코올, 머리기름, 스프레이 등 약품에 강하다.
⑤ 염색에 의해 색을 띠기 때문에 색깔이 다양하며 그 위에 코팅처리를 할 수 있어 광택이 오래 지속된다.
⑥ 강도가 크기 때문에 다리부분에 철심(Temple Wire)을 넣을 필요가 없다.
⑦ 아세테이트(Acetate)와 셀룰로이드(Celluloid) 같이 수축성이 없으므로 조제 가공시 렌즈 가장자리갈기를 할 때 약간 크게 한다.
⑧ 200℃까지 가열해도 좋을 정도로 내열성이 있다.

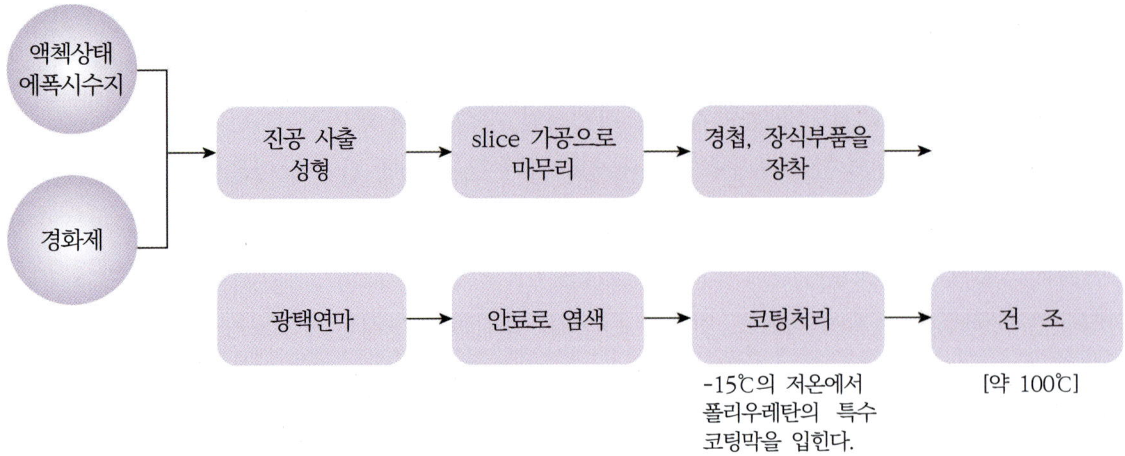

그림 7-19 옵틸테(Optyl Frame)의 제조공정

(5) 나일론(Nylon Polyamide)

1938년 듀퐁에서 연구, 대량생산하여 판매되었다. 아미드(-CONH)결합으로 연결되어 있는 사슬모양의 고분자 화합물이다.

이들 합성고분자에서 섬유 성질을 가진 것이 **나일론(Nylon)**인데, 안경테에 쓰이는 것의 정확한 명칭은 66-Nylon이다. 화학식은 $C_{10}H_{20}(CO_2)_2(NH)_2$이고 비중은 1.1($g/cm^3$)로서 내약품성이 좋고 융점은 250℃이다.

(6) 형상기억 탄성플라스틱(Polyphenylsulfon)

미국의 항공우주국에서 개발한 혁신적인 신소재이다. 탄성, 내충격성, 내열성, 내수성, 내구성이 아주 좋은 신소재 플라스틱이다. 1992년 10월 미국의 르네상스회사에서는 이 소재로 만든 안경테를 MemoLite란 상표로 첫 선을 보였다. 탄성이 아주 좋은 관계로 '형상기억 플라스틱'이라고도 한다. 이 소재로 만든 안경테의 특성은 다음과 같다.

① 비틀거나 굽으려 변형시켰어도 힘을 가하고 있지 않으면 원래의 상태로 돌아간다.
② 렌즈를 튼튼하게 고정하며 가열해도 늘어나거나 줄어들지 않는다.
③ 험하게 사용해도 쉽게 부러지지 않는다.
④ 영하 93℃에서 영상 215℃ 범위에서 부서지지 않으며 형태가 변하지 않는다.
⑤ 색상이 미려하고 퇴색하지 않는다.
⑥ 잘 긁히지 않고 광택이 좋다.
⑦ 사슬성형성이 좋다.
⑧ 가늘게 형성해도 튼튼하다.

(7) 탄소섬유(Carbon Fiber)

19세기 후반 미국의 에디슨(Thomas Alva Edison)에 의해 처음 개발된 이래 기계적 성질이 뛰어난 **탄소섬유**, 즉 **카본화이버(Carbon Fiber)**가 연구, 개량되어 왔다.

탄소섬유는 이름 그대로 유기섬유를 탄화하여 만든 것으로 섬유구성 원자 가운데 탄소가 90퍼센트(%) 이상 포함하는 것을 가르키는 것이다.

탄소섬유를 만드는 원료인 '유기섬유(Precusor)'에는 폴리아크릴로니트릴(Polyacrylo-nitrile, P.A.N.)을 비롯하여 인조견(Rayon), 역청(Pitch) 등이 있다. 그림 7-20에 '폴리아크릴로니트릴'을 프리커서(Precusor)로 한 탄소섬유의 제조공정을 실었다.

안경테를 만드는데 쓰이는 탄소섬유는 주로 '폴리아크릴로니트릴'계이다. 탄소섬유테는 열가소성수지인 나일론(Nylon)을 모재로 하여 탄소섬유의 단섬유를 10~40% 섞은 복합재질로 만든다. 탄소섬유테의 두드러진 특성은 비중 1.23~1.28(*g*/*cm*³)에 비해 강도가 크다는 것이다. 단점은 색깔이 검은 색을 주조로 하여 단조롭다는 것이다.

그 외의 특징은 다음과 같다.

① 열팽창이 적어서 열충격에 강하다.
② 산, 알칼리, 유기용제에 강하다.
③ 전기전도성이 좋다.
④ 내방사선, 생체 친화성이 있다.

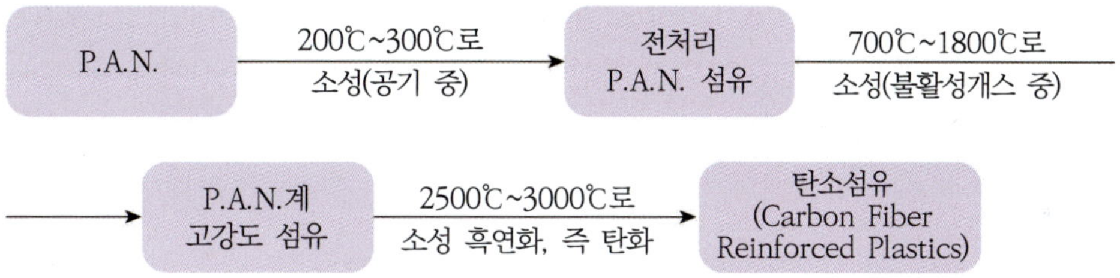

그림 7-20 탄소섬유 제조공정

이와 같이 안경테의 소재로는 두루 좋은 조건을 가지고 있다. 단지 탄력성이 부족하므로 가공시에 주의를 요한다.

▼ 표 7-13 탄소섬유와 여러 안경테 소재의 비교

소재 항목	고강도의 탄소섬유	카본막스 (탄소섬유강화수지)	아세테이트	티탄	양백
비중(*g*/*cm*³)	1.74~1.78	1.23~1.28	1.28~1.32	4.54	8.7
인장강도(kg/*mm*²)	300~350	12.9~22.2	3.2~5.6	40~80	38~70
테조정 가열온도	-	100~130℃	60°~70℃	-	-
파단신도(破斷伸度)	1.3~1.4%	2.3~4.1%	20~25%	10~25%	14~40%

(8) 탄화규소(Whisker, SiC)

규소(Si)가 많이 포함된 벼과식물을 연소해서 탄화시켜 탄화규소(SiC)를 만든다. 탄화규소는 녹회색의 분말로 된 섬유조직으로 이 섬유조직을 현미경으로 확대해 보면 고양이의 수염 모양의 결정상을 가지고 있어 '휘스커(Whisker)'로 통칭된다. 분말이기 때문에 여러 디자인으로 가공하기가 용이하고 항장력(抗張力), 충격 강도는 아세테이트의 2.5배가 되고, 탄소섬유의 약 3배나 되는 뛰어난 인장강도(700~1,000kg/mm^2)에도 불구하고 비중이 1.17로 적어 가볍다.

또, 염색이 자유로워 주목받는 소재이다.

(9) 신소재

가) TR테

최근의 신소재에서 처음 안경테에 사용된 것이다. 정확한 이름은 Trogamid-TR이다. 열가소성수지인 엔지니어링 플라스틱이다. TR은 엔지니어링 플라스틱의 하나인 폴리에스터섬유의 상품명인 테트론(Tetron)과 레이온(Rayon)에서 유래된 것이다.

안경테로서 좋은 점은 투명도가 높고 자외선에 의한 변질이 없다. 내충격성, 내마모성, 가공성이 좋다. 또 다리부에 철심을 넣지 않아도 좋을 정도로 강도가 있으며 유연성 또한 좋다.

나) TR-90테

폴리아미드 12(Polyamide 12, PA 12)에 투명성을 부여한 고기능성 폴리아미드계의 제품으로 안경테 재료로는 TR-90로 불린다. TR-90의 정확한 이름은 GrilamideTR-90이다. 위 Trogamid-TR테보다 가벼운 고기능이 가해져 고가이다.

특징은

① 기존 아제테이트보다 약 20% 가볍다.

② 열가소성으로 가소제없이 사출성형한다.

③ 탄력성 있어 가는 테라도 잘 부러지지 않는다.

④ 색이 밝고 자연스럽다.

⑤ 뜨거운 물에 넣어도 변형이 없어 수분흡수율도 낮다.

⑥ 커브가 큰 스포츠글라스테에 적합한 소재다.

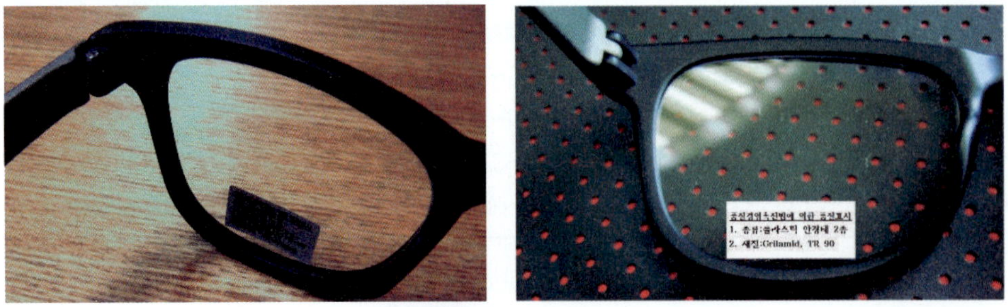

그림 7-21 TR-90테

다) 울템테(Ultem Frame)

2015년 현재 메탈테를 포함하여 안경테 시장을 완전히 석권하는 열가소성 플라스틱 신소재가 울템테(Ultem Frame)이다. 정확한 이름은 폴리에테르이미드(Polyetherimide, P.E.I.)이다. 이 엔지니어링 플라스틱은 항공기재료로 미국의 제네랄 일렉트릭사(GE meteial, co)가 개발하였고 안경테에는 2007년 SABIC에서 제조되었다.

다음 표 7-14에 표시된 것처럼 초경량에 강도와 탄성이 좋아 안경테로서는 최상의 소재이다. 화학식은 다음과 같다.

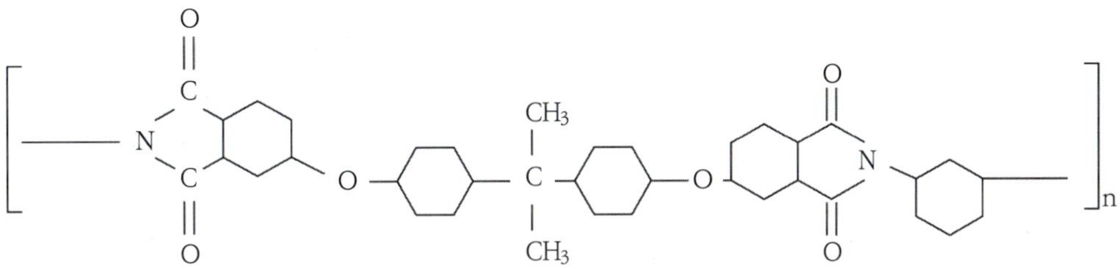

그림 7-22 울템(Ultem, P.E.I.)의 화학구조식

▼표 7-14 울템(Ultem) 플라스틱의 우수한 물성

성질	특성
기계적 성질	• 기계적 강도는 아무것도 첨가하지 않은 열가소성 수지 중 최고를 나타낸다. • 우수한 내열성을 지니고 있어 단시간에 200℃, 장기간인 경우 170℃까지 견딘다.
전기적 성질	• 온도, 습도, 방사선 등에서 안정된 특성을 나타낸다. • 유전율이나 유전정접의 온도에 의한 변화가 매우 작다. • 10Hz 이상의 고주파수에서도 전자의 특성을 유지한다.
난연성	• 첨가제를 넣지 않고도 매우 높은 난연성을 나타낸다. • 발화점이 높고, 높은 산소 지수, 우수한 난연성에서의 저발연성 등의 성질을 갖고 있다.
내약품성	• 비결정 수지 중 최고의 내약품성을 지니고 있다. • 그러나 극성용매의 할로겐계 지방족의 메틸렌 클로라이드나 트리클로로에탄에는 침식된다.
특징	• 우수한 내열성, 난연성과 높은 균형의 기계적 특성을 가지고 있다. • 전기특성, 환경특성, 내약품성, 내가수분해성, 내후성, 내감마선성 등이 매우 우수하다.

초경량이면서 탄성과 복원력이 아주 좋고 170℃의 내열성을 가지고 있어 가열되는 속에서도 강성을 유지하여 변형이 없어 안경테의 소재로는 최고의 적합성을 지닌다.

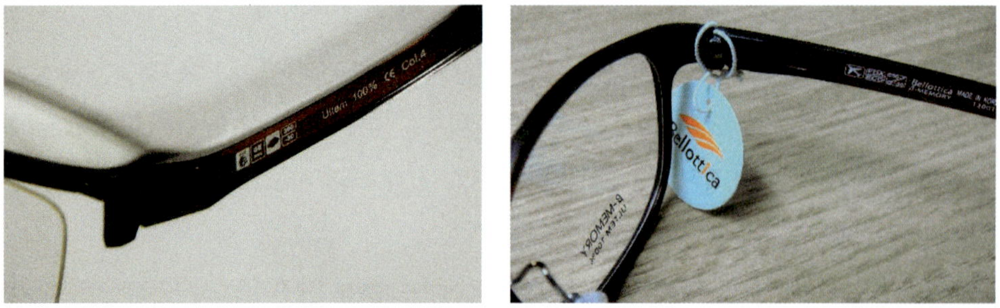

(a) (b)

그림 7-23 울템테(Ultem Frame)

(10) 동식물 이용 천연재

가) 거북등테(龜甲테, Tortoise Shell Frame)

거북등 껍데기의 바깥쪽과 안쪽의 생체조직을 이용하여 만든 안경테다. 이 귀갑은 고급 장식품, 안경테의 다리, 케이스 등에 오래 전부터 사용되었다. 일본, 중국 그리고 우리나라가 주수요층이다. 그림 7-24에서와 같이 매부리 거북(Hawksbill)의 등껍질(Shell)을 사용하고 있다. 태평양에서 서식하는 것보다 대서양 쪽의 거북이 품질이 좋은 것으로 알려져 있다.

등껍질(甲)의 안쪽은 하얀 색을 띠고 바깥쪽은 검은색이 섞인 황갈색을 띤다. 앞, 뒤 모두 2~6*mm* 두께의 13매의 갑판으로 이뤄져 있다. 이 갑판을 떼어 내어 불에 굽거나 뜨거운 물을 부어서 얇게 저며 낸 다음, 이들을 원료로 하여 다시 일정한 형태로 접합하는 과정을 거쳐서 안경테가 만들어진다. 이러한 과정은 대부분 수작업으로 이루어진다.

귀갑테는 생체조직이기 때문에 가볍고 독특한 광택과 색을 가지고 있어 격조가 높은 값비싼 상품이다. 안경테 전체를 귀갑(All Tortoise Shell Frame)으로 만든 것 또는 18캐럿(K), 14캐럿(K)의 금합금테와 함께 거북등을 사용한 복합재질테로 제작, 출하하고 있다. 색깔은 빨강색이 많이 띠는 반투명 황갈색의 테를 최상품으로 치고 있다.

귀갑테는 생체조직이므로 초음파세척기 또는 끓는 물에 넣으면 접합부층이 균열이 생겨 떨어져 나갈 수 있다. 또, 탄력성이 적어 조제 가공시에 렌즈깎기에서 그 크기를 테의 렌즈삽입부와 거의 같게 정확하게 만들어야 한다. 또 테에 끼워넣기를 위해 열을 가할 때는 가습기 등 증기를 가해서 습기가 충분하도록 해야 균열이 생기지 않는다. 수공제법, 생체조직이라는 이유로 소량 생산되어 값이 비싸다. 이 점 때문에 일반 플라스틱 재질로 만든 모조품들이 있다. 모조품과의 구별 방법은 줄(File)로 엔드피스나 경첩 쪽 다리 끝부분을 약간 밀어 가루를 모아 불에 태우면 귀갑테는 생체조직이 탈 때 나는 노린내가 난다. 또는 밝은 쪽에 비춰 봐서 접합부의 층이 보이면 귀갑테이다.

귀갑테의 특성은 다음과 같다.

① 가볍고 생체조직이므로 피부 친화성이 좋다.
② 독특한 광택으로 격조가 높다.
③ 습도가 10% 이하이면 균열이 생긴다.

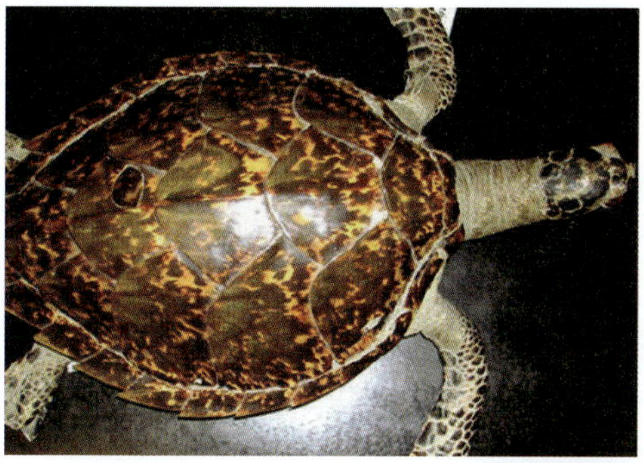
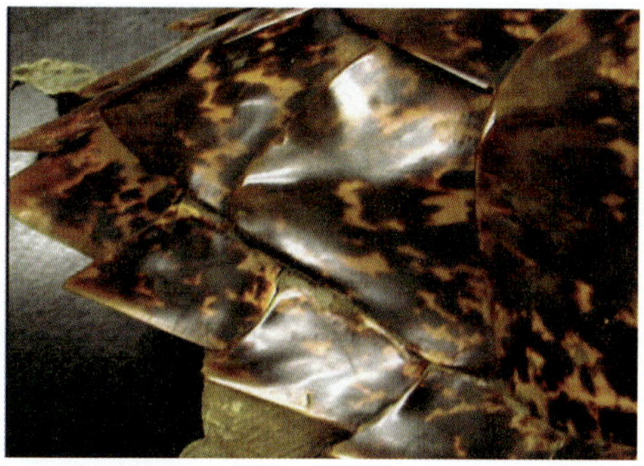

그림 7-24 타이마이 거북

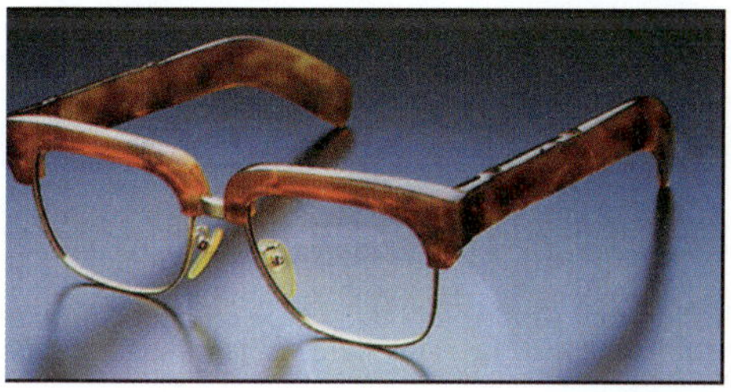
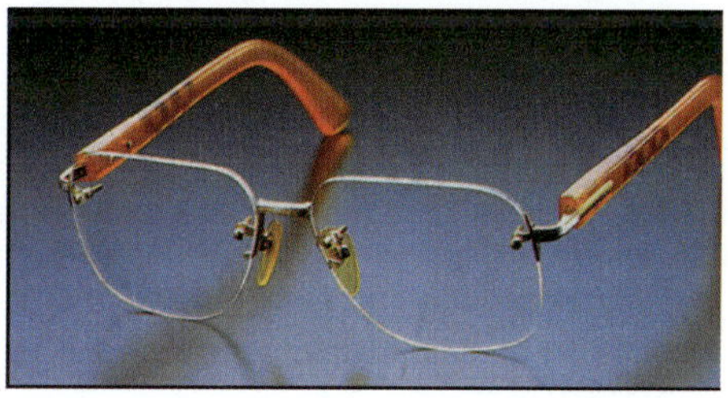

그림 7-25 거북등테

나) 기타

야크 동물의 뿔(Yak Horn), 식물성으로는 대나무, 흑단 그리고 향나무도 안경테를 만든다.

06 메탈테의 표면처리

1. 금도금(Gold Plating)

도금된 것이 금피복된 안경테보다 격이 떨어지는 것으로 여겨왔다. 그러나 도금기술의 발전으로 표면의 안정성이 금피복보다 좋아져서 최근에는 도금된 메탈 안경테가 주류를 이루고 있다. 도금 처리가 금피복 보다 다양한 디자인의 안경테에 쉽게 대응할 수 있고 표면이 균일하고 매끈하다.

도금표시는 GP(Gold Plate), EP(Electro Plate)로 쓰이고 있다.

도금의 목적은 피도금체의 표면에 다른 금속의 도금 피막을 전착(전기분해로 입힘)시켜 장식 효과, 내식성의 증대, 그리고 내마모성을 가지도록 새로운 특성을 부가시키는데 있다. 방법으로는 전기분해의 원리를 이용한 전기도금이 주종을 이룬다. 장식효과를 꾀하기 위해 사용되는 도금재료는 금(Au), 은(Ag) 그리고 크롬(Cr)이다. 부식을 막기 위해 사용되는 것으로도 금(Au), 크롬(Cr)이고 표면 경화를 위해서는 크롬(Cr)을 사용한다. 도금된 표면이 가시광선 파장보다 작은 요철(凹凸)로 만들어지면 표면에 광택을 내는, 이른바 '광택경면(光澤鏡面)'의 도금이 된다. 메탈 안경테(Metal Frame)의 도금재는 금(Au)과 화이트 골드(WG) 그리고 로듐(Rh), 파라듐(Pd), 루테늄(Ru) 등의 백금족 금속 등이 많이 쓰인다.

전기도금의 원리는 도금하려는 금속의 금속염 수용액을 전해액으로 하여 전기욕조에 넣고 도금하려는 금속을 양극으로 하고 음극에는 도금하려는 소재, 즉 피도금체를 침잠시켜 일정량의 전류를 흐르게 하면 도금액에서 전리되어진 금속이온이 음극 표면으로 이동하여 피도금체에 전착된다. 도금두께와 성질은 도금액의 금속염수용액 농도와 온도 및 도금시간과 금속성분 그리고 교반정도에 따라 다르게 된다.

금속테의 도금공정은

① 세척: 바탕금속(Base Metal)을 연마한 후에 용제세척, 알카리세척, 또는 초음파세척을 하여 테 표면의 연마제가루, 기름성분을 없앤다.
② 탈지방: 알카리 또는 전기분해에 의한 가스를 이용하여 표면의 지방 등의 이물질을 완전히 제거한다.
③ 활성화: 산처리 또는 직접도금으로 테표면의 산화 피막을 제거하여 표면을 활성화시킨다.
④ 전기도금: 일차로 예비도금(주로 니켈도금)을 한 후에 재차 활성화 공정을 거친 다음 기본도금 그리고 마무리도금을 한다.
⑤ 건조: 세척 건조시킨다.

위에 설명한 공정은 기본적인 것으로 각 공정 중간에 필요한 세척 공정이 있어 30~70공정의 처리가 필요하다. 도금의 목적은 귀금속의 특성인 미려한 광택을 얻고, 품위를 높이며, 내부식성을 높여 오래 사용할 수 있도록 하는 데에 있다.

(1) 니켈(Ni) 도금

니켈 도금은 주로 장식효과를 얻는데 많이 사용되어지는 것으로 구리로 기초도금을 한 위에 실시한다. 니켈은 내식성이 좋고 변색되지 않는 장점도 있지만 무엇보다 바탕금속(Base Metal)에 밀착성이 좋은 것이 제일 큰 장점으로 금도금 등 귀금속 도금에서 1차 예비도금을 니켈 도금으로 한다. 안경테에서 요구되는 내마모성, 유연성이 부족하여 별도의 특수처리를 할 필요가 있다. 니켈은 비교적 비중이 낮은 경금속이고 내식성이 있어 합금의 형태 메탈테의 바탕금속으로 사용될 뿐 아니라, 다른 바탕금속 위에 일차 도금재로 사용되고 있다. 1차 니켈 도금한 표면에 크롬(Cr)과 로듐(Rh) 도금을 하면 광택이 좋고 내식성, 내마모성이 크게 좋아지고 색조의 미묘한 변화를 꾀할 수 있다. 도금액의 금속염 수용액, 즉 도금욕의 조성은 [황산니켈+황산니켈 암모니움+치오시안화 나트륨]이 사용된다.

(2) 금(Au) 또는 금합금 도금

금은 내산성, 내열성이 뛰어나고 화학적으로 안정되어 있으며 전기저항이 은(Ag) 다음으로 낮아서 장식효과, 내부식성 내마모성에 적합하여 도금재료로 제일 많이 사용된다. 도금층 두께는 2.8~5.3미크론(μ)이다. 금도금은 도금욕의 종류와 조성에 따라 표면색조와 도금두께가 달라진다. 금도금욕의 종류에는 '고온시안화 알칼리욕', '중성욕', '저온시안화 알칼리욕' 그리고 '약산성욕'이 있다. 안경테에서 금도금을 행해서 여러 색조를 낼 수 있는 도금욕 조성의 예를 다음에 실었다.

① [시안금칼륨+시안니켈칼륨+시안화칼륨] → 노란색(Yellow Gold)
   [시안금칼륨+시안은칼륨+시안화칼륨] → 녹색(Green Gold)

② [시안금칼륨+훼로시안화칼륨+시안화니켈칼륨+시안화동+시안화칼륨] → 빨강색

③ [시안금칼륨+수산화칼륨+훼로시안화칼륨+시안화칼륨] → 장미색(Rose Gold)

④ [시안금칼륨+주석산나트륨+시안화칼륨+제 2인산나트륨] → 백색

다음은 금도금 및 금합금 도금의 품위와 두께를 결정하는 도금욕 조성의 예이다.

① 시안화알칼리욕

- [시안금칼륨+시안화칼륨+탄산칼륨+제 2인산칼륨] → 24K
- [시안금칼륨+시안동칼륨+시안화칼륨+주석산칼륨] → 금(Au)-동(Cu) 합금

② 중성욕

- [시안금칼륨+제 1인산칼륨+제 2인산칼륨+시안니켈칼륨] → 거의 순금

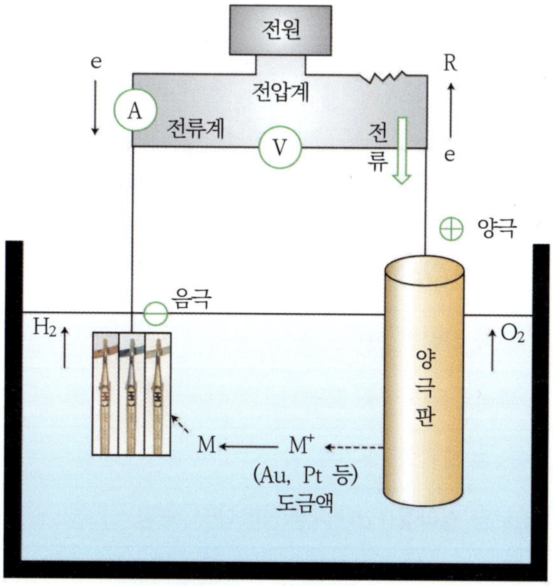

그림 7-26 전기도금의 원리

(3) 은(Au) 도금

은은 미려한 백색광택을 지니고 있는 금속 가운데 전기저항이 가장 낮은 장점 때문에 장식품, 의료기기 등의 도금재로 사용되고 있다. 은도금의 결정적인 단점은 대기 중의 유황과 반응하여 색이 검게 변하는 것이다. 색이 변하는 것을 방지하기 위하여 은도금을 한 위에 로듐(Rh) 또는 팔라듐(Pd) 도금을 한다.

다음과 같은 조성의 '시안화알카리 도금욕'을 사용한다.

[시안화은 + 시안화칼륨 + 탄산칼륨 + 글리세롤안티몬칼륨 + 에틸렌글리콜]

(4) 백금(Pt) 도금

백금(Pt)은 백금족 원소인 로듐(Rh), 팔라듐(Pd), 이리듐(Ir) 등을 대표하는 원소로 내산성, 내열성이 뛰어난 금속이지만 고가인 탓으로 특수 장식용 이외에는 그다지 사용되지 않는다.

(5) 로듐(Rh) 도금

로듐은 화학적으로 아주 안정되어 있는 고가의 백금족 금속으로 반사율 또한 높다. 금피복 처리 후 또는 금과 은 합금 도금 후에 약 0.1~0.5미크론(μ)의 얇은 층으로 도금한다. 도금한 후의 경도도 뛰어나 **안경테의 도금에 많이** 이용된다. **[황산염+황산욕]**과 **[인삼염 +황산욕]**의 도금액이 많이 쓰인다. 안경테에서는 화이트 골드(White Gold)에 많이 쓰이며 여기에 쓰이는 금속은 로듐(Rh), 금(Au), 니켈(Ni), 동(Cu), 팔라듐(Pd) 등이다.

(6) '팔라듐(Pd)과 니켈(Ni)' 합금 도금

백색 계통의 메탈테는 이 도금이 많고 표 7-15에서 처럼 WP로 표기되고 있다. 도금층이 10미크론(μ) 이상이며, 전성과 연성이 풍부하고, 내식성과 내마모성이 좋다. 금보다는 팔라듐(Pd)의 가격이 싸서 경제적이기도 하다.

▼ 표 7-15 메탈테 표면처리 기호의 예

테에 표시된 약어	내용
FGP	금도금(Finest Gold Plating) : 팔라듐(Pd)과 금(Au)을 2층으로 도금한 것으로 밀착성이 좋음
RHP	팔라듐(Pd)과 백색로듐(Rh)의 2층 도금
LRP	팔라듐(Pd)과 흑색로듐의 2층 도금
RCP	팔라듐(Pd)과 컬러로듐의 2층 도금
RUT	루테늄(Ru)도금, 회색계의 색조를 띰
WP	화이트(White)도금'팔라듐(Pd)+니켈(Ni)'합금 도금
IP	이온도금(Ion Plating). 진공, 고온에서 금속입자를 융착 도금
CPC	전착컬러코팅 여러 가지 색조를 낼 수 있음
MPC	전착전사컬러코팅, 소재의 기본 색깔 위에 흐릿한 무광택의 효과를 냄
TFC	불소수지코팅, 불소수지를 고온에서 소성하여 붙여 만듬
CSC	스프레이식 컬러도장

표 7-16에 도금된 것과 금피복 된 제품의 성질을 비교했다.

▼ 표 7-16 도금제품과 금피복 제품의 비교

	도금	금피복
피막균일성	복잡한 디자인의 형태에도 균일한 피복막이 형성됨.	절단면에는 금피복을 입힐 수 없고 압연(壓延) 가공으로 두께의 균일성이 없음.
내부식성	고급 도금으로 우수함.	일반적으로 내부식성은 우수하지만 절단면은 노출되어 이곳의 부식이 문제가 되고, 사용되는 금피복재의 순도, 두께에 따라 상당한 성능차이가 남.
밀착성	실용적으로는 문제가 없으나 금피복에 비해서는 열등함.	양호함.
가공성	조립한 제품에 도금을 하므로 가공이 용이하고 대량생산이 가능함.	부분품에 따라 개별 금피복을 하게 되어 형상에 따라 불가능한 경우도 있으며 특히 두께의 불균형을 피하기 위해 고도의 기술을 요함.
경제성	귀금속 도금재의 손실이 거의 없어 경제적임.	재료의 손실이 많음.

(3) 컬러 메탈(Color Metal)

금속테의 빛깔로서는 지금도 여전히 금, 은색이 주종을 이루고 있지만 갈색, 회색, 빨강 색 등 여러 가지 색의 금속테도 공급되고 있다. 이렇게 금, 은색이 아닌 다른 색을 가진 메탈테를 컬러 메탈테(Color Metal Frame)라고 하고 도금으로 색을 입힌다. 예를 들어 '검은색'을 내기 위해서는 흑색크롬 도금을 하거나 '팔라디움-흑색로듐' 도금을 한다. 그 외 '팔라디움-컬러로듐' 도금으로 여러 색을 낼 수 있다. 루테늄도금을 하면 회색을 띠게 된다. 그 제법은 각 메이커에 따라 각각 특유의 방법들이 있다. 그 외 표 7-15에서 CSC로 표시된 것은 일반 메탈테에 에폭시 수지를 가루 상태로 염색, 분사하여 접착시키고 열처리 도장에 의한 방법, CPC로 표시된 것은 전착 컬러코팅법 그리고 MPC로 표시된 것은 전착 전사컬러코팅법으로 색을 입힌다.

로덴스톡(Rodenstock)사 등에서는 '플라스틱 코팅 메탈'을 하고 있는데 이는 전착 전사 컬러코팅법으로 금속의 소재 위에 얇은 층의 플라스틱 코팅을 하여 이 플라스틱 층에 색조를 침잠시키거나 여러 디자인을 가해서 프린트시키는 방법이다. '플라스틱코팅 메탈'은 그림 7-27과 같은 표면층의 구성을 하고 있다.

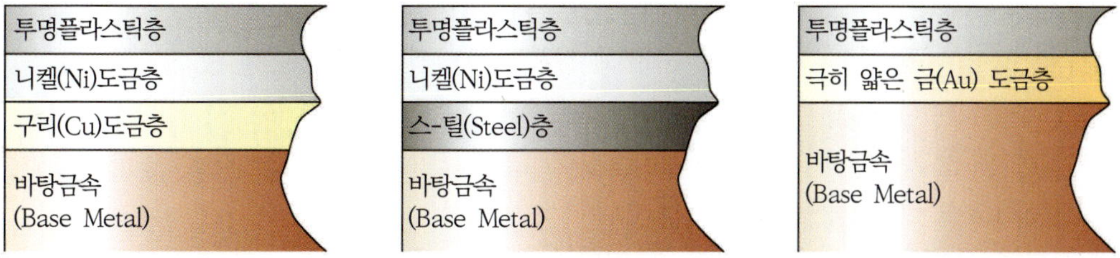

(a) 광택 (b) 무광택 (c) 금도금 코팅

그림 7-27 컬러 메탈테의 도장 예

(4) 이온도금(Ion Plating)

이온도금(Ion Plating)은 금(Au)을 사용하지 않으면서 내부식성과 내마모성이 우수하고 경도, 내마모성 및 밀착력이 좋은 금색(Gold Color)을 얻을 수 있다.

이온도금은 진공방전 증착장치에서 티타늄 증기를 질소 또는 아세틸렌가스와 함께 전기화학적인 방전을 유발시켜 행한다.

금속 티타늄은 회백색의 가벼운 금속이다. 이 금속을 진공방전 증착장치 안에서 가열, 증발시키고 이온화시켜 방전하면 피도금체의 표면에 황금색의 코팅막을 입힐 수 있다.

이온도금은 방전상태에서 이온화시킨 증착물질을 바탕금속 소재에 충격으로 증착시키는 방법이다. 활성화된 증착물질이 진공탱크에 유입되는 가스와 쉽게 반응해서 금속화합물의 피막을 형성하는 건식 도금법이다.

고진공탱크 내에서 일어나는 반응식은 다음과 같다.

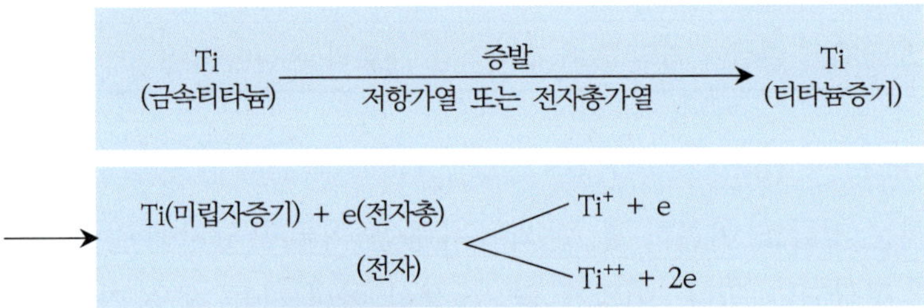

그림 7-28 이온도금의 개요

금속티타늄의 증발입자는 플러스이온(Ti^{++})과 전자(電子: e)로 분리된다. 플러스이온이 된 증발입자는 빠르게 운동하며, 운동 중에 또 다른 증발입자와 충돌하여 또 다른 플러스이온과 전자를 만드는 작용이 계속해서 일어나 많은 증발입자가 이온화된다.

티타늄을 전자총으로 증발시킨 후 이온화된 티타늄이온(Ti^{++})을 질소가스 또는 아세틸렌가스와 반응시키면 금속의 코팅막을 얻을 수 있다.

- $2Ti^{++}$ + N_2 (질소가스) → 2TiN(고체) (질화티타늄 피막)
- $2Ti^{++}$ + (CH_2 = CH_2) (아세틸렌가스) → 2TiN(고체) (탄화티타늄금색 피막) + $2H_2$ (수소가스)
- $2Ti^{++}$ + (N_2 + CH_2 = CH_2) (혼합가스) → 2TiN(고체) (시안화티타늄 피막) + $2H_2$

이온도금의 특징은 다음과 같다.

① 피막의 밀착성이 매우 좋다.
② 매우 단단한 초경질 코팅막을 만들 수 있다.
③ 황금색을 주로 하여 회색, 갈색 등 다양한 색상을 얻을 수 있다.

④ 바탕 소재의 치수 형상 및 재질에 대한 변화가 없다.

⑤ 무공해 공정으로 만들 수 있다.

▼ 표 7-17 여러 도금의 경도 비교

종류별	경도(Hv:Kg/mm^2)	비고
이온도금	1,500~2,000	이온도금
금도금(22K)	200~500	전해도금
니켈도금	400	전해도금
크롬도금	800	전해도금

2. 금피복(Gold Filled)

바탕금속, 즉 베이스 메탈(Base Metal)에 금합금의 '얇은 판막'을 붙인 것을 금피복이라 한다. 바탕금속(Base Metal)에 입힐 금합금의 중량비가 전체 금속 무게의 $\frac{1}{20}$이상이면 약호로 GF(Gold Filled)로 표시하면 $\frac{1}{20}$ 미만이면 약호 RG(Rolled Gold Plate)로 표면처리 내용을 표시한다. 요즈음은 모두 GF로 표시하는 중량비 $\frac{1}{20}$ 이상이 대부분이다. 메이커에서 표면에 입힌 금피복 귀금속의 중량을 다음과 같은 기호로 안경테에 표기하고 있다.

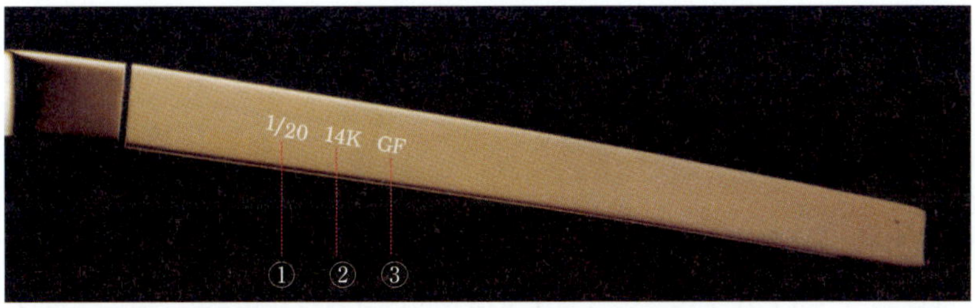

① $\frac{1}{20}$: 테의 금속부 총 무게의 $\frac{1}{20}$이 피복된 금합금의 무게다.

② 14K : 피복된 금합금의 순도는 12캐럿(K)이다.

③ GF : 금피복이다.

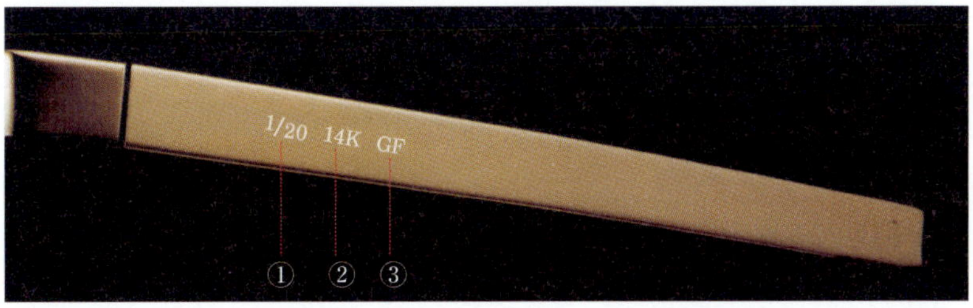

① $\frac{40}{1000}$: 테의 금속부 총 무게의 $\frac{1}{25}$ 이 피복된 금합금의 무게

② 14K : 피복된 금합금의 순도는 12K(캐럿)이다.

③ RG : 금피복이다.

제법은 대기 중 또는 수소기류에서 바탕금속으로 사용할 양백, 티탄, 니켈합금속의 표면에 금납(Gold Solder)을 사용하여 피복할 금합금을 그림 7-29에서와 같이 고열, 고압으로 누르고 펼쳐 붙이는 '단접신전(鍛接伸展)'의 공정을 계속한다.

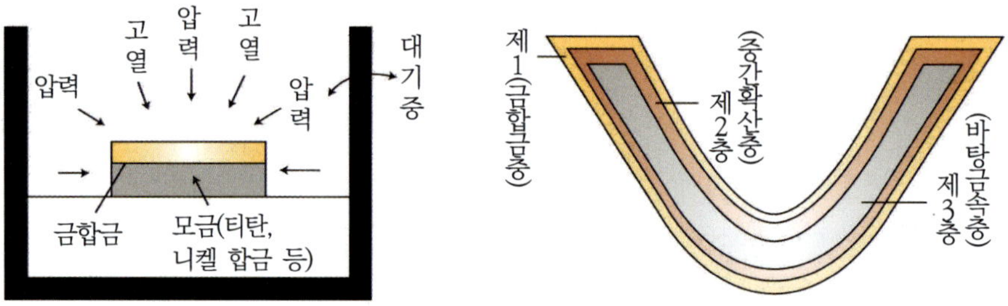

(a) 제조원리 (b) 금장으로 된 림 부분 단면의 구성

그림 7-29 금피복의 제조

▼ **표 7-18** 메탈테 재질표시 기호의 예

테에 표시된 약호	내용
18K	18금의 Yellow Gold 순재질
14KWG	14금의 White Gold 순재질
1/20 12KGF	12금을 안경테 전소재 중량의 $\frac{1}{20}$ 을 사용한 금피복 주로 사용되는 금피복 순도 1/15 12KGF, 1/20 14KGF, 1/11 20KGF 1/20 12KGF, 1/12 14KWGF, 1/15 22KGF
Ti-P	순티탄 - 나사, 플라스틱, 모던, 코받침을 뺀 나머지 부분은 순티탄
F-Ti-P	앞부분(Front = Endpiece+Eye Rim+Bridge)만 순티탄
Ti-C NCT AUT	티탄을 바탕금속으로 하여 표면처리는 다른 금속으로 한 것 티탄재 주위에 니켈크롬(Ni-Cr)합금을 입힌 것 NCT에 다시 금피복을 입힌 것
F-Ti-C	앞부분은 'Ti-C'로 그 외는 일반 메탈
β-Titan	순티탄과 다른 금속과의 합금으로 뛰어난 강도와 탄력성이 있고 가벼워 실테와 같은 가는 디자인의 테를 만듬
NT	NT(Ni-Ti)의 초탄성 합금
T-NT	다리부(Temple)만 NT 초탄성 합금 사용

07 안경테의 제조

안경사의 주 임무는 **안경의 처방검사(Optometry)**와 **조제 및 가공(Opticianary)**에 있는 것이지 결코 안경렌즈 또는 테를 제작하는 것이 아니다. 따라서 제조의 이론과 기술 및 공정을 세세하게 알 필요는 없는 것이다. 그러나 손님에게 적합한 안경테를 선택, 권고해야 하므로 참고적으로 컴비네이션테의 대략적인 제조 공정을 살피기로 한다.

(1) 금속다리(Metal Temple)의 제조

금속안경테의 다리소재는 주로 니켈티탄합금이 주종으로 소재의 상태는 그림 7-30의 (a)와 같이 원형선의 형태로 감겨 있는 것을 적당한 길이로 절단한다.

경첩부위에서 모던(Modern)부의 끝까지 설계된 크기와 모양에 따라 금형에서 프레스(Press) 가공을 하게 된다. 이와 함께 다리 부분의 끝단은 그림 7-30의 (b), (c)와 같이 창 끝의 모양으로 다듬고 '모던' 부분이 아닌 경첩부분을 정확한 길이로 절단한다.

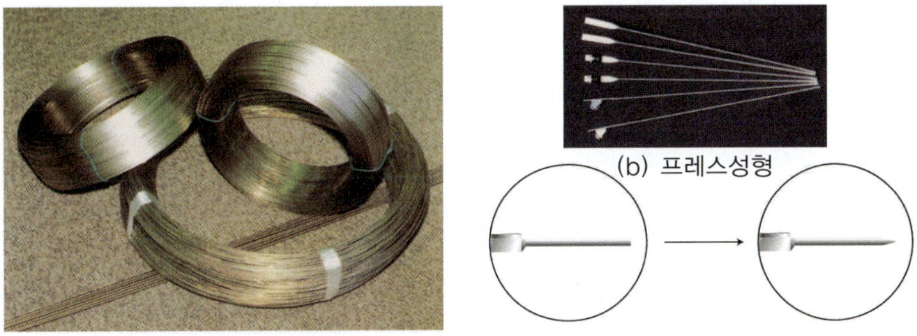

(a) 나켈티탄합금코일 (b) 프레스성형 (c) 끝부분 절삭

그림 7-30 다리(Temple)의 프레스 가공

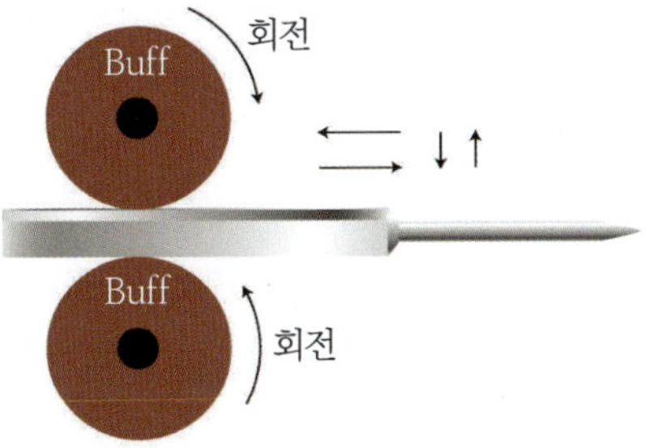

그림 7-31 광택 연마

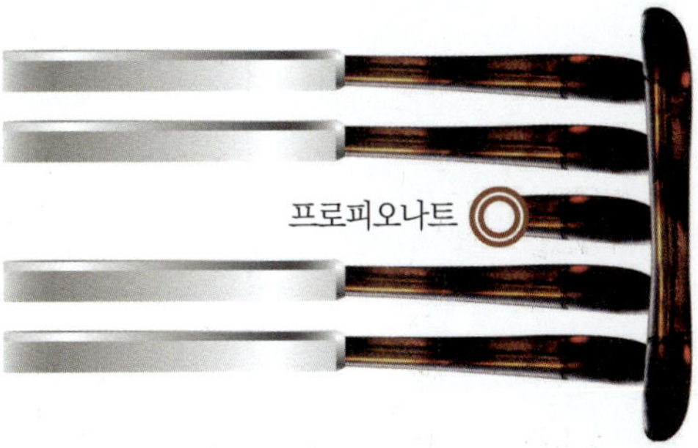

그림 7-32 플라스틱 모던(Modern) 장착

'모던' 부분은 부드럽게 하기 위해 열처리를 한다. 이와 같이 설계 모양대로 가공된 후에는 표면의 홈을 없애고 더욱 광택을 내기 위해 면포를 이용하여 그림 6-31과 같이 연마한다. 연마가 끝난 다리

(Temple)는 초음파 세척기에 넣고 세척을 행한 다음 검사를 하게 된다.

다음은 그림 7-32에서와 같이 귀 부분에 플라스틱모던(Modern)을 장착시키는 공정으로 '프로피오네이트' 등의 성형소재를 가열 용융시켜 사출 충전하게 된다. 사출성형된 귀 부분의 플라스틱(Modern)을 냉각시키고 필요없는 부분은 절단하여 연마한다. 플라스틱모던을 부착시킨 다음은 귀 부분을 적당히 휘고, 그림 7-33에서와 같이 메이커명, 크기, 상품번호 등을 표시하게 된다. 끝으로 경첩을 설계된 위치에 용접하게 된다.

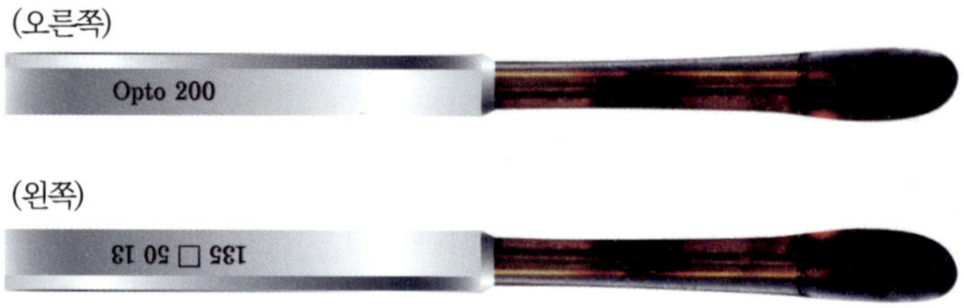

그림 7-33 상품명, 번호 크기 등의 표시

(2) 연결부(Bridge)와 코받침 지지(Clings)

연결부도 다리(Temple)와 마찬가지로 원형봉을 절단한다. 모양과 크기를 정한 설계에 따라 압축가공을 한다. 연결부의 종류에 따라 판재를 직접 프레스하여 분리시키는 가공 방법도 취한다. 림(Rim) 부분과 연결시키기 위한 양 끝은 용접을 용이하게 하기 위해 정밀 절삭 가공을 행한다. 코받침부의 코받침을 나사로 고정시키는 부품을 패드박스(Pad Box)라고 하는데 그림 7-34와 같이 적당한 크기의 판재를 압축시켜 상자 모양으로 만들어 두께 차이와 각진 부분을 둥글게 하기 위한 마무리 가공을 하고 옆면에 나사구멍을 뚫는다. 코받침지지(Clings)에 패드박스를 용접한다.

직선 상태의 소재를 그림 7-34와 같이 휘여서 코받침 상자에 용접하게 된다.

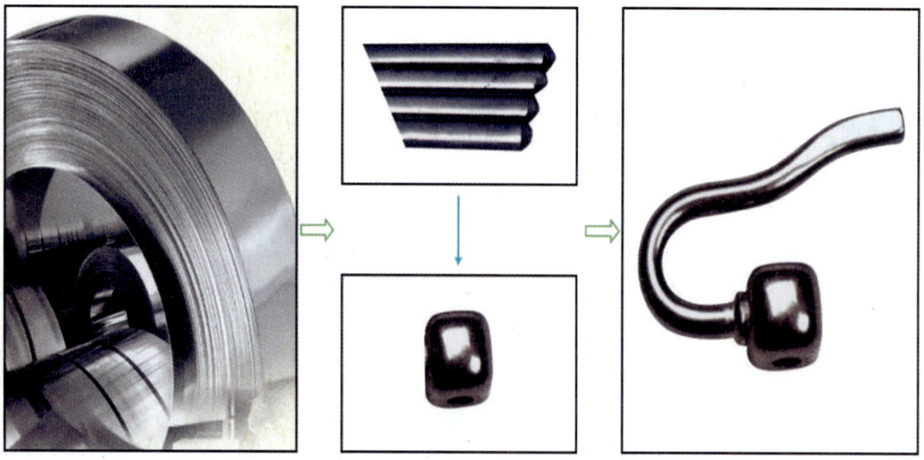

그림 7-34 코받침 상자의 프레싱(pressing)과 용접

(3) 림(Rim)

림(Rim) 소재를 절단하여 연마 절삭하는 것은 템플(Temple) 제조에서와 같은 요령으로 행하지만 렌즈 가공 후의 렌즈의 산각(Bevel)의 크기와 합치되어 렌즈를 고정시킬 수 있도록 그림 7-35와 같이 양 끝단의 절단면에 각도를 가진 홈을 만든다. 또 렌즈의 만곡도와 일치되도록 커브(Curve)를 갖도록 휘게 되는데 이를 '벤딩(Bending) 작업'이라고 한다. 림(Rim) 홈의 각도는 약 100~120°를 이루는 것이 일반적이다. 벤딩(Bending)의 곡률반경은 5커브, 6커브가 많은데 커브라고 부르는 것은 렌즈의 면굴절력을 뜻한다.

즉, 크라운글라스를 기준으로 5커브의 벤딩의 곡률반경은 면굴절력 $\mathrm{D} = \dfrac{\mathrm{n}-1}{\mathrm{r}}$에서, $r = \dfrac{\mathrm{n}-1}{\mathrm{D}}$이므로 이를 공기 중의 면굴절력 5D의 곡률반경 r을 구하면 $r = \left(\dfrac{\mathrm{n}-1}{\mathrm{D}}\right) = 0.105(m)$이 된다.

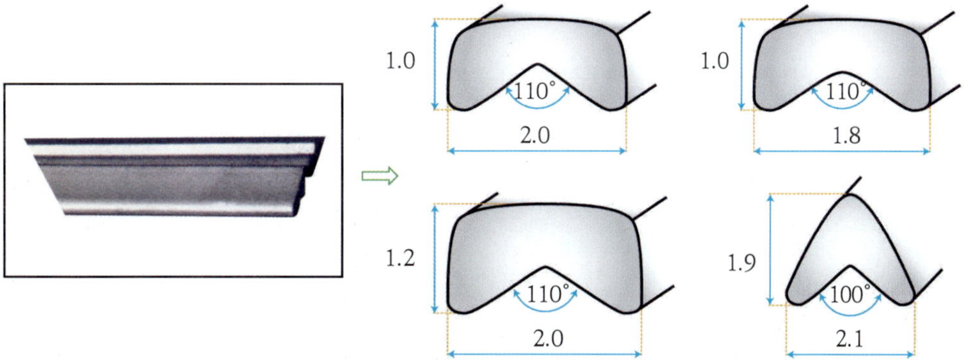

그림 7-35 림(Rim)의 단면(숫자단위 *mm*)

(4) 플라스틱 덮개(Plastic Hood)

컴비네이션테(Combination Frame)에서 앞면(Front) 상부 림의 플라스틱덮개(Plastic Hood)는 주로 셀룰로이드, 아세테이트 등을 절삭가공하여 만든다. 플라스틱 소재를 덮개(Hood)의 설계 크기로 절단하고 벤딩(Bending)한 다음 모양대로 절삭한다. 그림 7-36의 (a)와 같이 8각형의 큰 나무통에 절삭된 플라스틱 덮개를 산화알미늄(Al_2O_3), 산화철(Fe_2O_3), 산화규소(SiO_2) 등의 연마제를, 연마 매체로 작용하는 4~11*mm* 가량의 나무조각들과 함께 넣어 회전시켜 연마하는 이른바 '회전배럴(Barrel) 연마'를 행하여 광택을 내게 된다. 연마공정이 끝난 다음 나사구멍을 뚫게 된다. 이 '회전배럴 연마'의 가공조건은 회전수, 투입량, 가공물, 광택매체의 양 그리고 수분이다.

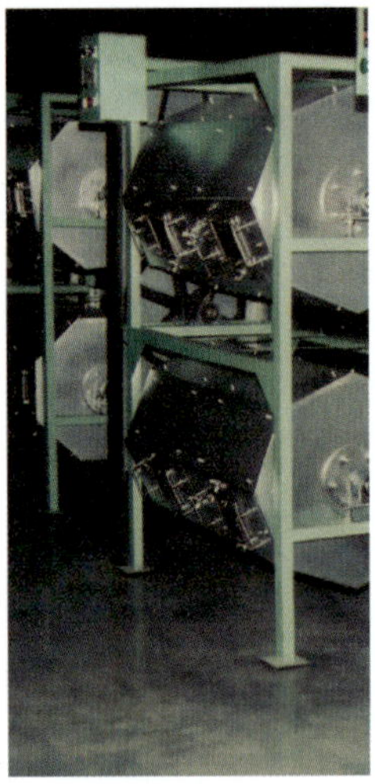

(a) 회전 배럴

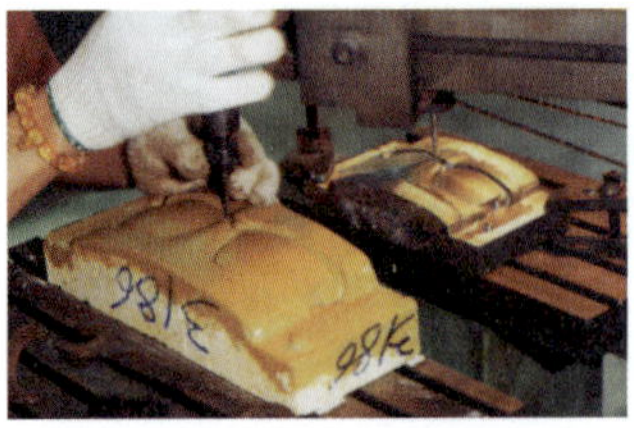

(b) 덮개 조립

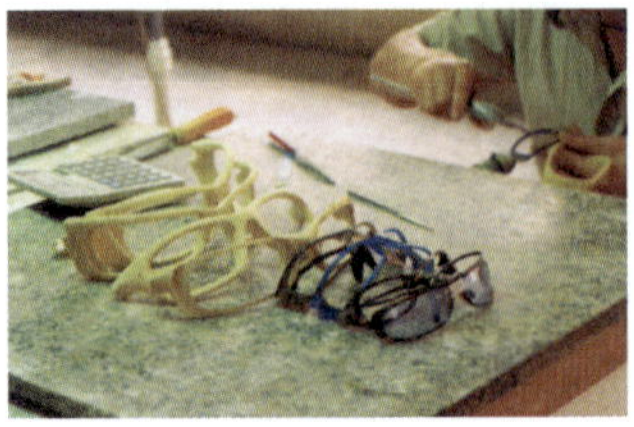

(c) 광택 후 플라스틱테 조립

그림 7-36

다음 그림 7-37에 티타늄 안경테를 생산하는 공정의 사진을 싣는다.

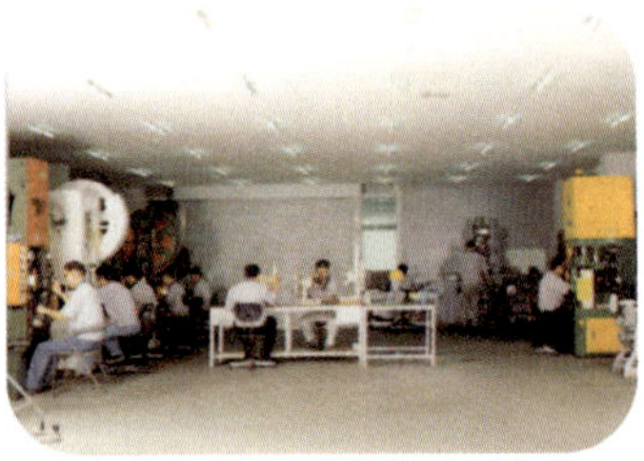

① 템플, 코받침 등 성형 압착가공

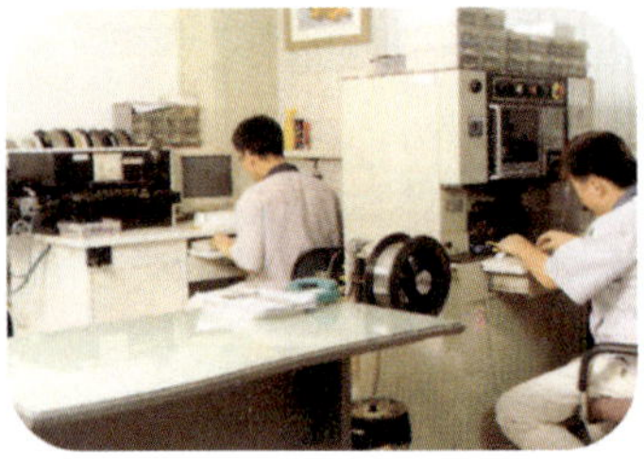

② 림 디자인 형태로 형성 작업

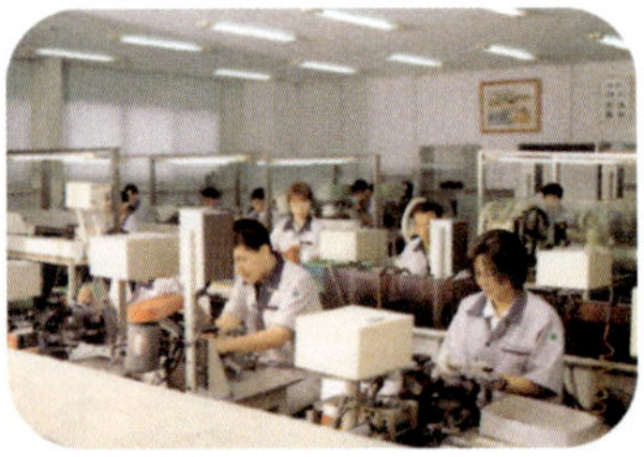

③ 티탄 이외 금속 부품 용접

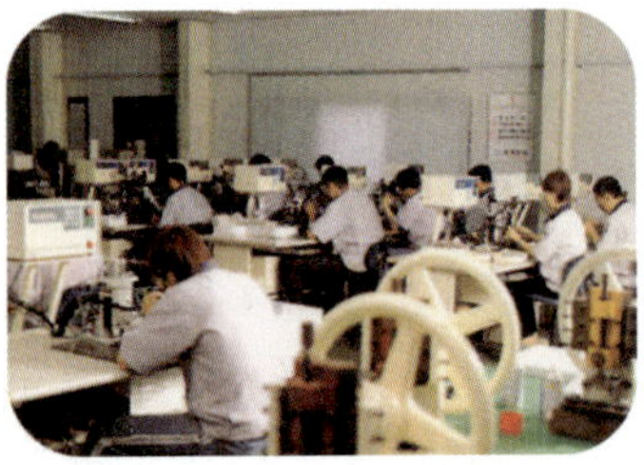

④ 순티탄 부품 용접

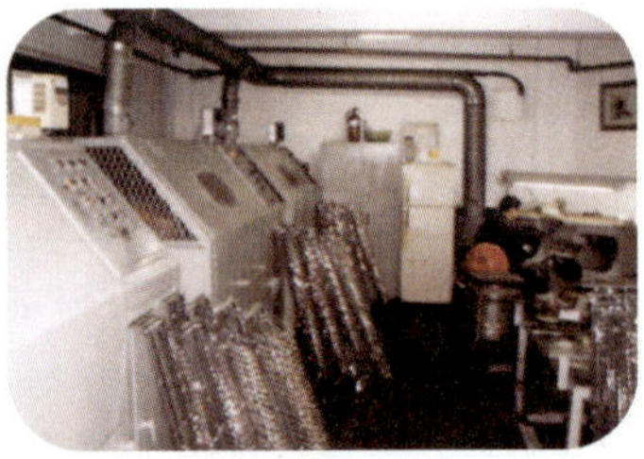

⑤ 광택 작업

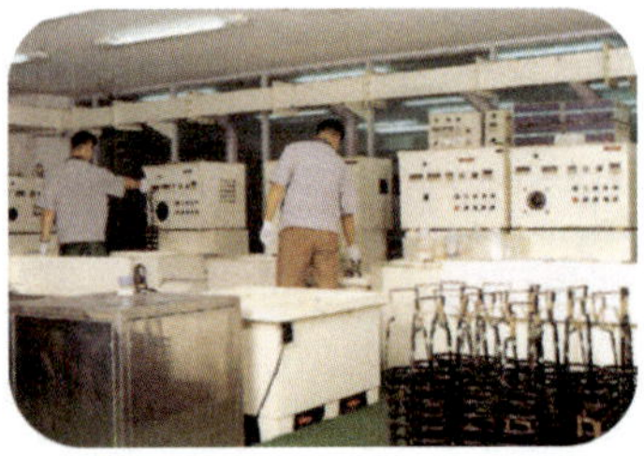

⑥ 도금

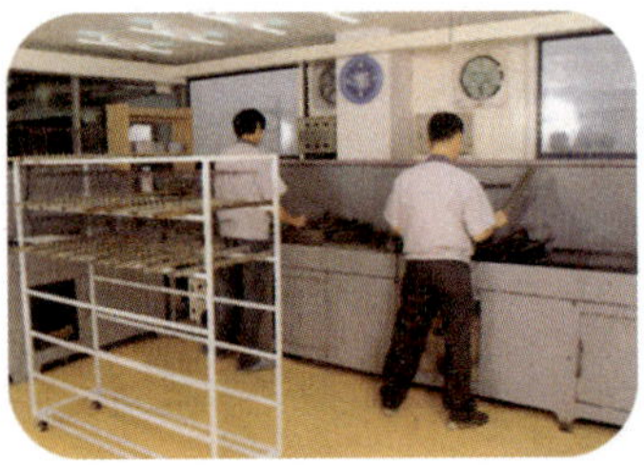

⑦ 메탈테의 표면처리 작업

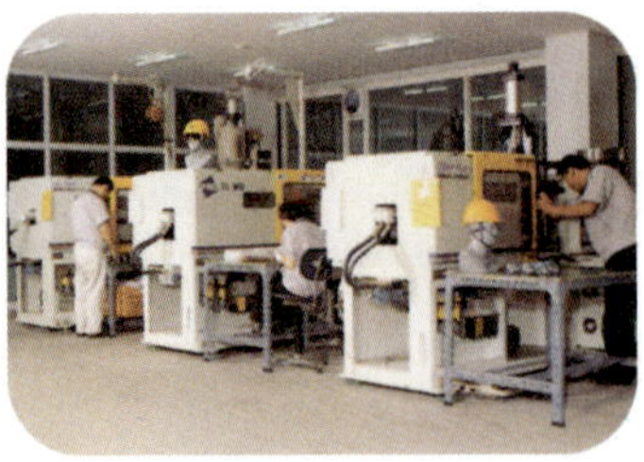

⑧ 사출안경테 사출작업

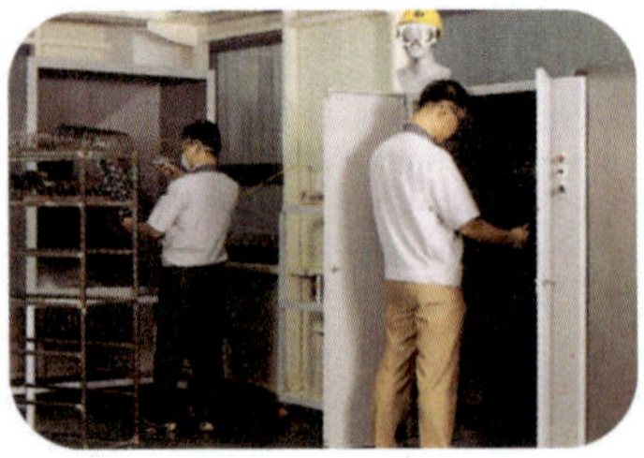

⑨ 표면처리

그림 7-37 안경테 제조 공정 일람 [자료 : ㈜유레카]

08 납땜(Brazing)

메탈테가 주류를 이루는 요즈음은 안경사가 브릿지, 경첩 등의 간단한 땜을 할 경우도 있다. 납땜에서 붙이려는 두 개의 금속을 모재(母材)라고 한다. 모재를 붙이는데 두 금속 사이 틈에 모재보다 융점이 낮은 금속합금을 융해시켜 모재를 접합시키는 것을 **납땜**(Brazing)이라고 한다. 매체가 되는 저융점 금속합금을 **땜납**(Brazing Solder)이라고 부른다.

납은 융점에 따라 분류하는데 600℃ 이상의 융점을 가진 것을 경납, 그 이하인 것을 연납이라고 한다. 금납, 은납, 황동납, 인동납 등은 경납에 속하고, 납과 주석의 합금은 저융점으로 연납에 속한다. 연납은 철, 구리, 니켈, 납, 주석, 아연과 이들의 합금을 접합하는데 사용한다.

(1) 금납(Gold Solder)

금납은 주로 금피복테를 붙이는데 사용한다. 금 제품에 가끔 은납을 사용하는 경우가 있는데 은납은 시간이 지나면 납땜한 자리가 검게 변하게 된다.

붙이려는 금합금 모재의 8~10%만큼 은을 가해서 만든 합금을 금납으로 사용한다. 8~10캐럿(K)인 저품위 금합금 모재를 납땜할 때에는 될 수 있으면 같은 품위로 된 융점이 낮은 합금을 사용해야 한다. 그러기 위해서는 모합금 중의 구리를 감량하고 그 만큼 아연(Zn)이나 또는 카드뮴(Cd)을 첨가하는 것이 좋다. 은(Ag)의 양을 줄이면 융점이 높아진다.

모합금과 관계되는 금납을 스스로 만들고자 할 때에는 표 7-19의 조성에 따르면 된다.

▼ 표 7-19 장식용 금납의 표준처방과 융점

조성(%)					납착온도(鑞着溫度)(℃)
금(Au)	은(Ag)	구리(Cu)	아연(Zn)	카드뮴(Cd)	
33.3	31.0	28.0	7.7	-	737~808
41.7	33.0	16.3	10.0	-	724~749
41.7	35.0	21.8	1.5	-	757~786
41.7	24.0	16.3	9.0	9.0	643~702
50.0	30.5	17.5	2.0	-	775~806
58.3	18.0	12.0	11.7	-	793~830
58.3	20.8	19.0	1.9	-	796~826
66.7	15.0	15.0	3.4	-	796~826

(2) 은납(Silver Solder)

금납은 금제품만을 붙이는데 사용하지만, 은납(Silver Solder)은 은, 은합금의 땜에만 사용하지 않고 철강, 비철금속을 비롯하여 광범위하게 사용된다. 각종 금속안경테를 비롯하여 텔레비전, 라디오 등의 전기제품의 용접에 많이 사용된다. 일본의 은납규격을 표 7-20에 실었다.

은납의 성질은 아래와 같다.

① 비금속의 융점보다 약간 낮은 온도에서 융해한다.

② 융용한 은납은 모재를 용해하거나 침식하지 않는다.

③ 은납 자신이 인성(靭性)을 가졌을 뿐만 아니라 접합부도 충격과 진동에 강하고 인성이 우수한 합금이 된다.

④ 어떤 모양이나 크기의 접합부에도 사용할 수 있다.

⑤ 분말야금에서 세라믹스(Ceramics), 그래파이트(Graphite) 등의 광범위한 물질을 납땜할 수 있다.

⑥ 여러 곳을 붙일 때는 처음에는 고융점인 납을 사용하고 다음에 저융점인 납을 단계적으로 사용한다.

▼ 표 7-20

종류	화학성분(%)							온도(℃)		
	Ag	Cu	Zn	Cd	Ni	Sn	Pb+Fe	고체상태	액체상태	납착온도
① BAg-1	44~46	14~16	14~18	23~25	-	-	〈0.15	약 605	약 620	620~760
BAg-1a	49~51	14.5~16.5	14.5~18.5	17~19	-	-	〈0.15	약 625	약 635	635~760
② BAg-2	34~36	25~27	19~23	17~19	-	-	〈0.15	약 605	약 700	700~845
③ BAg-3	49~51	14.5~16.5	13.5~17.5	15~17	2.5~3.5	-	〈0.15	약 630	약 690	690~815
④ BAg-4	39~41	29~31	26~30	-	1.5~2.5	-	〈0.15	약 670	약 780	780~900
⑤ BAg-5	44~46	29~31	23~27	-	-	-	〈0.15	약 675	약 745	745~845
⑥ BAg-6	49~51	33~35	14~18	-	-	-	〈0.15	약 690	약 775	775~870
⑦ BAg-7	55~57	21~23	15~19	-	-	4.5~5.5	〈0.15	약 620	약 650	650~760
⑧ BAg-8	71~73	27~29	-	-	-	-	〈0.15	약 780	약 780	780~900

※ ① BAg-1, BAg-1a : 유동성이 높다. 만능적으로 철, 비철합금에 적합하다(담황색).
② BAg-2 : 철, 비철에 적합하여 접합간격이 클 경우 적합(담황색).
③ BAg-3 : 내식성을 요하는 경우에 적합. 염화물의 부식을 받기 쉬운 불투강, 청동강 등에 적합. 납착색은 황색.
④ BAg-4 : BAg-3과 똑같은 니켈이 들어 있는 납으로 음식물을 취급하는 장치 및 용기의 stainless steel 부분의 납땜 및 절삭공구의 납땜질에 사용(담황색).
⑤ BAg-5 : 전도성이 좋으므로 전기기기의 납땜에 좋다. 악기, 선박, 항공기 등의 파이프 납땜질에도 사용됨.
⑥ BAg-7 : 식기, 기타 일상용품의 납땜에 사용(백색).
⑦ BAg-8 : 증기압이 낮고 증발하기 쉬운 카드미움 및 아연의 함유를 피하는 전자부품 특히 전자관, 진공관의 납땜에 사용(납땜 후의 색은 백색).

이상적인 은납은 목적 금속을 잘 피복시키고, 합금을 만드는 능력은 작은 것이 바람직하다. 은납 접합점의 강도는 다음 각 항과 관계있다.

① 비금속과의 퍼짐성

적당한 은납을 사용했을 때 충분히 흘러 퍼져서 접합을 이루고 접합력은 70,000psi 이상이 된다.

② 합금의 두께

접합부의 간격은 될 수 있는 대로 작아야 해서 0.0025~0.127*mm*가 좋다.

③ 접착비금속의 강도

④ 접합부의 건전성

융제가 혼재하거나 접합부에 빈공간이 있는 것은 좋지 않다.

⑤ 접합부 및 접촉면의 구조와도 관계있다.

(3) 융제(Flux)

납(Solder)에 의한 접착은 모재와 납 사이에 생성된 합금 또는 화합물의 금속결합에 의해서 이루어진다. 따라서 모재와 납과의 접촉이 원활하게 이루어지지 않으면 안 된다. 그렇기 때문에 모재의 표면에 있는 산화물, 기름성분을 사전에 재거했어도 납땜시 가열하게 되면 표면이 다시 산화되어 오염된다. 따라서 가열전후에 산화물의 생성을 방지하고 제거할 필요가 있다. 이와 같이 산화방지용 물질을 **융제(Flux)**라고 말한다. 많은 종류의 융제가 시판되고 있다.

융제는 붕산(H_3BO_3), 붕사($Na_2B_4O_7$), 불화칼륨(KF), 염화리튬(LiCl) 등을 주성분으로 하는데 유동온도와 내식성 등을 고려해서 은납의 재질과 모재에 적합한 것을 선택할 필요가 있다.

붕산과 붕사는 유동성이 좋고 금속산화물을 융해시켜 모재를 청정하게 하고, 융점을 내리는 작용을 가지고 있으며 피복성도 좋다.

붕사 또는 붕사와 붕산의 혼합물을 사용하기도 한다.

$$CuO + Na_2B_4O_7 \rightarrow 2NaBO_2 + Cu(BO_2)_2$$

$$NiO + Na_2B_4O_7 \rightarrow 2NaBO_2 + Ni(BO_2)_2$$

(산화피막) (붕사) (융해된 금속산화물)

불화물은 붕사 등으로 융해되지 않은 난용성 산화물을 융해시키는 능력이 있다. 단, 불화물은 유독하므로 이것을 포함한 융제를 사용할 때에는 환기, 배기에 충분히 주의할 필요가 있다.

땜질 후 융제를 제거하기 위해서는 묽은 황산에 넣은 후 열탕수로 씻어서 제거한다. 황산처리 후에 황산과 중크롬산카리의 혼합액에 넣는 것도 좋은 방법이다.

융제의 성능을 요약하면 다음과 같다.

① 접합부 표면의 청정작용

② 땜납의 유동성 향상

③ 금속 피막의 생성 방지(산화피막의 제거)

④ 불순물의 융해

⑤ 납땜 온도의 저하

⑥ 접합력의 향상

09 프레임의 관리

1. 가능하면 직사광선을 받는 장소나 극도로 습도가 높은 장소에 진열하거나 보관하지 않을 것
2. 착용한 프레임은 피부의 분비물이나 화장품 등이 묻는 경우가 있으므로 잘 닦아서 보관할 것
3. 공구를 사용하여 프레임을 조정할 경우에는 안경닦이 등으로 잘 감싸 프레임이 상처가 나지 않도록 주의할 것
4. 금 도금이나 피복 프레임 또는 옵틸 등의 칼라 코팅 프레임의 경우 막이 벗겨지는 경우가 있으므로 주의할 것
5. 플라스틱 프레임은 기온이나 습도가 낮은 곳에서는 비교적 탄력성이 적어지므로 취급에 주의할 것
6. 아세테이트 프레임은 밀폐하여 두면 초산(酢酸, acetic acid) 성분에 의해 금속부분에 변화가 생기기 때문에 봉투에 구멍을 뚫어 통기가 잘 되는 곳에 보관할 것
7. 아세테이트 프레임과 메탈 프레임, 셀룰로이드 프레임을 함께 보관하면 메탈 프레임이나 셀룰로이드 프레임이 화학 변화를 일으키므로 따로 보관해야 할 필요가 있음
8. 아세테이트 프레임은 흡수성이 높기 때문에 온수 등에 의해 프레임이 하얗게 변색(白濁)될 수 있으므로 주의할 것
9. 귀갑테는 건조에 약해 금이 생기는 경우가 있으므로 진열장 안에 물을 두어 적절한 습도를 유지할 것
10. 귀갑테는 초음파 세척기에 넣으면 금이 생기거나 접합부가 떨어지는 경우가 있으므로 주의할 것
11. 귀갑테를 장기간 어두운 곳에서 보관할 경우 벌레가 먹지 않도록 방충제를 넣어 둘 것

참고문헌

- 진 용한 외 [굴절검사와 처방], 울산대학교 출판부
- 강 현식 [안경재료학 3판], 신광출판사
- 마 기중, 이 군자 [콘택트렌즈], 대학서림
- 박 용복 외 [콘택트렌즈교실], 전파과학사
- 한국콘택트렌즈연구회 콘택트렌즈 임상학 : 내외학술
- 김 재호 RGP 콘택트렌즈
- 김 대수 [안경재료학] (주) 북스힐
- ANTHONY J. PHILLIPS 외 [CONTACT LENSES], BUTTERWORTH(LONDON)
- CIBA VISION [DESIGN & FITTING OF CONTACT LENSES] -technical education series vol.2
- AFTAB S. HASSAN [COMPLETE PREPARATION FOR THE OAT(Optometry Admission Test)], WILLAMS & WILKINS(PHILADELPIA)
- ARTHUR G. BENNETT 외 [OPHTHALMIC PRESCRIPTIONS WORK], BUTTERWORTH(LONDON)
- 清水 功 [商品知識 レンス], 早稲田 眼鏡専門學校(東京)
- 內田 豪 [商品知識 フレーム], 早稲田 眼鏡専門學校(東京)
- 花井 謹 외 [よくわかる 眼鏡講座 上,下], 興隆出版社(東京) [サングラス 販賣の知識], 全日本眼鏡商工聯合會
- HOYA株式會社 [THIS IS JIS - メガネ レンスの JIS規格]
- 辻 一央 [科學的な 眼鏡調製], 眼鏡光學出版株式會社(東京)

공저자 참고 자료

1. 부로서

- 한국 봄(Vomm)광학
- 한국 로덴스톡 렌즈
- 한국 슈나이더 렌즈
- 한국 타렉스
- 한국 토카이 렌즈
- 한국 호야 렌즈
- 일본 공업 규격: Ophthalmic optics－Spectacle lenses－Vocabulary JIS T 7330: 2000

2. 인터넷 자료

- 일본 로덴스톡 홈페이지:
  http://www.rodenstock.com/jp/jp/レンズ/調光機能を備えたもの.html
- 일본 메가네이찌바 홈페이지:
  http://www.meganeichiba.jp/lens/original/eyecool.html (현재는 판매중지로 연람불가)
- 일본 미츠이화학 홈페이지: http://www.uv420cut.com/
- 일본 세이코 홈페이지: http://www.seiko-opt.co.jp/
- 일본 쇼와 홈페이지: www.showa-opt.co.jp/
- 일본 옵티칼 칼라 협회: http://oca-arriate.jp/index.html
- 일본 아이간(愛眼) 안경원 홈페이지: http://www.aigan.co.jp/aigan_uv420nir/
- 일본 안경사 블로그: http://optkibebe.blog55.fc2.com/blog-entry-1522.html
- 일본 에비제 안경 홈페이지: http://www.evize-shop.com/evize-uv-nir-sunglass.html
- 일본 일심당 안경원 홈페이지: http://www.megane-isshindo.jp
- 일본중앙산업무역 주식회사:
  http://www.chuosangio.co.jp/products/prism/prism01.html#tabTop
- 일본 JINS(진즈) 안경 홈페이지: https://www.jins.com/jp/
- 일본 케이오 대학 논문: Violet Light Exposure Can Be a Preventive Strategy Against
- Myopia Progression - Violet light to suppress myopia progression -
- 일본 타렉스(TALEX) 홈페이지: https://talex.co.jp/about/products/

한글

ㄱ

ㄴ

ㅅ

ㅇ

ㅈ

ㅊ

ㅋ

ㅌ

ㅍ

ㅎ

영문

A

B

C

D

E

F

G

H

I

J

K

L

M

N

O

P

R

S

T

U

V

W

Y

주저자 약력

- 1964년 전주고등학교 졸업
- 1969년 연세대학교 화학과 졸업
- 1974년 일본안경전문학교 졸업
- 1974~1979년 일본동경대학교 대학원 물리공학과 田中俊一교수 연구실에서 연구생과정 수료
- 1993년 9월 20일 대한민국 안경사 국가 면허 (제 12727호) 취득

공저자 약력

- 2003년 2월 대전 보건대학 안경광학과 졸업 안경사 국가면허 취득
- 2003~2009년 대전 일공공일, 아이러브 안경원에서 종사 안경사로 근무
- 2010년 3월 동경일본어문화 어학교 졸업
- 2010년 3월 일본 키쿠치안경전문학교 안경광학과 졸업
- 2014년 3월 일본 키타사토대학교 대학원 의료계연구과 석사과정 (감각 · 운동 통어의과학(統御医科学)군 시각정보학과) 수료
- 2011년 5월~2013년 5월 일본나고야 메가네슈퍼와 도쿄 JEYES 안경원에서 파트타임 근무
- 2014년 3월~2016년 9월 한국 TOKAI LENS (동해광학) 교육팀 과장 근무
- 2017년 5월~ 한국 세이코옵티칼 입사 (교육팀 / 과장)

개정 5판 **안경재료학** Optometric Goods

인 쇄 | 2018년 2월 20일
발 행 | 2018년 2월 28일
2022년 3월 2일 개정 5판 발행

주저자 | 성 풍 주
공저자 | 장 윤 아
발행인 | 윤 진 영
발행처 | 도서출판 **대학서림**

주 소 | 서울시 종로구 혜화로2길 8
우) 03076
전 화 | 02) 745 - 1220, 763 - 1220
F a x | 02) 744 - 1210
등록번호 | 제1 - 88호

정가 28,000원
ISBN 978-89-6940-281-3